医学预测学

主 编 康熙雄 程 京

科学出版社

北 京

内 容 简 介

本书介绍了生物信息、精准医疗、大数据技术在医学预测学的应用，重点阐述了蛋白质组学、质谱技术、糖基检测在医学预测学中应用和医学预测学的数据处理方法等。包括产前筛查与产前诊断、遗传代谢病筛查、神经系统遗传性疾病预测、药物代谢基因检测、肠道微生态与疾病、肿瘤基因检测与预测、中医疾病预测的理论与实践及中医医学预测学等。内容具有科学性、先进性和实用性。

本书适于生物医学工程学研究者参阅，也是医学院校学生学习的工具书。

图书在版编目（CIP）数据

医学预测学 / 康熙雄，程京主编 . —北京：科学出版社，2021.3
ISBN 978-7-03-067993-2

Ⅰ.①医… Ⅱ.①康… ②程… Ⅲ.①医学－预测科学 Ⅳ.① R1

中国版本图书馆 CIP 数据核字（2021）第 018651 号

责任编辑：郝文娜 / 责任校对：张 娟
责任印制：赵 博 / 封面设计：吴朝洪

科 学 出 版 社 出版

北京东黄城根北街 16 号
邮政编码：100717
http://www.sciencep.com

天津文林印务有限公司 印刷

科学出版社发行 各地新华书店经销

*

2021 年 3 月第 一 版 开本：787×1092 1/16
2021 年 3 月第一次印刷 印张：29 3/4
字数：727 000

定价：168.00 元
（如有印装质量问题，我社负责调换）

主　　编　康熙雄　程　京

副 主 编　张国军　苏学明　尹　烨　李　伟

编者及单位名单（按姓氏笔画排序）

于鑫玮　首都医科大学附属北京天坛医院

马庆伟　北京临床质谱国际合作基地

王　凯　至本医疗科技（上海）有限公司

王　佳　中国科学院生物物理研究所

王　琦　北京中医药大学

王　皓　首都医科大学附属北京友谊医院

王一鹏　首都医科大学附属北京妇产医院

王亚东　北京航空航天大学

王桂芬　首都医科大学附属北京天坛医院

王雪卿　澳大利亚依迪思科文大学医学与健康学院

王雅杰　首都医科大学附属北京地坛医院

方　芳　首都医科大学附属北京天坛医院

方晓东　深圳华大基因股份有限公司

尹　烨　深圳华大基因股份有限公司

孔凡虹　首都医科大学附属北京天坛医院

曲海霞　北京临床质谱国际合作基地

吕　虹　首都医科大学附属北京天坛医院

刘书筠　首都医科大学附属北京天坛医院

刘向祎　首都医科大学附属北京同仁医院

刘佳佳　首都医科大学附属北京儿童医院

许无恨　上海市儿童医院

孙　波　北京航空航天大学

苏学明　海南一龄医疗产业发展有限公司

李　伟　首都医科大学附属北京天坛医院

李　游　中国中医科学院广安门医院

李长龙　首都医科大学

李玲孺　北京中医药大学

宋文琪　首都医科大学附属北京儿童医院

宋庆涛　厦门艾德生物医药科技股份有限公司

张　荣　北京临床质谱国际合作基地

张晨曦　首都医科大学附属北京天坛医院

陈　卉　首都医科大学

郑雨露　澳大利亚依迪思科文大学医学与健康学院

孟祥睿　乐普（北京）医疗器械股份有限公司

赵　丹　至本医疗科技（上海）有限公司

赵佳璐　首都医科大学附属北京天坛医院

党红蕾　生物芯片北京国家工程研究中心

高　阳　北京航空航天大学

高　明　北京航空航天大学

郭　征　澳大利亚依迪思科文大学医学与健康学院

黄　越　首都医科大学附属北京天坛医院

黄国亮　清华大学

黄泽玉　首都医科大学附属北京天坛医院

曹　正　首都医科大学附属北京妇产医院

曹凌晓　首都医科大学附属北京天坛医院

崔红慧　北京临床质谱国际合作基地

康熙雄　首都医科大学附属北京天坛医院

盖思齐　首都医科大学附属北京天坛医院

彭邵亮　湖南大学国家超算长沙中心

董　媛　首都医科大学附属北京妇产医院

程　京　清华大学

谢　兰　清华大学

翟燕红　首都医科大学附属北京妇产医院

樊　斐　首都医科大学附属北京妇产医院

薛恒刚　北京临床质谱国际合作基地

编写秘书　高　明　王利娟

预测是临床医生在诊疗活动中最本能的行为。传统医学中的医生在师父传授后加上医生本人累积经验建立起个体化经验库，在临床诊疗活动中加上症状和体征的采集进行辨证论治。这种预测的主观性较强。随着人体信息采集技术平台的发展，从人体获取的客观数据不断增加，现代医生根据证据客观预测的比重越来越大。客观科学的预测更有利于应用在临床诊疗和健康评价上，可强有力地推动医学的发展和健康中国的建设。

临床诊断具有复杂性和艰巨性，预测学显得尤为重要。健康中国的建设又给医疗战线的工作者带来了另一份不亚于疾病诊断的重担，即健康医学中的健康评价。

为了补充和完善预测医学体系，5年前我开始申报研究生课程并迅速被首都医科大学批准。在课程建设和教学实践的这几年深感本课程的重要性和必要性，在短短的5年中医学预测学也获得了迅速发展。即从最初很难找到有关文献资料，到建立大纲、选择参编者和建立评价体系的过程中分子预测相关文献迅速增多，再到近两年来临床预测模型相关文献数量迅猛增长。

本书内容围绕着课程大纲设定的医学预测学概述、生物信息在预测医学中的应用、精准医疗与大数据技术、现代技术在医学预测学的应用（包括蛋白质组学在医学预测学的应用、质谱技术与医学预测学、糖基检测与医学预测学）、医学预测学的数据处理方法、医学预测学的临床应用（包括产前筛查与产前诊断、遗传代谢病筛查、神经系统遗传性疾病预测、药物代谢基因检测、肠道微生态与疾病、肿瘤基因检测与预测、中医疾病预测的理论与实践及中医医学预测学）等进行编写。本书是适合医学研究生和临床研究者共同学习、探讨和创新的工具书和教材，也可作为生物医学工程学研究者的学习工具。

本书编写历经3年之久，而当今时代科学发展日新月异，因此，书中难免存在一些缺陷和不足。在此衷心希望广大读者提出宝贵建议，共同完成这一门创新学科的建设。

本书的参编者都是在临床和科学研究第一线的权威及活跃者，对其能在极其繁忙的工作中抽出宝贵时间完成本书的编写，深表谢意。这是一种创新性的付出，比常规付出更艰巨。在这里也感谢这几年选择我的课程而共同授课实践和共同编写的硕士生和博士生们，你们的反映和建议是我们建设新课程、创写新教材灵感的源泉。

康熙雄　程　京

2019年12月31日

目 录

第三篇 医学预测学的数据处理方法

第四篇　医学预测学的临床应用

第一篇

医学预测学基本知识

第1章

医学预测学基本概念

医学预测学（medical prediction）的轨道：随着医学科学的发展、组学平台的进步和人工智能的广泛应用，尤其是预测模型的深入应用，原先希望而无法做到的医学预测逐步悄悄地渗透到预防医学和临床医学工作的现场。21世纪20年代提倡的"4P"加精准医学指的是预测、预防、参与、个体化和精准医学。没有预测就不存在预防，循证医学时代预测需要依据。这种预测的依据是大数据、算法和预测模式建造的预测体系，以及从个体所采集的家族史、遗传史、个体疾病史和包括组学的与疾病相关的全部数据的整合及处理。

一、预测医学的分类

1.预防医学概念上的预测学　是对群体发病（如流行病）预测的学问，如疾病控制中心在往年大数据研究的基础上发现其规律性，预测出今后发生流行性疾病或群发性疾病的可能，为预防部门提供相关信息，包括制订计划免疫规划。

2.临床医学中的预测学　是针对个体发病的预测，即对个体发生异常或疾病发生发展和预后的预测。根据从个体采集的家族史、遗传史、个体疾病史和包括组学的与疾病相关的全部数据及所建立的疾病预测模型，判断出疾病发生、发展的趋向，进行最佳治疗方式的预判、用药最佳效果的预测和疾病预后的预测。

3.健康医学的预测学　是指个体健康状态的评价，如生命个体在不同生长阶段的身体适应和健康的生长状态。要评价健康需要建立"健康标记物"体系来考量对应各生长阶段（如胎儿到新生儿、少年到青年、壮年到老年等）的评价体系。

4.预警医学中的预测学　主要指针对高危人群进行预警，其中高危人群包括尚未发病的家族性疾病的家族成员、地方病区域生活的人群、去传染病疫区旅行过的人员、工业污染区人群及基因检测中发现单基因病基因或"预警标记物"阳性的人群，如吸烟者等。

其中涉及"健康标记物"（health marker）、"预测标记物"（predictive marker）、"预警标记物"（high risk marker）和"预后预测标记物"。传统的疾病标记物不包括在上述新概念中。

随着医学从经验医学发展到循证医学，从循证医学再到精准医学，数据的价值得到了前所未有的重视，大数据时代背景下数据的获取、存储及分析与预测技术的迅速发展，使得个性化医疗的实现越来越成为可能。

临床预测模型作为风险与获益评估的量化工具，可为医生、患者及医疗政策制定者的决策提供更为直观理性的信息，因此其应用也越来越普遍。

二、医学预测学的概念

医学预测学是指根据所采集的资料与数据经过整理和处理后对将要发生的事件提前推定，以指导医学工作的一门学科。其包括疾病防治及控制系统的群体预测医学、临床个体疾病即临床医学中的预测和健康个体的评价。群体预测学是根据往年的大数据用最佳算法建立预测模型，预测今后一段时间在某一地区可能发生的疾病，如传染病、地方病、地理源性病、工业污染源性病和核辐射等群体疾病发生的可能性。相对应的临床预测学是指对某一个体进行家族史、遗传史、个体疾病史和临床的健康评价及疾病诊断等个体化信息的采集，如体征检查、理学检查、影像学检查、实验室检查及组学的评价等开展疾病发生前的预测、症状发生前的预测、药物治疗前的药效预测、治疗预后的预测等。目前预测的主要依据是临床资料、分子组学数据和预测模型的分析结果。

临床实操需要以下流程：建立个人健康档案（家族史、个体疾病史、体征、全部可采集的实验室信息），建立遗传病的否定（单基因病、染色体病）分子预测模型（molecular prediction），进行多基因多因素疾病的否定，选择最适的算法，建立最理想的评价模型，在个体化的预评价（分子分型）后进行疾病的诊断和干预方案的建立。其中分子分型包括个体的分型和对病原体的分型（如果是感染性疾病）。此外，还要在药物代谢分型后开展药效预测、治疗效果的预测和疾病预后的预测。

近年来人工智能和算法的应用推动了临床模型研究的迅速发展。临床预测模型（clinical prediction model），又称预测模型（prognosis model），是指利用多因素模型估算患某病的概率或者将来某结局发生的概率。预测模型包括健康评价模型（health assess model）、高位预警模型（high risk early warning model）、预评模型（predictic model）、诊断模型（diagnostic model）和预后模型（prognostic model）。

预评模型关注的是基于预测对象的家族史、遗传史、染色体和分子检测结果，分析和预测将要发生的疾病或症状，如单基因病等比较明确的疾病可以依靠实验室结果得到判断。

诊断模型是基于研究对象的临床症状和特征，诊断当前患有某种疾病的概率，多见于横断面研究；预后模型是在当下的疾病状态下，未来某段时间内疾病复发、死亡、伤残及出现并发症等结局发生的概率，多见于队列研究。

诊断模型与预后模型有相似之处：如结局多为二分类，虽然少数情况下也有血压、血脂、血糖、疼痛评分及生存质量评分等连续指标作为结局；研究的效应指标均为结局出现的绝对风险，即发生的概率，而非相对风险（RR）、比值比（OR）或者风险比（HR）等相对风险效应指标；在模型的技术层面，也都需面临预测因子的选择、建模的策略、模型性能的评价等环节。

临床预测模型在医学研究与实践中的应用非常广泛。借助临床预测模型，医生和患者可以更好地做出共同决策；临床研究者可以更精准地筛选合适的研究对象；政府部门与卫生管理者也可以更好地进行医疗质量的管理，合理地配置医疗资源。此外，临床预测模型的作用也体现在疾病的三级预防体系中。

临床预测模型可以给患者和医生提供基于当前的健康状态，未来患有某病的量化风险概率，为健康教育和行为干预提供更直观、有力的科学工具。临床预测模型，尤其是诊断模型，常可借助无创、低成本、易采集的指标，给出高灵敏度和特异度的诊断方案，践行"早发现、早诊断、早治疗"的疾病预防理念，具有重要的卫生经济学意义。

预后模型可对疾病的复发、死亡、伤残及出现并发症的概率给出量化的估算，从而指导对症治疗和康复方案的制订，防止伤残和促进功能恢复，提高生存质量，延长寿命，降低病死率。

建立临床预测模型时应明了已知的、已报道的预测因子，确定入选预测因子的原则及方法、选用模型的类型（通常为Logistic模型或Cox模型）。拟合模型、估算模型参数后，需要借助区分度（discrimination）、校准度（calibration）等指标评估模型的性能。完整的预测模型研究应包括模型的验证。验证的内容包括模型的内部效度和外部效度。

内部效度体现模型的可重复性（reproducibility），利用研究项目本身的数据通过交叉验证（cross-validation）、Bootstrap验证等方法来对应；外部效度体现模型的普遍性（generalizability），需利用研究项目本身以外的数据（从时间上、地理上独立或者完全独立的数据）来对应。

临床预测模型的最终意义在于应用临床预测模型是否改变了医生/患者的行为，改善了患者的结局或者成本效应，此即临床预测模型的影响研究。

即便是经过良好验证的临床预测模型，由于疾病危险因素、未测量的危险因素、治疗措施及治疗背景等随时间变化，模型性能会下降，即发生校准度漂移（calibration drift）。因此，临床预测模型需要不断进化、动态更新。

临床预测模型的本意是借助少量的、易收集的、检测成本低廉的预测因子来预测疾病的状态和预后。因此，大多数预测模型都是短小精练型的。这在信息技术不发达，数据收集、存储、分析成本高的时代是科学而理性的。

然而，随着经济的发展、技术的进步，数据的收集、存储成本大大降低，数据分析技术日益提高，临床预测模型也应突破固有的观念，采用更大量丰富的数据（大数据）、复杂的模型和算法（机器学习、人工智能），以更精准的结果服务于医生、患者及医疗决策者。

定性预测方法有时间序列平滑预测法、回归分析预测法、非线性预测模型法、趋势外推预测法、马尔可夫预测法、序列算子与灰色序列生成法、灰色系统模型法和灰色系统预测法，以及在常用预测软件简介和课程实验等有关课程与从事相关课题研究的基础上凝练而成的方法等。

　　预测方法学中的最后一种是预测性治疗。2013年，美国影星安吉丽娜·朱莉实施了双侧乳腺切除手术：因为基因测序的结果显示，她与其母亲及姨妈一样，携带有 *BRCA1*、*BRCA2* 基因，具有较高的罹患卵巢癌和乳腺癌的风险。为规避这一风险，安吉丽娜提前进行了预测性治疗，将患乳腺癌的风险从87%降到5%。在未来，这种基于基因测序的预测性治疗可能成为一种趋势。2011年，美国一项调查发现，很多人愿意做疾病的预测性检验，1463名受访者中，76%的人愿意接受老年痴呆症、乳腺癌、前列腺癌或关节炎的假设检验。而受访者的答案随疾病种类、费用和预测准确性而改变，意愿最高的测试是前列腺癌（87%）假设检验，其次是乳腺癌（81%），再次是老年痴呆症（72%）。

（康熙雄）

第2章

医学预测学概述

第一节 概 述

现代医学正在经历一场从反应性医疗保健转变为预防性医疗保健的重大变革。将通过一种新的系统治疗方法来推动这种变化，该变化将引发个体化医学的诞生，这是一种专注于个体患者疾病综合诊断、治疗和预防的预测医学；将医学的重点从应对转变为预防，从疾病转变为健康。

医学预测学是一门综合性前沿学科，指分子生物学技术和医学遗传学（基因组学）相结合，在人类基因组数据基本完成的基础上，依据超早期和早期检测样本，进行疾病诊断、治疗和预防的学科。本部分探讨了预测医学的发展和在临床上的应用，可以是预测个体健康状况变化的一种器械或者服务，而此类变化可能是发生疾病或者可能对治疗性干预做出响应。

随着人类基因组计划的完成，人类基因组DNA全序列数据已经公布，这引起了全世界的高度关注，预示着现代医学逐步进入了分子医学时代。人类疾病的发生，除外伤和非正常死亡外都存在遗传物质直接或间接的变化。人类常见的遗传病有150～200种，较为罕见的疾病有600～800种。从人类3万～5万个基因中筛选相关基因，达到疾病诊断治疗和预防的目的，在肿瘤学和慢病学尤其体现得明显。多篇已发表的具有临床注释的癌症基因表达数据集，以及正在进行的具有预测生物标志物的临床试验样本量规划，还可预测哪些患者很可能从指定的治疗方案中受益。例如，关于过去20年乳腺癌"预后标志物"或"预后因素"的939篇文章，指南仅推荐在乳腺癌中对雌激素受体（ER）、孕激素受体（PR）和人类表皮生长因子受体2（HER2）进行常规检测，除ER或PR表达及*HER2*基因扩增外，临床上没有任何形式对抗癌治疗有用的分子预测因子。对非小细胞肺癌（NSCLC）患者，评价表皮生长因子受体（EGFR）免疫组化（IHC）和突变作为预测标志物，以及RAS突变作为阴性预测标志物的作用。

随着业界日趋以低廉价格提供分子诊断服务，分子诊断有望作为一项创新技术而提供个性化医疗。凭借适当的诊断方法，临床医生或者全科医生可以根据相应的基因、蛋白质或者代谢物水平标志，针对个体患者定制医学治疗方式，或者制订预防策略。个性化医疗可被视为一种范式转变，即从以治疗为中心的疾病控制方式转变为以患者为中心的疾病控制方式。

第二节　组　　学

"组学"技术，尤其是个体人类基因组测序最为重要，其原因是此类技术针对每个个体患者为临床医生提供了综合性数据集。依据患者个体分子组合而制订针对疗法与做出医学治疗方式的决策将取代分层医学。

目前，"组学"领域面向基因组、转录组、蛋白质组和代谢组学，或者其他方面的生物学信息高吞吐量分析的现代高吞吐技术更为强大与高效，而且可以用于阐明生命系统的内在复杂性。①确定个体化基因组的方法——个体化基因组测序很有必要，但为调配其预测能力，这些数据必须与诊断测量数据进行统一。②确定血液中包括细胞在内的器官特异性蛋白质、微RNA（microRNA）及其他可能的生物标志物的水平，以评估所有主要人体器官系统中的健康状况或疾病，可以最早期监测疾病发生，以进行更有效的治疗。③实施数字化医疗记录并为个体患者记录创建有效及安全的数据库（具有千兆字节数据的新型数据密集记录）。当诊断方法可用时，对血液数据的医学解释将越来越丰富，信息量也越来越大。④发展新的数学和计算方法，以提取个体分子信息中的最大信息（包括基因组学）及其他临床数据和历史。从大量的综合基因组学、蛋白质组学、代谢组学和更高水平的表型数据中，开发构建动态和疾病预测网络的新型计算技术。新型医学的核心就是发现和理解环境与个体基因组之间相互作用的新方法。

业界针对首个人类基因组测序而付出的共同努力对分子生物学产生了巨大的影响，而且改变了整个领域。依据生物学中心法则，通过RNA将DNA中存储的生物学信息转变为蛋白质构成部分，根据已知环境中是否存在蛋白质及蛋白质的活性可确定已知器官、组织或者细胞中发现的代谢物。破译生物学信息的技术目前已经发展到了一定的水平，可以获取并且测定各种水平甚至更多的组分，力求分析细胞器、细胞、整个途径甚至器官中的全套分子，以便获得生物学系统的综合视角。"组学"技术还包括各种方法，此类方法用于发现蛋白质-蛋白质相互作用、蛋白质糖基化，或者已知蛋白质的磷酸化状态，使用新一代的诊断测试，特别是基于对基因组学、蛋白质组学和代谢组学生物标志物的理解，使我们能够单独确定一名易患疾病者的健康状况，并揭示可能或已经存在的病理学药物。

一、基因组

毫无疑问，根据药物基因组研究结果可知，必须根据个体反应而修订通用药物拳头产品策略（一种药物适合所有人）。针对经过治疗的癌症患者开展的观察结果表明，25%的患者对于采用的药物产生了积极反应；而对于其他大多数癌症患者而言，治疗仅产生了严重的副作用，并未促进疾病本身发生改变。

首张人类基因组序列草图的公布，催生了分子生物学领域的快速发展和技术突破。技术进步使得人们可以分析细胞与器官乃至整个生物体的生物学样本，其深入程度是以往无法企及的。医疗与健康护理系统正在逐步增大此类技术的实施力度，以便开展疾病研究并且深化诊断学。目前仅可依据将人体作为一个整体予以解释说明的大量数据来理解个体患者的疾病与健康状况。然而，由于可以采取近似方式将生命视为一种计算过程，因此在已知特定环境下，生物学系统可以根据基因组信息来计算表型。

通过使用序列和基因多态性分析，研究 DNA 结构和功能，可以揭示遗传学基因组构成和功能的普遍原理。基因多态性分析已揭示了单核苷酸多态性作为基因组生物标志物系列在个体间基因多样性中发挥的作用，使得对识别基因多样性的全基因组关联分析（GWAS）进行探索成为可能，并可对常见病的风险进行定义。

实际上，基因组学作为一组调查基因组的分子工具，可用于识别和选择基因组生物标志物，可能识别出影响健康的新基因和更新的遗传变异，以对所形成的亚临床风险进行筛选和揭示，随后对亚临床病理学进行诊断、监测和终止以预防疾病。当前的基因组学与生物技术为预测个体疾病风险的生物标志物开发带来了希望，有助于实现疾病的早期发现，而且改进了诊断分类法，有利于更好地开展个性化治疗。尽管业界在肿瘤学临床实践中吸取了众多教训，但是此类教训同样适用于其他慢性病。

生物标志物可以用于预测疾病风险，实现疾病的早期发现，改进治疗选择方式，并且监控治疗性干预的功效。推动人类基因组计划的一个重要因素是识别与开发此类生物标志物，将其用于"个性化、预防性与预测医学"。尽管人类基因组测序对于其他诸多领域的生物医学研究产生了意义深远的影响，但是全面评价其对于生物标志物开发的影响为时尚早。

迄今为止，面向个体疾病风险预测的遗传生物标志物开发工作取得了有限的成功。针对很多慢性病开展了无数的大规模 GWAS，此类分析涉及数以千计的患者，拥有基因分型病例及对照组，以便识别导致个体存在较高风险患上特定疾病的胚系多态性。业界已经发现很多遗传位点具有统计学意义上的显著性，而且在某些情况下可以提供宝贵线索，以便理解疾病的生物学依据。但是，关联的强度通常较弱，以至于无法为个体咨询服务提供更具价值的信息。Ioannidis 等查阅了 56 份 GWAS，其中报告癌症表型与遗传变异体之间存在的 92 例显著关联，而且发现数值为 1.22 的每个等位基因中值比值比（OR）的四分位距为 1.15 ~ 1.36，可以将具有高风险等位基因对象患病的绝对风险视为遗传检测的"阳性预测值"（PPV），表示为 $PPV = RR \times \pi / [1 + \gamma \times (RR - 1)]$，其中 π 表示患病率，γ 表示高风险等位基因的流行率，RR 表示具有高风险与标准风险等位基因对象的疾病相对风险。大多数疾病的患病率较低，以至于 OR 与 RR 基本相等。根据该公式可知，PPV 不会大于 $RR \times \pi$。因此，如果 $RR = 1.22$ 而且患病率为 5%（$\pi = 0.05$），那么具有某种高风险等位基因的对象患病的绝对风险不会大于 6.1%。如果 $RR = 5$，那么对于群体患病率为 5% 的疾病而言，具有某种高风险等位基因对象患病的绝对风险最大可达 10%。

关于已识别遗传位点的"低度外显性"（低 PPV）存在多种可能的解释。对于肿瘤学而言，一个主要原因是大多数癌症的遗传异质性。例如，从描述其特性的体细胞突变的角度，以及从涉及自然历史与治疗响应的相关角度来讲，雌激素受体阴性与雌激素受体阳性乳腺癌是不同的。根据大多数人的观点，二者似乎属于不同的疾病，而且在寻找疾病易感性的多态性过程中将二者混合在一起是存在问题的。实际上，早期遗传连锁研究识别了拥有的高度渗透剂 BRCA1 位点，此类研究的成功在很大程度上使得研究局限于早发性乳腺癌病例。其他很多慢性病具有表型性及分子异质性。此类疾病同样可能具有遗传异质性，因此很难通过大型GWAS开展研究工作。

关于未能发现高度渗透剂易感基因可能原因的其他解释说明为，事实上，多种遗传多态性的综合影响导致了慢性病和（或）遗传原因与环境原因综合在一起导致了慢性病。GWAS最大的潜在价值在于揭示了疾病的生物学依据。对于肿瘤学而言，由于大多数癌症属于DNA修饰疾病而且可以直接评估肿瘤基因组，因此这种方式的重要性可能稍逊一些。当然，很难解释肿瘤基因组以便找到突变，而突变是肿瘤发生的关键所在，而GWAS可能提供额外的有用信息。大多数癌症是体细胞突变的复杂序列造成的，此类突变相互作用从而影响了肿瘤发展，而期望个体多态性具有实质性解释能力或者预测能力来阐明此类关系似乎是不切实际的。不过，对于其他慢性病而言，GWAS或许在形成疾病生物学线索方面更具重要性。但是在大多数情况下，必须通过精细定位发现多态性区域，然后经过多年的生物学调查来跟踪此类线索，以便理解疾病等位基因的相关性。评估GWAS对于公共医疗机构的影响可能为时过早，但毫无疑问的是，最初期望的采取轻松而且直接的方式将GWAS发现结果转化为患者疗效是不切实际的。通过评估具有生物学意义的患者子集可以改善针对癌症等异质性疾病开展的GWAS分析，同时集中审核病例，可以确保分类的准确性。

分子分析的依据即将成为现代医学的主要基石。凭借10年研究发表了首张人类基因组草图之后，2012年初技术开发人员宣布已经达到了"神奇阈值"，可以在一天内实现人类基因组测序，而价格仅为1000美元，这是DNA测序的新的里程碑。其运用的第三代测序技术为临床应用中实现常规分子诊断所需的全基因组测序打开了一扇大门，此项突破性技术的进一步发展将使得业界具备跳过各种库的扩增步骤而发现单一分子等的各种能力；实时检测方式将加快分析过程的速度，使其超过现有的时间框架，从而可能实现手术期间在线测序、发现结构变化、突变与遗传变异性、修饰、实验胚胎学及转录因子分析等功能。推出第三代测序的限制因素是生物信息学，也就是说，数学分析与计算基础尚处于滞后状态。计算机硬件与软件解决方案尚未问世，无法开展基因组测序，如无法立即用于患者床旁。

二、转录组

转录组学反映了患者已知组织或者器官的当前状况，同时采用了相同的技术依据，而且力争减少样本，以便采用可能的转录后修饰方式来实现单一细胞与单一分子分析。此外，最为重要的是同样采用时间依赖性方式来即时对比组织或者器官。因此，采取实时方式同时开展不同样本的转录组分析将是今后面临的一项挑战。例如，实时聚合酶链反应（real-time PCR）已经成为满足此类需求的一项强大技术，但是尚未引入常规临床床旁诊断。微阵列技术是在测序技术之后出现的，是一种强大的分析工具，可以针对蛋白质、核酸直至代谢产物等各种生物分子开展高度并行化分析。最近大部分技术进步均是采用阵列技术取得的，应用对象包括糖组学、已知组织或者细胞中碳水化合物与低聚糖检测，其重要性等同于生物标志物。阵列技术在今后还会成为一种重要的平台，可以将分子化验分析作为"芯片级实验室"而应用于临床实践。IVD platform等小型、一体化手持式设备是工程设计的关注目标，旨在提供接近实时而且贴近患者的廉价、快速的诊断方式，同时将每次分析所需的样本数量降至最低程度。

三、蛋白质组

蛋白质分析领域也在快速发展，其目标是实现细胞组织与器官中的全蛋白质组检测，以及后续修饰与相互作用。针对蛋白质分析而采用质谱分析法与核磁共振（NMR）是一项重大突破，质谱分析法目前已经发展成为一项领先技术，适用于蛋白质及其他生物分子的分析工作。此类技术发展迅速，很快就会成为临床应用中的常规手段，质谱分析法可被更频繁地用于诊断用途。类似于核酸分析，复杂样本或者单一细胞中同时检测修饰与相互作用等过程中的全蛋白质组分析同样需要实现进一步的技术突破，而且还需要考虑时间依赖性问题。此外，为了深入理解复杂细胞系统，还需要采用高吞吐量方法来实现各种蛋白质的动力学分析。免疫组化与荧光原位杂交均属于有多种变体的技术，此类变体已经应用于临床实践，被用来查找细胞与组织中蛋白质及核酸的确切位置，并且监控其分布情况。其余挑战包括样本制备自动化、超出亚细胞级别的分辨率，以及采用高精度与快速数据输出，如分析的自动化。各种相关技术同样处于待开发状态，此类技术用于分析各种特性，如检测突变基因与转录、分子相互作用集，其中包括核酸与蛋白质的复合物，以及特定核酸或者蛋白质化学修饰导致的变体。目前，采用正电子放射断层成像（PET）或者PET-MR已经可以开展量化分析，以便查找某种活性物质在人体内的准确位置。使用新型一体化PET-MR扫描仪可以整合复杂、多参数、多分辨率数据，以便进行 3D 重建工作。检测技术与算法取得的新成就会将分辨率及灵敏度提高一个数量级或者更多。X线计算机断层成像（X-CT）提供了人体或者特定器官的体积分析信息。配合注射造影剂及适当数据分析使用，可以实现高效的心血管、肺部及肿瘤成像等功能。

四、代谢组

过去10年来，关于代谢产物作为细胞、组织或者器官内代谢活性与能量状况指标的意识在不断增强，而质谱分析法同样属于一项重要技术，与以往技术相比，其可以进行更具综合性的分析。尽管采用当前方法尚无法实现采用单一分析步骤来获得全代谢组的梦想，但是相关技术的精度与吞吐量获得了长足进步，而且目前取得的成就已经达到了一定的水平，将此项技术作为重要的分子诊断工具而用于床旁诊断的那一天已经为时不远了。业界正在不断加大力度将蛋白质与代谢产物分析用于临床实践，其原因是此类生物分子可以反映患者的生理状况，而与之相比，基因组信息仅代表了人体的"蓝图"。代谢组学在其代谢水平上显示了实时细胞的功能状态，这使得代谢组学可高度有效地早期检测疾病、监测治疗结果和对身体的毒性反应。

代谢组学为基于物理化学方法（高效液相色谱、气相色谱等）和计算机分析（模式识别）的组合应用。这一领域的进展推动了诸如代谢指纹（基于所涉及代谢物特征的分类生物学测定）和代谢谱（代谢物分析基于相同化学类别或特定生物化学途径）的创建，其允许在生物分析中定义数千种代谢物。现代代谢组学是对样品中代谢物浓度谱的开发，以便检测疾病起始点、动力学以及规律性，固有代谢变化。然而，对于整体代谢情况和基于接收规律的层间交互性质预测的相关数据，需要实施其数据集成和可视化。生物信息学旨在通过数学建模来解决这一问题。

五、生物信息学

随着医学的未来趋势从反应性转为预防性，预防性医学、生活方式与环境信息将越来越重要。成像术及传感器技术由于可以在一定时间内对患者进行监控，可望发展为非常重要的生命科学技术。这一快速扩张领域涌现了一系列全新的无创诊断工具。此类全新方案将分析学推进到一个全人体水平。凭借新型、快速计算系统，成像术与传感技术可以用于即时解释人体与各个部位的组成及其生物学功能。通过将分子数据与成像数据及传感数据结合在一起，形成了一种内部图像，信息具有空间与时间维度的分辨率。此类技术在速度、精度及应用范围方面快速发展，但为了开发此类技术并且将其用于实时数据采集、传输与处理，仍然需要应对来自工程设计、信息技术与通信技术的挑战。

此外，需要在患者、数据与健康护理专业人员之间实现适当的接口，以便进行适当的信息输出。此类方法将给人们带来希望，在不远的将来，将会出现更复杂的无创诊断工具，而且可能集成健康状况与环境监控功能。随着技术的发展，除了血液与活组织之外，还可以通过无创诊断工具采集其他样本来提供必要的信息。今后，采用便携式设备同样可以分析尿液、血液、唾液、汗液及呼气，而不再需要荧光显微镜、表面等离子体共振或者色度计等高科技机械来完成上述工作。新设备可以实现在床旁监控体液或者呼气，而且可以作为定点护理工具而用于全科医生办公室甚至可以在家庭中使用。为了采取实时方式将记录与现有信息进行整合，并且令全科医生可以快速评估结果，必须将设备与个人健康记录连接在一起。

第三节　系统生物学

为了提供精确而复杂的分析与跟踪，必须进一步推动在体外诊断系统中综合采用监控系统与增强型数据分析方式。体内系统满足了通过传感器持续监控的特定需求；此类系统可为慢性病患者提供帮助，或者帮助老年人自主生活。这一技术支持采用远程系统与移动式计算技术，同样为我们描绘了更好的前景，可以为偏远地区、贫困地区或者发展中国家提供更好的健康护理，而采用此类技术之前，这些地区的人们只能得到有限的健康护理。实现此类环境辅助生活技术的基础是中央数据存储库（其中包括个人健康记录）的建立，以及硬件与软件的技术进步。采用此类技术方案的情况下，必须研究法律与道德框架，同时考虑医生或者健康护理系统的其他代表如何获取及使用数据。

作为生命科学中的一个新兴领域，系统生物学面向数据整合与解释说明开发了多种新型方案。系统生物学，包括计算方法、技术开发和生物系统的全球测量及分析至关重要。大部分传统医学研究和实践将不得不被系统方法取代，以促进这种转变。

作为系统生物学的一个专科领域，系统医学综合了一个学科的所有专业知识，此类知识是从人体复杂性角度出发对其进行解读所必需的。这样就在信息技术与通信技术领域形成了新的挑战，旨在提供应对数据洪流所必需的基础结构与技术，而这种数据洪流将伴随下一代医学而产生。"医学的IT未来"这一全新倡议旨在进一步推动这一发展，其整合的对象不仅涉及分子数据（尤其是基因组信息），还涉及解剖数据、生理数据、环境数据及生活方式数据，此类数据包含在一种被称为"虚拟患者"的预测性模型方案之中，这种模型方案使得临床医生或者全科医生可以针对个体患者预测并且预先准备最佳治疗方案。采用虚拟患者模型可以实现真正的个性化医疗。

根据分子方法，系统医学可以突破各种边界，破译疾病的复杂机制，加快发现新的治疗方式，并且支持临床试验评估工作。不过，系统医学同样还可以用于设计新的分子诊断工具，这是医学发展方向。

第四节 临床应用

对于患者、具有患病风险的人员和系统，预测医学的主要优点包括以下几方面：在疾病更容易治疗并且治疗费用更低的较早阶段检测疾病；将患者分成可选择最佳治疗和预防性治疗的队列；改进发现药物新靶标的选择；将重点从反应转移到预防，从疾病转向健康。一般来说，存在一个多层次的结构来证明和操作可提供最佳亚临床和临床医疗服务所需的三个层次：①明确所定义病理学的遗传倾向，以利用更新的基因分型方案。这一步骤需要使用诸如遗传多态性检测和DNA测序之类的技术，以及来自系谱树、既往症发病原因和可用信息的分析。在技术上，这些目标可以通过生物芯片方法来实现[每种疾病均具有单独的指纹和（或）分子特征——基因表达/转录水平的变化，这些变化均是疾病分类学的指征]。②使用第一阶段所选择患者的目标群体表型生物标志物（表型方案）进行调查。③应用预防措施，包括监测生物标志物和生物预测因子水平的动态变化，并根据基于药物的预防措施精确控制生理反应。

一、感染性疾病的诊断

最近出现的一个问题是大量微生物与人体相互作用。最新发表的文章表明，生活在人类肠道中的微生物对于人类健康的影响超过预期。再过若干年，我们就会掌握微生物组与人体的相互影响方式，以及触发或者影响健康状况或某些疾病的方式。过去，由于微生物组偏好厌氧环境，亟待开展此类微生物的研究工作（识别特定的微生物及其在肠道中的构成），而如果无法在实验室中培养特定的肠道微生物以便开展特性描述，则上述工作将遇到极大的困难。现在，快速而廉价的下一代测序技术（即第二代测序技术）使得人们可以通过元基因组学方案来研究此类微生物，以便描述已知环境中群体构成特性，而且具备适当的时间分辨率。为了将元基因组学方案转化为临床实践，需要开发新的自动化数据汇编及注释方案。

二、遗传性疾病的诊断

基因是编码特定功能的DNA序列。大多数基因为创建蛋白质提供指导，这些蛋白质有时被称为"生命的基石"，可以发生"DNA的永久性结构改变"，被称为突变（参见http://www.genome.gov）。虽然一些突变没有效果，但其他突变构成有机体的功能受损。例如，*BRCA1*（肿瘤抑制基因）中部分DNA序列的缺失是增加对某种类型乳腺癌或卵巢癌易感性的风险因素。基因检测旨在识别这种突变的存在。这项研究专注于一类基因检测，即预测性基因检测，其中包括两项测试：确定个体是否可将基因传给子代的载体，并检测评估个体自身是否对疾病的易感性增加。

理想情况下，基因检测应该具有分析有效性。分析有效性的一个组成部分是灵敏度，它是指当突变存在时检测阳性的频率；另一组成部分是特异性，它是指突变不存在时阴性结果的频率。单独的分析有效性并不能保证测试对于患者管理是有价值的，临床设置中检测的价值（即临床效度和效用）也很重要。如果突变的检测不符合患者的症状，则存在分析和临床有效性之间的差距。

关于预测性基因检测的常见误解是认为其可提供对未来的明确了解。虽然对于一些罕见疾病（如亨廷顿病）具有致病基因意味着肯定会罹患该疾病，但是大多数疾病，包括更常见的疾病，如癌症和糖尿病，并不遵循这种简单的模式。许多疾病是由基因－基因或基因－环境相互作用所引起的，因此单独的基因突变对于疾病的表现可能既不必要也不充分，具有突变并不能保证一个人能够获得与特定突变相关的疾病。因此，了解一个人具有特定突变往往价值有限。与遗传决定论的普遍错误假设相反，将来的健康状况完全由基因组成确定，如果携带被认为是有害突变基因的患者没有采取预防或治疗措施，分析和临床有效性可能与临床效应产生分歧。尽管对于一些疾病（如苯丙酮尿症），一个人携带致病基因的负面影响目前是可以预防的，但医学界不仅缺乏对许多遗传疾病的预防性或治疗性措施，而且缺乏治疗方法。然而，人类基因组计划的广泛宣传使人们对于从新兴遗传技术获得临床受益的可能性和接近程度过于乐观。Burke（2004年）指出，"遗传信息的预测能力经常被高估，并且测试可能性（不仅仅是研究思想）被认为迫在眉睫"。虽然一些基因检测的结果对患者来说可能具有价值，但是在做出基因检测有助于更有效的临床护理或改善患者健康的判断时，有理由保持谨慎。

无论疾病的基本机制如何，基于诊断测试的预测能力如下：①与HLA相关的生物标志物与自身抗体相结合，以监测慢性自身免疫性疾病（1型糖尿病、多发性硬化、系统性红斑狼疮）。②基因组生物标志物与癌症相关抗原结合，以监测癌症发生。迄今为止与多发性硬化有关的最重要和信息丰富的基因组合包括TGFβ1*C、DRB*18（3）、CTLA4*G和238TNF*B1、308TNF*A2和CTLA4*G。这种组合支持亚临床阶段形成PIFAS相关的体征，这是信息高度丰富的生物预测因子，用于监测亚临床阶段的脱髓鞘过程。

三、恶性肿瘤分子诊断

很多疾病都可以在早期得到有效治疗。大多数实体肿瘤在诊断之前均具有长期的亚临床经过，因此应当有很大机会可以早期发现。不过，迄今为止，公共医疗机构在早期生物标志物开发与核查方面收效甚微。曾经采用不良的研究方法对早期发现研究造成了严重的影响。很多癌症生物标志物是通过对比诊断期间采集的肿瘤组织中各级别候选蛋白与正常组织而"发现"的。业界发表了大量的"发现结果"，而且根据此类证据进行了公开化处理。但是，查找此类差异很难证明生物标志物可以用于早期发现。最近一项研究评估了28个候选生物标志物，其中采用了一项随机化筛选试验对象的血清样本。这28个生物标志物的早期发现价值在个体化或者组合条件下均未达到或者超过传统标志物CA125。《自然》杂志针对这种情况发表了一篇名为"遗失标志"的评述。改进早期发现研究的一种方式是采用血清样本开展全基因组或者全蛋白质组分析，此类样本源自回顾性纵向队列而非接受诊断的患者。业界通常保留此类"Ⅲ期"研究结果用于核查基于诊断样本而开展的快速且简易的Ⅰ期与Ⅱ期研究中发现的候选标志物。

如果根据筛选试验的回顾性分析结果开展诊断，发现血清样本中一个卵巢癌研究中的候选标志物水平升高，则表明采用该标志物获得了提前预测，但是，由于研究具有回顾性，因此无法提供此类发现是否可以降低疾病死亡率或者发病率的相关信息。人们无法知晓发现的病例在发现时是否患有局限性疾病。尽管这种情况不适用于卵巢癌，但一般来说，未经回顾性随机化筛选试验，人们就无法获悉，多大比例的已发现病例无法代表在患者寿命内可能危及生命的某种肿瘤。

识别与群体筛选用途具有相关性的早期发现标志物存在一定困难。如果采用π表示患病率，采用sens和spec分别表示灵敏度与特异度，那么检测阳性病例的患病率（阳性预测值）等于$\pi\times$sens/$[\pi\times$sens$+$（$1-\pi$）（$1-$spec）]。如果灵敏度与特异度均为95%，而且群体中的患病率为1%，那么阳性预测值约为16%，即仅为实际患病的检测阳性个体的16%。其余84%可能接受不必要的而且有创的后续手术。为了开展有效群体筛选，需要具有极高特异性的检测，并将筛选范围限定为高风险群体。

此外，所谓的"疾病"也存在问题。需要非常高的特异性来发现可能危及生命的疾病形式。但是，发现疾病的时间越早，可能越难以区分危及生命的癌症与可能在患者寿命内生长缓慢的结节，这种情况的前提是肿瘤发生的早期阶段具有变化性及随机性。例如，在大部分个体的血液中均可检测出BCR-ABL融合蛋白，但是其中仅有少部分个体会患上慢性髓细胞性白血病（CML）。并非所有早期损伤都会发展成侵入性癌症，而且早期发现可能鼓励采用具有严重不良影响的治疗方案。

在肿瘤学等一些治疗学领域内，高效开发了预测性和预后生物标志物，此类标志物有助于指导治疗方式的确定。例如，应用Oncotype Dx复发评分与MammaPrint签名可以确定，采用局部治疗方案及辅助内分泌治疗的淋巴结阴性、激素受体阳性的乳腺癌女性预后是否足够良好，以及其是否须接受细胞毒性化疗。在肿瘤学领域中，大量的文献著作宣称改进了预后因素，而业界从未发现此类内容得以应用于临床。随着基因表达特征分析的发展，研究与应用之间的这种差距在加大。正如HER2对乳腺癌所起到的作用，识别基因突变的预后影响或许意味着基因产品作为分子靶标的重要作用，不过，无论对于阐明潜在的生物学知识还是告知治疗决策方式而言，大量基于基因表达签名的功用都比较有限，基因签名是基于预后或者基于聚类表达特征而开发的。

除非从一开始就在明确考虑预期用途的情况下开发预后基因表达签名，否则开发这种签名不可能具有实用性。此类预期用途应当推动病例选择方式及结果的解释说明。为了识别类似Oncotype Dx复发评分的基因表达签名，并将其主要用于确定哪些淋巴结阴性、雌激素受体阳性的乳腺癌患者预后良好而无须化疗，需要将研究重点集中于接受内分泌治疗但未接受化疗的淋巴结阴性、激素受体阳性患者。大多数预后研究采用了异质性患者的便利样本，而且开发了不具有治疗意义的签名。通常情况下，并未明确考虑基因组预后研究的目的。Oncotype Dx复发评分与MammaPrint签名等预后签名旨在帮助患者及医生做出知情疗法的决定，而无法提供关于疾病的生物学见解。

"预测性生物标志物"指示了最有可能或者最不可能通过特定治疗方式受益的具体患者。例如，雌激素受体表达水平多年被用于选择接受抗雌激素内分泌治疗的患者，而HER2过度表达或者扩增则被广泛用于选择接受抗HER2药物治疗的患者。*EGFR* 突变被用于选择接受非小细胞肺癌小分子EGFR抑制剂的患者，*KRAS*突变则用于针对晚期结肠癌采用抗EGFR抗体疗法剔除的患者。对CML的研究中发现BCR-ABL 融合蛋白促使人们开发了伊马替尼及决定二线治疗的基因突变分析法。从小子集非小细胞肺癌患者中发现了*EML4-ALK*融合基因，使得采用激酶抑制剂（对上述基因具有靶向性）进行治疗取得了非常令人满意的效果。类似的，由于在60%转移性黑色素瘤患者体内发现了*BRAF*基因单点突变，促使人们开发了一种针对突变蛋白而增加特异性的抑制剂，取得了非常好的疗效。

第五节　存在的道德伦理和局限性问题

业界正在提议将遗传检测作为一种方式来识别对于未来疾病具有"遗传易感性"的个体。识别之后，即可鼓励此类"高风险"个体改变不健康的生活方式，降低对于自身环境危害的暴露程度，或者在患病之前接受药物治疗。这种预测性/预防性方案听起来颇具合理性，但是在遗传检测的准确性与不利影响方面却存在着一些重要问题：遗传检测是否真正可以预测心脏病、癌症及糖尿病等常见、复杂疾病的个体风险？此类预测是否可以真正有助于预防疾病并且有益于个体，或者此类预测是否会导致不必要的药物治疗而且忽视疾病的社会经济原因与环境原因？他人是否会滥用根据某人基因组合而做出的不健康预测结果？而此类结果是否会导致羞辱与歧视？推广遗传检测对社会具有何种更深远的意义？

目前遗传学领域正在经历一场革命。一旦时机成熟，我们就可以评价个体患上疾病的风险，这不仅适用于囊性纤维化等单基因病，还适用于我国最大的健康杀手——癌症与冠心病，以及缩短人类寿命的糖尿病等疾病。

多家大型制药与生物技术公司目前正在推销"预测医学"或者"倾向性特征分析"理念。这意味着采用遗传检测技术来预测某人将会罹患心脏病、癌症或者精神病的可能性，然后为其提供生活方式的建议或者药物治疗，以避免其患上预测到的疾病。对于这些公司而言，这种方式带来的益处是它们不仅可以出售遗传检测技术，还可以拓展药物市场（此类市场面向的是这些公司预测存在较高风险会患上未来疾病的人群）。

倘若谨慎使用，那么遗传检测确实有助于诊断单基因问题（如囊性纤维化）导致的遗传基因疾病，而且有助于早期治疗。某些形式的心脏病及癌症是通过单基因疾病方式遗传的，而且此类高风险家族中的某些人或许可以通过接受遗传检测而获益。业界认为大约5%的癌症患者属于此类人群，然而携带存在缺陷的基因却不一定意味着某些人会患病。不过，目前正在开发更多的检测方式，此类检测是针对癌症、心脏病及糖尿病等常见复杂疾病的遗传易感性，而且预计其检测范围将有所扩大。

对于更大范围的群体而言，常见的复杂疾病通常不具有遗传性。多种原因会导致此类疾病，包括生活方式与环境。遗传检测仅表示对于疾病的易感性，并不确定是否会患上疾病。尽管开展了大量的研究工作，但仍存在大量无法充分重现的结果，因此很难证明可以识别心脏病、癌症及肥胖症等复杂疾病的遗传易感性。除了较小比例案例之外，对于未来健康而言，基因仍然属于不良预测因子。很多具有高风险形式基因的人并不会患上疾病，而很多并不具有此类基因的人却可能患病。对于复杂疾病而言，真正的统计研究发展远景在于，识别基因与未来患病风险之间的虚假关联性。公布的首次科学研究结果中通常展示了基因与疾病之间具有欺骗性的联系，或者会夸大基因的重要性。

对于心脏病和癌症而言，很多不同基因中的诸多不同遗传突变各自产生的影响可能微乎其微，而单一遗传特性可能对一种疾病具有倾向性，而对另一种疾病具有防护性。多种环境因素，尤其是吸烟、膳食与锻炼，通常还包括传染病与污染，同样产生了一定的影响，而且其重要性常常超过了基因组合。这样就造成很难采用遗传检测来量化风险。此外，个体接受的检测越多，出现某些假阴性或者假阳性结果的可能性也就越大。反之，暴露于单一环境可能导致多种疾病，因而消除一种暴露情况（如吸烟），则可以大幅度降低患病风险。

然而，除了高风险家族之外（这种情况下，基因或许是疾病的良好预测因子），将药品的目标对象定位为具有遗传易感性但尚未表现出任何症状者（"健康焦虑症"人士）的方式是否安全有效是令人怀疑的。对于更大范围的群体而言，人们的一种担心是大多数接受预防性药物治疗的人是否原本就不会患上疾病，而且大多数药物治疗方式均存在意想不到的副作用，其中某些副作用会造成严重后果，甚至可能致命。与之相比，基于群体的预防性措施（如禁烟或者鼓励更健康的膳食）出现不良反应的可能性较小而且花费也更少。

遗传检测的心理影响同样值得关注，而且业界已经针对单基因遗传疾病开展了研究，人们发现建议与拒绝某项检测的权利（"不知情"权）都发挥了重要作用。但是，很难确定针对可能被识别为常见复杂疾病高风险群体中大部分人提供个体化建议的充分性，也很难解释说明高度不确定性风险预测结果。某些人可能非常容易对精神病及癌症等受到污名化或者令人恐惧的状况产生不良心理反应。

总之，很多人声称，一旦掌握了重大疾病的遗传倾向性或者易感性，就预示医疗实践前景从当前强调诊断与治疗跨入着眼于预测及预防的新时代。例如，欧洲委员会就曾经声明："朝向更具预防性而非治愈的进步，预示着健康护理领域的一场遗传学革命。"

不过，也有人担心，对于众人而言，预测医学产生的影响可能弊大于利（这种方式会令他们焦虑并且为他们提供其实并不需要的药物），或许会产生令人不快甚至是致命的负面影响。这种市场营销策略有时也被称为"面向健康焦虑症人士推销药品"。此外，这种方式还会与治疗疾病领域及预防潜在致病原因领域（如不良膳食、缺乏锻炼、吸烟及污染）争夺资源。

（刘向祎　吕　虹）

第3章

预测医学相关伦理学

预测医学学科的建立离不开医学遗传学及分子生物学的发展，其涉及的基因组测序及DNA、RNA和蛋白质分析技术包含大量敏感的信息。预测医学需要有伦理"保驾护航"，保护好患者知情同意权，控制风险、保护隐私，才能使患者最大程度获益。

第一节 医学伦理学的概念及意义

一、医学伦理学的概念

医学伦理学是运用一般伦理学原则对涉及人的生命和健康行为实践中的道德问题进行综合研究的应用伦理学，是研究医疗过程（包括医学研究）中，医患之间相互关系的伦理道德规范和行为准则的科学，是医学的重要组成部分。医学伦理学运用伦理学的理论和方法解决医疗卫生发展及实践中的医学道德问题，是一门医学与伦理学的新兴交叉学科。

二、医学伦理学的意义

由于医患关系的特殊性，患者求医时往往不能主观判断医生的知识水平和诊疗技能，只能完全相信医生并且把自己的隐私透露给自己的诊治医生，这就赋予医生除努力提高自身技能之外的额外责任，即一切以患者利益为中心，解除患者病痛，并切实保护好患者隐私。医学伦理学本着不伤害、有利、尊重、公正的原则，对于培养德才兼备的医务人员、规范医务人员的诊疗活动、构建和谐的医患关系及维护社会稳定具有十分重要的意义。

第二节 预测医学的学科特点及预测医学中的医学伦理学

一、预测医学的发展离不开伦理学的规范

预测医学建立在医学遗传学及分子生物学的基础上，以人类基因组数据为基础，得益于基因组测序及DNA、RNA和蛋白质分析技术的进展，包含大量个体基因信息，以期在疾病超早期和早期预测疾病，辅助预防和治疗。由于预测医学的学科特点，需要检测患者大量的分子遗传信息，与临床基础检验及生化、免疫等其他检验指标相比，预测医学中的检测内容往往不会随着时间、饮食等变化而改变，患者一次检验的结果可能会伴随终身，这就使得检测的质量控制及患者隐私保护需要引起格外的重视和关注。

二、预测医学中的医学伦理学探讨

（一）合格的质量控制是保障预测医学顺利开展的前提

预测医学采用分子生物学方法（基因扩增、测序、杂交、蛋白质组学分析、代谢组学分析等）检测患者体内特定遗传物质的结构或表达水平的变化，以 DNA、RNA、蛋白质及小分子代谢物为靶标，对疾病的发生及治疗进行预测与预防。严格预防交叉污染，做好质量控制，对分子生物学实验的准确进行及为患者提供正确的诊断具有十分重要的意义。2015 年 8 月，美国一家医疗机构由于染色体核型分析报告错误，最终判罚承担 5000 万美元天价赔偿。在预测医学中涉及的许多检测项目对临床医疗决策已起到了决定性作用，这就要求实验室工作人员必须严格做好实验室质量控制，做到"零失误"：①样本采集和运送环节合格规范，防止污染并保持样本稳定性，尽量避免分析前环节导致的假阳性或假阴性；②实验室环境温湿度适宜，做好分区，单一工作流向，各项物品不混用，并避免灰尘、电磁、震动的干扰；③仪器设备定期维护和校准，试剂性能验证和质检合格；④实验室人员培训合格，能胜任工作；⑤具备可操作的 SOP 文件并做到全员遵循。

（二）尊重患者并确保患者的知情同意权

有效的知情同意要求，是指向患者、受检者提供全面、准确和有助于他们做出理性决定所需的信息，帮助他们真正理解所提供的信息，以及他们在做出同意检测的决定时是完全自愿的、自由的，没有受到强迫和不当引诱。应充分告知患者检测可能得到的结果、获益、风险和由此带来的伦理学问题。在检测结果回报之后，医务人员有义务向患者分析解释结果，并由实验室和临床医师共同完成，充分考虑患者的生物学变异，向患者提供相应的健康咨询，解释检测结果对于未来疾病发生风险或治疗效果的评估作用，并在患者同意后制订相应的干预措施。

（三）隐私保护

与常规检验不同的是，预测医学采用分子生物学检测患者基因组信息，包含患者大量隐私。若基因缺陷的信息播散后，可能遭受来自他人的歧视。尊重患者，保护患者隐私就显得十分重要。基因隐私的保护，是为了防止受检者在入学、就业、婚姻和保险中受到歧视或其他不公平的待遇。保护隐私首先要求以安全的办法存储样本、数据和其他相关信息。可以有多种存储方法，其中匿名和匿名化的存储方法保密性更好；有身份标识的存储方法保密性较差，隐私信息泄露的风险较高。在确保检测结果无误的前提下，完成检测后应销毁患者样本，在检测时采取匿名化或编码方式，发放纸质版报告，报告由医务人员送到本人手中，不上传网络，确保患者隐私不泄露，保护好患者的隐私权。

预测医学是在 20 世纪 80 年代新兴的一门综合性学科，是以预知先觉人体心身健康与病症状况为主，测、防、治相结合的新兴医学科学体系。希冀预测医学能造福于人类的疾病诊疗和健康促进，与此同时，对于预测医学所面临的伦理和管理挑战也需引起重视，才能使医学技术的发展更好地造福于人类。

（王雅杰　孔凡虹）

第4章

生物信息在预测医学中的应用

第一节　预　测　医　学

"预测"从远古时期开始，便已深入到人类祖先的生活中。从"观测星象"到"梦魇暗语"，从"萨满法师"到"占卜巫师"，从《易经》中的预测术到《新约》中的先知说，无论是西方社会还是神秘的东方，无不孕育着对"预测"的探索和研习（图4-1）。种种对预测奥秘的探寻，主要是源于人类对已知自然现象的归纳总结与对未知前途命运的孜孜求索，而"预测"也随之由一种人为感知逐渐衍化为一门学说，再进一步成熟化和体系化，形成一门独特的科学，而这一科学性体现尤其表现在现代医学中。

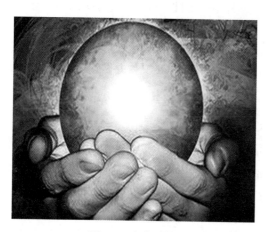

图4-1　占卜预测

20世纪初期，现代医学更多以"实践医学"的形式存在，而从分子水平来看（图4-2），DNA、RNA、蛋白质三者之间不仅互相传递生物信息，也彼此制约与促进，共同调控着人类的表现型性状，其中也包括人类疾病与潜在疾病特征的表现。人类疾病多数都与遗传物质（DNA、RNA）有着直接或间接的关系。由遗传物质发生改变而引起的或是由致病基因所控制的疾病统称为遗传病。人类常见遗传病有150～200种，较为罕见的有600～800种，所有这些疾病可能均与人类3万～5万个基因中的上千个基因相关。随着人类基因组计划的完成，人类的遗传物质序列（DNA序列）已不仅仅是沃森和克里克的双链模板，而是已知的30亿对碱基。这也同样预示着现代医学跨入了"分子时代"。而随着现代分子生物学与基因组学的进一步发展，现代医学已可以从分子层面对遗传性疾病的潜在风险、发展趋势、个性化治疗方式及预后疗效的特征进行分析与预测，"预测"医学也由此诞生。

预测医学是20世纪80年代逐渐形成的一门新型的综合性学科，是利用"测""防""治"相结合的概念和方法，为人类健康提供服务的医学科学体系。具体来说，预测医学根据病因和疾病发展的自然过程，按照超早期、早期、临床前期（症状前期）和临床期（典型症状期）四个层次，对疾病预测采取病因预测、超前期预测、症前预测和临床预测四个级别的预测措施。

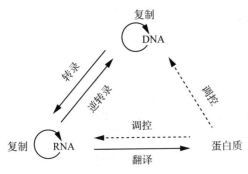
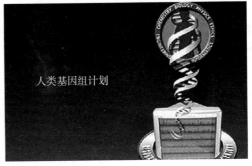

图4-2 生物信息传递

预测医学首先通过一定的检测技术和方法，获取遗传物质信息（主要包括早期甚至超早期病症的先兆性表现、疾病发展的演变与规律性、已出现疾病的个性化症状三个方面的研究），再将上述研究特征化和系统数据化，并从汇总后的数据中提取有效信息，进一步深刻认识发病各阶段的内在联系和机制，以实现对潜在发病风险的预测及对已发疾病的优化治疗方案的预知，达到对疾病的防控、对预后疗效的预测分析，以及针对性实现个性化特异性治疗的目的。

第二节 生物信息学与预测

继人类基因组计划后，分子生物学与生物医学迎来了一个新的"大时代"——"组学时代"。此处将组学称为一个时代，是因为这个阶段融合了众多组学研究及相继诞生的新型检测技术、检测方法与研究的统一概念。

"组"在数学中又称为"集合"，而"多组"的概念使人们认识到现代分子生物学与医学已不仅仅局限于对基因组的探索，而是更多地关注蛋白质组、转录组、代谢组等由后基因组产生的大分子集合。与此同时，"多组学"与"多组"不同，多组学不只关注于物质本身，而是更多地去分析和理解物质的功能性及相互的作用与联系。其中，相互作用不仅包含物质之间的相互作用与转化（如转录组与蛋白质组的关联性分析），还包含物质与环境的相互影响（如DNA甲基化与转录组的相互关系）。

多组学的复合型概念与分析研究主要是由细胞和生命体本身如金字塔般的复合性与复杂性决定的。其中每一层级都集合了大量的生物学信息，也融合了生物化学、物理化学、分子生物学等多种学科的研究和共通性。于是，一个综合性的关键性新型学科应运而生——"生物信息学"。

生物信息学（bioinformatics）的迅速发展与高通量测序技术（即第二代测序技术）的诞生和发展密不可分。同时，第二代测序技术的革命也将预测医学带入到一个全新的"大数据时代"。具体来说，生物信息学的研究主要分为三个领域：数据分析（data analysis）、计算生物学（computational biology）及系统生物学（system biology）。其中数据分析主要是通过高通量数据或大数据分析生物组学的物质、功能及关联信息，其中数据本身及数据库的作用至关重要。而计算生物学更侧重于工程学和数学，主要是利用数据信息，通过算法的建立及软件的开发实现数据的功能性。而目前生物信息最为复杂和高等的领域是系统生物学，此研究领域汲取了前两个领域的特点，同时结合生物体本身的特征和生物学目的进行系统性分析和功能性实现，人们熟知的人工智能（AI）就属于这一领域的开发工作。

生物信息学的三个研究领域都可以应用到预测医学中。同时，随着"大数据"时代的带动，一个将预测医学与生物信息学结合的新学科应运而生——计算机医学（insilico medicine or computational medicine）。计算机医学主要是将计算机科学应用于健康医疗问题中，通过收集数据信息，实现对生物过程及医学特征问题的"建模""模拟""观测"，从而将真实的分子生物学机制及生命体过程用体外（*in vitro*）的计算机方式进行模拟和计算，解决特异性的生物学或医学问题。该研究可应用于医学诊断、治疗及疾病的预防。同时，使用何种检测方法创建数据、何种模型或算法及数据的质量对预测结果进行分析有极为重要的影响。

第三节　预测运算

在对数据进行操作之前，还有一个关键性步骤不可忽略，那就是"生物学问题"（biological question）的确立。尤其对于"数据分析"这一研究领域而言，生物学问题的确立是至关重要的。生物信息学的初学者往往更专注于最佳算法的建立和最优模板的寻找，容易忽视对生物学问题的明确。然而，对于用于预测医学的生物信息操作而言，生物学问题在一开始越明确，越容易选择出有作用的有效数据和最恰当的数学模板，以在最短时间内实现对预测结果的分析和判定（图4-3）。

针对确立的生物学问题，即可根据实验数据进行操作。总体来说，生物信息学分析

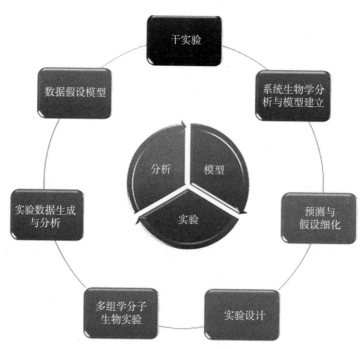

图4-3　结果分析流程图

过程主要分为实验、分析、建模三个部分。如上文所述,实验数据本身的质量在分析过程中具有关键性作用,因此根据多组学不同实验的特点,首先对数据进行筛选、归一化等预处理,然后根据生物学问题的要求,选择恰当的算法或软件将处理后的数据再次进行分析、归纳,当特征信息生成提取后,即可建立模板,执行模拟和预测的实验过程,这一步骤被称为"干实验"(dry lab)。在对特征数据完成预测分析后,干实验并没有直接结束,而是需要将预测结果重新代入模板进行错误分析。当错误方程的最终结果达到最小时,便找到了最优化的模型。此时,也可以得到最佳预测结果,可将此结果二次代入实验,进行验证分析,并对后期实验提供科学性支持和医学治疗指导意见。

一、贝叶斯统计

贝叶斯统计(Bayesian statistics)是在生物信息分析与预测领域运用极为广泛的一种统计学理论和方法。由贝叶斯统计衍生出众多模板,可用于分子生物学领域及医学领域的预测分析,如蛋白质二级结构的预测模板(图4-4)、癌症检测诊断预测等。简单来说,无论何种贝叶斯统计算法模板,均是基于贝叶斯概率计算公式建立的,而这一计算原理与两个概率相关:先验概率(基础概率或前概率)与后验概率(观察到的概率或后概率)。计算贝叶斯概率的目的在于计算某特定事件存在的真实情况概率,即后验概率,这一概率并不是独立存在的,而会受另一其他条件存在概率的影响,即先验概率。换言之,需要计算某一事件 B 在 A 存在情况下发生的概率,这一概率与 B、A 事件独立存在的概率及 A 存在情况下 B 产生的先验概率相关。

$$P(\mathrm{B}_i|\mathrm{A}) = \frac{P(\mathrm{B}_i)P(\mathrm{A}|\mathrm{B}_i)}{\sum_{j=1}^{n}P(\mathrm{B}_j)P(\mathrm{A}|\mathrm{B}_j)}$$

已开发的或正开发的基于贝叶斯统计而延伸的生物信息模板有很多种,每种模板所处理的生物学问题均有特异性与针对性。

GOR 是基于贝叶斯统计而实现的典型模板。那么,在获得大量的氨基酸序列之后,要如何利用统计分析对其功能性结构进行预测呢?与核酸序列不同,蛋白质序列的功能性与位点的一致性相关程度不高,而更多由其结构决定。尤其在遗传进化过程中,蛋白

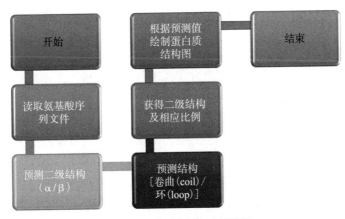

图4-4 蛋白质功能预测模板

质的二级结构（α螺旋、β折叠）保存了蛋白质功能的关键性特征。因此，在蛋白质的功能性预测中的生物学问题为蛋白质的氨基酸序列（一级结构）究竟更有可能形成哪种二级结构。根据这一生物学问题及适当的数据库（PDB），可进行运算，图4-4左为整个预测过程，图4-4中为结合PDB数据库的运算过程。根据运算结果，可找出最大概率的二级结构，并分析其功能性与作用机制。

二、机器学习算法

机器学习（machine learning）是目前生物信息学领域高度关注，并广泛应用于医疗健康与生物信息分析的一个前沿交叉领域。事实上，机器学习本质上可以被认为是一类算法，它融合了基于机器学习算法原理的众多复合运算模型，包括隐马尔可夫模型（hidden Markov model，HMM）、神经网络（neural network，NN）、支持向量机（support vector machine，SVM）和k近邻（k-nearest neighbor，KNN）等。其运算过程如图4-5所示。

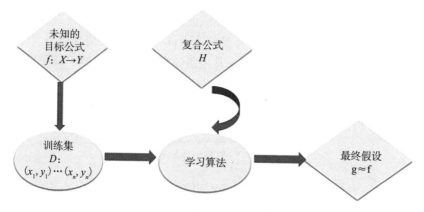

图4-5　机器学习过程

与统计学计算方法相同，机器学习算法源于对数据的统计分析。然而，与统计学的模板运算和拟合（fitting）过程不同，机器学习中最关键的是学习（learning）这一过程，即机器可从已知的带标签的数据中自我学习，在已设定的模板中，利用参变量和自变量不断代入和返回，计算出使误差函数（error function）最小化的参数。使用的已知参变量与自变量数据集被称为训练集，而训练的过程是为了找出最优化的参数，而这一参数的实现目的，是使模板在训练集表现出最小的误差。当误差函数达到最小值时，即可求得最优化方程式。之后，再利用该方程式进行预测分析，并再次对结果进行统计分析，以确保所使用模板的准确性和优化度。最后一步可作为对方法学的进一步稳定性测试，也可以作为寻求最优化模板的进化步骤。

机器学习可以认为是对统计学算法的融合与延伸。而机器学习更多的不是模型拟合（model fitting），而是建模（modeling）与网络构建（network construction），并根据需求可以进行深度学习（deep learning），不断自我优化与调控达到最佳，从这一点来说，模板已拥有了人的概念。部分机器学习算法，如HMM还应用了刚才提到的贝叶斯统计的基本原理。因此，机器学习中最关键的在于数据本身与生物问题的简化，并与统计学的符合与应用密不可分。利用不同检测方法获得的结果［NGS、甲基化检测、基质辅助激光解吸电离飞行时间（MALDI-TOF）蛋白质组分析等］与相对应的不同机器学习模板，可以针对不同层次的医学研究问题进行预测分析，如癌症早期预测、癌症用药预后诊断分析、单基因遗传病分析、蛋白质功能预测、表观调控性征、生理组织图像分析等。下面以部分重要的算法为例，介绍机器学习的计算过程与应用。

（一）NN

神经网络（neuron network，NN）这一概念本身就很具有生物性，与神经元接收信号并传递、集合转化的思想相同，NN中的每一个运算单位被称作一个神经元（neuron），通过合成计算权重，并转化为最终方程完成计算过程（图4-6）；再执行训练（training）与预测（prediction）即可进行预测分析。

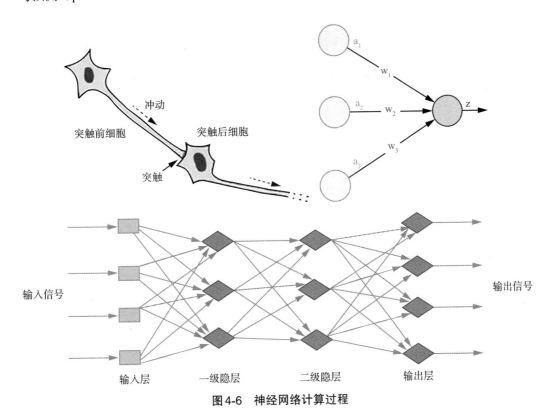

图4-6　神经网络计算过程

NN构建中的层次很重要，它是人为设定的，层级数不只影响运算的复杂度（O），也会对数据训练（training）结果的准确性有极大的影响。NN最能够形象地体现深度（deep）的概念。人们熟知的IBM"Watson医生"中就部分应用了NN衍生模型，如循环神经网络（RNN）、卷积神经网络（CNN）。NN可用于癌症组织切片图像分析、癌症诊断的预测分析及基于数据库分析整合对癌症影响大的因素，为诊断提供科学性依据。

（二）SVM

SVM（support vector machine）中文为支持向量机，是基于机器学习的一种分类算法。在机器学习领域，SVM是一个有监督的学习模型，可用于模式板块识别、分类及回归分析（图4-7）。

SVM的主要思想可以概括为两点。

（1）由于最优化的分类为线性（图4-7左），因此当分类不具备线性关系时（图4-7右），即可通过使用非线性映射算法［核函数（kernal function）］将特征维度增加，这样就可使低维输入空间线性不可分的样本转化为高维特征空间的线性可分样本，从而使得对高维特征空间采用线性算法对样本的非线性特征进行线性分析成为可能。

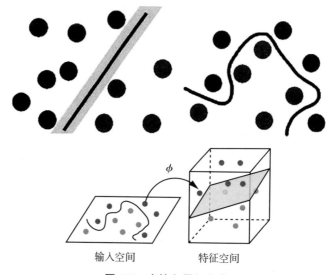

图4-7　支持向量机分类

（2）它基于结构风险最小化理论在特征空间中构建最优超平面（super hyperplane），使学习器得到全局最优化，并且在整个样本空间的期望以某个概率满足一定上界。这些决定了距离超平面最近的点，即建立核函数在空间中的关键向量，即成为支持向量。

（三）k近邻算法

与同样可用于分类的SVM算法不同，k近邻算法（KNN）是一种用于分类或计算回归的非参数（nonparametric）方法，也是一种较为基础的用于样本分类的机器学习方法（图4-8）。

如图4-8所示，方块与三角分别属于两个不同的特征群体，根据预设k值的不同可将待测样本归类到两种不同的数据类别中。在运算中常数k的选择是预设的，会对结果产生影响。

k近邻算法设定每个样本都可以用它最接近的k个邻居来代表。因此，运算过程中的输入集合由多维特征空间中的k个最接近的样本组成。这些样本作为训练集可构建模型，通过选择常数k，可预测待测样本最可能归属的类别，即k近邻算法的输出值。

例如，在癌症预后疗效的预测分析中（图4-9），k近邻算法可发挥重要作用。每个

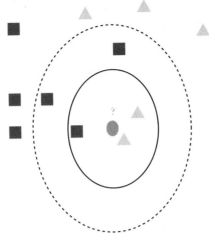

图4-8 k近邻算法

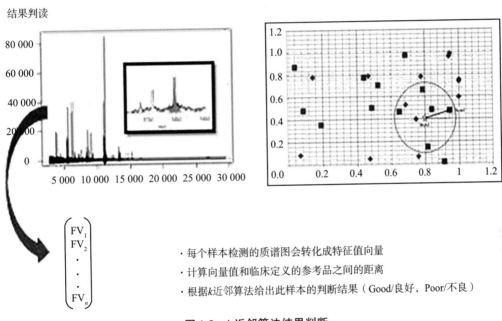

· 每个样本检测的质谱图会转化成特征值向量
· 计算向量值和临床定义的参考品之间的距离
· 根据k近邻算法给出此样本的判断结果（Good/良好，Poor/不良）

图4-9 k近邻算法结果判断

样本选取特定的特征参数作为构建检测样本的特征向量，随后根据待测样本在已知参考品群中的距离找出近邻，其有两个类型（Good/Poor），最后根据k近邻算法（假设此时 $k=7$）分析得出待测样品是属于Poor组还是Good组。因此，利用k近邻算法无须知道具体特征遗传信息是什么，即可利用已知的训练集直接测算待定样本类型（Good 或Poor），并由此为患者的指导性用药提出具体医学意见。

第四节 总 结

无论是代表统计学算法的贝叶斯统计，还是众多具有热度的机器学习算法，其目的都是利用已知数据,对医学或分子生物学研究领域的问题进行归纳、分析与预测,它们可广泛应用于预测医学的各个领域。然而,在众多复杂的医学研究中,生物学问题的确立与数据本身是否具有特异性信息及数据的采集质量是密切相关的。因此,生物信息与数据集合的完善与优化还具有很大的上升空间,希望我们可以利用现有的资源与模式为精准医学做出更多的贡献,为人类的预测医学创造更多的可能性与价值。

(王　佳　方　芳)

第5章

精准医疗与大数据技术

第一节　精准医疗概述

中国早在21世纪初就开始关注精准医学，2006年首先提出了精准外科的概念，得到了国内、国际医学界认可后被引用到肿瘤放疗、妇科等医学领域。其目标是通过合理资源调配、全流程的成本调控，达到效益与耗费之比的最大化。精准医疗相比传统经验医学有了长足进步，可以通过将精密仪器、生命科学等先进的现代技术与我国优秀的传统经验整合在一起，大大减小临床实践的不确定性，从而在手术中实现"该切的片甲不留，该留的毫厘无损"，在保证精准的同时尽可能将损伤控制到最低。

随着人类基因组计划（HGP）的完成及第二代测序技术的兴起，生物信息学数据量得到了急剧扩增。然而，在编译、组织和处理这些数据的效率，提取能真实反映生物过程的数据，通过数据洞察人类健康和疾病等方面，并未能保持同步进展，导致部分信息闲置并不断增加。2011年，美国国家科学院（NAS）出版的《走向精准医学：构建生物医学研究知识网络和新的疾病分类学》（*Toward Precision Medicine*：*Building a Knowledge Network for Biomedical Research and a New Taxonomy of Disease*）中提出，基因组学成果促进生物医学信息学和临床信息学的整合，从而迈向精准医学（precision medicine）的时代。精准医学是依据患者内在生物学信息及临床症状和体征，对患者进行关于健康医疗和临床决策的量身定制。其旨在利用人类基因组及相关系列技术对疾病分子生物学基础的研究数据，整合个体或全部患者临床电子医疗病历。精准医学与个性化医疗不同。个性化医疗强调为个体设计独特的治疗方式，而精准医学是服务于疾病新分类的需求，是整合生物医学研究和临床医学信息，并依据不同分子学基础定义疾病亚型，从而达到在分子学水平为临床疾病亚型群体提供更精确的诊断和治疗的目的。

精准医学，是以个体化医疗为基础，随着基因组测序技术快速发展及生物信息与大数据科学的交叉应用而发展起来的新型医学概念与医疗模式。其本质是通过基因组、蛋白质组等组学技术和医学前沿技术，对大样本人群与特定疾病类型进行生物标志物的分析与鉴定、验证与应用，从而精确寻找到疾病原因和治疗靶点，并对一种疾病不同状态和过程进行精确分类，最终实现对疾病和特定患者进行个体化精准治疗的目的，提高疾病诊治与预防的效益。美国医学界在2011年首次提出了"精准医学"的概念，2015年1月20日，奥巴马又在美国国情咨文中提出"精准医学计划"，希望精准医学可以引领一个医学新时代。美国财政预算计划在2016年拨付给美国国立卫生研究院（NIH）、美国食品药品监督管理局（FDA）、美国国家医疗信息技术协调办公室

（ONC）等机构共2.15亿美元，用于资助这方面的科学研究与创新发展。这将使人们更接近治愈肿瘤、糖尿病等疾病，同时能够获得保障个人健康的个性化信息，做好健康管理。

1. 精确（the right treatment） 从2010年开始，奥巴马的科学界智囊团（也可以说是科学界的朋友）就开始设计美国医学发展的新蓝图。奥巴马在2010年1月30日的讲话中，又将此番表述补充为"合适的患者，合适的时间，合适的治疗"。对于"合适的治疗"，奥巴马举了艾滋病患者的例子："对他们的基因测序，使医生知道此种新的抗病毒药物会对哪些人有效，而对哪些人会有不好的副作用。这样受惠的患者现在还不够多，但是会变得越来越多，未来就在眼前。"

2. 准时（at the right time） 美国NIH主任Francis Collins（奥巴马科学界智囊团的重要人物之一），在随后的一次报告中提到"准时就是一切"（timing is everything）。所有的医疗只有在合适的时间才是真正合适的，这也体现了预测医学和预防医学的含义，即"五前"：婚前、孕前、植入前、产前及症状前这样的合适时间段。正如奥巴马所言，"要保证我们建立的这一体系能预防疾病，保证健康，而不只是仅仅依赖发病后的治疗"。

3. 共享（give all of us access） 奥巴马版"精准医学"（Obama PreciMed）的要旨是医学的发展应该使"我们自己和我们的家人都更加健康"（keep ourselves and our families healthier）。共享还意味着"共为"。令奥巴马骄傲的是，"这么多患者全力地支持，今天他们与我们在一起，他们不是袖手旁观，也不想只是放马后炮，他们一开始便帮助设计这一计划"。确实，凯撒医疗集团（Kaiser Permanente）等私人医药公司、Mayo Clinic（梅奥诊所）等大医院、美国退伍军人事务部（United States Department of Veterans Affairs）这些政府相关机构，都已表示了对精准医学的支持和参与。

4. 个体化（personalized information） 奥巴马并没有贬低或排斥另一现代医学的提法，即"个体化医学"，"有的场合，有人把精准医学称为个体化医学"。"每个患者都是独一无二的，医生们一直都在竭尽所能地因人用药。就像你要输血，血型一定要匹配，这是一个非常重要的发现"。

"精准医疗"这个概念事实上已经存在多年，而且很早就在中国的中医实践中体现。中医对同一个病症可以有多个不同的药方，因为要考虑到每个患者的不同体质类型、心理特征和环境情况等。另外，中医将人区分为柴胡人、半夏人等，也是基于患者的基本体质。而如何应用现代科学技术来解释中医这些个体化对症治疗的机制和基础，尤其在肿瘤精准医疗中的应用，则是一个非常有意义也是极具挑战性的现代课题。

第二节 精准医学大数据平台技术

一、国内外现状与趋势分析

生命科学领域的年数据产生能力在短短10余年中实现了从GB级到EB级9个数量级的跨越。生物大数据正在深刻变革生物医学研究的模式，推动精准医学研究和产业化步入快车道。承载精准医学数据收集、管理、整合、利用职能的大数据中心的建设已经成为各精准医学计划中不可或缺的基础支撑平台。美国政府的精准医学计划中强调"对多来源、多类型临床数据、队列数据等进行分级分类",英国政府围绕精准医学的创新计划中提出"收集患者和公众数据及高通量数据构建数据资源,建立标准化的国家数据仓库"。

在基础生物组学数据收集和共享方面,自20世纪80年代开始,美国、欧洲和日本即已分别建立了三大数据中心——美国国家生物技术信息中心(NCBI)、欧洲生物信息研究所(EBI)、日本DNA数据库(DDBJ),管理着全世界绝大多数生物数据和知识资源。除此之外,目前欧盟还在积极建设新的生物大数据中心BioMed Bridges。

在临床医学数据收集和共享方面,美国NIH早在2004年就资助建立了临床数据仓库i2b2,以实现各类健康管理系统的信息整合。目前,i2b2开发的扩展框架已经可以融合基因组数据,辅助肿瘤等疾病的个性化治疗。美国政府还先后建立了Health Data、Health ITData、Data.CDC、Clinical Trials等网站,对临床医学数据进行收集和管理。

自2008年开始,在特定疾病研究领域开始实施多个大数据计划。这些研究计划旨在揭示心血管疾病、癌症、癫痫、自闭症等重大疾病机制,研发全新的疾病诊疗手段,已经成为生物医学前沿研究的重要支撑,如目前国际癌基因组计划(ICGC)、癌症和肿瘤基因图谱计划(TCGA)、四千人癫痫基因组计划(EPI4K)、万人自闭症基因组计划(Autism Genome 10K)、英国十万人基因组计划(UK100K)等。近年来,大型多病种整合数据库也成为生物医学大数据发展的重要方向。自2014年起,NIH启动了"从大数据到知识"(BD2K)计划,研究数据整合、管理、分析和共享相关的方法和软件工具;2015年9月,NIH宣布启动"电子医疗档案与基因组学"项目第三阶段(eMERGE Ⅲ),资助12项电子病历与基因组信息的数据整合项目;美国国家癌症研究所(NCI)宣布建设"癌症基因组学云试点项目"以推进癌症研究,数据量将达到2.6PB;英国医学研究理事会从2014年开始设立"医学生物信息学计划",研究组学数据和健康记录的整合方法。全球性医学数据共享计划也发展迅速,2013年,致力于促进基因组与疾病信息共享的"全球基因组学和健康联盟"(GA4GH)成立,目前其成员包括来自17个国家的375个研究团队,研究项目数超过70个。

我国目前还没有建立承载生物医学大数据汇集、集成、管理、共享等关键职能的国家级生物医学大数据中心,但在相关方向上已经突破了大量的关键技术,为发展精准医学大数据管理和共享技术平台奠定了坚实的基础。

在医疗健康大数据方面,我国通过《卫生信息数据集元数据规范》《卫生信息数据集分类与编码规则》《卫生信息数据元标准化规则》《电子病历基本架构与数据标准(试行)》等系列标准推进医疗数据共享。本项目骨干单位中国医学科学院医学信息研究所承担了国家人口与健康科学数据共享平台的建设工作,构建了数据汇交、管理和服务系统。

二、精准医学技术

面向精准医学专项数据汇交、存储、注释、共享、展示等需求,建设支撑我国精准医学研究和产业化应用的国际一流的精准医学数据中心,涉及以下五个目标。

(1)满足大数据存储、高性能计算、高并发访问等需求,建立PB级别分布式大数据存储系统，解决数据安全、异地灾害备份等重大技术问题，提供可靠的、先进的基础平台。

（2）构建精准医学元数据规范和语义融合框架，建立集成数据汇交系统的精准医学大数据管理平台和协同工作平台，建设重大疾病精准医学数据库群。

（3）建立精准医学研究相关重要公共数据库本地镜像，实现从基因组、转录组、蛋白质组到代谢通路、表型数据的全覆盖，建立中国人组学数据库，构建中国人精准医学组学参照数据集，开发中国人参照基因组浏览器。

（4）整合精准医学临床大数据与生物学基础数据，建立自动、无缝、高效的PB级组学数据与临床信息整合、注释系统。

（5）突破精准医学大数据描述分类、组织索引、关联搜索及高效检索等关键技术，建立精准医学大数据中心门户，开发语义关联搜索、高效检索及可视化展示等应用系统。

针对五个目标产生如下相应实际预期需求。

（1）采用混合架构，满足大数据存储、高性能计算、高并发访问的需求，建立PB级别分布式大数据存储系统，解决数据安全、异地灾害备份、高效批量处理、用户高并发访问、资源管理与调度等重大技术问题，为精准医学数据中心提供可靠的、先进的基础平台。

（2）根据精准医学大数据汇交和管理需求，构建精准医学元数据规范和语义融合框架，建立集成数据汇交系统的精准医学大数据管理平台和协同工作平台，围绕重大疾病应用和转化建设精准医学数据库群。

（3）针对精准医学研究需求，建立精准医学研究相关重要公共数据库本地镜像，实现从基因组、转录组、蛋白质组到代谢通路、表型相关数据的全面覆盖；在此基础上，整合中国人种群相关组学数据，建立中国人组学数据库，并构建中国人精准医学组学参照数据集，开发出中国人参照基因组浏览器。

（4）面向精准医学数据共享和分析需要，整合精准医学临床大数据与分子生物学基础数据，依托精准医学大数据基础平台，建立一套自动、无缝、高效的PB级组学数据与临床信息整合、注释系统。

（5）面向精准医学大数据的资源整合、利用与共享需求，突破精准医学大数据描述分类、组织索引、关联搜索及高效检索等关键技术，建立精准医学大数据中心门户，建立面向精准医学科研和应用需求的语义关联搜索、数据资源高效检索、可视化展示等应用系统。

（一）精准医学大数据中心基础平台

精准医学大数据中心基础平台支持PB级数据分布式存储；支持负载均衡机制下的并行数据采集，单接口机服务器节点数据采集吞吐能力不低于300MB/s，单节点数据加载基础带宽不低于30MB/s；提供PB级数据高并发快速处理能力，一次查询的响应时间一般在0.5秒以下，单台服务器可承受的并发连接数在500以上；满足1万人次以上的稳定并发检索和计算需求；支持7×24小时不间断工作，排除人为误操作因素，由应用系统自身原因导致的系统崩溃故障，平均无故障时间（mean time breakdown-free，MTBF）大于365天，平均修复时间（mean time to repair，MTTR）小于4小时，由应用系统自身原因导致的系统错误故障，MTBF大于100天，MTTR小于30分钟。

支撑大数据存储、高性能计算和高并发访问的精准医学大数据中心基础平台采用分布式存储和分布式计算混合架构，同时满足大数据存储、高性能计算和高并发访问三种需求，建立 PB 级别分布式大数据存储系统，解决数据安全、异地灾害备份、高效批量处理、用户高并发访问、资源管理与调度等重大问题，为精准医学数据中心提供可靠、先进的基础平台（图5-1）。具体包括以下几方面。

（1）大规模 Hadoop 系统部署与 MPP 并行数据库开发：通过 Hadoop 分布式文件存储/处理系统对海量的结构化/非结构化数据进行存储及批量文件处理，同时建立 MPP 并行数据库，满足 PB 级别海量数据分析和高并发高速访问。

（2）平台统一资源调度与管理：根据平台上承载的数据存储与应用需求进行统一资源调度，实现应用与数据的对接和资源的均衡负载，确保平台能力的可持续发展；制定资源分配策略，实现对分布式计算平台多应用、多任务的资源管理与动态调度；建立资源动态监控预警机制，对任务等待拥塞情况进行实时侦测和异常告警。

（3）平台级综合运维支撑体系：建立事件处理和预警机制，构建平台运行监控系统，提供异常事件告警；基于运维全量日志分析，形成对告警事件的预判和自动化处理，实现系统自管理。

（4）数据安全管理系统：建立全生命周期数据资产安全管理机制，实现数据的加密、脱敏、防泄露、防拷贝等的统一安全管控；根据数据和流程设置敏感度及安全级别，依据不同数据特点进行安全原则的配置与设定；针对风险类型，完善和健全数据安全管控手段，防止数据泄露、丢失和非法访问。

（5）异地灾害备份系统：在北京、上海、广州建立三个数据中心，以北京主节点建立灾备系统，提供同步、异步容灾等多种灾备方案。

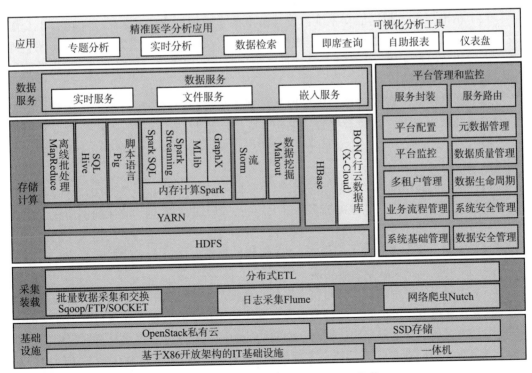

图5-1 精准医学大数据中心基础平台架构

为了解决海量数据存储与高性能计算两种需求共存问题，拟将Hadoop体系与MPP数据库的优势相结合，构建混合架构基础平台。通过分布式文件存储/处理系统对海量的结构化/非结构化数据进行存储及批量文件处理，满足PB级别海量数据分析和大量并发用户高速访问。为了解决平台统一资源调度与管理问题，将基于主流开源的资源管理框架，通过优选算法建立资源分配策略，实现对分布式计算平台多应用、多任务间的资源管理与动态调度；建立资源动态监控预警机制，对平台运行状况和任务等待拥塞情况进行实时侦测告警。为了解决平台的综合运维管控问题，可建立事件处理和预警机制，构建平台运行监控，实现平台运维到系统自管理，释放繁重的运维事务；引入IT运维全量日志分析技术，及时形成对告警事件的预判和自动化解决能力。为了解决平台的数据安全问题，可建立全生命周期的数据资产安全管理机制，实现数据加密、脱敏、防泄露、防拷贝等方面的统一安全管控；根据数据和流程设置敏感度及安全级别，针对数据风险类型，完善和健全数据安全管控手段，有效防范风险的发生。

（二）重大疾病精准医学数据库群

研究统一的精准医学数据描述规范和语义融合框架，开发数据汇交系统和数据管理平台，建设形成面向重大疾病的精准数据库群，规范化推进精准医学数据的汇交与管理工作。具体包括以下几方面。

（1）精准医学大数据规范及语义融合框架：确定描述精准医学大数据的核心数据集，构建数据模型；研制精准医学大数据元数据规范、格式、编码和应用规则；制定数据模型的扩展模式规范，实现元数据全生命周期管理；制定数据存档规范，适应技术方法的更新；建立数据关联框架，实现数据的语义融合标注。

（2）精准医学大数据汇交系统：设计精准医学数据汇交模式、汇交手段、汇交触发机制、数据传输和验收机制，制定规范、科学、有序的数据汇交方案，建立透明、规范、高效的数据汇交流程；构建包括数据登记注册、数据描述、数据审核、数据验收等功能的数据汇交系统。

（3）精准医学大数据管理与质量控制：制定统一的数据分级分类管理体系，建立数据组织和管理机制；搭建数据管理平台，支持海量非结构化、半结构化数据与结构化数据的统一管理，与数据汇交系统良好集成，实现对精准医学数据全生命周期的监控管理。

（4）重大疾病精准医学数据库群建设：针对心血管疾病、脑血管疾病、呼吸系统疾病、代谢性疾病、肺癌、乳腺癌等多种重大疾病，以及队列数据、临床病例信息、样本信息库等多模态异构数据，研制适应多病种、多模态、异构数据特征的重大疾病精准医学数据库模型，开发多病种、多模态、PB级别的精准医学分布式数据库系统，支持实时查询、深度挖掘、关联整合等功能。

（5）协同工作平台建设：针对精准医学大数据汇交、管理和共享技术平台构建全过程，研究开发规范、可扩展、能够灵活交互的协同工作平台，满足跨项目数据汇交的协同合作。建立基于安全云存储计算与B/S架构的协同工作平台，提供具有远程镜像、异地容错功能的协同业务管理功能，实现细粒度的、基于角色的对象化动态访问控制和面向不同层面的统一安全监控，保障数据汇交系统和本专项各项目数据提交方的有效协作、安全信息交互及人员、信息、流程、系统和数据汇交目标的协调一致。

为了解决精准医学大数据元数据规范和语义融合问题，将借鉴被广泛认可的美国百万老兵计划（MVP）及英国生物银行（Uk Biobank）等元数据描述的方法，研制重大疾病精准医学元数据等数据规范；引入一体化医学语言系统（UMLS）语义网络构建语义融合框架。对于多来源、多类型的数据汇交系统的构建，可通过面向不同病种、不同类型的异构精准医学数据，构建相适应的汇交系统，并不断验证、优化和完善。围绕精准医学数据管理与质量控制问题，可构建精准医学数据生命周期模型，并进行数据分级分类管理；针对数据管理的不同环节制定数据质量控制标准和管理办法；搭建精准医学大数据管理平台，支持海量非结构化、半结构化数据与结构化数据的存储、计算分析和统一管理需求，实现与数据汇交系统的良好集成。对于特定重大疾病的不同模态数据，采用实体关系模型、统一建模语言（UML）多维度模型、图数据库模型等实现分模态数据的底层建模，并利用语义关联实现多模态数据融合；基于数据底层特征抽取，通过构建多模态数据的统一描述模型，实现多模态数据跨模态统一描述；结合数据规模和结构特点，采用结构化数据库系统、Hadoop 等分布式数据仓库实现数据的高效存储，以有效支持可管理、可扩展、高性能的重大疾病数据库集群建设。为了解决数据汇交协同工作平台建设问题，可建立良好的协同交互机制，解决约束与逻辑冲突、效率与安全性冲突等问题，保障数据汇交系统和专项各项目数据提交方的及时信息沟通和协调同步；实现基于角色的动态访问控制和统一安全监控功能，有效支持各粒度的权限控制；采用安全云计算技术，构建威胁模型和信任体系，保证安全的分布式数据汇交和有效的业务信息传递、聚集和共享。该工作框架如图5-2所示。

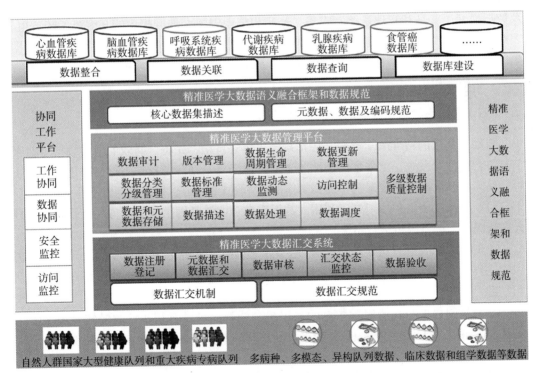

图5-2　建设重大疾病医学数据库群工作框架

（三）精准医学基础支撑数据库群

建立20个以上的精准医学研究相关重要公共数据库本地镜像，实现对人和重要模式动物基因组、转录组、蛋白质组、代谢通路、表型数据的全面覆盖；整合中国人种群相关的基因组、转录组、蛋白质组等组学数据，建立中国人组学数据库，总数据量达到PB级；整合公共数据与中国人组学数据库，构建中国人精准医学组学参照数据集，建立中国人参照基因组浏览器，通过统一门户支持多人在线浏览、检索与注释。

建立精准医学研究相关重要公共数据库的本地镜像，实现从基因组、转录组、蛋白质组到代谢通路、表型相关数据的全面覆盖；整合中国人种群相关的组学数据，建立中国人组学数据库；整合公共数据与中国人组学数据库，构建中国人精准医学组学参照数据集。具体包括以下几方面。

（1）精准医学研究相关公共数据库群建设。建立重要公共基础数据库群，覆盖人和常用模式动物的基因组、转录组、蛋白质组代谢通路、表型相关数据。

（2）中国人组学数据库建设。开发自主运行的生命组学原始数据存储体系、标准及数据提交、共享和管理系统，收集整理中国人群相关的组学数据，建立中国人组学数据库。

（3）中国人精准医学组学参照数据集构建。整合公共基础数据与中国人组学数据库，建立中国人精准医学组学参照数据集，基于相关知识库进行全面注释，开发中国人参照基因组浏览器。

中国精准医学计划所需的基础支撑数据库构建，以公共数据库为主要数据来源，基于自有的组学原始数据库归档系统，开发自主运行的生命组学原始数据存储体系、标准及数据提交、共享和管理系统，收集、补充和整理中国人种群相关的基因组、转录组、表观组、蛋白质组、代谢组等组学数据，建立中国人组学数据库。中国人组学参照数据集的构建问题，可基于中国人组学数据库并基于相关知识库进行全面注释，建立参照数据集，构建参照组学浏览器。

（四）精准医学数据整合与注释系统

自动、高效的精准医学整合、注释系统，建立自动、完备、高效的组学数据与临床信息整合、注释系统，对采集的精准医学临床数据与基础参考数据进行标准化整合和注释，建立整合数据的高效索引系统，工作框架如图5-3所示。具体包括以下几方面。

（1）临床基因组拼接组装：利用大数据平台和群体基因组研究的方法及软件，对万人数量级以上的基因组进行组装。

（2）临床基因组的变异基因识别和鉴定：利用大数据平台和群体基因组研究的方法和软件整合分子生物学基础参考数据，面向万人数量级以上的基因组进行变异基因识别和鉴定。

（3）基础数据与临床组学数据的深层整合注释：对已有初步注解的转录组、蛋白质组、代谢组、基因组和基因变异数据，利用基础参考数据进行面向分子功能、基因表型、关联疾病等更深层次的注解。

（4）面向疾病基因组的基因型-表型网络知识库：以疾病为主线，分类提取相关疾病多组学数据及注解，建立基因型和表型的数据库及关联网络，形成面向疾病的多组学数据知识库群，为相关疾病在分子水平的分类分型提供数据和知识支持。

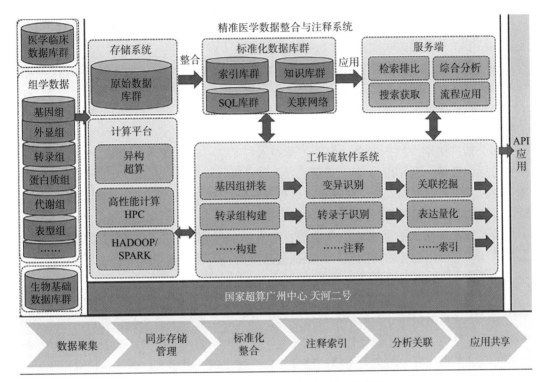

图5-3 精准医学整合、注释系统工作框架

对于临床数据与基础数据的整合、注释问题，将利用国家超级计算广州中心"天河二号"的强大计算和存储资源，运用大型异构超算平台、高性能计算平台和HADOOP/SPARK 大数据平台技术，建立PB 量级的精准医学数据整合与注释系统。先利用面向无参考基因组的拼接组装和Sequence Bloom Tree、FM-index、BWT 等算法技术，完成临床组学数据分析任务，实现群体基因组组装，再识别和鉴定与疾病相关的变异基因数据，后实施深层次、具体的多组学数据整合与注释及横向关联注释。在此基础上，再以疾病为主线，分类提取相关疾病多组学数据及其注解，形成面向疾病的多组学数据知识库。

（五）精准医学大数据中心门户、搜索与可视化系统

建立完成精准医学大数据资源目录系统；建立基于本体的精准医学大数据索引体系和大数据关联搜索系统，提供PB 级数据量下的高并发快速检索能力；建立精准医学大数据层次组学数据与高维度可视化展示系统，支持PB 级数据的可视化展示。突破精准医学大数据描述分类、组织索引、关联搜索及高效检索等关键技术，建立精准医学大数据中心门户，建立语义关联搜索和数据资源高效检索、可视化展示等应用系统。具体包括以下几方面。

（1）基于本体的精准医学数据资源描述与分类技术及系统：研究基于本体的精准医

学数据资源语义描述与分类技术，形成数据资源分类网络与目录系统。

（2）精准医学大数据索引系统：面向精准医学大数据组织需求，基于生物医学语义关联关系，研发精准医学大数据索引快速建立与高效访问技术及多维索引体系与系统。

（3）精准医学大数据关联搜索系统：研究精准医学语义关联度计算方法及基于语义关联的精准医学数据关联搜索技术与系统。

（4）精准医学大数据高效检索系统：研究重大疾病精准医学数据库群与精准医学相关基础数据库群中蕴含的交叉引用、整合注释等内在关系，研发快速检索系统。

（5）精准医学大数据可视化展示系统：研究组学数据与医学数据的可视化及多维数据联动交互技术，开发 PB 级精准医学大数据可视化引擎与系统。

（6）精准医学大数据安全、保密传输技术与系统：通过 IP 地址编码，开发用户专用身份标识技术。利用组合信任模型，防止多身份假冒攻击。利用二维安全路由协议，基于用户身份提供不同安全优先等级；设计开发轻量级数据传输协议，解决 SSL 协议的证书管理和验证开销问题，提供可靠的安全传输防护。

（7）精准医学大数据中心门户系统：建立精准医学大数据中心门户系统，形成数据资源和相关应用服务的访问接口，集成高效查询、关联搜索等应用系统，为科研、产业、临床所需的数据分析提供访问服务。

针对精准医学大数据搜索问题，研究基于本体的精准医学数据资源语义描述与分类技术，形成数据资源分类网络与目录系统，并针对生物医学语义关联关系，建立多维索引体系与系统、语义关联度计算方法及基于语义关联的搜索技术，基于重大疾病数据库群与基础数据库群中的交叉引用、整合注释，建立精准医学大数据快速检索系统。针对 PB 级精准医学大数据可视化展示问题，采用几何视图方法展示精准医学大数据，实现通过较小数据集在平面上展示数据的多维属性；将联动交互技术应用于医学大数据展示，以视图形式呈现复杂数据背后的联系；将多个视图整合，展示同一数据在不同维度下的规律性。

第三节　基于高性能计算的生物医药大数据技术简介

超级计算机是一个相对的名称，几十年前的超级计算机放在今天就不能称之为超级计算机，因为其运行速度已经远远落后。例如，1983 年国防科技大学研制的国内首台超级计算机"银河-Ⅰ"运行速度可达每秒 1 亿次以上，是当时国内最快的计算机。但是这个运行速度放在今天还不如一台智能手机中配备的处理器的运算速度。所以说所谓超级计算机比的是运行速度，运行速度由中央处理器（CPU）决定。配备的 CPU 的运算速度越快，相应计算机的运算速度也越快。但是由于受到制造工艺的限制，单个 CPU 上晶体管的集成密度已经接近极限，单个 CPU 的运算速度很难再有显著提高。这说明单一依赖单个 CPU 运算速度来提高计算机性能的技术路线走不通。要继续提高计算机的运行速度，一种可行的方法是使用多个 CPU 并行计算。超级计算机工作原理的核心就是并行。

并行计算性能评测具有重要意义。首先，能改进高性能计算机系统结构设计，提高机器的性能。其次，能够促进软/硬件相结合，合理进行功能划分。最后，能够优化"结构-算法-应用"的最佳组合，提供客观、公正的评价并行机的标准。

并行机性能评测标准主要分为三大部分：①机器级性能评测，包括CPU和存储器的某些基本性能指标、并行和通信开销分析、并行机的可用性及机器成本、价格与性价比。②算法级性能评测，包括加速比、效率及扩展性。③程序级性能评测。作为程序开发人员，最多关注的并行机性能评测为算法级性能评测。并行系统的加速比是指对于一个给定的应用，并行算法的执行速度相对于串行算法的执行速度加快了多少倍。加速比性能定律有Amdahl定律、Gustafson定律、Sun和Ni定律。

通常，我们最希望达到的是，任务在核之间平均分配，又不会为每个核引入额外的工作量。如果我们能成功达到目标，当在p核系统上运行程序时，每个核运行一个进程或者线程，并行程序的运行速度就是串行程序速度的p倍。如果称串行运行时间为$T_{串行}$，并行运行时间为$T_{并行}$，那么最佳的预期是$T_{并行}=T_{串行}/p$。此时称并行程序有线性加速比（linear speedup）。

实际上，我们不可能获得线性加速比，因为多个进程/线程总是会引入一些代价。例如，共享内存程序通常都有临界区，需要使用一些互斥机制，如互斥量。调用互斥量是串行程序没有的代价，使用互斥量就会强制并行程序串行执行临界区代码。而分布式内存程序通常需要跨网络传输数据，这比访问局部内存中的数据慢。相反，串行程序没有这些额外的开销。因此，找到一个具有线性加速比的并行程序是非常不容易的。此外，随着进程/线程个数的增多，开销也会增大。更多的线程意味着更多的线程需要访问临界区，更多的进程意味着更多的数据需要跨网络传输。

所以，定义并行程序的加速比（speedup，S）是

$$S=\frac{T_{串行}}{T_{并行}}$$

线性加速比为$S=p$是非常难以达到的。此外，随着p的增加，希望S越来越接近理想的线性加速比p。这里可以换一种说法来理解：S/p随着p的增大而减小。S/p的值，有时也称为并行程序的效率。如果替换公式中的S，可以看到效率（E）可以表示为

$$E=\frac{S}{p}=\frac{\dfrac{T_{串行}}{T_{并行}}}{p}=\frac{T_{串行}}{p \cdot T_{并行}}$$

显然$T_{并行}$、S、E依赖于p，即进程或者线程的数目。还需要记住，$T_{并行}$、S、E和$T_{串行}$还依赖于问题的规模。例如，如果将表5-1中的问题规模加倍，可以得到表5-2中的加速比和效率。

表5-1 一个并行程序的加速比和效率

p	S	$E=S/p$
1	1.0	1.0
2	1.8	0.85
4	3.4	0.86
8	5.9	0.71
16	11.1	0.62

表5-2　不同问题规模的一个并行程序的加速比和效率

p	一半		原始		双倍	
	S	E	S	E	S	E
1	1.0	1.0	1.0	1.0	1.0	1.0
2	1.8	0.85	1.8	0.85	1.8	0.85
4	3.0	0.74	3.4	0.82	3.8	0.96
8	4.9	0.68	6.6	0.79	7.9	0.91
16	6.1	0.32	10.6	0.61	12.4	0.21

在这个例子中，我们可以看到当问题的规模变大时，加速比和效率增加；当问题的规模变小时，加速比和效率降低。这是正常的。许多并行程序将串行程序的任务分割开来，在进程/线程之间分配，并增加了必需的"并行开销"，如互斥或通信。因此，如果用 $T_{开销}$ 表示并行开销，那么

$$T_{并行} = T_{串行}/p + T_{开销}$$

此外，随着问题规模的增加，$T_{开销}$ 比 $T_{串行}$ 增长得慢。

"可扩展"这个词有各种各样不正式的描述。粗略地讲，如果一个技术可以处理规模不断增加的问题，那么它就是可扩展的。但是，对于并行程序的性能而言，可扩展性有一个更为正式的定义。假设运行一个拥有固定进程或线程数目的并行程序，并且它的输入规模也是固定的，那么可以得到一个效率值（E）。现在，增加该程序所用的进程/线程数，如果在输入规模也以相应增长率增加的情况下，该程序的效率值一直都是 E，那么就称该程序是可扩展的。

例如，假设程序串行版本的运行时间是 $T_{串行} = n$，其中，$T_{串行}$ 的单位是微秒，n 可看作是问题的规模，并且假设程序并行版本的运行时间是 $T_{串行} = n/p + 1$。那么，效率值就为

$$E = \frac{n}{p(n/p+1)} = \frac{n}{n+p}$$

如果程序是可扩展的，以 k 为倍率提高进程/线程的数目，希望在 E 不变的情况下，找到问题规模的增加比例 x。增加进程/线程的个数，使之变为 kp，问题的规模相应增加到 xn，通过解方程来求取 x 的值：

$$E = \frac{n}{n+p} = \frac{xn}{xn+kp}$$

如果 $x = k$，那么 $xn + kp = kn + kp = k(n+p)$，则：

$$\frac{xn}{xn+kp} = \frac{kn}{k(n+p)} = \frac{n}{n+p}$$

换句话说，只有当问题规模增加的倍率与进程/线程数增加的倍率相同时，效率才会是恒定的，程序才是可扩展的。

对于可扩展性的描述在某些情况下会有一些特别的称谓。如果在增加进程/线程的

个数时，可以维持固定的效率，却不增加问题的规模，那么该程序被称为强可扩展的（strongly scalable）。如果在增加进程/线程个数的同时，只有以相同倍率增加问题的规模才能使效率值保持不变，那么该程序就被称为弱可扩展的（weakly scalable）。

高性能计算的应用涉及诸多领域，凡是需要大规模数值模拟计算的情形都可以利用高性能计算机进行加速。总体来说，契合中国传统的三大因素，高性能计算的应用可分为"天""地""人"三个领域。

上可算"天"。在天体物理学、天气预报、气候预测、海洋环流与大气等诸多领域，高性能计算都可发挥其强大的运算本领，给相应领域的发展提供助力。下可算"地"。在地质领域、石油勘探数据处理、金属矿的探测、地震临近预报和地球物理环境模拟等方面，高性能计算也可大展拳脚。中可算"人"。人类的一切活动最终的落脚点还是人类自身的发展。高性能计算领域在涉及人类发展的诸多领域也发挥着越来越重要的作用，如在人类健康、生物医药、人类社会学等领域，高性能计算机的应用极大地加速了相关运算速度、模拟精度、结果准确度，从而促进人类自身的发展。

1988年，科学家对世界宣布了人类基因组计划。中国科学院北京基因组研究所研究员于军介绍说，人类基因组计划毫无疑问是人类科学史上一个重要的而且是一个很大的科学计划，尤其是对生命科学而言，开启了一个新的纪元。

人的细胞核里有23对染色体，上面的基因是由30亿个碱基对组成的。美国、英国、法国、德国、日本和中国六个国家的科学家共同努力，用了将近13年的时间，耗费30亿美元，完成了人类基因图谱的绘制任务。而要想了解基因变异与疾病的关系，必须要测出上万人的基因序列，一般的计算机在这个问题上根本无能为力。

超级计算机的迅猛发展，让基因学家们看到了希望。特别是当我国有了自己的超级计算机，并且逐步领先世界的时候。读取基因已经不再是阻挡研究的障碍。位于天津超算中心的"天河一号"运算的峰值速度高达每秒4700万亿次，2011年它凭借这样的超级速度荣登世界第一。借由超级计算机的强大计算存储性能，现在基因专家们不仅可以轻松读取基因，而且也找到了一些容易使人致病的基因，并进一步探究治疗方案。

开发新药与开发任何一种生活用品完全不同，它所耗费的时间和精力不亚于登月工程。以开发治疗支气管炎的新药为例，首先必须分析引起支气管炎的病毒、细菌或导致疾病的基因变异，以及相关病原体有什么特点，会有什么变异。接下来的流程就是确定分子结构特征。这是药物开发的重要部分。因为两个分子能否互补（也就是它们匹配在一起的适合程度），是一种药物能否有效的主要因素。如果这一步做得好，就能帮助人们理解、识别并测试它和病毒之间可能的连接位点。一旦目标分子的结构确定下来，还必须对各种可能的药物复合物进行测试，看其中有没有能匹配病毒结合位点的。第三步则是使用X线对病原体进行高频率投射，再用电子显微镜以接近自然的方式生成相关分子的纳米结构，获得的这种显微图像会有很多斑点，必须经过大量处理。要得到一个分子结构的三维模型，约要处理10万幅图像，再把它们结合起来才行。一般来说这样的操作要花费相当长的时间，如果病原体的分子结构相对复杂，甚至要花上几年时间来进行分子结构的分析和确定。

超级计算机的应用，可以大大缩短整个过程。利用超级计算机可以首先建立一个病原体的三维模型，利用模型算法和图像重建，不仅能获得表面信息，还能获得它的内部信息。日本富士通及东京大学就宣布将在2012年9月使用超级计算机"京"进行抗癌药物的研发，利用其强大的计算功能，进行分子结构分析及从众多化学物质中筛选有效成分等，预计数据分析时间将缩短至半年到1年，是原来所用时间的1/10，同时也大幅度地降低了研发成本。

第四节　基于PB级别的大数据医药处理平台

一、PB级别大数据平台的必要性

党的十八大报告提出"健康是促进人的全面发展的必然要求"。报告要求"要坚持为人民健康服务的方向"，并提出了以下具体目标："按照保基本、强基层、建机制要求，重点推进医疗保障、医疗服务、公共卫生、药品供应、监管体制综合改革，完善国民健康政策，为群众提供安全有效方便价廉的公共卫生和基本医疗服务"，"健全全民医保体系，建立重特大疾病保障和救助机制，完善突发公共卫生事件应急和重大疾病防控机制"等。

国民健康是社会持续发展的基础，目前我国正处于慢性疾病高发时期。2012年12月国家发改委公众营养与发展中心指导下的《2012汤臣倍健国民健康报告》显示：目前我国约每5人中就有1人已确诊为慢性病患者，平均每个家庭都在受到心脑血管疾病、糖尿病、恶性肿瘤或慢性呼吸系统疾病的威胁。发达国家的研究成果也表明，80%的医疗卫生费用都是与慢性病相关的。

我国著名遗传学家谈家桢院士曾指出："21世纪的医学需要攻克的是慢性非传染性疾病，人类健康长寿的理想境界的到来必将是通过预防而不是通过治疗。"要想实现通过预防来控制这些重大疾病，首先要在分子水平上研究清楚这些疾病的发病机制，这就需要利用基因测序和相关数据分析技术。

目前，以基因测序为基础的生物信息学技术正在推动着生命科学领域的技术革命。与人类疾病与健康相关的研究工作趋于大规模化：国际"千人基因组计划"启动，旨在提供最详尽的人类遗传变异图谱；国际人类基因组单体型图计划（简称HapMap计划）能够帮助研究人员发现与人类健康、疾病及对药物和环境因子的个体反应差异相关的基因；糖尿病关联基因及变异研究（LUCAMP）计划旨在通过开展一系列科学研究和临床研究，推动研究成果向临床转化的进程。国际癌症基因组计划利用测序及高通量突变检测方法识别与癌症发生发展相关的关键基因。这些项目的研究目标都是通过基因与疾病的研究，推动人类疾病与健康产业的发展，最终应用于临床，为人类健康事业服务。

超大规模数据高性能处理是生物信息分析必须面对的课题。目前，基因组研究产生的海量数据正以每12～18个月10倍以上的速度增长，已远远超过著名的摩尔定律。以深圳华大基因为例，目前的基因库数量级达到数十PB（千万亿量级）。

如何从海量的基因库数据中快速及时地挖掘出重要信息并应用到人类疾病与健康产业（如肿瘤个性化医疗、单基因病快速筛查、大规模物种群体进化研究、公共卫生应急响应等）中，是将先进科技服务于国民健康的核心问题，也是让国民分享社会发展、国家进步带来红利的重大事宜。

二、PB级大数据平台的典型应用与先进性

（一）肿瘤个性化医疗

癌症是人类死亡的第一杀手，全世界癌症死亡人数到2030年将超过1300万，中国每年也有200多万人死于癌症。2012年抗癌药市场总额为800亿美元。

传统的肿瘤治疗方法包括手术治疗、放疗和化疗，虽然在一定程度上能取得治疗效果，但往往存在盲目性，并没有根据个体的不同情况，确定最优的治疗方案。通常情况下，一种抗肿瘤药物只对10%～30%的患者有效，但目前医生在用药前无法预知哪个患者能够响应某一药物的治疗，这一情况造成巨大的经济浪费并耽误对患者的治疗。例如，90%的大肠癌患者化疗都可能选用氟尿嘧啶类药物。但是，有很多基因稳定者对这种药物化疗效果不佳。所以应当实行"个性化治疗"：采用基因检测方法分析肿瘤患者肿瘤组织或外周血的基因表达与化疗药物相关基因的遗传关系，检测并发现不同肿瘤患者对同种药物治疗存在个体差异的遗传指标，筛选疗效最佳、副作用最小的药物，提供给临床医生。

由于肿瘤病情发展迅速，需要在较短的时间内（如1天）将肿瘤个性化医疗相关的数据分析结果提交给临床医生，而现在的数据分析速度（2周左右）远远不能满足临床需求。

高性能计算可以大大加速数据分析的进程，帮助临床医生在较短的时间内制订出个性化的治疗方案，使患者尽早接受对其最有利的治疗。

（二）单基因病快速筛查

单基因病是由基因突变导致的疾病，具有遗传性和终生性的特点。单基因病种类极多，目前发现的单基因病有7000多种，并且每年都在递增，所以总体发病率高。除部分单基因病可通过手术校正外，大部分往往致死、致残或致畸，缺乏有效的治疗手段，并且有遗传给下一代的风险。预防是单基因病防治的主要应对措施。尤其在婚前、孕前和学龄前阶段有必要做好单基因病的普查和筛查，摸清发病率、患者数量和发病风险，将疾病控制在一级预防层面，进行有效的遗传咨询和优生优育指导。

单基因病筛查通常需要进行基因组测序，并对检测出的稀有变异位点与疾病的关联进行针对性分析。其中，正常人突变频率库是单基因病检测应用于临床所必需的数据库。为了构建高质量的正常人突变频率库，需要对规模庞大的正常人群的测序数据进行分析。以10 000人规模的人群为例，使用单机进行全基因组几十层测序深度数据的分析需要近19年。

我们需要充分利用高性能计算的能力，提高测序数据分析的时效性，为构建正常人突变频率库及时提供所需数据，进而提高单基因病筛查的准确性和效率。

（三）大规模物种群体进化研究

人类发展和进化的漫长过程中，基因组处处都存在变化，加之各类群体迁移等因素，使得群体结构与进化的研究非常复杂。同时，由于计算能力和工具的限制，通

常只能基于基因组的部分区域、小规模人群等小规模数据来开展群体结构与进化的研究。

基于高性能计算能力分析可以得到大规模群体全基因组范围内多态性位点集合，再使用化学的相应算法，可以构建群体内个体或者亚群之间的遗传进化树，推测个体之间或者亚群之间的进化关系。同时，使用"瓶颈理论"可以估计群体内个体或亚群之间的分化时间。

利用以上各种群体和进化信息，可以构建物种群体和进化信息库，为后续针对中国人群遗传特征筛选遗传分子标记、开展复杂疾病研究提供数据基础。这对于阐释中国人群的遗传多态性特征的变异位点意义重大。

（四）公共卫生应急响应

近年来，我国和世界各国都经受着各种突发公共卫生事件的考验：2003 年我国 SARS（严重急性呼吸综合征）疫情、2004 年印度洋海啸、2008 年我国汶川地震、2011 年德国大肠杆菌疫情等。

基因测序和相关数据分析技术可以在病原生物识别与检测、疫情控制与疾病诊疗等方面提高公共卫生应急响应的能力和水平。而公共卫生应急响应对于时效性的要求是苛刻的，事件发生后的每一分钟对于国民经济和人民生命财产都有着重要的意义。

利用高性能计算技术可以为公共卫生应急响应快速提供第一手的数据和信息，大幅缩短对突发公共卫生事件的起因分析、发展趋势判断和发布应对措施的进程，同时还有助于为今后类似事件形成预案。

（五）分子育种

新一代测序技术的发展，将为动植物大规模分子设计育种提供一个契机。通过对具有完整家系背景的一系列育种材料，如水稻核心种质育种材料的全基因组测序，经过序列组装、比对，将特定性状与特定 DNA 序列关联起来，通过功能性分子标记和材料特异基因芯片的开发，将基础研究获得的成果快速应用于育种生产中，为进入分子设计育种奠定基础。

借助基因测序生物技术平台，将有效支持作物生物技术遗传育种项目的研发，实行全方位的生物技术高科技服务。以农业生物技术高科技服务为主体，兼顾环境微生物（包括土壤、水分、食品卫生等）和医学生物技术等领域。按照我国《生物产业发展"十二五"规划》估算，仅整个华东地区就有 250 亿人民币的生物技术市场。

依靠高效能异构计算技术、大规模图处理技术、大数据处理技术和分布式数据库技术等关键技术支撑，利用高时效重测序数据分析、高伸缩基因组装技术和高维度全基因组关联性分析等生物核心技术，通过包括物种进化信息库、人群基因突变案例库、基因变异与疾病模型库和国民健康决策库的知识库平台，为国民提供包括个性化医疗、基因突变快速筛查、分子育种和公共卫生应急响应等多项服务。该服务平台能非常有效地提高健康服务效率，并极大地降低服务费用，为人类健康和社会进步提供强有力的保障。

三、基于PB级大数据平台的技术概述

当前，基因测序技术正驱动着个性化医疗、大规模物种群体进化研究、分子育种及应急防控方案的研究进程，正是由于基因测序与健康和民生息息相关，发达国家早已开始布局基因测序这一新兴市场，并逐步拓展市场范围。目前，虽然我国的基因测序市场还处于起步阶段，但仍有机构大胆预测：在中国，基因测序技术将构成千亿元规模的市场。然而，基因测序产业竞争压力将越来越大，价格战不可避免，仅靠简单的测序或测序服务已经不是技术高端服务的主战市场，唯有在遗传资源和分析应用技术上做文章，才能形成自己的核心竞争力。

在上述高通量基因组测序应用中，需要面临以下三个重要技术：全基因组 de novo 组装、基因组重测序及以全基因组关联分析为代表的群体遗传分析。这三个技术相辅相成、紧密结合，不但是个性化医疗与分子育种研究的基础技术，也是基因遗传信息积累的重要工具：通过基因组组装可以得到一个物种全基因组图谱，它是个体基因组学研究的起点，对于该物种的生物学功能研究有显著的指导意义。对于已知全基因组图谱的物种，可以通过基因组重测序技术分析个体差异。在积累多个个体的重测序数据后，可以进一步通过群体遗传分析在群体水平上挖掘遗传信息。重测序与群体遗传分析一方面可以实现个性化医疗，分析个体基因差异，助力分子育种；另一方面又为补充基因库遗传信息提供基础数据，并进一步为个性化医疗提供有效的分析模型与遗传信息资源。

目前，国内外对这三种技术的研究已经有了一定的基础。

（一）大规模全基因组组装

基因组 de novo 测序是基因组学研究的基础，能否组装得到一个物种高质量的全基因组图谱，也是个性化医疗、遗传分析和分子育种等应用的基础。当前的基因组 de novo 组装技术以第二代测序技术为支撑，具有片段极短、通量极高的特点。面对高通量测序数据特点，如何准确快速高效地对其进行组装是开启基因组应用的关键。

目前，现有的序列组装策略可分为两类，一类是传统的先重叠后扩展，即Overlap-Layout-Consensus（OLC）策略，另一类是基于 de Bruijn 图的组装策略。

1. OLC策略，具体包括三步操作　Overlap：通过序列比对算法，对任意两个read计算相互重叠区域；Layout：将重叠区域超过某个阈值的任意两个read连接起来构成一个以read为节点的有向图（连接体结构）；Consensus：根据这个有向图（链接体结构），理论上需要在图中寻找某条权重最大的路径，从而组合成最终的DNA序列，而实际情况是将没有分支或者交叉的简单路径输出作为最终的contig。使用这种策略的软件有PHRAP、TIGR、CAP3、Celera、ARACHNE、Phusion、SSAKE、VCAKE。虽然这个策略比较容易实现，但是该策略局限在只关注大于某个阈值的两个read的信息，忽略了多个read之间的相互信息，从而在发现和解决重复区域上受到制约。由于现在的序列比对算法无论使用贪心算法还是BWA算法都需要大量内存，同时任意两个read都需要比对，使得该问题的算法复杂度为 $O(n^2)$，其中 n 是序列片段的个数。所以无论从时间上还是空间上，该策略都难以组装长达百万碱基的基因组样本或者由百万条以上的DNA序列片段组成的测序数据。

2.**基于de Bruijn图的组装策略** 主要目的就是通过构造并简化de Bruijn图来实现组装过程。基于de Bruijn图的组装策略首先将read用长度为k窗口切割成k-mer，而前后有k-1个碱基重叠的相邻k-mer将会用有向边连接，从而构造了一个以k-mer为顶点的de Bruijn图。理论上需要找到一条Euler路径来重构源基因组参考序列，但实际上只能通过将构造好的de Bruijn图中的无分支路径（unanimous path）收缩合并后作为contig输出。使用这种策略的软件有Velvet、Soapdenovo、IDBA、ABySS、PASHA。该策略较OLC策略有很多方便之处，如过滤错误信息、重复区域发现和解耦、利用双端信息扩展contig等。然而由大基因组构造的de Bruijn图异常庞大，以至于单个计算机的内存无法存放。例如，组装人类基因组的测序数据通常需要构建20G个节点的de Bruijn图，而存储这样的图通常需要消耗500G至1T的内存。同时由于图数据结构中顶点关联的随机性，使得内存数据访问效率急剧降低，最终导致收缩简化如此巨大的图也会耗费数天的时间。实际应用中虽然基于de Bruijn图的组装策略的软件已经应用于新一代的测序数据，然而在组装大基因组和宏基因组测序数据时，这些软件依然无法满足需求。

现有的序列组装软件大多运行于共享内存的服务器，因此这些软件工具无法处理海量的大规模基因数据，而高性能集群运用于序列组装主要面临以下三个挑战。

（1）混合使用第二、三代测序数据：随着第三代基因测序仪的出现，第三代测序仪产生的基因read更长、错误率更高，如何在更短时间内得到更高质量的基因组装结果对基因组装算法提出了更高的挑战。同时应针对第二代测序仪产生数据错误率低的特点，结合第二代和第三代测序技术开发新的基因组装算法。

（2）超大规模基因组组装：部分动植物基因组大小为数十GB基因组，如蝾螈基因组45GB，人类基因组3GB，有些环境宏基因组有1TB以上的数据量，针对这种超大规模基因组，序列组装使用的内存达到数十TB甚至数百TB。

基于de Bruijn图的组装策略，对于大基因组或宏基因组样本产生的序列片段进行组装将难以胜任，而基于分布式大规模de Bruijn图的并行序列组装策略能够更好地满足日益增长的需求。

（3）大规模图的并行计算模型：现有的图处理软件如PBGL、Pregel等都是基于BSP大同步模型，而大同步模型BSP的计算–通信同步机制，在计算和通信阶段会遇到计算或者通信热点，导致全局的等待，而当计算的核心数规模超过万核后，同步阶段也会产生较大的延迟，从而影响上层软件系统的扩展性。因此，如何设计新的可快速处理TB甚至PB级别的大规模图的可扩展的计算模型是实现处理大规模基因数据序列组装软件的关键。

（二）基因组重测序

当越来越多的物种通过全基因组*de novo*测序技术得到全基因组图谱之后，随之而来的是基因组重测序技术的兴起，基因组重测序研究个体基因组与参考基因组的差异，成为加速基因临床检测及动植物分子育种等应用的重要技术。随着基因组测序成本的不断降低，人类疾病的致病突变研究由外显子区域扩大到全基因组范围。通过构建不同长度的插入片段文库和短序列、双末端测序相结合的策略进行高通量基因组重测序，还可进一步实现在全基因组水平上检测与疾病关联的常见、低频甚至是罕见的突变位点及结构变异等，对人类疾病健康及动植物育种研究均有重大指导意义，具有重大的科研和产业价值。

目前，国内外各种应用于基因组重测序的工具如 GATK（基因组分析工具包）或者千人基因组等研究项目中的分析方法为，通过将高通量测序技术所产生的短序列比对到参考基因组上，然后利用统计学等方法检测出个体与参考基因组之间的差异，从而进行临床诊断等。

随着第二代测序技术的日益成熟及第三代测序技术在未来的应用推广，重测序在临床诊断的应用中，测序时间已经足够快，然而当前 DNA 检测技术的数据分析时效性并没有达到要求。这将影响基于基因测序的临床检测技术的推广和应用。而在整个分析过程中，序列比对和变异检测是整个分析流程的关键步骤，当前已经涌现出许多适用于高通量测序数据比对和变异检测的工具，但仍然存在一些问题。

1. 高通量短序列比对　目前应用于第二代高通量测序的比对软件较为流行的是采用 BWT 算法，如 BWA、Bowtie、SOAP2。BWT 是 20 世纪八九十年代专为压缩数据而发明的。采用 BWT 算法的比对软件一般首先对参考基因组序列使用如 FM-index 算法建立索引，得到的索引文件往往较原序列文件小，该索引技术不仅可以对数据进行压缩，并且保持了后缀数据快速寻找子串的特点，从而实现快速的序列比对，*Nature Methods* 上一篇文章表明，基于 BWT 的比对要比基于哈希表算法快 10 倍，同时灵敏度仅有轻微的降低。

然而尽管如此，序列比对作为重测序流程中最基础的步骤，仍然是制约整个流程分析时间的主要部分，目前很难通过传统的硬件架构设计新算法以提高比对准确性和比对效率。随着第三代测序技术的到来，测序序列逐渐增长，当前的流行算法也需要进行改进。

2. 基于序列比对的变异检测　DNA 变异检测主要包括单核苷酸多态性（SNP）、插入、缺失、复制和倒置等。目前流行的变异检测软件大多是通过将测序序列比对到参考基因组上，使用统计方法寻找可能的变异位点，如用于 SNP 检测的 SOAPsnp，它基于贝叶斯定理，同时考虑碱基质量、比对结果及实验误差等多个条件组装出一致性序列，根据这些信息整合计算出每个碱基的质量值来衡量一致性序列的准确性，最终通过比较一致性序列与参考基因组的差异找出单个碱基的变异。相比于 SNP 变异检测，其他结构变异显得更为复杂和困难，目前可以进行结构变异检测的软件有 DIndel、BreakDancer、SAMtools、SOAPIndel、SOAPsv 等。

然而，目前在变异检测领域仍然存在一些挑战，如在进行 SNP 检测时，由于测序错误的存在，需要有效的方法区分真实的变异与实验错误，特别是在测序深度较低时，无法使用当前的软件完成变异检测；此外，对于除了 SNP 以外的复杂结构变异检测，需要使用相对复杂的计算方法，对计算资源的要求也随之提高，这也是目前影响重测序分析效率的关键问题。

解决重测序分析流程中所存在的问题，提高流程分析效率，对于基因与疾病的研究及临床诊断等应用领域均有重大意义。例如，当前的 SNP 变异检测在肿瘤、糖尿病、心血管疾病等方面的研究已经发挥了积极有效的作用，随着变异检测技术的完善及生物信息学的发展，其在分子遗传学及药物遗传学中都将发挥重要作用。

（三）全基因组关联分析

在积累多个个体的重测序数据后，可以进一步通过群体遗传分析在群体水平上挖掘遗传信息。当前的群体遗传学研究的核心目标是确定常规疾病和复杂疾病的遗传学风险因素，进而利用这些遗传学知识对个人进行个性化的遗传学检测，并最终实现基于个体遗传学背景和生物学特征的个性化医疗。

早期基因与疾病的研究由于测序技术和成本的限制，仅在SNP水平上研究一个碱基变异与疾病的关系，但这种研究方法仅能对少数单基因疾病进行解释，对于复杂疾病，无法简单地用一个SNP解释，它是由包括多基因和环境因子在内的各种因素共同作用的结果。随着第二代高通量测序技术的出现，生物学研究者能够低成本、高通量地获得个人基因组信息，并进一步获得大量常规变异位点信息、这些位点相互之间的结构信息（连锁不平衡信息）和基因变异的群体特征，从而可以在群体水平上进行群体遗传分析，如在全基因组水平上研究多个分子标记与疾病之间的联系，即全基因组关联分析（GWAS）。全基因组关联分析是一种对全基因组范围内全部SNP或分子标记位点进行总体关联分析的方法，即在全基因组范围内选择遗传变异进行基因分型，比较病例和对照组间每个变异频率的差异，计算变异与疾病的关联强度，选出最相关的变异进行验证并最终确认变异位点与疾病之间的关系。

当前全基因组关联分析已获得初步成果，但其效果并不理想，与期望差距甚远；这与其试验设计和数据分析中某些关键问题有关。在试验设计上，多是单一疾病（表型）病例对照或病例队列设计，缺乏针对疾病综合潜在表型从其连续数量表型变异维度上阐明基因组变异与疾病发生、发展和转归结局关系的纵向全基因组关联分析设计理念；在数据分析上，多是单一SNP与单一性状关联分析，缺乏以整体基因（或非基因区域）为单位分析其与综合潜在表型动态关联性的推断方法。随着人类"千人基因组计划"的完成和第二代测序技术的成熟与发展，产生了海量的"高维灾难性数据"，使得全基因组关联分析可以结合多个SNP与多个性状或环境效应等信息，进行更全面综合的遗传信息挖掘。然而，当前无论是单位点分析还是多位点分析方法，均面临着高维数据复杂计算的挑战。

全基因组关联分析提供了用于识别与人类疾病相关的遗传标记的强大方法。然而目前的研究方法必须克服一个重大问题：为了研究特定症状（如心脏病）的遗传规律，研究人员需要处理大量罹患此类疾病的人口样本，通过统计模型寻找基因与疾病之间的关系。然而，这一模型的使用是一个复杂的计算问题，数据集中个体的数量每增加1倍，运行这些模型所需要的时间和内存占用将呈二次方或三次方比例增长。在一个2000多个患者样本与13 000个对照样本的研究中，研究人员使用了27 000核共完成100万个计算任务，总共消耗了190万个计算小时。如果在一个八核系统上运行相同的计算，需要25年才能完成。整个分析过程所涉及的大规模统计计算任务，依靠目前的分析工具，要真正实现全面综合的全基因组关联分析仍面临着巨大挑战。然而，这些大型数据分析恰恰是发现遗传和疾病之间关联的最大希望所在。

（彭邵亮　王亚东）

第6章

智能医疗

第一节 人工智能

一、人工智能概述

著名的美国斯坦福大学人工智能研究院尼尔逊教授对人工智能下了这样一个定义："人工智能是关于知识的学科——怎样表示知识及怎样获得知识并使用知识的科学。"而美国麻省理工学院的温斯顿教授认为："人工智能就是研究如何使计算机去做过去只有人才能做的智能工作。"这些说法反映了人工智能学科的基本思想和基本内容，即人工智能是研究人类智能活动的规律，构造具有一定智能的人工系统，研究如何让计算机去完成以往需要人的智力才能胜任的工作，也就是研究如何应用计算机的软硬件来模拟人类某些智能行为的基本理论、方法和技术。

人工智能（artificial intelligence，AI）是计算机学科的一个分支，20世纪70年代以来被称为世界三大尖端技术（空间技术、能源技术、人工智能）之一，也被认为是21世纪三大尖端技术（基因工程、纳米科学、人工智能）之一。这是因为近30年来它获得了迅速的发展，在很多学科领域都获得了广泛应用，并取得了丰硕的成果，人工智能已逐步成为一个独立的分支，无论在理论和实践上都自成一个系统。

人工智能是研究使计算机来模拟人的某些思维过程和智能行为（如学习、推理、思考、规划等）的学科，主要包括研究计算机实现智能的原理、制造类似人脑智能的计算机，使计算机能实现更高层次的应用。人工智能将涉及计算机科学、心理学、哲学和语言学等学科，可以说几乎涉及自然科学和社会科学的所有学科，其范围已远远超出了计算机科学的范畴，人工智能与思维科学的关系是实践和理论的关系，人工智能是处于思维科学的技术应用层次，是它的一个应用分支。从思维观点看，人工智能不仅限于逻辑思维，还要考虑形象思维、灵感思维才能促进人工智能的突破性发展，数学常被认为是多种学科的基础科学，数学已进入语言、思维领域，人工智能学科也必须借用数学工具，数学不仅在标准逻辑、模糊数学等范围发挥作用，数学进入人工智能学科，它们将互相促进而更快地发展。

从实用观点来看，人工智能是一门知识工程学：以知识为对象，研究知识的获取、知识的表示方法和知识的使用。

通常我们用计算机时，不仅要告诉计算机要做什么，还必须详细地、正确地告诉计算机怎么做。也就是说，人们要根据任务的要求，以适当的计算机语言，编制针对该任务的应用程序，才能应用计算机完成此项任务。这样实际上是在人完全控制计算机基础上完成的，谈不上计算机有"智能"。

从字面上看，"人工智能"就是用人工的方法在计算机上实现人的智能，或者说是人们使计算机具有类似于人的智能。

不管现今的计算机处理信息的能力是多么强大，绝大多数人还都是不肯承认计算机已经具有了真正的智能。可是，当问起什么才算是真正的智能时，却几乎没有人能够说得清楚，尽管如此，人们还是一口咬定：现今的计算机不具有真正的智能！虽然，当年图灵曾经提出过一个关于机器人的著名判断原则，这是一种测试机器是不是具备人类智能的方法，即图灵测试，但是图灵测试并不能说明什么是真正的智能。

真正的智能应该是计算机系统能够有意识地与周围的环境发生互动。可以从以下几个方面来理解这句话的含义。

（1）系统具有从环境中获取信息的能力，即感知能力。

（2）系统具有知识表示能力。也就是说，系统具有用符号或者其他形式来表示信息的能力，它能够把信息变成知识并且存储下来。

（3）系统具有应用知识解决问题的能力。系统能够利用原有的知识与环境发生互动。

（4）系统与环境的这种互动能力不是基于人们事先编好的程序，而是基于知识之间的联系。

可以预见，未来的人工智能要比人类智能强大得多，这主要基于计算机系统具有以下几方面人类所不及的能力。

（1）非凡的感知能力。

（2）快速的系统进化能力。

（3）快速的知识学习能力。

（4）强大的知识存储能力。

（5）强大的运算能力。

二、人工智能技术

第一个是推理。几乎所有的人工智能领域都要用到推理，因此，推理技术是人工智能的基本技术之一。需指出的是，对推理的研究往往涉及对逻辑的研究。逻辑是人脑思维的规律，也是推理的理论基础。机器推理或人工智能用到的逻辑，主要包括经典逻辑中的谓词逻辑和由它经某种扩充、发展而来的各种逻辑。后者通常称为非经典或非标准逻辑。

第二个是搜索。所谓搜索，就是为了达到某一"目标"而连续进行推理的过程。搜索技术就是对推理进行引导和控制的技术，也是人工智能的基本技术之一。事实上，许多智能活动的过程，甚至所有智能活动的过程，都可被看作或抽象为一个"问题求解"过程。而所谓"问题求解"过程，实质上就是在显式或隐式的问题空间中进行搜索的过程，即在某一状态图或者（一般地说）在某种逻辑网络上进行搜索的过程。

第三是知识表示与知识库技术。知识表示是指知识在计算机中的表示方法和表示形式，它涉及知识的逻辑结构和物理结构。知识库类似于数据库，知识库技术包括知识的组织、管理、维护、优化等技术。对知识库的操作要靠知识库管理系统的支持。显然，知识库与知识表示密切相关。需要说明的是，知识表示实际也隐含着知识的运用，知识表示和知识库是知识运用的基础，同时也与知识的获取密切相关。

第四是归纳技术。所谓归纳技术，是指机器自动提取概念、抽取知识、寻找规律的技术。显然，归纳技术与知识获取及机器学习密切相关，因此，它也是人工智能的重要基本技术。归纳可分为基于符号处理的归纳和基于神经网络的归纳。这两种途径目前都有很大发展。

第五是联想技术。联想是最基本、最基础的思维活动，它几乎与所有的人工智能技术息息相关。因此，联想技术也是人工智能的一个基本技术。联想的前提是联想记忆或联想存储，这也是一个富有挑战性的技术领域。

三、人工智能与医疗

"互联网女皇"Mary Meeker发布的《2017年互联网趋势报告》认为，医疗卫生和保健已进入数字化拐点：医疗行业表现出数据输入量和数据积累量的爆发式增长，有88%的消费者至少使用了1项数据健康工具（远程医疗、可穿戴设备），同时，消费者愿意分享健康数据，数据统计60%和50%的消费者分别愿意向谷歌和苹果分享健康数据。在专业数据方面，美国电子病例普及率达到87%，基因数据积累使得基因知识量增加了19倍。综上，全球健康数据年增长率达到48%。数据的增长一方面缩短了医学研究的创新周期，加快了药物临床试验周期，同时提升了诊断的准确率与治疗的精准化程度。

数据是"医疗＋人工智能"行业发展的关键。医疗与人工智能结合的关键在于"算法＋有效数据"。先进的算法提升数据处理效率与识别准确率，而有效数据是先进算法应用的基础。目前，深度学习等算法的发展已经相对成熟，医疗数的"量"和"质"是阻碍人工智能在医疗行业应用发展的主要原因。国际巨头IBM Watson 2015 ～ 2016年花费约40亿美元收购数家具备健康数据资源的公司，也反映了数据的重要性。随着全球医疗保健进入数字化的拐点，客户授权使用的健康数据量快速增长，将为行业发展提供先决条件。

智能诊断与医学影像识别是"人工智能＋医疗"发展相对成熟的两个领域。人工智能在医疗行业应用价值突出，具体应用包括诊前的疾病预防、健康管理，诊中的辅助诊断、医学图像处理，诊后的虚拟医护助手、慢病管理。其他领域包括药物研发、医保控费等。目前，发展相对成熟的领域包括"智能诊断"和"医学影像识别"领域，前者应用的成熟化主要源于IBM Watson自然语言理解技术和长达6年的医学文献数据积累；而后者应用的成熟化源于深度学习算法下图像识别准确率的不断提升。两个领域的发展将分别提升"门诊"和"影像科"医疗资源的供给，解决目前医疗行业严峻的供需矛盾。

"计算机手术辅助系统或将成为未来疑难手术的标配"。相比语音识别应用、无人驾驶等领域都可以预见到人工智能的"大爆发"趋势，人工智能在健康医疗领域前景广阔。

人工智能技术为医生提供外脑支持，解决"怎样做"的问题，能够有效提高诊断效率和手术成功率。例如，过去手术根治率只有5%的肝门部肿瘤，借助人工智能技术，目前已达到70%的根治可能性。目前，计算机辅助手术系统已在多家医院应用，辅佐医生完成1000多例疑难病症。

医学影像分析的企业Airdoc亮相微软Build 2017开发者大会，受到了市场关注。据了解，其技术可识别、检测分析眼部、皮肤、脑部、心血管到肺部、骨骼、乳腺等区域，提供临床决策支持，做医生的"听诊器"和"资料库"。

"我们相信可以利用人工智能取得前所未有的成就。人工智能能够帮助领域专家以更快速度取得更大突破"，DeepMind创始人哈萨比斯表示，"无论结果如何，最终胜利都属于人类"。除了会下棋、识别图像、分析语音指令以外，人工智能更大的贡献在于通过大量的数据分析生成精准的解决方案，以弥补并优化人类在视野、经验、稳定性等方面的不足，如在与我们息息相关，却拥有不少死结的医学领域，基于人工智能技术的精准医学正在向我们悄悄地靠近。

在2017年5月17日召开的 Google I/O 大会上，Google 首席执行官桑达尔·皮查伊（Sundar Pichai）在开场再次强调了从"移动为先"转变成"人工智能为先"的公司战略，称 Google 会因此重新思考自己的所有产品，还要把人工智能应用到学术研究、医学层面。

2016年12月，Google研究人员在《美国医学协会杂志》（*JAMA*）上发表了一篇论文，表明Google的深度学习算法，经过大量眼底影像数据训练后，能够以超过90%的准确度检测糖尿病性视网膜病变。该技术是基于Google的图像识别和检索功能，用深度学习来识别糖尿病患者的眼底扫描神经网络结构，通过眼部扫描图像判断患者的视网膜是否发生了病变，从而使医用资源有限环境中的患者免于失明。

在2017年的中国国际医疗器械博览会（CMEF）展上，我国展示了其医疗领域的技术突破——"精准数字化手术室系统"。该系统共包含五大核心设备，即计算机辅助手术系统（CAS）/外科智能显示系统（SID）、智能中控、一体化工作站、专业显示器、移动示教系统。其中，CAS可通过对患者CT数据进行三维重建，将传统的二维影像资料转换为三维立体图像，以帮助医生精确、明晰地诊断病情和病灶位置，进行手术规划与手术模拟。医院则可以根据需求定制数字手术室服务，使手术过程如GPS导航一样精准。

目前，CAS已在国内清华大学附属北京清华长庚医院、复旦大学附属儿科医院、青岛大学附属医院等全国30多家三甲医院临床使用，完成手术已达1000余例。尤其值得一提的是，这套系统在儿童疾病上的运用。

新生儿是一个家庭希望的象征，但每年却有一部分新生儿有各种各样的疾病。联体婴儿分离是医学界的一道难题，因为其分离的难度，几乎每一次成功的分离都会成为大新闻。2016年，复旦大学附属儿科医院就完成了国内第一例利用海信CAS分离联体婴儿的手术。术前，医生借助海信CAS判断病灶大小及与器官、血管的位置关系，并对联体婴儿的连接部分进行三维打印，在彻底了解了器官、血管和病灶的归属后，再实施手术。也就是说，分离联体婴儿手术的难点从术中转移到了术前，对医生和患者来说，大大降低了手术风险。其中，CAS本身具备的延展性在配准过程中起了关键作用，这也正是精准医学的优势。

人工智能将科学技术与传统医术结合，完成了人力难以企及的探索，同时规避了由人为因素造成的不稳定性。

人类与人工智能的故事才刚刚开始，细枝末节的改变就在身边。构筑一个高效、智能、以人为本的新世界，是全人类正在共同努力以期达到的目标。

第二节 国家三大超算中心上部署的生物医药大数据健康平台

一、天津超算：构建生物医药研发平台和基因组学数据分析平台

生物医药产业的繁荣与发展直接关系到人类的健康水平和生活质量，但其大量、复杂的生物和基因数据对计算机提出了更高的要求，由于实验手段的局限性，迫切需要超级计算机进行大规模的分子动力学模拟。通过"天河"重点加快了抗艾滋病药、抗癫痫药、胰岛素等自主知识产权新药的开发，取得了我国新药研究的重大突破。

中国科学院上海药物研究所药物发现与设计中心，通过"天河一号"的超级计算模拟与药学实验的紧密配合，取得了如下突破性进展：确证了一个全新的药物作用位点；直接通过药物设计，未经过任何化学改造，就获得了在动物活性具有良好癫痫治疗能力的药物先导化合物。开展了"重大心血管疾病相关GPCR新药物靶点的基础研究"。同时，支持军事医学科学院、中国科学院生物物理研究所、北京大学定量生物学中心、天津药物研究院等机构开展以胰岛素受体为靶点的糖尿病新型治疗药物、抗艾滋病药物等诸多研究开发项目。

基于"天河一号"开展的生物信息与生物医药研究，主要应用范围包括人类健康咨询、疾病预防、农业育种、新药研发等，与华大基因天津公司、天津国际生物医药联合研究院、中国科学院上海药物研究所、军事医学科学院等开展深入合作。其中，构建PB级基因组学数据的存储、分析和处理平台，重点支持华大基因快速发展：掌握世界基因产业核心技术，构建国家基因库。产业方向包括人类健康和精准农业。比尔·盖茨基金会与华大集团建立战略合作关系，力图逐步解决人类粮食和健康问题。在天津产业聚集于构建华大天津生物研究院、天津生物产业园。已建成基因检测工业云平台：医院-华大基因天津公司-天津超算中心。该平台的建立节省了华大基因数千万元的建设资金，实现了信息技术与生物技术的强强联合，完善了基因技术产业化的重要环节，现在已经在健康咨询、农业育种方面显现效益。

二、长沙超算：智慧医疗云平台

国家超级计算长沙中心可以为国内外科研院所、创新企业提供分子动力学、蛋白质组学、合成甾体激素、水稻全基因组关联分析、生物医学工程研究等领域的计算分析服务，还建立了湖南省首个健康医疗云、区域卫生信息平台、远程医疗云平台等智慧医疗相关平台，并对外提供服务。湖南省健康医疗云建立了人口健康大数据应用系统，进行医疗大数据分析研究，提升了政府科学决策水平和协同管理效率，为湖南省人口健康事业发展奠定了重要基础。区域卫生信息平台是连接规划区域内各医疗卫生机构跨地域、跨机构之间资源共享和业务协同的一个综合平台；实现省、市、县、乡、村五

级互通，跨地市健康档案调阅和共享。远程医疗云平台已在湖南省儿童医院、耒阳市妇幼保健院进行了应用部署，采用云服务的模式为医院提供远程会诊和院内信息整合（图6-1）。

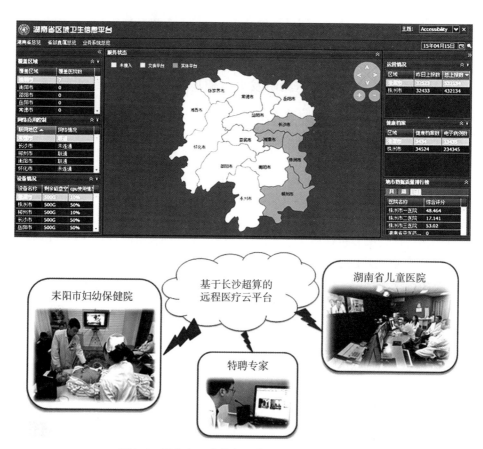

图6-1　湖南省卫生信息平台和远程医疗云平台

三、广州超算：生物计算与个性化医疗应用服务平台

平台旨在利用广州超算中心强大的计算能力和完善的技术支持帮助用户分析和处理生命科学中的海量数据，加快我国生命科学的研究进展。平台支持横跨分子生物学、合成生物学、细胞生物学、系统生物学、生物信息学、生物医学、基因组学等多个生命科学相关学科的研究，可帮助用户从原子、分子、细胞、组织、器官、个体、群体和生态系统等多个尺度系统地解决生命科学中的各种问题，研究不同空间尺度和时间尺度上生命活动与环境的相互关系，从而揭示生命现象的规律和本质（图6-2）。平台通过软硬件相结合的方式，打造了一个集生物信息分析、药物设计和筛选、医学大数据分析和数据挖掘为一体的一站式服务平台，为公众卫生健康、个性化医疗和相关学术研究提供服务和技术支持。

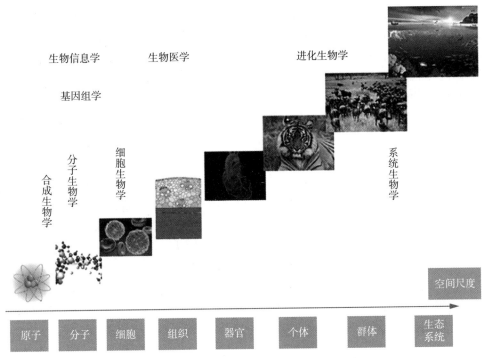

生物信息学　　　　生物医学　　　　　　　　进化生物学

基因组学

分子生物学　　细胞生物学

合成生物学

系统生物学

空间尺度

| 原子 | 分子 | 细胞 | 组织 | 器官 | 个体 | 群体 | 生态系统 |

图6-2　生物计算与个性化医疗应用服务平台

目前该平台上已经部署了专门用于生物信息分析的Galaxy子平台，这一子平台是由美国宾夕法尼亚州立大学（Pennsylvania State University）和约翰斯·霍普金斯大学（Johns Hopkins University）联合开发的基于Web的开源生物信息分析平台，目前在整个北美乃至全世界都有广泛的应用。Galaxy是一个开放性的平台，功能强大并支持二次开发，其集成了大量的生物信息分析工具，为用户提供了一个简单易用的生物信息分析界面。通过Galaxy提供的多种数据上传方式，用户可方便快速地上传数据，并通过浏览器选择所需的分析工具，设置分析参数之后即可提交数据分析请求。利用Galaxy中已安装的分析工具，用户还可创建和调用可重复使用的数据分析流程，并对这些流程进行修改和导入导出。Galaxy还具有历史记录功能，用户可查看自己所上传的所有数据及执行过的分析工具和分析流程，并可直接从历史记录中创建数据分析流程。Galaxy支持数据的可视化，内置多种图表功能，可绘制直方图、饼图、折线图等。对于已上传的数据、可视化结果和工作流，用户都可以设置成共享状态分享给其他用户使用。除此之外，Galaxy还支持自定义工具的添加，可按照需求扩展分析工具集。

目前平台已部署和适配了一批分子生物学、生物信息学和生物医学相关的分析研究软件，其中包括NAMD、BLAST、Tinker、Gromacs、Modeller等多款软件。后续该平台将继续部署和适配更多生物相关分析研究软件，丰富软件种类。在平台上可进行生物大分子的结构模拟与功能预测、药物设计和筛选、蛋白质结构预测及相互作用网络分析、蛋白质序列分析、基因调控网络功能分析、基因序列分析和比对、SNP变异检测、疾病与基因关联分析、外显子与转录组的研究、医疗健康大数据的分析和信息挖掘等多种分析与研究。在该平台上的分析与研究将涉及多种方法学的使用，如分子动力学、第一性原理、字符串处理、图论、贝叶斯模型、高斯模型、马尔可夫预测模型、数学统计、数值模拟和数据挖掘等。为提高分析和研究效率，有效利用超算中心计算资源，平台所安装的部分软件拥有并行计算能力，可利用多CPU核、多计算节点和MIC加速卡进行计算，缩短分析研究时间。

　　总之，生物医药大数据具有种类多、维度高、数据量大、增长速度快等特点，包含组学大数据（基因组、代谢组、转录组、蛋白质组等）、药物大数据（药物分子和结构、分子动力学、蛋白质、靶标、通路、互作网络、超高通量药物虚拟筛选等）、科学文献大数据（临床数据、文献数据等）等。日益增长的数据量和数据精度对计算分析的时效性提出了更高的要求，"天河"超级计算机强大的计算、互联、存储能力使之成为解决这一问题的强大平台。在天津、长沙、广州等多个城市和国家超算中心也已经成功部署了大量的生物医药大数据分析平台和软件流水线。相信在未来会有越来越多的生物医药大数据问题基于"天河"等高性能计算和云平台来解决，"天河"上也会积累越来越多最新的生物医药大数据和相关分析软件。一方面，需要进一步深入挖掘生物医药大数据应用需求和数据特点；另一方面，要结合计算机新型硬件、体系结构、云计算、大数据框架、容器（container）等新的计算技术。希望不断发展的高性能计算机和相关计算技术能持续助力国民健康和生命科学领域的发展。

（彭邵亮）

第二篇

现代技术在医学预测学中的应用

第7章

高通量检测技术

第一节 测序技术概述

自2003年人类基因组精细图绘制完成之后，测序技术发展迅猛，多种测序产品在市场上相继出现并接受市场检验。当年第一个人类基因组计划的完成耗费接近30亿美元，自第二代测序仪出现之后，2008年时一个人的全基因组测序，只需要几十万美元，降幅达99%以上。随着测序读长不断加长、通量不断提升、时间不断压缩，测序成本快速下降，测序技术也不断迭代更新，高通量测序技术已经成为科学家的日常研究工具，也加速渗入到老百姓的生活中，产生了多方面的影响。其拥有庞大的产业群，包括科学研究、医药相关技术研发、体外诊断、农业育种、环境监测等。据相关机构预测，2019年基因检测行业全球市场规模约145亿美元，复合年均增长率（CAGR）达25%。目前一个人全基因组测序费用大概在600美元。而随着测序技术的进一步发展，个人全基因组测序将低于100美元，真正进入"人人基因组"的时代。

一、Sanger测序法（第一代测序技术）

1965年，美国康奈尔大学的生化学家罗伯特·霍利（Robert Holley）采用类似蛋白质测序"化整为零"的方法，耗时7年（3年分离RNA，4年测序）测定了一条只有77个碱基的酵母转运RNA序列。这算得上第一个被测定序列的核酸分子。而他也在1968年与尼伦伯格、霍拉纳一起分享了当年的诺贝尔生理学或医学奖。

1977年，弗雷德里克·桑格（Frederick Sanger）发明了双脱氧终止法测序技术，并应用其测定了噬菌体φX174的基因组序列，长度为5386个碱基，这是人类第一次测定一个生物体完整的基因组。Sanger所发明的测序方法被称为双脱氧终止法，也被称为第一代测序技术，由此开始，人类获得了探索生命遗传本质的能力，生命科学的研究进入了基因组学时代，在迄今为止的40多年时间内，测序技术已取得了相当大的发展，从最早的低通量高成本的双脱氧终止法，到高通量低成本短读长的大规模并行测序法，再发展到了高通量长读长的单分子测序法。

利用Sanger双脱氧终止法的测序原理，结合荧光标记和毛细管阵列电泳技术来实现测序的自动化，很多物种的基因组破译得以实现。Sanger测序技术的优点是测序读长长，能达到800～1000bp，且用时短，只需要几十分钟即可完成一次测序，准确度高达99.999%，目前仍是测序的金标准；2001年完成的首个人类基因组图谱就是以改进的Sanger法为测序基础。而第一个测序的模式植物拟南芥、重要的粮食作物水稻、第一个测序的家禽家鸡等基因组也都是基于第一代测序技术实现的。不过第一代测序技术因其通量低、成本高，影响了真正大规模的应用。

二、短读长高通量测序技术（第二代测序技术）

2005～2007年，新一代测序技术诞生了。新的测序技术（也称短读长测序技术）是对传统Sanger测序的革命性变革，解决了Sanger测序一次只能测定一条序列的限制，新技术一次运行即可同时得到几十万到几百万条核酸分子的序列，因此也被称为下一代测序（next generation sequencing，NGS）。短读长测序技术相比Sanger测序大幅度降低了成本，保持了较高准确性，并且大幅降低了测序时间，将一个人基因组测序从数年降至几天之内。

自从有了短读长大规模高通量并行测序技术，行业真正进入到物种破译的"寒武纪"。2011年的土豆基因组、2012年第一个软体动物牡蛎基因组、2012年第一个六倍体物种小麦基因组、2013年复杂昆虫小菜蛾基因组、2014年火炬松基因组（迄今最大的植物基因组）的测序相继完成。

三、长读长单分子测序技术（第三代测序技术）

高质量的参考基因组对研究非常重要，但是某些复杂动植物基因组（高重复序列、高杂合率）一直是基因组组装的难题。短读长高通量测序技术的发展，通量和速度大幅度提升，但测序读长降到了几十bp到几百bp。为了弥补读长较短的劣势，长读长单分子测序技术应运而生。其最大的特点就是单分子测序，测序过程无须进行PCR扩增。

单分子测序技术以其独特的长读长优势，可以很好地解决复杂基因组组装的难题。2015年发表在*Nature*上的复活草基因组文章，只利用长读长测序技术完成，相比短读长测序的动植物基因组，在组装质量上有了很大改善。2016年海马基因组、银杏基因组，2017年人参基因组、潘那利番茄基因组，2018年六角恐龙/蝾螈基因组（迄今为止完成的最大基因组）相继完成。

测序技术的快速发展和成本的极速下降，极大地改变了生命科学研究的范式，使得测序技术成为科学研究和产业应用的常见分子生物学工具。海量基因组学数据的积累也对大数据分析技术提出了更高和更大的要求，给数据存储、传输、分析、挖掘、计算、数学、统计等领域提供了业务机会，必将成为信息技术（IT）领域的一个重要分支，包括计算机科学、数学、统计学等其他学科的专家学者的加入，不断地推动生命科学从定性的描述性实验学科往定量的计算学科演化，极大地推动和促进了生命科学的发展。

第二节　Sanger测序技术及其应用

Sanger测序技术迄今经历了从手工到自动化、从"平板"到"毛细管"凝胶电泳规模化的演变过程。目前，基于第一代测序技术的测序仪几乎都是采用Sanger提出的链终止法。链终止法测序的核心原理是ddNTP的2′和3′端都不含羟基，因此在合成核酸链的过程中无法形成磷酸二酯键，从而导致DNA合成反应中断。

一、技术原理

在测定待测核酸片段的序列时，向反应体系中加入一定比例的带有放射性同位素标记的4种ddNTP，利用DNA聚合酶来延伸结合在待测核酸模板上的引物，直到掺入一种链终止核苷酸为止，最终会得到一组长度各相差一个碱基的链终止产物，可通过高分辨率变性凝胶电泳分离这些产物并根据其长度排序，凝胶处理后可用X线片放射自显影进行检测，从而确定目的核酸片段各个位置的碱基。

完整的测序过程分为4步。①DNA碎片化：首先要将提取得到的样品完整DNA打碎，形成DNA片段。②PCR扩增和体外克隆：针对特定目的核酸片段的测序，首先要对目的测序区域进行PCR扩增；针对碎片化DNA的测序，则要将碎片化的DNA片段通过克隆的方式连接到质粒载体中；对于部分PCR产物也可以直接进行测序。③ddNTP法循环测序：向得到的待测样品中分别加入4种dNTP和4种ddNTP，从而得到不同位置匹配终止的序列。④凝胶电泳获得序列：对得到的序列进行凝胶电泳，根据碱基的顺序和位置确定序列信息。

二、优势和劣势

1. 优势

（1）Sanger测序技术的准确性高于高通量测序，因此被称为测序行业的"金标准"。

（2）Sanger测序每个反应可以得到700～1000bp的序列，序列长于高通量测序。

（3）Sanger测序价格低廉，设备运行时间短，适用于低通量的快速研究项目。

2. 劣势

（1）Sanger测序技术一个反应只能得到一条序列，因此测序通量很低。

（2）Sanger测序技术虽然单个反应价格低廉，但是获得大量序列的成本很高。

三、应用领域

（1）PCR产物测序：对目标基因的PCR产物进行测序，从而获得其序列。

（2）重测序：突变、SNP、插入或缺失克隆产物的验证。

（3）分型分析：微生物和真菌分类学鉴定、HLA分型、病毒分型等。

（4）临床应用：肿瘤突变基因的检测和肿瘤个体化治疗；致病基因位点明确并且数量有限的单基因遗传病检测；常见慢性病治疗药物用药指导。

（5）对高通量测序技术的结果进行验证。

（6）人类身份鉴定，使用Sanger测序对短串联重复序列（STR）进行测序，已经成为司法DNA鉴定的标准方法。

虽然Sanger测序具有高度的分析准确性，但其准确性还取决于测序仪器及测序条件的设定。另外，Sanger测序不能检测出大片段缺失（除非刚好跨过断点）或拷贝数差异等遗传变异类型，因此对于一些与此相关的遗传性疾病还不能做出基因学诊断。Sanger测序比较适合对已知突变位点进行检测和验证，但只能测出部分变异形式，灵敏度低，通量小，因而在对肿瘤基因组检测上，高通量测序比一代测序更适合。Sanger测序的目的是寻找与疾病有关的特定的基因突变。对于没有明确候选基因或候选基因数量较多的大样本病例筛查是难以完成的，此类测序研究还要依靠高通量测序技术。

我们目前对基因的了解还比较浅显，有待进一步挖掘解读，这就需要将Sanger测序和高通量测序结合起来，发挥彼此的优势，结合实际需求进行决策，才能更好地解决临床和科研的问题。

第三节　短读长高通量测序技术及其应用

短读长高通量测序技术，又称下一代测序技术（NGS）或第二代测序技术，是对传统Sanger测序技术革命性的变革，可以一次对几十万到几十亿条核酸分子进行序列测定，高通量测序技术的出现使得对一个物种的遗传信息和表达调控进行细致全貌的分析成为可能。

一、仪器简史

第一台高通量测序仪是在2005年出现的，454公司推出第一个基于焦磷酸测序原理的高通量基因组测序系统——Genome Sequencer 20 System，这是核酸测序技术发展史上里程碑式的事件。随后，罗氏公司以1.55亿美元收购了454公司，并在2005年推出了更新的GS FLX测序系统。随着其他测序技术的出现，454测序技术虽然读长长（最长可以到1000bp），在二代测序中属于佼佼者，但相对于其他高通量测序技术，其成本较高，市场接受度不高，导致2016年罗氏决定关闭454生命科学测序业务，并进行裁员。

在高通量测序技术出现的前20年，美国应用生物系统公司（ABI）在测序方面一直占据着垄断地位。自公司的共同创始人Leroy Hood在20世纪80年代中期设计了第一台自动荧光测序仪之后，生命科学研究就摆脱了手工测序的烦琐和辛劳，骄傲地迈入自动化测序的新时代。直到454FLX焦磷酸测序平台推出后，ABI的领先地位才开始有些动摇。之后，ABI迅速收购了一家测序公司——Agencourt Personal Genomics，并在2007年底推出了SOLiD新一代测序平台。SOLiD平台成本低于60美元/Gb，准确率高达99.99%，并且由于SOLiD系统采用的不是PCR进行DNA合成与测序，对于高GC含量的样本具有非常大的优势。但是由于SOLiD系统通量难以提升、读长短、成本高等原因，现已退出历史舞台。

2006年，Solexa公司也推出了自己的NGS系统——Genome Analyzer，简称GA。这套基于DNA簇（DNA cluster）、桥式PCR（bridge PCR）和可逆阻断（reversible terminator）等核心技术的系统具有高通量、低错误率、低成本、应用范围广等优点。2007年，Illumina公司以6亿美元的高价收购了Solexa，使GA得以商品化。目前Illumina公司的测序仪市场占有率是最高的。

除此之外，后续还出现了Complete Genomics公司的Black Bird测序仪，还有赛默飞公司的Ion Proton系列测序仪，但由于自身的短板（读长短、精度低或成本高）导致市场份额逐渐缩小。2013年3月18日，华大基因宣布以1.176亿美元完成对美国纳斯达克上市公司Complete Genomics的全额收购。历经不断的技术改进和研发，华大基因陆续发布了BGISEQ-500、MGISEQ-2000、T7等一系列适用于不同领域、不同应用需求的测序仪，打破了垄断，并快速抢占市场，为科研工作和产业应用提供了高质量、低成本的新选项。

二、技术原理

1.模板扩增　模板需要放大信号，即通常说的建库，即把待测序的核酸进行扩增，几家NGS技术模板扩增主要有以下四种策略：

（1）乳液PCR［454（Roche），SOLiD（Thermo Fisher），GeneReader（Qiagen），Ion Torrent（Thermo Fisher）］：片段化的DNA模板与dNTP、引物和DNA聚合酶包在一个油滴中。在油滴中进行PCR扩增，最后得到成千上万份相同的DNA序列。

（2）固相桥式扩增（Illumina）：片段化的DNA模板分散到流通池（flow cell）上，与固定的引物结合，进行桥式扩增，从而形成很多DNA簇。

（3）固相模板移位［SOLiD Wildfire（Thermo Fisher）］：片段化的DNA模板与固定的引物结合，通过PCR扩增延长引物得到第二条链。然后经过部分变性，使得自由端可以与邻近的引物结合，再次扩增起到放大的效果。

（4）DNA纳米球（BGISEQ-500、MGISEQ-2000）：片段DNA加两次接头，然后进行滚环扩增，形成一个DNA纳米球，最后纳米球通过杂交的原理固定在阵列的流通池上。

2.测序技术

（1）基于连接的测序原理（SBL）——SOLiD & Complete Genomics：简单地说，SBL测序就是用1～2个已知碱基标记的探针与目标DNA杂交，然后再与下一个标记的探针连接，检测标记探针的信号，从而知道目标DNA的序列信息。

SOLiD的全称是Sequencing by Oligo Ligation Detection，即寡聚物连接检测，其基本原理是通过荧光标记的8碱基单链DNA探针与模板配对连接，发出不同的荧光信号，从而读取目标序列的碱基排列顺序。

华大基因的测序原理称为组合探针锚定连接（cPAL），是利用4种不同颜色标记的探针去读取接头附近的碱基，探针能够与DNA片段结合，T4 DNA连接酶连接探针（probe）和anchor，使探针稳定结合，从该探针携带的荧光基团的颜色判断出该位置是何种碱基。当一轮反应结束后，去除anchor-probe产物，重复上一轮步骤测序下一个碱基。

（2）基于合成的测序（SBS）：这个术语是用来描述依赖DNA聚合酶来测序的方法，但是SBS方法又可以分为循环可逆终止（CRT）和单碱基添加（SNA）两种方法。

虽然Qiagen公司的GeneReader也是采用CRT的测序原理，但是我们熟知的还是Illumina的CRT测序原理。4种dNTP被不同的荧光标记，每个循环结合一个互补的碱基，拍4次照，将4张照片重合，出现哪种荧光标记就可以确定是哪个碱基。反应之后荧光基团会被切除，露出3'羟基基团（3'-OH），从而又可以与下一个碱基连接。

另一种SBS测序方法称为单碱基添加（SNA），454焦磷酸测序和Ion Torrent都属于这种测序原理。SNA的方法依赖单个信号来标记每个测序的碱基。因为它不能终止反应，所以每次只能允许进一种碱基来防止继续延长。如果单碱基重复就会继续读取。454测序仪是第一台NGS测序仪，它的SNA系统是含有特定引物的珠子连同酶混合物一起进入PicoTiterPlate，当有一个碱基连入DNA链时，就会产生一个生物荧光信号，该信号可被相机捕获。Ion Torrent是第一台不用光学传感的测序仪，它是通过测序过程中产生的氢离子，使用CMOS-ISFET检测器通过检测pH来识别不同碱基，所以在有连续碱基重复的情况下，准确度不高。

三、优势和劣势

1.优势

（1）一次能够同时得到大量的序列数据，相比Sanger测序技术，通量提高了成千上万倍。

（2）单条序列成本非常低廉。

2.劣势

（1）序列读长较短，Illumina平台最长为250～300bp，454平台也只有500bp左右。

（2）由于建库中利用了PCR富集序列，因此有一些含量较少的序列可能无法被大量扩增，造成一些信息的丢失，且PCR过程中有一定概率会引入错配碱基。

（3）想要得到准确和长度较长的拼接结果，需要测序的覆盖率较高，这导致结果错误较多和成本增加。

四、应用领域

高通量测序是现阶段科研市场和临床检测的主力平台，科研领域应用主要包括基因组测序、转录组测序、群体测序、扩增子测序、宏基因组测序、重测序等。医学领域应用也十分广泛，主要包括出生缺陷筛查、癌症早筛、靶向药用药及个体化诊疗、遗传病筛查、病原微生物检测等。

第四节　长读长单分子测序技术及其应用

一、单分子测序技术及其应用

第三代测序技术——单分子测序技术，即利用现代光学、高分子、纳米技术等手段来区分碱基信号差异的原理，达到直接读取序列信息的目的。

短读长测序技术是使用较为广泛的测序技术，但是其存在读长短、无法解决超长重复基因组、无法准确将等位基因区分到亲本、无法识别大的结构变异、对高GC区域的测序偏向性及对可变剪切的鉴定能力有限等问题，因此，单分子测序技术的问世，使得基因组测序领域进入到一个全新的时代。单分子测序技术具有读长较长的优点，目前Pacbio Sequel平均读长可达10～15kb（最长＞40kb），在CCS模式下（即同一个DNA模板同时被检测多次，再进行互相校正），测序精度非常高。自2014年ONT推出其第一台袖珍型测序仪MinION以来，其测序技术已发展得越来越成熟，可以实现48张芯片同时运行，理想状态下，48小时可以产出的理论最大值达到15Tb，测序读长仅仅依赖于DNA分子长度，目前已报道的最大测序长超过1Mb。基于这些特点，第三代测序技术非常适用于一些对长度要求较高的临床和科学研究。

1. 基因组组装　目前单分子测序得到的序列平均读长可达几万个碱基对，可有效解决高重复和高杂合基因组拼接错误和GAP区域过长的问题，从而提升拼接结果的准确性和完整性。

Christophern等用低深度的PacBio数据与短读长高通量测序数据结合，完成了马达加斯加一种猴子基因组的拼接，contig数量仅为只用短读长高通量测序数据拼接的1/10。自2013年基于PacBio平台的单分子测序数据组装软件问世以来，基于单分子测序而不再依赖第二代测序数据的拼接技术蓬勃发展起来。但是由于算法复杂性的限制，早期的单分子组装分析主要应用在微生物上。2015年，第一个基于单分子的PacBio RS II平台测序的植物（复活草）基因组的发表，是植物基因组拼接的一个新的里程碑，组装拼接的长度从kB级别上升到Mb级别，拼接结果准确性高达99.999 95%，准确度接近Sanger数据的组装水平，但是长度有数量级的提升。此后，越来越多的植物基因组使用PacBio或Nanopore测序技术完成了高准确度和高完整度的拼接，如水稻、玉米、大豆、番茄、拟南芥、高粱等基因组。2016年，Shi等使用PacBio测序技术对中国人进行测序并完成第一个亚洲人的参考基因组"华夏一号"。"华夏一号"基因组组装策略结合了PacBio SMRT单分子实时测序技术和BioNano光学图谱分析技术，最终得到一个中国人个体的基因组接近完成图。其中PacBio数据产出超过103×覆盖度，BioNano数据产出超过101×覆盖度，de novo组装得到2.93Gb基因组，其Contig N50有将近10倍的提高，这也证实了第三代测序技术确实是基因组组装的超级神器，正式带领研究人员走入Mb级别的de novo基因组组装时代。继"华夏一号"之后，Bickhart等基于PacBio RS II单分子实时测序技术、BioNano光学图谱分析技术、第二代测序技术及Hi-C测序技术联合拼接，拼接的GAP数目达到649个，与已发表的山羊基因组相比，有400倍的提升，研究还证明了该拼接结果有效解决了长度超过1kb的重复结构，为反刍动物的进化研究提供了重要的证据支持。到目前为止，基于单分子测序的物种已超过百余个，人类对于物种奥秘的研究也进入了一个全新的时代。

2. 全长转录本测序　"长读长"可实现从5′端到3′端poly（A）尾的全长转录本测序，能够准确鉴定转录本异构体（isoform），因此能够从可变剪接、融合基因、等位基因表达等方面对转录表达进行精确分析。另一方面，"长读长"不再需要对转录本进行组装，因此可以更完整地对基因模型和转录的基因进行更全面的注释，用以改进参考基因组中的基因注释信息。

除此之外，基于"长读长"测序平台的不同特性，能够开发各类新型建库技术，从各个层面获取更多维度的信息，极大地丰富了RNA测序的内涵。

（1）poly（A）尾调控着信使RNA（mRNA）的半衰期、转运、翻译效率等关键生物过程。基于PacBio的CCS（circular consensus sequencing）测序方法具有准确性高的特性，通过改进建库方法，能够准确获得全长的转录本和它所带的完整poly（A）尾。通过全长转录本与poly（A）尾的关联分析，能够从更加丰富的维度解答和理解mRNA作为生命关键分子行使功能和调节生物学过程的细节。

（2）对生物样本中的RNA进行测序可以获得大量信息，然而目前大部分测序技术都只能获得RNA序列本身的碱基信息。RNA分子经历了大量的转录后修饰，这些修饰会影响其结构和相互作用特性，到目前为止，已经发现了150多种自然发生的RNA甲基化修饰，但是它们的绝大多数功能仍然难以捉摸。借助于ONT平台的直接RNA测序（direct RNA sequencing），能够在获得转录本全长序列信息的同时得到转录本单碱基水平的甲基化修饰信息。

（3）基于"短读长"的单细胞转录组测序通常只检测转录本3′端poly（A）前面的一段序列来对单细胞的基因表达进行定量分析，而通过联合单细胞建库技术和"长读长"测序，能够在单细胞水平对转录本的全长进行测序，使得单细胞分析的分辨率提高到转录本水平的表达信息和结构信息等层面。

3.病原微生物鉴定　　速度，是检测感染性疾病的核心要素。迅速而准确的病原微生物诊断，可以应用于临床定制化的治疗，并减少广谱抗生素的滥用。而作为临床诊断"黄金标准"的细菌培养和药敏试验，由于其低敏感度和低时效性（通常需要48～72小时），在感染早期的指导性作用不强。相对而言，分子生物学检测法可以把病原微生物的检测时间缩短到数个小时，但早期的检测手段仍有各种局限性，如PCR芯片或试剂盒只能检测特定的、有限数目的微生物种类，而如果对患者环境微生物样品（如唾液、粪便）进行直接测序（也称宏基因组测序），"短读长"测序的鉴定方法受其序列读长的限制，对微生物检测的特异度则较低。

"长读长"测序技术的出现，使我们对水体、土壤、肠道等环境微生物群落的观察进入了一个前所未有的阶段。这种深入的观察允许科学家在宏基因组中重建种、株级别的微生物基因组，在病原微生物鉴定中有非常巨大的优势。2011年，David等首次通过单分子实时测序技术（SMRT技术），对引起德国大规模暴发腹泻和溶血性尿毒症综合征的发病菌株进行了全基因组测序。研究发现，通过基因水平转移而产生高毒性志贺毒素的大肠埃希菌（Shiga toxin-producing enteroaggregative *E. coli* O104：H4）含有一个编码志贺毒素 2的原噬菌体，以及一套独特的附加毒力因子和抗生素耐药因子，细菌基因组高度的可塑性导致了新的病原体的产生。"长读长"测序在产生超长序列的同时，其单个碱基的测序质量相较"短读长"有所降低，即测序结果有较高的错误率。为了解决这个问题，Chin等在2013年提出了一种分级基因组组装方法（HGAP），将所有的read和最长的read进行比对，得到高精度的预组装序列，再用预组装序列进行拼接。和杂合组装方法相比，HGAP不需要用高精度的原始序列进行校正，成功地解决了大片段重复问题，并且通过一致性算法使最终组装好的序列准确率大于99.999%。纳米孔测序技术（Oxford Nanopore Technology，ONT）的出现，使测序结果真正可以做到实时产出，让病原微生物的检测进入了一个全新的时代。Charalampous等在2019年公布了基于ONT测序的宏基因组病原微生物检测方案，其可以在6小时内完成从样品DNA提取到成功鉴定下呼吸道感染患者的致病菌。该流程具体包括使用皂苷介导裂解患者痰液样本的人源DNA以提升微生物群落的相对丰度；快速文库制备；使用ONT测序仪实时测序获得数据，并通过实时数据分析，最终实现在检测敏感度高达96.6%的基础上，把样品准备时间缩短至4小时、数据分析时间缩短至2小时，为临床医生提供病原微生物的快速鉴定结果及药物敏感性分析结果，以实现治疗成功率最大化。

4. 表观遗传学 DNA是主要的遗传物质，由A、T、C、G四种碱基及核糖、磷酸基团等组成，在碱基上可以发生化学修饰，如胞嘧啶（C）的第五位碳原子发生甲基化，形成5-甲基胞嘧啶（5mC）是最常见的一种甲基化修饰，以及组蛋白修饰等。DNA甲基化参与基因表达调控、胚胎发育、X染色体失活及肿瘤的发生发展等生物学过程，为进一步阐述这些复杂的生物过程提供了新的方向。

检测甲基化的方法有很多，包括LC-MS/MS，采用色谱和串联质谱，对DNA甲基化进行检测；甲基化特异性PCR（methylation-specific PCR，MSP），对DNA进行重亚硫酸盐转化，未甲基化的C转变为尿嘧啶（U），随后用两对引物：特异性结合甲基化DNA的引物和特异性结合非甲基化DNA的引物进行PCR扩增等。其中，最常用的"金标准"是基于重亚硫酸盐转化后测序（bisulfite sequencing），可以准确检测出每个位点的甲基化情况，精度高、覆盖广。检测染色质开放区域甲基化的技术ATAC-Seq（assay for transposase accessible chromatin using sequencing），最早于2013年由斯坦福大学William Greenleaf和Howard Chang合作开发，可以快速捕获全基因组上处于开放状态的染色质区域。除了全基因组水平的甲基化研究外，对于单个细胞的甲基化，也有一些相应的方法。目前研究3D基因组的技术主要是基于空间邻近位点的配对连接，如Hi-C、ChIA-PET等，仅提供群体水平的染色质间的相互作用，而基于Hi-C和单细胞技术，可以实现在单分子水平上揭示多重染色质相互作用的高度异质性。

随着测序技术的发展，表观遗传学研究也有了一些新的研究进展。利用SMRT测序，通过检测不同修饰形式碱基在聚合反应中的动力学差异，直接对修饰的碱基进行测序，具有读长长、准确性高、不需要进行PCR等优势。例如，在5-hmC检测中，可通过SMRT测序技术和5-hmC的选择性化学标记方法来高通量检测5-hmC。借助聚合酶动力学带来的宝贵信息，可直接检测DNA甲基化，包括N^6-甲基腺嘌呤、5-mC和5-hmC，该技术为表观遗传学研究打开了一条通路。单分子测序技术能检测20种不同类型的DNA化学修饰，其中包括细菌DNA的三种甲基化类型（6mA、4mC和5mC），利用SMRT测序进行甲基化转移酶从头测序鉴定发现了细菌种类和相关菌株的多样性。近几年，人们对微生物组的研究大有兴趣，但对肠道微生物细菌甲基化的相关报道依然很少，2014年，美国加利福尼亚大学使用PacBio平台测定来自两个婴儿粪便的宏基因组DNA，测定了优势菌株 *Bacteroides dorei* 的DNA腺苷酸甲基化，研究发现腺苷酸甲基化对肠道菌群的存活影响较大，因其影响肠道微生物的营养、能量等的运输与转移。内蒙古农业大学乳品研究重点实验室研究团队利用PacBio测序技术对干酪乳杆菌 Zhang 和植物乳杆菌 P-8进行全基因组测序，发现干酪乳杆菌 Zhang存在6mA甲基化位点，而植物乳杆菌 P-8则没有。

由 Oxford Nanopore 开发的纳米孔测序技术，根据DNA/RNA通过纳米孔时产生的电流变化来检测通过的碱基类型及甲基化修饰情况。该技术不需要对DNA进行扩增，也不需要对DNA片段进行重亚硫酸盐处理，可对不同类型的甲基化包括5mC和6mA等直接进行实时单分子测序。其便携式测序仪MiniON，在一些特殊条件下如样品不易保存、发生疫情等时，可直接对目标样品进行测序，为实现快速检测提供了可能。利用第三代测序技术不仅能了解基因表观遗传信息，也为生物学和功能方面的应用开辟了新思路。

5.基因组重测序　长读长技术测序read平均长度达10kb以上且无GC偏好，能够全面而准确地获得全基因组的遗传变异。长读长测序技术在以下方面具有独特的检测优势：可以精准检测致病的结构变异（structure variant，SV）；可以直接测序串联重复序列和超高GC含量区域；可以直接单倍体定相。已经有研究显示，长读长技术在人类疾病研究中发现新的致病突变方面具有明显的优势。

在结构变异检测方面，长读长read几乎可以覆盖整个结构变异区域，并且能更精准地比对到含有结构变异信息的基因组重复序列区域。很多研究表明，长读长测序技术能够准确地检测致病的结构变异，并发现新的致病基因。在Merker等的一项研究中，一名临床诊断为Carney综合征（黏液瘤综合征）的患者前期通过基于疾病相关基因集的高通量全基因组测序测试结果显示阴性，未找到相关变异。然而通过长读长测序技术成功检测到致病基因*PRKAR1A*上长约2kb的杂合缺失突变。

有许多的人类疾病与串联重复序列的扩增相关。长读长read能跨越这些很长的、高GC含量的串联重复扩增区域，能直接检测到串联重复序列的扩增数目。脆性X染色体综合征是临床上较常见的遗传性疾病，也是与基因组上串联重复相关的疾病。它是由X染色体上*FRM1*基因5′端非转录区的一段CGG三核苷酸重复序列的非正常扩增引起的，大于200个CGG三核苷酸重复序列导致脆性X染色体综合征。长读长测序技术首次应用于检测*FMR1*基因CGG串联重复序列的长度，直接测得大于750个CGG三核苷酸重复序列，基本跨越整个串联重复区域。

单倍体定相在理解遗传模式、疾病易感的单倍体等方面具有重要作用。长读长测序技术凭借读长优势可以直接定向相距几千个碱基对到几万个碱基对的变异位点，这使得研究人员可以充分利用定相信息理解表型是如何受到单倍体型影响的，更精准地定位疾病易感的单倍体型及其关联基因。

二、人工合成长片段测序技术及其应用

单分子测序有效解决了短读长高通量测序读长短的劣势，另外，人工合成长片段技术也可以获得长读长的DNA序列信息，它巧妙地采用"共DNA条形码标记"（cobardocing）的方法，使用经济的第二代测序技术来对长DNA分子进行测序。早在2012年，华大智造首席科学家Radoje Drmanac就发布了cobardocing的技术，后续推出商业化试剂盒的是华大基因和10x Genomics，由于各种原因，10x Genomics公司关于DNA方面的产品已经停产。目前商业化推广较广的有华大基因的stLFR技术。stLFR（single-tube long fragment read）技术，即单管长片段测序技术，从2012年cobardocing的技术提出后，华大基因不断对该技术进行研发与优化，在2018年10月第13届国际基因组学大会上，华大基因发布MGIEasy stLFR文库制备试剂盒，这款试剂盒是全球首款采用无分隔单管共标记方法的长片段建库试剂盒，该试剂盒利用高精度短读长测序获得长

距离信息，融汇高通量、长读长和低成本的优点，被誉为"完美的WGS建库"。2019年4月，该技术的相关原理文章发表于 *Genome Research* 杂志，获得了同行的一致认可与好评，该技术可以应用于动植物基因组组装、单倍体构建、结构变异检测等。stLFR的建库是从长片段DNA开始，将转座复合体插入至长片段DNA中，然后再和带有barcode的read进行杂交，致使每个长片段DNA在被片段化的同时，来自相同DNA长片段的短read被加上了同种barcode，这样就可以通过barcode信息来区分不同长片段DNA的短read，兼顾了长度信息与测序的准确性。一般来讲，stLFR可以分析的DNA长度均值可以在50～70kb，超过80%的barcode下有且仅有1个长片段DNA，这使得stLFR技术相较于10x Genomics技术更类似于单分子长读长测序。

三、优势和劣势

1.优势

（1）建库时需要严格控制DNA起始量，因此所需DNA量非常少，仅1.5ng即可建库测序，这对于取样困难或者DNA提取艰难的材料是非常有利的。

（2）建库流程简单，所用设备大多为分子生物学实验室标准设备，不需借助昂贵的建库仪。

（3）相较于单分子测序，数据在后期分析时所需的运算时间与费用的消耗较小，降低了时间与经费成本。

（4）相比于高通量测序，不会显著增加成本，但是能够得到更多的长片段DNA分子信息，解决了重复区域read无法准确比对到原来位置的问题。

2.劣势

（1）由于测序时采用第二代测序仪测序，序列读长较短。

（2）建库时采用PCR富集，某些区域会被丢失。

四、应用领域

1. *de novo* 组装　stLFR技术兼顾了高通量测序的准确性与单分子测序的长片段信息，在 *de novo* 组装中有着独特的优势。人、虎头鱼、舌骨鱼、六斑刺鲀等基于stLFR技术的从头组装也都已经获得成功，Scaffold N50都达到Mb级别。这为获得与疾病相关的遗传变异、单倍体型提供了有力工具。

2.基因分型及结构变异检测　传统的全基因组测序（WGS）技术对基因组进行测序，无法区分不同的单体型，很难判定两个变异之间的关系，而stLFR技术借助其barcode所带有的长片段信息，可以清晰地检测出各变异位点上下游之间的关系，起到很好的分型效果。同样，借助barcode共享的原理，可以清晰地检测出存在缺失、异位等结构变异的区域。

3.高度同源区域的分析　高度同源区域序列相似度非常高，传统序列比对会获得很多多重比对或低质量比对的结果，但是通过barcode信息，用高质量唯一比对作为锚定，就可以准确地知道这些同源序列来自哪一个位置，大大改善同源区域的比对质量。

4.人类遗传病检测　基于其在分型与变异检测中的良好表现，可以在不依赖先证者或者三代家系的情况下提升胎儿无创检测和体外受精胚胎检测的准确度和覆盖率。

第五节　未来展望

在过去的40多年中，测序技术突飞猛进，发展迅速。测序的通量大大提高，测序价格大大降低。测序技术所产生的海量测序数据，促进了基础科学研究的转化应用，推动了遗传学、考古学、刑侦、临床医学等领域的快速发展。

然而，这还只是开始。测序仪的价格和大小、建库测序实验的复杂性、测序数据的读长和错误率，依然限制着测序技术在更多领域的应用和普及。理想的测序仪应该具有便携式、长读长、高精度、低成本、易操作、灵活通量等特性，以实现样本处理、文库构建、测序、数据分析流程的自动化和一体化。这将需要DNA提取技术、微流控技术、自动化技术的配套发展。纳米孔技术在DNA测序中的成功应用，促进了纳米孔单分子蛋白质测序技术的研发，这或将成为测序技术发展的又一热点。

随着测序技术的进一步发展，实现个人基因组端粒到端粒、完整无缝隙的染色体组装将不再是梦想。野心勃勃的遗传学家们希望对地球上的所有人进行测序，精确到对每个发育阶段的每个组织的每一个细胞都进行测序，无论是健康的还是病变的组织。分类学家、生态学家、微生物学家和进化生物学家则期望对所有有生命的物种（甚至是灭绝物种），甚至是整个生态系统的基因组进行测序。从长远来看，测序技术或将与显微镜一样，成为科学研究中最基础的工具。

测序技术的应用不会仅仅局限于基础科学研究。随着技术的发展，测序仪将如电脑和手机一样，普及千家万户，推动精准医疗、健康管理、传染性疾病防控、环境监控等多个领域的发展。

如何对测序所产生的海量数据进行压缩、存储、管理、实时分析和解析或将成为新的瓶颈。随着DNA存储技术的兴起和发展，DNA或许可以取代传统的硬盘，成为新一代存储介质，解决数据存储的问题。届时，DNA测序技术将成为数据读取的必要工具。

（尹　烨　方晓东）

参 考 文 献

杨焕明，2016. 基因组学. 北京：科学出版社.

尹烨，2018. 生命密码：你的第一本基因科普书. 北京：中信出版社.

Ardui S，Ameur A，Vermeesch J R，et al，2018. Single molecule real-time（SMRT）sequencing comes of age：applications and utilities for medical diagnostics. Nucleic Acids Research，46（5）：2159-2168.

Bayley H，2015. Nanopore sequencing：from imagination to reality. Clinical Chemistry，65（1）：25-31.

Butler J M，Buel E，Crivellente F，et al，2004. Forensic DNA typing by capillary electrophoresis using the ABI Prism 310 and 3100 genetic analyzers for STR analysis. Electrophoresis，25（10/11）：1397-1412.

Ceze L，Nivala J，Strauss K，2019. Molecular digital data storage using DNA. Nature Reviews Genetics，20（8）：456-466.

Chen L L，2016. Linking long noncoding RNA localization and function. Trends in Biochemical Sciences，41（9）：761-772.

Deamer D，Akeson M，Branton D，2016. Three decades of nanopore sequencing. Nature Biotechnology，

34（5）: 518-524.

Dong Y, He D, Peng Z, et al, 2017. Circular RNAs in cancer: an emerging key player. Journal of Hematology & Oncology, 10（1）: 2.

Garalde D R, Snell E A, Jachimowicz D, et al, 2018. Highly parallel direct RNA sequencing on an array of nanopores. Nature Methods, 15（3）: 201.

Goodwin S, McPherson J D, McCombie W R, 2016. Coming of age: ten years of next-generation sequencing technologies. Nature Reviews Genetics, 17（6）: 333-351.

Green E D, Rubin E M, Olson M V, 2017. The future of DNA sequencing. Nature, 550（7675）: 179-181.

Gupta I, Collier P G, Haase B, et al, 2018. Single-cell isoform RNA sequencing characterizes isoforms in thousands of cerebellar cells. Nature Biotechnology, 36（12）: 1197-1202.

Hert D G, Fredlake C P, Barron A E, 2008. Advantages and limitations of next-generation sequencing technologies: a comparison of electrophoresis and non-electrophoresis methods. Electrophoresis, 29（23）: 4618-4626.

Hunkapiller T, Kaiser R J, Koop B F, et al, 1991. Large-scale and automated DNA sequence determination. Science, 254（5028）: 59-67.

Kolmogorov M, Kennedy E, Dong Z, et al, 2016. Single-molecule protein identification by sub-nano pore sensors. PLoS Computational Biology, 13（5）: e1005356.

Kronenberg Z N, Fiddes I T, Gordon D, et al, 2018. High-resolution comparative analysis of great ape genomes. Science, 360（6393）: eaar6343.

Legnini I, Alles J, Karaiskos N, et al, 2019. FLAM-seq: full-length mRNA sequencing reveals principles of poly（A）tail length control. Nature Methods, 16（9）: 879-886.

Maxam A M, Gilbert W, 1977. A new method for sequencing DNA. Proceedings of the National Academy of Sciences, 74（2）: 560-564.

Ouldali H, Sarthak K, Ensslen T, et al, 2020. Electrical recognition of the twenty proteinogenic amino acids using an aerolysin nanopore. Nature Biotechnology, 38（2）: 176-181.

Sanger F, Nicklen S, Coulson A R, 1977. DNA sequencing with chain-terminating inhibitors. Proceedings of the National Academy of Sciences, 74（12）: 5463-5467.

Shen T, Pajaro-Van de Stadt S H, Yeat N C, et al, 2015. Clinical applications of next generation sequencing in cancer: from panels, to exomes, to genomes. Frontiers in Genetics, 6: 215.

Shendure J, Balasubramanian S, Church GM, et al, 2017. DNA sequencing at 40: past, present and future. Nature, 550（7676）: 345-353.

Van Dijk E L, Jaszczyszyn Y, Thermes C, 2014. Library preparation methods for next-generation sequencing: tone down the bias. Experimental Cell Research, 322（1）: 12-20.

Walter K, Min J L, Huang J, et al, 2015. The UK10K project identifies rare variants in health and disease. Nature, 526（7571）: 82-90.

White S, Kalf M, Liu Q, et al, 2002. Comprehensive detection of genomic duplications and deletions in the DMD gene, by use of multiplex amplifiable probe hybridization. American Journal of Human Genetics, 71（2）: 365-374.

Xuan L, Qu L, Zhou H, et al, 2016. Circular RNA: a novel biomarker for progressive laryngeal cancer. American Journal of Translational Research, 8（2）: 932-939.

Zubritsky E, 2002. How analytical chemists saved the human genome project or at least gave it a helping hand. Analytical Chemistry, 74（1）: 23a-26a.

第8章

基因检测技术

第一节 聚合酶链反应技术

进行分子遗传学研究和遗传诊断的一个前提条件是需要有足量的靶DNA或RNA序列。通常细胞中的每个基因只有两份拷贝，有些基因又只在少数组织中表达，或呈低水平转录，或两种情况兼而有之，这样从组织或细胞中只能提取微量的DNA或RNA分子，不能用于后续的遗传学研究或诊断工作。因此需用聚合酶链反应（polymerase chain reaction，PCR）进行体外扩增核酸序列，以达到后续实验要求。PCR、分子克隆和DNA序列分析技术已成为整个现代分子生物学和分子遗传学实验工作的基础。在这三种实验技术中，PCR出现最早，实际应用也最广泛。PCR技术的出现使对微量核酸（DNA或RNA）的操作变得简单可行，同时还可使核酸研究脱离活体生物。PCR技术的发明是分子生物学技术发展的里程碑，极大地推动了分子生物学及生物技术产业的发展。

一、PCR技术发展简史

DNA是遗传信息的载体，是遗传学研究的焦点。最初人们致力于研究核酸的体外分离技术，但是由于核酸含量少，一定程度上限制了DNA的体外操作。最早在1971年，Khorana提出了核酸体外扩增的设想：经过DNA变性，与合适的引物杂交，用DNA聚合酶延伸引物，并不断重复该过程便可合成tRNA基因。但由于当时基因序列分析方法尚未成熟，缺少热稳定DNA聚合酶，以及寡聚核苷酸引物合成技术尚不成熟，这种想法似乎没有实际意义。1983年的一天，美国科学家Kary Mullis博士孕育出了PCR技术的原型。经过两年的努力，他在实验上证实了PCR的可行性，于1985年申请了有关PCR的第一个专利，并于1987年获得授权，在*Science*杂志上发表了第一篇PCR的学术论文。从此PCR技术得到了生命科学界的普遍认同。1993年Kary Mullis因此获得了诺贝尔化学奖，PCR成为遗传与分子分析的根本性基石。在以后的10多年里，PCR方法不断被改进，从原来只能用DNA作为模板，发展到可以用RNA作为模板，即反转录PCR，这就使得从真核生物中扩增目的基因变得很容易。PCR技术是一种核酸扩增方法，也可以用于检测样品中有无目的基因存在。其经过进一步发展现在已经可以测量样品中原始模板的具体数量，即定量PCR（quantitative PCR，q-PCR）。PCR扩增的片段长度也从原先只能扩增含几千个碱基对的DNA序列到目前已能扩增长达几万个碱基对的DNA片段。PCR也从单纯用来扩增基因发展成为能够将两个基因连接起来的技术，节省了限制性内切酶消化和连接酶连接的步骤，这就是所谓的克隆PCR。之后，PCR方法不断与其他方法联合应用，到目前为止已报道的PCR方法有几十种之多。

总之，PCR方法自建立以来发展很快，已有一系列PCR方法被设计出来，并广泛应用于遗传学、微生物学乃至整个生命科学研究中。PCR技术的建立大大推动了生命科学的发展，并将在生命科学研究中发挥更大的作用。

二、PCR技术的原理

PCR的基本工作原理是以拟扩增的DNA分子为模板，以一对分别与模板互补结合的寡聚核苷酸片段为引物，在热稳定DNA聚合酶的作用下，以半保留复制的机制沿着模板链延伸直至完成。连续不断地重复这一过程，可使目的DNA片段得到扩增。因为每一步新合成的DNA片段也可以作为下一轮反应的模板，因而PCR可使DNA的合成量在一定范围内呈指数增长（图8-1）。

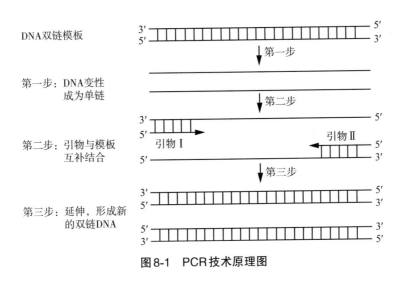

图8-1 PCR技术原理图

三、PCR的基本成分

PCR反应包含6种主要成分：模板DNA、特异性引物、热稳定DNA聚合酶、脱氧核苷三磷酸、阳离子及缓冲液。

（一）模板DNA

模板DNA是待扩增的目标核酸。基因组DNA、质粒DNA、噬菌体DNA、预先扩增的DNA、cDNA和mRNA等几乎所有形式的DNA和RNA都能作为PCR反应的模板。尽管PCR反应对模板的纯度要求不是很高，经过标准分子生物学方法制备的样品并不需另外的纯化步骤，但样品中的有些成分仍然可以影响PCR过程。虽然模板的长度不是PCR扩增的关键因素，但小片段模板的PCR效率要高于大片段分子。除了纯化的DNA或RNA外，PCR还可以直接以细胞为模板，如大肠埃希菌就可以直接作为模板进行PCR扩增。

（二）特异性引物

特异性引物是能够与靶DNA互补结合的一段寡聚核苷酸，决定了PCR扩增的位置，因此是PCR特异性的关键环节。只有当两条引物都能够与模板DNA中的特异靶序列形成稳定的双链结构，才能保证其特异性。一般来说，引物越长，靶序列的特异性越高。但长引物容易形成自身二级结构，进而影响与模板DNA的配对，因此在引物设计时应选择合适的引物长度。

（三）热稳定聚合酶

热稳定DNA聚合酶是PCR技术实现的关键。它是从嗜热微生物中分离获得的。根据不同研究目的已开发出不同的DNA聚合酶，如Pfu Taq DNA聚合酶能够降低碱基错误率、long-Taq DNA聚合酶能够扩增更大片段等。商品化的DNA聚合酶中也有将不同用途的DNA聚合酶混合使用的，以发挥其各自的特点。

（四）脱氧核苷三磷酸

脱氧核苷三磷酸（deoxy-ribonucleoside triphosphate，dNTP）是合成DNA的"零件"。标准PCR体系中包含4种等摩尔浓度的dNTP，即dATP、dTTP、dCTP和dGTP。dNTP要有一定的浓度，在常规PCR中每种dNTP的浓度一般在$200 \sim 250\mu mol/L$。在$50\mu l$反应体系中，这种dNTP浓度能够合成$6 \sim 6.5\mu g$的靶基因DNA。高浓度dNTP（$>4mmol/L$）对扩增反应有抑制作用。商品化的dNTP原液中去除了可能抑制PCR的磷酸盐，并将pH调高以防止原液在冷冻与融化时损坏dNTP的分子结构。但是一般建议对dNTP进行分装并保存在$-20℃$，使用时避免反复冻融。

（五）阳离子

游离的二价阳离子是所有热稳定DNA聚合酶所必需的。一般可以采用Mg^{2+}或Mn^{2+}。由于dNTP、寡核苷酸和DNA都能结合Mg^{2+}，因此反应体系中阳离子的浓度必须超过dNTP和引物来源的磷酸盐基团的摩尔浓度。提高Mg^{2+}浓度可以提高PCR产量，但会降低反应的特异性。由于二价离子浓度的重要性，最佳浓度需要根据不同的引物与模板用实验的方法确定。

PCR过程中也包含一价阳离子（通常是K^+），这对于扩增超过500bp的片段是有利的。一般KCl的浓度为$70 \sim 100mmol/L$。

（六）缓冲液

PCR过程中，DNA聚合酶需要相对稳定的pH，缓冲液（buffer）中含有Tris-HCl，能够将缓冲液的pH稳定在$8.3 \sim 8.8$。

四、PCR的基本操作

不同实验目的及与不同实验方法的结合使得PCR操作过程有很多种，但是基本的3个步骤是一致的，即变性、退火和延伸：①变性，升高温度使模板DNA完全变性成为单链DNA，同时也使引物自身和引物之间存在的局部双链或二聚体得以消除；②退火，将温度下降至适宜温度，使引物与模板DNA按照碱基互补原则结合；③延伸，将温度升高，使得热稳定DNA聚合酶以dNTP为底物催化合成新的双链DNA，一般来讲延伸温度为72℃。以上3个步骤为1个循环，每条模板DNA可以合成两条新的双链DNA分子，同时新的双链DNA分子又可以作为下一轮合成的模板，经过多次循环后即可达到扩增DNA片段的目的。

五、聚合酶链反应条件优化

（一）引物的优化

引物的特异性是PCR的关键因素。由于基因组中碱基的数量非常庞大，因此可以用以下公式计算一段寡核苷酸引物与一条线性的随机排列的DNA序列中某一段完全配对的概率：

$$K = \left(\frac{g}{2}\right)^{G+C} \times (1-g)^{A+T}$$

式中，K是该寡核苷酸出现在DNA序列中的频率；g是该DNA序列分子的$G+C$的含量；G、C、A、T是特定的寡核苷酸中相应核苷酸的数目。对于一个大小为N（N为核苷酸数）的双链基因组，它与特定的寡核苷酸互补的位点数目n可用公式$n = 2NK$计算。

由于基因组中存在大量的重复序列和基因家族，上述计算并不能完全反映实际情况。为了尽量减少非特异性问题，在引物合成前最好在GenBank数据库中进行Blastn比对，以确保引物序列的特异性。

表8-1列出了一些关于常规PCR中寡核苷酸引物设计的信息，一些软件（如Primer Premier）也可以很好地进行PCR引物的辅助设计。

表8-1　PCR引物特性及优化设计原则

特性	优化设计
碱基组成	G＋C含量应在40%～60%，4种碱基要均匀分配
长度	一般为18～25个核苷酸长度，上下游引物长度差别一般不大于3bp
重复和自身互补序列	不能有超过3bp的反向重复序列或自身互补序列
上下游引物的互补性	一个引物的3′端序列不能结合到另一个引物的任何位置上
解链温度（T_m）	两个引物的T_m相差不能大于5℃，扩增产物与引物的T_m值相差不能大于10℃
3′端	尽可能使每个引物的3′端碱基为G或C，但不能使3′端有NNCG或NNGC序列

（二）二价阳离子的优化

一般情况下二价阳离子是热稳定聚合酶必需的条件。Mg^{2+}的作用主要是 dNTP-Mg 与核酸骨架相互作用，并能影响DNA聚合酶的活性，Mg^{2+}的浓度在0.5～5mmol/L调整，在调整了dNTP的浓度后要相应调整Mg^{2+}的浓度。Mg^{2+}浓度对PCR扩增效率影响很大，浓度过高可降低PCR扩增的特异性，浓度过低则影响PCR扩增产量甚至使PCR扩增失败而扩增不出条带。通常商品化的缓冲液中会标注含有Mg^{2+}的浓度，可以在PCR前通过预实验来筛选Mg^{2+}的最佳浓度。

（三）变性温度和时间

双链DNA模板的变性温度是由双链中氢键数量决定的，因此G＋C含量是影响变性温度的主要因素，模板DNA的G＋C含量越高，熔解温度也越高。变性的时间由模板DNA分子的长度来决定，DNA分子越长，两条链完全分开所需的时间也越长。如果变性温度过低或时间太短，模板DNA中往往只有富含A-T的区域被变性，随着温度的降低，模板DNA将会重新复性变成天然结构。

在应用 Taq DNA聚合酶进行PCR时，变性往往在94～95℃条件下进行。为了使大分子模板DNA充分变性，如果以基因组DNA为模板，则在PCR的第一个循环中把变性时间延长为5分钟。但也有学者认为对于线性DNA来说，这种延长不但没有必要，有时还会有害。因此，对于G＋C含量≤55%的线性DNA模板，常规PCR的变性条件是94～95℃变性45秒，G＋C含量＞55%时需要更高的变性温度或增加变性时间。

（四）退火温度

退火是使引物和模板DNA结合的复性过程。复性过程采取的温度（T_a）至关重要。复性温度过高，引物不能与模板很好地复性，会降低扩增效率。复性温度太低，引物与模板DNA将产生非特异复性，导致非特异性DNA片段的扩增。虽然退火温度可以通过理论计算，但没有任何一个公式适用于所有长度和不同序列的寡核苷酸引物。最好在比两条寡聚核苷酸引物的熔解温度低2～10℃时进行系列预实验来对复性条件进行优化，或者通过梯度PCR来确定最佳退火温度。一般来说，退火温度通常比理论计算的引物和模板的熔解温度低3～5℃。目前普通的PCR仪均有梯度功能，优化退火温度比较容易。

（五）延伸时间

寡核苷酸引物的延长，是在热稳定DNA聚合酶催化DNA合成的最适温度条件下将"零件"转配成"链条"的过程。对于 Taq DNA聚合酶，最适温度一般为72～78℃；在这一温度下，Taq DNA聚合酶的合成速率约为2000bp/min。但是，一般在设定延伸时间时按照1000bp/min的速率进行计算，如产物预计为1500bp，则延伸时间设定在1.5分钟。

（六）循环数目

PCR扩增所需的循环数取决于反应体系中起始的模板拷贝数及引物延伸和扩增的效率。一旦PCR进入几何级数增长期，反应就会一直进行下去，直至某一成分成为限制因素，但是也不能无限扩增。对于 Taq DNA聚合酶，在一个含有10^5个拷贝的靶序列的反应体系中进行30次循环后就能达到上述的理想情况。

第二节　定量PCR技术

最初PCR技术是为了扩增目标核酸而设计产生的，只能对基因检测做定性的分析，也就是只针对特定基因的检测做出有或无的判断，无法精确地定量目的基因的数量，使得医学诊断中有关量化的问题始终无法获得解决，不但制约了PCR质量控制标准的建立，也限制了其在临床上的广泛应用。虽然在实际应用过程中许多科研人员也进行了许多尝试，如通过设置内标及竞争性PCR方法来间接推算检测样品的相对含量，但是其自身操作上的种种局限也限制了其应用范围。而定量PCR技术的诞生解决了这一问题。

一、定量PCR发展和技术优势

1992年出现了实时定量PCR（real-time quantitative polymerase chain reaction，real-time PCR）技术。最早的思路，即实时看到PCR反应的整个过程，采用溴化乙锭进行标记，在普通PCR仪器的基础上再配置一个激发和检测的装置，第一台实时定量PCR仪就诞生了。

美国Applied Biosystems公司于1996年推出了第一台真正意义上的实时荧光定量PCR仪。所谓实时荧光定量PCR是指在PCR中加入荧光基团，通过连续监测荧光信号出现的先后顺序及荧光信号强弱的变化，计算目的基因的初始量，通过与加入已知量的标准品进行比较，可实现实时定量。

相对于终点法定量PCR技术，实时荧光定量PCR技术具有明显的优势：①操作简便、快速、高效，具有很高的敏感性、重复性和特异性；②在封闭的体系中完成扩增并进行实时测定，大大降低了污染的可能性，荧光检测法节省了扩增后的电泳操作；③可以通过不同的引物设计在同一反应体系中同时对多个靶基因分子进行多重扩增。实时荧光定量PCR技术实现了PCR从定性到定量的飞跃，以其快速、特异性强、灵敏度高、重复性好、定量准确、可实时监测、全封闭反应等优点已经成为分子生物学研究中的重要技术。

二、荧光阈值和循环阈值

荧光阈值（threshold）是在荧光扩增曲线指数增长期设定的一个荧光强度标准（即PCR扩增产物量的标准）。循环阈值（cycle threshold value，Ct）即PCR扩增过程中扩增产物的荧光信号达到设定的荧光阈值时所经过的扩增循环次数（图8-2）。Ct值与荧光阈值有关。

实时荧光定量PCR方法采用始点定量的方式，利用Ct的概念，在最初指数扩增的开始阶段进行检测，此时样品间的细小误差尚未放大且扩增效率恒定。从图8-3的重复实验中可以看出，尽管平台期的DNA拷贝数波动很大，但Ct是相对固定的，因此该Ct值具有极好的重现性。

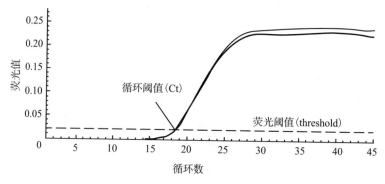

图8-2 荧光阈值和循环阈值

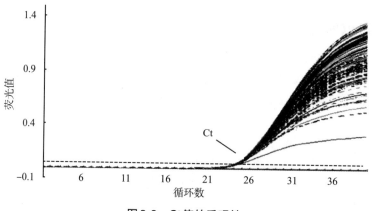

图8-3 Ct值的重现性

三、实时荧光定量PCR中的荧光化学物质

目前根据所使用荧光化学物质和原理的不同，实时荧光定量PCR技术所使用的荧光化学材料主要分两类：荧光染料和荧光探针。其中荧光探针又可分为水解探针、分子信标、双杂交探针和复合探针等。荧光染料法和TaqMan探针法使用较为普遍。

（一）荧光染料法

荧光染料法是一种扩增非特异性序列的检测方法，是实时荧光定量PCR最早使用的方法，所使用的荧光染料能够镶嵌到双链DNA中，是一种DNA结合染料。染料与DNA双链结合时在激发光源的照射下发出荧光信号，其信号强度与双链DNA分子的数量成正比。随PCR产物的增加，PCR产物与染料的结合量也增大。不镶嵌入DNA双链中的染料不会被激发出任何荧光信号。目前主要使用的染料分子是SYBR Green Ⅰ。该染料分子能与DNA双链的小沟特异性结合。游离的SYBR Green Ⅰ几乎没有荧光信号，但结合DNA后的荧光信号可呈百倍增加，因此PCR扩增的产物越多，SYBR Green Ⅰ结合得越多，荧光信号也就越强，从而可以对任何目的基因定量。

荧光染料的优势在于其使用方便，不需要设计复杂的荧光探针，检测方法变得简便，检测的成本低。此外，它能监测任何双链DNA序列的扩增，没有引物特异性，可以用于各种模板。但正是由于荧光染料能和任何双链DNA结合，它也能与非特异的双链DNA（如引物二聚体）结合，使实验产生假阳性信号，引起结果误差。引物二聚体的问题目前可以用熔解曲线（melting curve）来解决，区分特异性和非特异性扩增。此外，PCR引物的设计和反应条件的优化对消除非特异性荧光都有很大帮助。总体来说，SYBR Green Ⅰ方法是一种最基础和方便的实验手段，它可通过熔解曲线来评价引物的特异性，还可以通过将模板进行梯度稀释来评价引物的扩增效率。因此，可以用SYBR Green Ⅰ方法来研究最适的反应条件。

由于SYBR Green Ⅰ对PCR有一定的抑制性，并且荧光强度较低，稳定性差，近来对SYBR Green Ⅰ存在的缺点开发了一些性能改进的染料，如SYBR Green ER、Power SYBR/Eva Green TM等，其基本原理没有变化。

（二）TaqMan探针法

TaqMan探针是水解探针的代表，也称为外切核酸酶探针，TaqMan探针法是美国PE公司于1996年开发的一种实时荧光定量PCR技术。其基本原理是利用 *Taq* 酶天然的 $5' \rightarrow 3'$ 核酸外切酶活性，即 *Taq* DNA聚合酶能够裂解双链DNA $5'$ 端的核苷酸，释放出单个寡核苷酸。基于 *Taq* DNA聚合酶的这一特性，依据目的基因设计合成一个能够与之特异性杂交的探针，该探针的 $5'$ 端标记报告基团（荧光基团），$3'$ 端标记猝灭基团。正常情况下两个基团的空间距离很近，构成了荧光共振能量转移（FRET）关系，荧光基团因猝灭而不能发出荧光，因此只能检测到 $3'$ 端荧光信号，而不能检测到 $5'$ 端荧光信号。PCR扩增时，引物与特异探针同时结合到模板上，探针结合的位置位于上下游引物之间。当扩增延伸到探针结合的位置时，具有 $5' \rightarrow 3'$ 核酸外切酶活性的 *Taq* DNA聚合酶将探针 $5'$ 端连接的荧光分子从探针上切割下来，使两个荧光基团分离，破坏了两个荧光分子间的FRET，从而发出荧光，切割的荧光分子数与PCR产物的数量成正比（图8-4和图8-5）。因此，根据PCR体系中的荧光强度即可计算出初始DNA模板的数量。常用的报告基团有FAM、JOE、HEX、TET、VIC等，猝灭基团有TAMRA、Eclipse等。

TaqMan探针技术的出现解决了荧光染料非特异性的缺点，反应结束后不需要进行寡核苷酸熔解曲线分析，缩短了实验时间。由于TaqMan探针对目标序列有很高的特异性，特别适合于SNP等高准确性的检测。但是，TaqMan探针只适合于一个特定的目标。此外，由于TaqMan针两侧的荧光基团和猝灭基团相距较远，猝灭不彻底，本底较高，而且该方法容易受 *Taq* DNA聚合酶的 $5' \rightarrow 3'$ 核酸外切酶活性的影响。

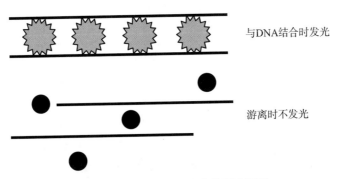

与DNA结合时发光

游离时不发光

图8-4 SYBR Green发光的基本原理

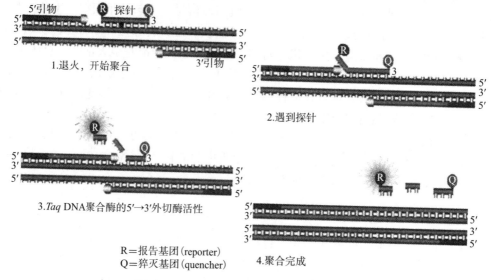

1.退火，开始聚合

2.遇到探针

3.*Taq* DNA聚合酶的5′→3′外切酶活性

R＝报告基团（reporter）
Q＝猝灭基团（quencher）

4.聚合完成

图8-5　TaqMan探针定量PCR的基本原理

四、荧光定量PCR的绝对定量

绝对定量方法需要浓度已知的标准品。由于所使用的标准品中目的基因的量是可以精确测定的，因此可将标准品稀释成不同浓度的样品，并作为模板来进行PCR。以标准品拷贝数的对数作为横坐标，以Ct值作为纵坐标，可绘制出一条标准曲线。对未知样品进行定量时，根据未知样品的Ct值，即可从标准曲线方程中推算出样品的起始拷贝数（图8-6）。实时荧光定量PCR实现了初始模板的绝对定量，而且其检测灵敏度高（可以检测到低拷贝的目的基因），可以区分微小的拷贝数差异，测定范围很广（$10^1 \sim 10^{10}$拷贝）。

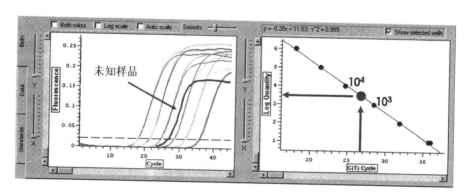

图8-6　绝对定量PCR的原理

绝对定量的标准品范围较广，可以是纯化的质粒双链DNA或体外转录的RNA，也可以是体外合成的单链DNA。对于质粒DNA，一般采用PCR或RT-PCR扩增出目的片段（DNA或cDNA片段），然后将目的片段与克隆载体相连，转入宿主菌中，待菌体扩增后提取重组质粒。酶切鉴定并测序正确的质粒DNA即可作为未知DNA或RNA定量时的标准品。在进行RNA的绝对定量时，也可选用体外转录的RNA作为标准品。标准品的用量可根据DNA和RNA的浓度和分子量将其转换成其拷贝数来确定。拷贝数的计算公式为

$$拷贝数 = \frac{质量}{分子量} \times 6.02 \times 10^{23}$$

标准曲线对定量结果至关重要，因为样本的浓度完全是通过标准曲线来确定的。在制作标准曲线时，应至少选择5个稀释度的标准品，涵盖待测样本中目的基因可能出现的全部浓度范围。对于绝对定量来说，选取合适的标准品是定量准确的关键，一般应满足以下两个条件：①标准品与目的基因必须保持较高的同源性，两者应具有一致的扩增效率；②标准品的定量影响因素必须一致。这就要求标准品的扩增序列与样本完全一致，制备的标准品纯度要高，不应含有影响定量的因素（如DNA酶）。

五、荧光定量PCR的相对定量

在有些研究中，只需要确定基因相对表达差异，不需要对基因进行绝对定量，如某基因在经过某种处理后表达量是增加了还是减少了，用相对定量的方法就可以得到结果。相对定量是一种更普遍、更简单的方法。机体的细胞中，一些管家基因的表达量是相对恒定的，这些基因可被用作内部参照（简称内参）基因。相对定量就是通过检测目的基因相对于内参基因的表达变化来实现定量的。正确选择内参可以平均起始样本质和量的误差，以及反应效率的误差。内参须满足以下条件：①在研究中样本之间的表达是相似的；②处理因素不会影响其表达；③与待测基因同时进行相同的扩增。在开始实验之前，须对所选择的内参进行上述分析。

（一）管家基因法相对定量

一般推荐使用内源性管家基因（housekeeping gene）作为内参基因，管家基因的主要作用如下：①用于与目的基因拷贝数的比较；②作为内对照补偿待测样本核酸抽提过程中造成的目的基因变异，以及反映反应体系内是否存在PCR扩增的影响因素；③参照物标准化。管家基因在各种组织中是相对恒定表达的，所以可以用管家基因的量作为某种标准，比较不同来源样本目的基因表达量的差异。通常选用的管家基因有GAPDH、β_2-tubulin、β-actin、cyclophilin、rRNA和16S等。尽管在大多数情况下这些管家基因的表达非常稳定，但最近有报道认为这些管家基因的表达在某些情况下会发生变化。也就是说，并不是任何管家基因都适合任何实验。在选择内参基因时，应仔细考虑各种因素，选择合适的管家基因组合。也可以先选择几个可能适合的管家基因，通过实验和BestKeeper、GeNorm和qBest软件筛选适合的管家基因。使用管家基因进行相对定量不仅比绝对定量更加简单、经济，而且也更为准确，但是管家基因毕竟与目的基因存在较大的异源性，所以在反应过程中会出现扩增效率不一致的问题。下面将介绍比较Ct相对定量的方法。

（二）比较Ct法的相对定量

用比较Ct相对定量法进行基因表达定量时，来自同一样品的目的基因和内参基因

都要进行实时荧光定量PCR，定量的结果由目的基因与内参基因Ct之间的差值（ΔCt）来反映。因为使用了参照样品，比较Ct法可以比较不同组织和不同实验处理组基因表达的变化。

$-2^{\Delta\Delta Ct}$法所用公式如下：

$$X = X_0 \times (1+E_x)^n$$

式中，X是第n次循环后的目标分子数；X_0是初始目标分子数；E_x是目的基因的扩增效率，n是循环数。

$$X_t = X_0 \times (1+E_x)^{Ct_x} = K_x$$

式中，X_t是目的基因达到设定阈值时的分子数；Ct_x是目的基因扩增达到阈值时的循环数；K_x是一个常数。

内参基因也有同样的公式：

$$R_t = R_0 \times (1+E_r)^{Ct_r} = K_r$$

式中，R_t是内参基因达到设定阈值时的分子数；R_0是初始内参分子数；E_r是内参基因的扩增效率；Ct_x是内参基因扩增达到阈值时的循环数；K_r是一个常数。

用X_t除以R_t，可以得到K

$$\frac{X_t}{R_t} = \frac{X_0 \times (1+E_x)^{Ct_x}}{R_0 \times (1+E_r)^{Ct_r}} = \frac{K_x}{K_r} = K$$

假设目的基因与内参基因的扩增效率相同，$E_x - E_r = E$。则：

$$K = X_n \times (1+E)^{\Delta Ct}$$

式中，X_n表示经过均一化处理过的初始目的基因量；ΔCt表示目的基因和内参基因Ct的差值（$Ct_x - Ct_r$）。整理上式得

$$X_n = K \times (1+E)^{-\Delta Ct}$$

最后，用任一样本（q）的X_n除以参照样品（cb）的X_n。得到：

$$X_{n,\,q}/X_{n,\,cb} = \frac{K \times (1+E)^{-\Delta Ct_q}}{K \times (1+E)^{-\Delta Ct_{cb}}} = (1+E)^{-\Delta\Delta Ct}$$

如果对反应条件进行优化使扩增效率接近1，那么实验样本经均一化处理后相对于参照样品就是$2^{-\Delta\Delta Ct}$。

公式中参照样本的选择是根据不同的实验类型确定的，其应用有以下3种情况。

（1）某种方法处理后的样本相对于未处理样本的基因表达差异：将未处理的样品表达量设为1×，那么可以得到经过某种处理后相对于未处理样品的基因表达差异。

（2）检测基因在不同时间的表达差异：假设某个基因在某一个时间的表达量为

1×，则可比较基因在其他时刻的表达量相对于其在0时刻表达量的变化。

（3）比较基因在不同组织中的表达差异：将用作参照的组织中目的基因表达量设定为1×，那么目的基因在待测组织中的表达量用相对于参照组织的 N 倍表示。

该方法的优点是不需要标准曲线，但其公式的应用要满足两个条件：①目的基因与内参基因要有相同的扩增效率；②要使扩增效率达到最佳（接近于100%），这主要通过一系列反应体系与条件的优化来实现。由于不同的扩增效率会导致该方法结果的错误，因此该方法须检测扩增效率是否一致。

具体来说，在进行 $2^{-\Delta\Delta Ct}$ 相对定量实验时，实验体系中必须包含实验组和参照组、目的基因和内参基因。

$$\Delta Ct\,目的基因＝Ct（目的基因）－Ct（同一样本的内参基因）$$

$$\Delta\Delta Ct\,目的基因＝实验组\,\Delta Ct\,目的基因－参照组\,\Delta Ct\,目的基因$$

$$相对倍数（实验组/参照组）＝2^{-\Delta\Delta Ct\,目的基因}$$

$2^{-\Delta\Delta Ct}$ 法也有不足之处，主要在于没有考虑PCR扩增效率对定量结果的影响，将PCR扩增效率设为100%。而实际扩增过程中，随着PCR的进行，产物增多，引物和底物减少，DNA聚合酶的活性降低，扩增效率必定会下降，因此，扩增效率很难达到100%，从而导致计算结果存在误差。

六、实时荧光定量PCR实验中应注意的问题

（一）扩增片段的设计

实时荧光定量PCR反应中，PCR扩增片段应位于基因的保守区段。使用不同技术时扩增片段长度有所区别：SYBR Green Ⅰ技术要求扩增片段不大于500bp，TaqMan探针技术要求扩增片段长度在50～150bp。短扩增片段比长扩增片段的扩增效率更高，这是因为短扩增片段PCR中在92～95℃的模板变性温度时更易变性，使引物和探针在退火阶段能更有效与其互补序列结合，降低来源于基因组扩增的污染，同时缩短了扩增时间。

（二）优化方案

1. Mg^{2+} 会通过影响 *Taq* DNA聚合酶的活性影响PCR反应　一般来讲 Mg^{2+} 的浓度过低可影响Taq酶最佳活性的发挥。Mg^{2+} 的浓度过高，会增加非特性扩增。一般来说，对于以DNA或cDNA为模板的PCR，应选择2～5mmol/L的 Mg^{2+}；对于以mRNA为模板的RT-PCR，一般应选择4～8mmol/L的 Mg^{2+}。

2. 模板的质量是影响PCR扩增的效率因素　模板应在−20℃保存，避免反复冻融。用TE溶液溶解和稀释模板，能大大延长保质期。模板的浓度应根据Ct值选择。通常情况下，使Ct值位于15～30个循环比较合适，基因组DNA的模板浓度在50ng至5pg之间选择，质粒DNA在 10^6 拷贝数左右选择。

3. PCR抑制子　通常用于消除抑制子的办法是将样本进行稀释，但是在某些条件下，抑制子的浓度高，而模板量少，稀释法就不再能达到好的效果，反而会使反应的敏

感度降低，所以进行荧光定量PCR研究时最好选用纯化的模板。

4.设计反应性能良好的PCR引物非常重要　现在有很多专业的软件可以帮助设计引物。如果用SYBR Green I方法，PCR引物不能形成可检测出的引物二聚体条带。表8-2给出了一些引物设计的要求。

表8-2　实时荧光定量PCR引物设计要求

项目	要求
引物长度	17～25bp
GC含量	40%～60%（45%～55%最佳）
T_m值	正向引物和反向引物的T_m不能相差太大，在4℃以内为佳 T_m值的计算使用专用软件 Oligo：63～68℃ Primer 3：60～65℃
引物序列	A、G、C、T整体分布尽量均匀 不要有部分的GC富含区或AT富含区（特别是3′端） 避开T/C（多聚嘧啶束）或A/G（多嘌呤）的连续结构
3′端序列	3′端碱基最好为G或C 尽量避免3′端碱基为T
互补序列	避开引物内部或两条引物之间有3个碱基以上的互补序列
特异性	使用Blastn检索确认引物的特异性

5.探针的设计应遵循以下原则　探针长度应在20～40个碱基，保证特异性结合；GC含量在40%～60%，以保证反应能有较高的特异性和PCR所需的足够的T_m值；不能与引物发生杂交和重叠；探针与模板结合的稳定程度要大于引物与模板结合的稳定程度，因此探针的T_m至少比探针高出5℃；探针在5′端不应含有G，以避免报告荧光素的荧光在探针切割后发生猝灭。此外，探针的浓度、探针与模板序列的同源性、探针与引物的距离都对实验结果有影响。

6.引物和探针的浓度可影响实时荧光定量PCR反应的特异性　引物浓度太低会使反应不完全；若引物浓度太高，则发生错配，并且产生非特异产物的可能性会大大增加。对于大多数PCR，0.5μmol/L是合适的引物浓度，若初次选这个浓度不理想，可在0.3～1.0μmol/L进行引物浓度的筛选，直至获得满意结果。探针的浓度在0.05～0.30μmol/L，可以在这个基础上再进一步优化。

7.引物的稳定性　一般从生物技术公司合成的引物是以干粉形式运输的，使用时用TE溶液溶解，使其最终浓度为100μmol/L，分装后在−20℃保存。避免反复冻融导致探针降解。

8.退火温度　首次试验的退火温度比T_m值小5℃，然后增加或减少1～2℃进行选择，一般退火温度根据经验进行选择，经验值有时与T_m值有较大的差距，可以利用梯度PCR仪筛选。

9.循环数　一般的实时荧光定量PCR只需25～30个循环便可获得满意的结果，但是对于那些极微量的待测样本而言，适当增加循环数可以提高反应的检出限，建议循环数为 40 ～ 45 个。但是并非循环数增加得越多，其敏感性就会越高。实际上，当循环数增加到某一值时，敏感性将不再升高。

第三节　DNA 测序技术

DNA 序列或基因序列是使用一串字母表示的真实的或者假设的携带基因信息的 DNA 分子的一级结构，是遗传信息的载体。这些遗传信息能够在亲代和子代中进行传递并转化为其他生物信息，控制个体表型。DNA 测序（DNA sequencing）又称基因测序（gene sequencing），是对 DNA 分子的核苷酸排列顺序进行测定的一种技术，即测定组成 DNA 分子的腺嘌呤（A）、胸腺嘧啶（T）、胞嘧啶（C）与鸟嘌呤（G）的排列顺序。人类基因组由 A、T、G、C 四个碱基组成，碱基排序的纷繁复杂蕴藏着几千年来人类未知的秘密：它不仅控制生物生命活动的各种信息，决定个体的生物学性状，对人类健康与疾病也有重要的影响。基因测序技术帮助人类揭开了这个秘密，实现了对未知序列的测定、对重组 DNA 方向和结构的确定及对突变进行定位和鉴定等研究。基因测序技术是分子生物学研究中最常用的技术之一。随着科学技术的进步，近年来快速更新的基因测序技术测序成本不断降低，改变了人类医疗前景，极大地推动了生命科学和医学的研究进展。

基因测序技术在蛋白质和 RNA 测序技术之后出现。在基因测序技术研究的最初阶段借鉴 20 世纪 60 年代发展起来的 RNA 测定技术，称为小片段重叠法。1965 年 *Science* 杂志上发表的 Robert Holley 对酵母丙氨酰 -tRNA 序列的 76 个核苷酸序列的测定就是采用该技术完成的。1975 年 Frederick Sanger 及其团队发明了 "加减法" 来测定 DNA 序列。该团队于 1977 年引入双脱氧核苷三磷酸（ddNTP），形成了双脱氧链终止法，极大地提高了 DNA 序列测定的效率和准确性。1977 年，Allan Maxam 和 Walter Gilbert 也报道了通过化学降解法实现 DNA 序列的测定。Frederick Sanger 的双脱氧链终止法及 Allan Maxam 和 Walter Gilbert 的化学裂解法的问世标志着 DNA 测序技术进入一个稳步发展的阶段。Sanger 测序技术目前仍然是最主要的小片段 DNA 测序技术。后来发明的多种 DNA 测序技术，大部分是在此基础上形成的。20 世纪 80 年代，随着仪器制造、计算机软件技术及分子生物学技术的快速发展，科研人员采用荧光对 DNA 进行标记，取代了之前使用的放射性同位素标记，这一改变使得自动化测序技术取得了突破性进展。20 世纪 90 年代初，美国的 Mathies 实验室首先提出阵列毛细管电泳（capillary array electrophoresis）新方法，并采用集束化的毛细管电泳代替凝胶电泳，使得测序仪有了重大改进，大大提高了测序的精准度。20 世纪 80 年代末，出现了一种新的测序技术，即杂交测序法，这是一种不同于化学降解法和 Sanger 测序法的测序方法。杂交测序法采用标准化的高密度寡核苷酸芯片，能够大幅度降低检测的成本且测序速度快。21 世纪初期，人类基因组计划完成，人类进入了功能基因组学时代。传统的测序方法远不能满足需求，新的 DNA 测序技术不断出现，如 454 测序技术、Solexa 测序技术、SOLiD 测序技术、新型纳米孔测序技术等。测序新技术将大大提高测序效率，第一代和第二代测序技术比较常用。

一、第一代测序技术

传统的化学降解法、双脱氧链末端合成终止法，以及在它们的基础上发展出来的各种DNA测序技术，如荧光自动测序技术、杂交测序技术，统称为第一代DNA测序技术。第一代测序技术曾经在分子生物学研究中发挥过重要的作用，如人类基因组计划的完成主要基于第一代测序技术。

DNA链末端合成终止法

1. DNA链末端合成终止法（Sanger法）测序技术原理 DNA链末端合成终止法与化学降解法的区别在于前者是利用DNA合成时的末端终止，后者需要对原DNA进行解旋变性和化学降解。Sanger法仍然是现阶段小片段测序的常用方法，其基本原理是将2′,3′-双脱氧核苷酸（ddNTP）掺入到合成的DNA链中，由于聚合酶链延伸需要3′-OH基团，而双脱氧核糖上没有3′-OH基团，因此不能与下一个核苷酸反应形成磷酸二酯键，导致DNA合成反应终止。因此只要是双脱氧核苷掺入链的末端，该链就停止延长，若链端掺入单脱氧核苷，链就可以继续延长。最后获得4组分别以各自双脱氧碱基为3′端的一系列长度不等的DNA片段。通过高分辨率变性聚丙烯酰胺凝胶电泳或毛细管电泳分离这些片段，随后利用放射自显影，根据片段3′端的双脱氧核苷便可依次读出合成片段的碱基排列顺序（图8-7）。

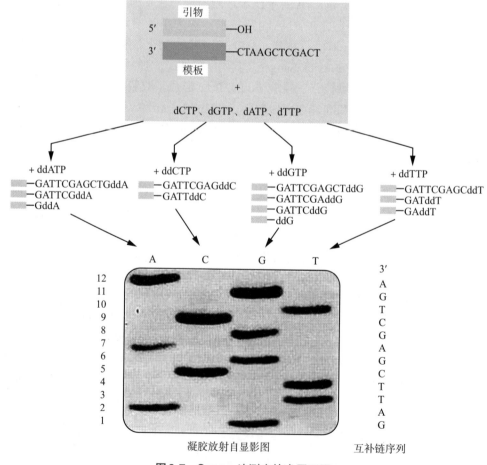

图8-7 Sanger法测序技术原理图

DNA链末端合成终止法操作简便、应用广泛。后来发展形成的多种DNA测序技术部分是基于此法，其中最重要的当属荧光自动测序技术。荧光自动测序技术基于DNA链末端合成终止法原理，所不同的是用荧光标记代替同位素标记，避免了放射性对实验人员的伤害，并且采用成像系统进行自动检测，使得DNA测序速度更快、准确性更高。荧光自动测序技术采用不同的荧光分子标记4种双脱氧核苷酸，然后进行Sanger测序反应，反应产物经平板电泳或毛细管电泳后分离后，通过4种激光激发不同大小DNA片段上的荧光基团，使之发射出4种不同波长荧光，检测器采集荧光信号，并依此确定DNA碱基的排列顺序。

2. DNA链末端合成终止法（Sanger法）技术方法　操作程序是按DNA复制和RNA反转录的原理设计的，主要按以下步骤进行。

（1）测序模板的准备：由于DNA链末端合成终止法技术基于DNA聚合反应，因此待测的模板要纯，尽量避免非特异性扩增。模板可以是载体DNA，也可以是PCR扩增产物；可以是DNA，也可以是RNA；可以是双链，也可以是单链。

（2）反应液的配制：在4支试管中分别加入适当的引物、模板、4种dTNP和DNA聚合酶（如以RNA为模板，则用反转录酶），再在上述4支管中分别加入一种一定浓度的ddNTP（标记同位素或者荧光基团的双脱氧核苷酸）。

（3）扩增反应：引物与单链模板（如以双链作模板，要进行变性处理）结合后，在DNA聚合酶作用下从5′端向3′端进行延伸反应。当ddNTP掺入时，由于它在3′端位置没有羟基，故不与下一个dNTP结合，从而使链延伸终止。ddNTP在不同位置渗入，可产生一系列不同长度的新的DNA链。

（4）变性凝胶电泳或毛细管电泳：利用变性聚丙烯酰胺凝胶电泳技术同时分离4支反应管中的反应产物，由于每一反应管中只加一种ddNTP（如ddATP），则各管中各种长度的DNA都终止于该种碱基（如A）处，所以凝胶电泳中该泳道不同带的DNA 3′端都为同一种双脱氧碱基。随着电泳技术发展，毛细管电泳技术被引入DNA链末端合成终止法中，不但增加了电泳的精确性，而且通过自动化技术提高了测序的效率。

（5）显影和序列读取：根据4个泳道的编号和每个泳道中DNA条带的位置直接从显影图谱上读出与模板链互补的新链序列。

二、第二代测序技术

DNA测序技术是发展最快的生物技术之一，随着技术进步，第二代测序技术逐渐发展并成熟。它逐渐克服了第一代测序技术操作步骤烦琐、效率低和速度慢等缺点，可以用于快速完成基因组这样的大规模测序工作。第二代测序［边合成边测序（sequencing by synthesis）］平台包括罗氏公司的454测序平台、Illumina公司的Solexa Genome Analyzer测序平台，以及使用连接法测序（sequencing by ligation，SbL）的ABI公司的SOLiD测序平台。在保证基因组测序准确度的前提下，第二代测序技术操作程序逐步优化，测定通量急速增加，测试成本也呈快速下降趋势。

（一）454测序法

454技术可以说是第二代测序的奠基技术。2005年底，454公司推出了基于焦磷酸测序法的高通量基因组测序系统——Genome Sequencer 20 System。这是第一个"边合成边测序"的技术，*Nature*杂志以里程碑事件进行报道，其使用了纳米技术、微流体技术和微阵列技术，可以通过拼接短小至几十个碱基的DNA片段测出完整的基因组，速度为每小时600万个碱基。一个研究人员使用一台仪器就能在100天内轻松地完成30亿碱基对的人类基因排序，这是DNA测序技术的重大进展。454公司序列读取法的速度远远超过末端终止法，而且成本大大降低。

1. 454测序法的原理　是将PCR扩增的单链与引物杂交，与DNA聚合酶、ATP硫酸化酶、萤光素酶、三磷酸腺苷双磷酸酶、底物萤光素酶和5′-磷酸硫腺苷共同孵育，然后dNTP即按照碱基配对的原则依次连接到引物上。在每一轮测序反应中，只加入一种dNTP，若该dNTP与待测模板配对，DNA聚合酶可以将其合成至新的DNA链中并释放出等物质的量的焦磷酸基团（PPi）。ATP硫酸化酶在过硫酸铵存在的情况下催化焦磷酸形成ATP，ATP驱动萤光素酶介导的荧光素向氧化荧光素（oxyluciferin）转化，氧化荧光素发出与ATP量成正比的可见光信号（图8-8）。ATP和未渗入的dNTP由三磷酸腺苷双磷酸酶降解，猝灭光信号，并再生反应体系，然后加入下一种dNTP，如此循环。

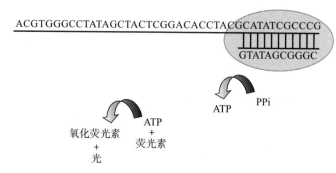

ACGTGGGCCTATAGCTACTCGGACACCTACGCATATCGCCCG
GTATAGCGGGC

图8-8　焦磷酸测序的技术原理

2. 454测序法的技术流程

（1）DNA文库准备：将基因组DNA打碎成300～800bp长的片段，在单DNA的3′端和5′端分别连上序列已知的不同的接头。

（2）连接：带有接头的单链DNA文库被固定在特别设计的DNA捕获磁珠上。每一个磁珠携带了一个独特的单链DNA片段引物。随后扩增试剂将磁珠乳化，形成油包水的混合物，形成了只包含一个磁珠和一个独特片段的微反应器。

（3）扩增：在微反应器中，每个独特的片段各自独立扩增，排除了其他可能竞争或污染序列的行扩增，随后打破磁珠乳化混合物，扩增的片段仍然结合在磁珠上。

（4）测序：携带DNA的捕获磁珠被放入只能容纳一个磁珠（20nm）的直径为29μm的PTP板中进行测序。放置在4个单独试剂瓶里的4种碱基，依照T、A、C、G的顺序依次循环进入PTP板，每次只进入一个碱基。如果发生碱基配对，就会释放一个焦磷酸。这个焦磷酸在ATP硫酸化酶和萤光素酶的作用下，经过合成反应和化学发光反应后将荧光素氧化成氧化荧光素，释放出荧光信号，该信号将被仪器配置的高灵敏度CCD捕获。一旦一个碱基和测序模板配对，就会捕获到一分子的光信号，按照光信号的顺序就可以准确、快速地确定待测模板的DNA序列。

454测序技术也称为焦磷酸测序，与其他第二代测序技术相比，454测序法的优点是读长。目前运用454测序原理的GS FLX测序系统的序列读长已超过400bp。

（二）Solexa测序技术

Illumina Solexa测序技术最由Solexa公司开始研发，利用了其专利核心技术"DNA簇"和"可逆性末端终结"（reversible terminator），是一个实现自动化样本制备及基因组数百万个碱基大规模平行测序的技术。Illumina公司于2007年花费6亿美元收购了Solexa并将该技术商品化。现阶段国内大部分Illumina公司的基因测序仪均以其为技术原理。Solexa技术的商品名称为Genome Analyzer，作为新一代测序技术平台，具有高准确性、高通量、高灵敏度和低运行成本等突出优势，可以同时完成传统基因组学（测序和注释）及功能基因组学（基因表达及调控、基因功能、蛋白质/核酸相互作用）的研究。

1. Solexa测序法的原理　Solexa测序方法以单分子阵列技术为基础，其基本原理仍然是SBS/SbL。在第一代测序方法的基础上，通过技术创新，采用不同颜色的荧光标记4种不同的dNTP，当DNA聚合酶合成互补链时，每增加一种dNTP就会释放出一种荧光，根据捕捉的荧光信号顺序并经过计算机软件处理，获得待测DNA的序列信息。Solexa测序中首先将基因组DNA打成几百个碱基（或更短）的小片段，在片段的两个末端加上序列已知的接头（adapter）。下一步将待测的DNA片段与芯片相结合，由于芯片表面连接有一层单链引物，因此可以与带有接头序列的片段通过碱基互补的方式结合。这种方式可以将DNA片段一端"固定"在芯片上。另外一端（5′端或3′端）随机和附近的另外一个引物互补，也被"固定"住，两头被固定的DNA片段形成一个所谓的"桥"（bridge）。经过反复30轮扩增，每个待测片段得到了1000倍扩增，成为单克隆DNA簇。这种扩增过程可以使每个待测DNA片段产生的荧光信号放大，以利于荧光信号的检测。DNA簇产生之后，扩增子被线性化，测序引物随后杂交在目标区域一侧的通用序列上。在测序时加入改造过的DNA聚合酶和带有4种荧光标记的dNTP。与末端终止法不同的是这些核苷酸是"可逆终止子"，因为3′羟基端带有可化学切割的部分，它只容许每个循环掺入单个碱基。此时，用激光扫描反应板表面，读取每条模板序列第一轮反应所聚合上去的核苷酸种类。接下来，将这些基团化学切割，恢复3′端黏性，继续聚合第二个核苷酸。反应将如此循环直到每条模板序列都完全被聚合为双链。这样，统计每轮收集到的荧光信号结果，就可以得知每个模板DNA片段的序列。目前的配对末端读长可达到2×150碱基，更长的读长也能实现，但错误率会增高。读长会受到多个引起信号衰减的因素所影响，如荧光标记的不完全切割。

2. Illumina Solexa Genome Analyzer测序的操作流程

（1）测序文库的构建：首先准备基因组DNA（虽然测序公司要求样品量要达到200ng，但在很多样品有限的实验中100ng也能够获得较好的效果），然后将DNA随机片段化成几百个碱基或更短的小片段，并在两头加上特定的接头。对mRNA的测序需要先将RNA反转录成cDNA，然后再片段化并加上接头，或者在RNA片段化后将其反转录成cDNA，然后加上接头。片段的大小（insert size）对于后面的数据分析有影响，可根据需要来选择。对于基因组测序来说，通常会选择几种不同大小的片段，也就是构建不同大小的文库，以便在组装时获得更多的信息。

（2）锚定桥接：Solexa测序的反应在被称作流动池的玻璃管中进行，流动池又被细分成8个泳道（lane），每个lane的内表面有无数被固定的单链接头。上述步骤得到的带接头的DNA片段变性成单链后与测序通道上的接头引物结合形成桥状结构。

（3）预扩增：添加未标记的dNTP和普通*Taq* DNA聚合酶进行固相桥式PCR扩增，单链桥形待测片段被扩增成为双链桥形片段。通过变性，释放出互补的单链，锚定到附近的固相表面。通过不断循环，将会在流动池的固相表面上获得上百万条成簇分布的双链待测片段。

（4）单碱基延伸测序：在测序的流动池中加入4种荧光标记的dNTP、DNA聚合酶及接头引物进行扩增，在每一个测序簇延伸互补链时，每加入一个被荧光标记的dNTP就能释放出相对应的荧光，测序仪通过捕获荧光信号，并通过计算机软件将光信号转化为测序峰，从而获得待测片段的序列信息。从荧光信号获取待测片段的序列信息的过程称为碱基识别（base calling）。Illumina公司碱基识别所用的软件是Illumina's Genome Analyzer Sequencing Control Software和Pipeline Analysis Software。测序的读长会受到多个引起信号衰减的因素的影响，如荧光标记的不完全切割。随着读长的增加，错误率也会随之上升。

Illumina Solexa测序方法所需样品量少、通量高、精确性高，最重要的是拥有简单易操作的自动化平台且分析功能强大。它可以同时检测上亿个核苷酸片段，特别是针对基因组测序时成本仅需要常规方法的1%。与传统的Sanger测序技术相比，其不需要建库与克隆挑取的工作，每次反应只需7.5小时，即可得到1亿个核苷酸序列，测序速度是传统Sanger法的100倍。Illumina Solexa技术不受物种限制，对人、动物、微生物、植物都可进行研究；具有高灵敏度、精确性及重复性；无须预先知道模式物种基因组序列，特别适合未知基因组物种的基因组测序；无须合成探针，可直接进行全基因组表达研究；不需要实验假设的支持；可以检测到单拷贝分子的变化；没有传统方法的荧光背景噪声的干扰。Illumina Solexa测序技术是目前遗传分析和功能基因组等研究领域应用最为广泛的测序技术。

三、第三代测序技术

目前出现了以单分子、长读长为特点的第三代测序技术，包括生物科学公司（BioScience Corporation）的HeliScope单分子测序仪（HeliScope single sequencer），太平洋生物科学公司（Pacific Biosciences）的单分子实时DNA测序技术［single molecule real time（SMRT）DNA sequencing technology］和牛津纳米孔技术公司（Oxford Nanopore Technologies Ltd）的纳米孔单分子测序技术等。第三代测序技术在测序的读长、测序速度等方面均大大优于第二代测序技术，但是，目前第三代测序技术应用还未及第二代测序技术广泛。

（一）HeliScope测序技术

HeliScope测序仪是由Quake团队设计开发的，它也是一种循环芯片测序设备。与第二代测序技术不同的是，由于其采用了一种高灵敏度的荧光探测仪，可以对单链DNA模板进行合成法测序，因此，HeliScope测序技术无须对测序模板进行扩增。HeliScope测序技术一般有以下步骤：①将基因组DNA切成随机的小片段DNA分子，并在每个DNA片段末端加上poly（A）尾。②通过poly（A）尾和固定在芯片上的poly（T）杂交，将待测模板固定到芯片上，制成测序芯片；HeliScope测序技术的前两个步骤与Illumina Solexa大体一致。③借助聚合酶将荧光标记的单核苷酸掺入引物中，采集荧光信号，切除荧光标记基团，进行下一轮测序反应直至获得完整的序列信息。根据最近的报道，经过数百轮这种单碱基延伸可以获得25bp或更长的测序长度。

（二）纳米孔单分子测序技术

在纳米孔测序技术中，DNA分子被称为外切核酸酶，以一次一个碱基的速度通过小孔。外切核酸酶可以准确地区分4个DNA碱基编码（A、T、C、G），此外，该方法可以检测出该碱基的甲基化，一个单孔能在70天左右测定一个完整的基因序列。纳米孔技术不需要荧光标记物就能直接并快速"读"出DNA。使用该技术经济性较高，促使进行大量重复实验成为可能。纳米孔公司已经研发出包含几百个纳米孔的芯片，该芯片可以在一台机器上操作，能快速并且廉价地进行大量DNA的排序。

基因测序技术飞速发展，测序更快、方法更简便、成本更低。花费1000美元测一个人基因组的目标已经基本达到。简便、快速、经济的基因测序技术，可以对人类熟悉的物种基因进行测序，指导科研工作者更合理地进行实验设计，进而推动生物进展；另外，基因测序技术的飞速发展对人类进入精准医疗时代也具有促进作用。

第四节　生物芯片技术

生物芯片的技术基础是分子杂交技术（technique of molecular hybridization），又称核酸杂交技术，是现代分子生物学技术与工业技术相结合的方法，是利用探针和靶分子的结合反应从分子水平探讨组织细胞内特定基因的表达变化规律并阐明细胞功能调节机制的一种极为重要的方法。从广义上讲，抗原-抗体、外源性凝集素-糖类、亲和素-生物素、受体-核酸也属于分子杂交技术。

生物芯片（biochip或bioarray），又称蛋白质芯片或基因芯片，是起源于DNA杂交探针技术与半导体工业技术相结合的结晶，指通过微加工技术和微电子技术在固相基质表面构建的生物化学或分子生物学分析微型系统，以实现对生命机体的组织、细胞、蛋白质、核酸、糖类及其他生物组分的准确、快速与大信息量的检测。生物芯片的特点是微型化、自动化和高通量。

美国加州旧金山Affymetrix公司Fodor等从固相支持物上合成多肽中得到启发，灵活运用了照相平版印刷、计算机、半导体、激光共聚焦扫描、寡核苷酸合成、荧光标记、DNA分子杂交及分子生物学的其他技术，研制成功了世界上第一块DNA芯片。目前，Affymetrix仍然是世界最大的生物芯片制造商，其制造的芯片不但用于基因或其产物的表达水平研究，还能够用于基因测序。

一、生物芯片的分类

根据探针分子的不同、研究对象的不同和制作工艺的差异，可以将生物芯片分为以下几种。

（一）基因芯片

基因芯片又称DNA微阵列或DNA芯片，是生物芯片技术中最基础的也是发展最成熟及最先进入应用和实现商品化的领域。基因芯片是基于DNA互补杂交原理研制的，是指将大量的探针分子固定于固相支持物上，然后与标记的样品分子进行杂交反应，通过对杂交信号的分析获取样品分子的数量和序列信息。

根据基因芯片的用途，基因芯片可以分为全基因组表达谱芯片和DNA测序芯片；根据所用的基因探针类型的不同，基因芯片可以分为microRNA芯片、cDNA芯片和寡核苷酸芯片；根据应用领域的不同，可将基因芯片称为各种专用型芯片，如病毒检测芯片、表达谱芯片、指纹图谱芯片、诊断芯片、测序芯片、毒理学芯片等。目前Affymetrix公司还提供芯片定制服务。

（二）蛋白质芯片

蛋白质芯片也称蛋白质微阵列，是指将大量蛋白质有规则地固定到某种介质载体上，利用蛋白质与蛋白质、酶与底物、蛋白质与其他小分子之间的相互作用，定量分析检测目标蛋白质的一项技术。蛋白质芯片与基因芯片的原理相似，但比基因芯片要复杂一些，主要因为蛋白质比DNA更难以在固相支持物表面合成，并且定位于固体表面的蛋白质易于改变空间构象而失去生物活性。但是由于蛋白质是基因表达的最终产物，因此比基因芯片更能反映生命活动的本质，应用前景更为广泛。

（三）组织芯片

组织芯片也称为组织微阵列，是将病理学技术与微阵列技术相结合，将大量不同个体的组织标本按预先设计或研究需要排列在一张固相载体上所形成的组织微阵列。组织芯片最大的便利之处在于可以对大量组织标本同时进行检测，只需一次实验过程即可完成普通实验所需的几十至几百次相同的实验操作，缩短了检测时间，减少了不同染色玻片之间人为造成的差异，使得各组织或穿刺标本间对某一生物分子的测定更具有可比性。组织芯片已经在肿瘤研究、病原体检测、药物筛选、新药毒理学、形态学教学中广泛应用，但是组织芯片一般还需要按照组织学诊断方法进行，难以自动化分析。

（四）细胞芯片

细胞芯片又称为细胞微阵列，是以活细胞为研究对象的一种生物芯片。细胞芯片技术实际上是一种高通量的基因反向转染技术，一般指充分运用纤维技术或纳米技术，利用一系列力学、电磁学、几何学等原理，在芯片上完成对细胞的捕获、固定、平衡、运输、刺激及培养的精确控制，并通过微型化的化学分析方法，实现对细胞样品的多参数、高通量、连续原位信号检测和细胞组分的理化分析等研究目的。目前已发展的细胞芯片有整合的微流体细胞芯片、微量电穿孔细胞芯片、细胞免疫芯片等。

此外，随着生物技术和工业技术的不断发展，生物芯片技术还衍生出糖芯片、微流路芯片、微流控芯片等技术。

二、生物芯片的工作原理

所有生物芯片工作原理都包括4个基本步骤：芯片的构建、样品的制备、生物分子的相互反应和结果检测分析（图8-9）。

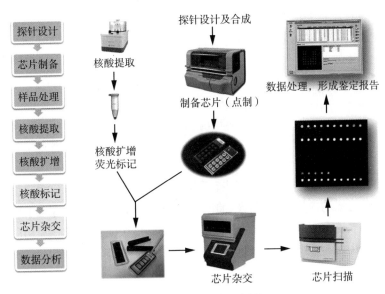

图8-9 基因芯片流程图

（一）芯片的构建

因芯片种类较多，制备方法也存在差异。以基因芯片为例，基因芯片的制备方法基本上可以分为原位合成法和点样法两大类。原位合成法是采用光导化学合成和照相平版印刷技术在载体（玻璃片、金属片、硅胶片、各种有机高分子制作的薄膜等）表面合成寡核苷酸探针，适合于商品化、规模化的高密度基因芯片制备和应用领域。点样法又称合成后交联法，利用手工或自动点样装置将寡核苷酸链探针、cDNA 或基因组 DNA 点在经特殊处理的载体上。它包括接触法和喷墨法两种，适合于研究单位根据需要自行制备规模适中的基因芯片。

（二）样品的制备

对于基因芯片，DNA 或 mRNA 样品在反应前必须进行 PCR 扩增以提高检测灵敏度，RNA 样品需要先反转录成 cDNA。在基因芯片技术中需要对目的基因进行标记，标记的方法有荧光标记法、生物素标记法、核素标记法等，目前使用最普遍的是荧光标记法，样品的标记在 PCR 扩增或反转录过程中加入。

对于蛋白质芯片，由于其检测对象包括蛋白质、酶的底物或其他小分子，因此需要对被测蛋白质用荧光剂、酶或其他特异性物质进行标记，然后与生物芯片上的生物分子进行相互作用。非核酸类的生物大分子，因为其结构相对比较复杂，无法有效进行扩增，因此灵敏度要求更高。

（三）生物分子反应

对于基因芯片，杂交反应发生在核酸样品和探针之间，属于固-液相杂交。反应时需要对探针和样品的量、浓度、反应温度、反应时间、反应速率等因素进行优化。反应完成后，需要将未反应的分子和非特异性结合的生物分子片段去除，以避免背景干扰。

对于蛋白质芯片，先将芯片与被测样品溶液在适宜温度下孵育一定时间，然后洗涤去未反应的分子，再根据标记物的不同或直接检测（如荧光标记）或显色后检测（如酶标记）。

（四）反应结果检测分析

生物芯片和样品反应完毕后需要对反应结果进行检测分析。在每个芯片的制作过程中都应设计一个判断结果的根据，将每个点的荧光密度或灰度除去背景干扰后与判据进行比较，根据信号的有无、大小来进行定性或定量的分析。

对于基因芯片，应根据标记物不同而采用不同的检测方法。目前关于生物识别信号的获取，荧光标记法的应用最为广泛，此外诸如电化学检测、表面等离子体共振、石英晶体微天平等技术也有很大发展。对于蛋白质芯片，由荧光标记的芯片用激光共聚焦显微镜进行扫描，由酶标记的芯片显色后用CCD相机进行扫描。另外还有质谱法、化学发光法、同位素标记法等技术。

三、生物芯片的应用

基于生物芯片非常广泛的用途和价值，美国在1998年6月29日宣布正式启动生物芯片计划，随后世界各国加强了对生物芯片研发的投入。

（一）基因测序

基因芯片利用固定探针与样品进行分子杂交产生的杂交图谱而排列出待测样品的序列，这种测定方法快速，应用前景十分广阔。芯片技术测序的精准度很高，能辨别SNP，当基因组序列中的单个核苷酸发生突变时，就会引起基因组DNA序列变异。

（二）寻找新基因

利用大规模集成电路的手段控制固相合成的成千上万个基因片段探针，并把它们有规律地排列在指头大小的硅片上，然后将要研究的材料（如DNA或cDNA）用荧光标记后在芯片上与探针杂交，再通过激光显微镜对芯片进行扫描，并配合计算机系统对每一个探针上的荧光信号做出比较和检测，从而迅速得出所需的信息。生物芯片可对大量信息进行处理，适于分析细胞的基因表达谱。该方法具有许多优点，如检测目标DNA密度高，样本用量少，自动化程度高，适合大量筛出新基因，使发现新基因的速度大大提高，尤其在后基因时代，基因芯片技术将大显身手。

（三）疾病诊断

基因芯片在感染性疾病、遗传性疾病、重症传染病和恶性肿瘤等疾病的临床诊断方面具有独特的优势。芯片技术可以在一张芯片上同时对多名患者进行多种疾病的检测，无须机体免疫应答反应，能及早诊断；待测样品用量小，能特异性检测病原微生物的亚型及变异，可帮助医生及患者从"系统、血管、组织和细胞层次"转变到"DNA、RNA、蛋白质及其相互作用层次"上，以了解疾病的发生、发展过程。这些特点使得医务人员在短时间内可以掌握大量的疾病诊断信息。此外，用于疾病诊断的芯片适于大量生产，能够减少患者的经济负担。

（四）药物筛选

生物芯片在药物靶标的发现、多靶位同步高通量药物筛选、药物作用的分子机制、药物活性及毒性评价方面都有其他方法无法比拟的巨大优越性，可大大节省新药开发时间和经费；也适用于对产生不良反应的药物进行重新评价，可以对特定的患者群体进行精准医疗。

在短短的几年里，生物芯片技术已在生物学、医药、农业、环保和食品科学等领域获得广泛的应用。目前，生物芯片所涉及的生物、医药、化学、物理、微电子等领域都有了长足发展，在今后的一段时间里，生物芯片的研究将针对提高芯片的特异性、简化性、准确性及生物芯片的集成化、微型化、便携化等方面进行。

第五节 微流控技术

微流控芯片又称芯片实验室（lab-on-a-chip），目前已发展成为当今世界上最前沿的科技领域之一。1990年Manz与Widmer首次提出微型全分析系统的概念，"lab-on-a-chip"是以芯片为平台的微全分析系统，在2003年被评为影响世界未来15年最重要的发明之一。微流控芯片已经发展成为一个生物、医学、化学等学科交叉的崭新研究领域。该技术在一块几平方厘米的芯片上集成生物和化学等领域涉及的样品制备、反应与检测，来完成不同的生物或化学实验过程，并对其产物进行分析。

微流控芯片（microfluidic chip）是通过微电子机械系统（MEMS）技术将微型生物化学分析单元构建在固体芯片表面，实现对蛋白质、核酸及其他生化组分准确、快速和大信息量的检测。简单地讲，就是将生物、化学、医学实验室等搬到一个芯片上。微流控芯片以微流控技术为基础，微流控（microfluidics）技术是使用微管道（数十到数百微米）操纵微小流体（纳升到阿升）。微流控的一个重要特征是在微尺度环境下具有独特的流体性质，如层流和液滴。借助这些独特的流体性质，微流控可以实现很多常规方法所难以完成的微操作。

当前生物芯片有两大种类：微阵列芯片和微流控芯片。微阵列芯片有基因芯片、蛋白质芯片等形式，它的基础是静态亲和杂交技术，微流控芯片有毛细管电泳芯片、PCR芯片等形式，它的基础是微流体控制技术。微流控芯片具有更广泛的类型与用途，可以开发出生物计算机、基因测序与蛋白质测序等分析系统，成为系统生物学尤其是系统遗传学重要的技术基础。

一、微流控芯片的原理

微流控芯片以微管道为网络，将微泵、微阀、微储液器、微电极、微检测元件等连接在一起，构建一个微流路系统。然后将实验与分析过程转移到芯片结构上，对加入微通道中的流体进行控制与分离测定，以完成多种分析功能。微型反应器是常用的用于生物化学反应的结构，如毛细管电泳分离、PCR、酶反应和DNA杂交反应的微型反应器。其中比较容易在微流控芯片上实现，也是发展最快的技术是电压驱动的毛细管电泳。芯片上的毛细管通道通过电渗流的作用驱动样品在通道中流动，完成检测分析。如果在芯片上构建毛细管阵列，数分钟内就可完成数百种样品的分析。其中最典型的代表是Aglient生物分析仪，可用于核酸及蛋白质分析。

二、微流控芯片的特点

微流控芯片有着强大的集成性，集成的单元部件越来越多，集成的规模越来越大，同时可以平行处理大量的样品。分析的样品仅需要几微升至几十微升，分析的物质在纳升级或匹升级，具有通量高、速度快、物耗少、污染小的特点。

因此，微流控分析系统具有微型化、集成化和便携化的优势，为其在生物医学研究、卫生检疫、司法鉴定、环境监测保护等众多领域提供了广阔的应用前景。

三、微流控芯片在生物医学领域中的一些应用

微流控芯片目前的重点是在生物医学领域，但从微流控芯片的分析性能看，其未来的应用领域将十分广泛，并且在不断拓展。现就生物医学领域的应用举例如下。

（一）毛细管电泳分离

毛细管电泳芯片是微流控芯片中发展最早、最快的一项芯片技术。它具有通量高、样品消耗少、分析速度快、自动化程度高等特征，对生物大分子有超强的分离分析能力，被认为是后基因时代中最有希望攻克基因临床诊断、蛋白质研究等科学难题的分析手段之一。

毛细管电泳芯片是微流控芯片中产业化程度最高、最先实现商品化的一种芯片，1999年9月，首台微流控芯片商品化分析仪器Agilent 2100 Bioanalyser投放市场，它可对核酸片段及蛋白质等进行电泳分离检测，40分钟可同时完成12个样品的分离检测。与传统电泳相比，芯片毛细管电泳可快速获得基因和蛋白质的电泳图。

（二）PCR

生化反应芯片的功能就是把在普通实验室中进行的生化反应缩小至一块小小的芯片上来完成。它的典型代表是PCR芯片。常规PCR需要上样、扩增及检测等步骤，费时费力，而当用微流控芯片进行PCR扩增及检测时，可大大简化操作步骤，并且显著提高检测效率。微通道还具有良好的散热能力，使温度在芯片内部分布均匀，反应过程更易控制，解决了加热体积大、热循环缓慢和效率低等传统PCR的缺点，同时也避免了实验

操作中的人为污染。

（三）基因测序

微流控芯片的另一个重要应用领域是基因测序，正是因为96孔毛细管电泳仪应用于人类基因组计划中，才使人类基因组计划进程大大加快，由原定的2003年完成提前到2000年。芯片毛细管电泳测序从基因测序的原理来讲，和普通毛细管电泳测序是一致的。但前者表现出了更大的优越性：首先，芯片毛细管电泳独特的上样方式和更细的分离通道，可实现DNA的快速分离；其次，微流控芯片成熟的微加工技术使一块芯片上可以集成更多的毛细管，实现高通量测序；最后，由于它减少了人为干扰，进一步降低了操作成本，而且实现了产物处理和分析的集成化。

微流控芯片从根本上改变了传统生化分析的方式和效率，作为一种高度集成化、微型化及智能化的生化分析仪器，已在非常广阔的领域取得了进展，对人类的生活产生了极其广泛、深远的影响。我国在微流控分析方面具有世界上最大的市场，微流控芯片将成为我国生物医学领域研究的前沿和热点，在临床诊断、药物筛选等许多方面具有强大的应用潜力。

（李长龙　孙　波）

参 考 文 献

黄留玉，2005. PCR最新技术原理、方法及应用. 北京：化学工业出版社.

史蒂夫·拉塞尔，2010. 生物芯片技术与实践. 北京：科学出版社.

王廷华，张云辉，邹晓莉，2013. 蛋白质理论与技术. 北京：科学出版社.

张艳贞，宣劲松，2013. 蛋白质科学：理论、技术与应用. 北京：北京大学出版社.

Kawasaki E S, 1991. Amplification of RNA//Seliger H, Gelfand D H, Sinsky J J, et al. PCR Protocols. A Guide to Methods and Applications. San Diego, CA：Academic Press.

M. 谢纳，2004. 生物芯片分析. 北京：科学出版社.

R. R. 伯吉斯，2013. 蛋白质纯化指南. 2版. 北京：科学出版社.

Sambrook J, Russell D W, 2001. Molecular Cloning：A Laboratory Manual. 3rd ed. New York：Cold Spring Harbor Laboratory Press，Inc.

Schmittgen T D, 2001. Real-time quantitative PCR. Methods，25（4）：383-385.

第9章

蛋白质检测技术

第一节　Western印迹法

蛋白质印迹法又称Western印迹法或免疫印迹法，是一种检测固定在固相基质上蛋白质的免疫化学方法，是目前分析和鉴定蛋白质最有效、最常用的方法之一。

1979年Towbin等在Southern的基础上开始研究蛋白质分离区带转移，并对Southern的印迹转移方法进行了改进，设计了一种电转移装置，即在凝胶电泳后，将带有蛋白质分离区带的凝胶与硝酸纤维膜紧贴，组成"凝胶-膜三明治"。然后将其置于低压高电流的直流电场内，以电驱动为转移方式，将凝胶上分离的区带转印到硝酸纤维膜上。Bumette等利用同样原理把这种电驱动转移方式运用到蛋白质上，将蛋白质从凝胶转移至纤维膜上的蛋白质印迹法称为Western印迹法（Western blot）。

一、Western印迹法原理

Western印迹法是利用特异性抗体来检测特定蛋白质存在与否或含量增减。利用十二烷基硫酸钠聚丙烯酰胺凝胶电泳（sodium dodecyl sulphate-polyacrylamide gel electrophoresis，SDS-PAGE）分离蛋白质样品，然后再通过电转移将胶中分离的蛋白区带转移至硝酸纤维膜上，最后使转移后的硝酸纤维膜与特定的抗体反应，经显色后鉴定已知蛋白质。Western印迹法可以非常有效地鉴定某一蛋白质的性质。若结合免疫沉淀方法，Western印迹法还可用来定量分析小分子抗原。现阶段，Western印迹法已经发展到配体印迹实验阶段，即利用任何与蛋白质结合的配体进行蛋白质多肽的检测和配体的检测，而不只限于抗原抗体反应。此外，Western印迹法还可应用于结构域分析、斑点印迹、配体结合、抗体纯化、蛋白质氨基酸组成分析和序列分析等方面。印迹技术的不足之处在于并非所有单克隆抗体都适合用Western印迹法检测，因为一种免疫球蛋白可优先识别其靶表位的某一特定构象（如变性构象或天然构象，而在这个实验中靶蛋白是彻底变性的）。故必须查证已制备的抗体天然靶蛋白的单克隆或多克隆抗体所识别的表位究竟是否是SDS和还原剂变性处理后所产生的。

一般来讲，膜上蛋白质易于与试剂结合，且膜比胶更易于操作，灵敏度高、费时少、速度快。因此，Western印迹法广泛应用于免疫学、分子遗传学、生物化学及分子生物学等领域，并且已成为实验室诊断某些疾病的有效方法。由于Western印迹法具有较高的灵敏度，采用辣根过氧化物酶或碱性磷酸酶标记的第二抗体，可检测到10pg的蛋白多肽，而用免疫金和^{125}I标记的二抗，则可检测到1pg以上的蛋白质，因而该方法在低表达量蛋白等的研究领域中得到广泛应用。

二、Western 印迹法技术流程

从狭义来说，Western 印迹法包括蛋白质由凝胶转移到固相基质和特异性抗体检测两个步骤；从广义来说，整个过程大致由蛋白质样品的制备、SDS-PAGE、转移、显色组成（图 9-1）。

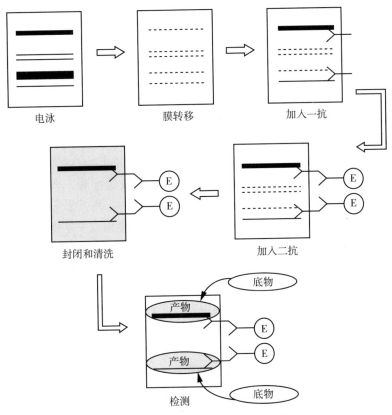

图 9-1　Western 印迹法流程示意图

（一）蛋白质样品的制备

蛋白质的提取方法应取决于样品组织来源、细胞类型和待测蛋白质的性质。不同来源的组织、细胞、目标蛋白，蛋白质样品制备的方法不尽相同，故而蛋白质样品制备的方法众多。研究者可以根据各自情况选择方法。

（二）蛋白质含量的测定

蛋白质的测定方法比较多样，如 Bradford 比色法、Lowry 法、二喹啉甲酸（BCA）法及斑点滤膜结合法，其中以 Bradford 比色法、Lowry 法最为常用，商品化的试剂盒也比较普遍。

1. Bradford 比色法　G-250 有红和蓝两种颜色，在乙醇和酸性条件下呈淡红色，与蛋白质结合后，则呈蓝色，反应化合物在 465 ～ 595nm 处有最大的吸收值，化合物颜色的深

浅与蛋白质浓度的高低成正比，因此可根据检测595nm处的光吸收值来计算蛋白质的含量。

2. Lowry法（福林–酚法）　$CuSO_4 \cdot 5H_2O$首先形成铜–蛋白复合物，这个复合物还原钼酸–磷钨酸试剂，产生深蓝色的钼蓝和钨蓝复合物，这种复合物在745～750nm处有最大的吸收峰，颜色的深浅与蛋白质浓度成正比，可根据750nm的光吸收值大小来计算蛋白质的含量。

（三）蛋白质分离

几乎所有的蛋白质电泳分离都是在聚丙烯酰胺凝胶上进行的，而所用条件必须确保蛋白质解离成单个的多肽亚基，并且尽可能减少其相互间的聚集。最常用的方法是将强阴离子去污剂SDS与某一还原剂（如巯基乙醇）并用，提高温度可以使蛋白质变性并解离成单个多肽亚基后再加样于电泳凝胶上。变性的多肽与SDS结合并因此带负电荷，多肽结合的SDS的量与多肽的分子质量成正比而与其序列无关，因此SDS多肽复合物在聚丙烯酰胺凝胶电泳中的迁移只与多肽的大小相关。在达到饱和的状态下，借助已知分子质量的标准参照物，即可测算出多肽链的分子质量。SDS-PAGE大多在不连续缓冲系统中进行，其电泳槽缓冲液的pH与离子强度不同于配胶缓冲液，当两电极间接通电流后，凝胶中形成移动界面，并带动加入凝胶的样品中所含SDS多肽复合物向前泳动。样品通过高度多孔性的积层胶浓缩后，复合物在分离胶间聚集成一条很薄的区带（或称积层）。由于不连续缓冲系统具有把样品中的复合物全部浓缩于极小体积的能力，故大大提高了SDS-PAGE的分辨率。

根据所需的分离范围确定凝胶的浓度，根据所需凝胶的面积和厚度确定配制分离胶和浓缩胶的量（表9-1）。过硫酸铵和四甲基乙二胺（TEMED）发挥促凝作用，但是，过硫酸铵容易分解，应在配制后置−20℃冰箱中小包装保存，避免反复冻融。

表9-1　SDS-PAGE的有效分离范围和不同浓度分离胶（15ml）的配方

	分离胶浓度				
	5%	7.5%	10%	12.5%	15%
分子质量（kDa）	60～212	30～120	18～75	15～60	15～45
分离胶缓冲液（ml）	3.75	3.75	3.75	3.75	3.75
30%丙烯酰胺胶溶液（ml）	2.5	3.75	5.0	6.25	7.5
双蒸水（ml）	8.75	7.5	6.25	5.0	3.75
10%过硫酸铵（ml）	0.05	0.05	0.05	0.05	0.05
TEMED（ml）	0.01	0.01	0.01	0.01	0.01

灌胶时应首先检查玻璃板是否转配合适，避免胶液漏出，将配制好的分离胶灌入玻璃板夹层中至距夹层顶约1.5cm处，用吸管小心地在胶上覆盖一层异丁醇或无水乙醇等，让凝胶在室温下聚合30～60分钟。待凝胶完全聚合后，倾去异丁醇或无水乙醇等，用1×Tris HCl/SDS（pH8.8）缓冲液洗涤胶顶。将配制好的浓缩胶用吸管加至分离胶的上面，直至凝胶溶液到达前玻璃板的顶端。在浓缩胶内插入梳子至梳齿的顶部，与前玻

璃板的顶部平齐。避免混入气泡。将凝胶置于室温下聚合30～40分钟。配制好的凝胶可以在饱和湿度下4℃保存，但不应时间过长。

上样前，样品以4000g离心15分钟，去除可能干扰电泳的不溶物，用微量注射器或长吸头按顺序把等体积的蛋白质样品加入样品孔底部，对照孔加入等体积蛋白质分子质量标准（Marker）。空置的加样孔需加等体积的1×SDS加样缓冲液，以防相邻泳道样品的扩散。最好制备双份样品，一份用于染色，另一份用于免疫印迹分析。当样品中只有一种蛋白质时，只需加1～10μg样品。电泳时一般先采用较低电压（70V）至溴酚蓝条带泳动进入分离胶，之后采用较大电压（100～120V）电泳至凝胶底部即可。

（四）蛋白质印迹

固相载体（膜）能以非共价键形式吸附蛋白质，且能保持电泳分离的多肽类型及其生物学活性。故可把经过SDS-PAGE分离的蛋白质样品转移到固相载体（如硝酸纤维素薄膜）上，以固相载体上的蛋白质或多肽作为抗原，与对应的抗体发生免疫反应，再将其与酶或放射性核素标记的第二抗体起反应，经过底物显色或放射自显影以检测电泳分离的特定蛋白质成分。目前，转移电泳有水浴式电转移和半干式电转移两种方法，并有商品化的仪器。转膜过程中凝胶和膜的放置与Southern杂交和Northern杂交基本一致。转膜时注意胶与膜之间的气泡。转膜后可以采用丽春红染色的方法分析转膜效率。目前很多商品化的预染蛋白Marker可以分析转膜效率。

（五）封闭和免疫结合

转膜后应使用5%脱脂奶粉或者牛血清白蛋白对膜上非特异性结合位点进行封闭（1小时），然后将膜放入有特异性一抗的封闭溶液中孵育，一般于室温孵育1小时或者4℃过夜。

（六）显色

显色是Western印迹法最后的实验步骤，不同标记的二抗采用不同显色方法。针对辣根过氧化物酶标记的二抗系统的发色显色底物有氯萘酚显色液（显蓝粉色）、四甲基联苯胺显色液（显紫红色）、二甲基联苯胺显色液（显棕黄色）；针对碱性磷酸酶标记的二抗系统的发色显色底物有溴氯吲哚磷酸-氮蓝四唑显色液。也有经酶反应后化学发光（chemiluminescence）的底物。将膜放入显色液中，拍照或用化学发光仪记录信号，并可进行定量分析。目前商品化的试剂可以将显色底物清洗下去并可以再次显色，这项技术可以在一张膜上检测2种或者更多种类的蛋白质，大大提高了Western印迹法的效率，并减少了多次电泳、转膜带来的系统误差。

第二节 飞行质谱技术

一、飞行质谱技术简介

蛋白质的研究技术主要包括蛋白质分离、鉴定、相互作用及作用方式等，质谱技术属于目前常用的蛋白质鉴定技术之一，并且占有重要的地位，其中最引人注目的是蛋白质飞行质谱技术。飞行质谱技术的全称是表面增强激光解吸电离飞行时间质谱技术（surface enhanced laser desorption ionization-time of flight mass spectrometer），简称 SELDI-TOF-MS 或 SELDI，我们常称其为飞行质谱或飞行时间质谱，它由蛋白质芯片和质谱仪组成，包括蛋白质芯片、阅读器和分析软件三部分。

二、飞行质谱技术工作原理

早期的飞行质谱是基质辅助激光解吸离子飞行时间质谱技术（matrix-assisted laser desorption ionization-time of flight mass spectrometer，MALDI-TOF-MS），该方法是依据蛋白质的质荷比（m/z）差异来进行检测的。具体方法是将待检测的蛋白质混合物与化学基质（matrix）混合，然后将其滴于特殊的化学介质表面，使样品整合在格状晶体中，然后用短激光脉冲作用于样品混合物，样品与激发态的基质间可发生反应产生离子。基质对激光有较强的吸收而被蒸发，而样品分子对激光仅有弱吸收，基质可将样品带入气相，这些气态的多肽离子直接进入飞行时间质谱分析仪，分析仪可测定这些多肽离子从分析仪的一端飞行到另一端所需要的时间。因为多肽分子吸收单一光子后的多肽离子带单一电荷，这样蛋白质在分析仪中的飞行时间长短仅与 m/z 相关。最后将探测器测得的蛋白质 m/z 同数据库进行比较来鉴定该蛋白质。MALDI-TOF-MS 由于灵敏度高、操作简便，已成为许多实验室使用的蛋白质谱鉴定方法。MALDI-TOF-MS 也有一些缺陷，限制了它的广泛应用，如缓冲液的成分、脂质、碳水化合物等都会影响蛋白质的离子化，对于纯化不好的样品，检测效率会有所降低。

随后飞行质谱技术又有了新的发展，产生了 SELDI-TOF-MS。MALDI-TOF-MS 通过基质使被测蛋白质离子化，再由质谱测定。SELDI-TOF-MS 把基质改为通过色谱原理设计的蛋白芯片，增强了分离能力，该技术使用两种不同的介质表面：化学表面和生物表面。化学表面经过不同的化学处理，包括亲水、疏水、阴离子、阳离子和金属离子螯合等处理，用于检测未知蛋白，并获取指纹图谱；生物表面处理分为抗体-抗原、受体-配体和 DNA-蛋白质芯片处理等种类，可显示与之相结合的抗原或配体的分子量亚型，这些介质同复杂的蛋白质混合物中不同的蛋白质组分结合，再通过选择性清洗洗去微弱结合的杂质，获得高分辨率的保留蛋白谱。

当加入能量吸收分子后，芯片上保留的蛋白质形成晶体，利用激光脉冲辐射使被结合的蛋白质解析形成带电荷的离子，带电离子在通过电场时加速，不同 m/z 的带电离子在真空场中飞行时间的长短不一，质量越轻，相对所带的电荷越多（m/z 越小），飞行时间越短，SELDI-TOF-MS 携特有的软件，能快速处理、分析大量的信息，信号由模拟数字转化器转化并记录，被测蛋白质以一系列峰形呈现，由此可得到质谱图谱。SELDI-TOF-MS 分析蛋白质的质谱图横轴表示蛋白质类型，纵轴表示蛋白质的丰度和强度，通过这种检测可直接显示样品中各种蛋白质的含量、分子量等信息，一旦检测到特异的峰，可通过各种纯化蛋白质的方法来收集纯化分析物以备后续分析使用。通过 SELDI-TOF-MS 可发现一些新的疾病蛋白谱图。

三、飞行质谱技术的优缺点

SELDI-TOF-MS 待测蛋白质首先与芯片表面物质结合，然后再加上基质，受基质等其他物质影响小，获得的图谱更单一，该方法快速、重复性好，可检测微量蛋白。另外，SELDI-TOF-MS分析的蛋白或多肽样品可是未经纯化的样本，无须通过气相色谱或液相色谱预先纯化，SELDI-TOF-MS可用于分析复杂的生物样品的检测，如临床样本。

综上所述：SELDI-TOF-MS在蛋白质检测和鉴定方面的主要优势如下：①可以直接用未经纯化的样品分析，如尿液、血液、关节腔液等。②样品用量少，灵敏度高，可检出小分子量、低丰度的蛋白质。③检测速度快。④高通量自动化，可同时快速检测多种生物标志物。⑤可测定疏水蛋白质，尤其是膜蛋白质等。

SELDI-TOF-MS也有些地方尚待完善，如质谱技术目前主要还是一个定性的技术；由于在检测过程中对诸多因素的控制不一，同种疾病不同研究者得到的具有区分作用的峰可能是有差异的；又如该方法在肿瘤检测研究中发现的分子标志物未必来源于肿瘤组织，可能是肿瘤的继发现象，对肿瘤而言并非就是特异的。

四、飞行质谱技术的应用

飞行质谱技术从基础研究到临床应用使用广泛。蛋白质组学在人类疾病研究中有着广泛的应用，蛋白质组学帮助人们在蛋白质水平上分析疾病发生的蛋白质变化，确定诊断疾病的分子标志物，了解疾病发生的机制、同一疾病的不同病因及疾病发生的组织特异性等问题。目前这一技术已广泛应用于多种疾病的临床研究，如感染性疾病、癌症、老年病、神经系统疾病和心血管病等，可提高疾病的诊断率，其中最多用于肿瘤研究。

飞行质谱技术在实验室中也有广泛应用：①比较蛋白质组的表达差异；②研究蛋白质与蛋白质之间的相互作用，如获得某已知蛋白，包括抗体、受体、酶等，可用蛋白质芯片技术获得其靶蛋白，如抗原、配体、底物等；③确定抗原决定簇/纯化蛋白；④蛋白磷酸化和糖基化的研究；⑤用于与DNA或RNA结合蛋白的研究；⑥用于药物研发及药代动力学研究；⑦用于鉴定蛋白质功能等。

第三节　蛋白质组学

一、蛋白质组学的概念

蛋白质组学（proteomics）源于蛋白质（protein）与基因组学（genomics）两个词的组合，最初被定义为一个基因组所表达的蛋白质。蛋白质组是动态的，且产生蛋白的生物体、组织或细胞容易受它们所处环境的影响。目前认为蛋白质组是指一个细胞在某一特定时间所表达的全部蛋白质，包括所有亚型和经过化学修饰的蛋白质。蛋白质组学是从整体角度分析细胞内蛋白质组成的动态变化、表达水平和修饰状态，明确蛋白质之间的相互作用，研究蛋白质的功能与细胞的生命活动规律。

二、蛋白质组学的研究内容

蛋白质组学采用高分辨率的蛋白质分离手段并且结合高通量的蛋白鉴定技术，研究在某种特定情况下的蛋白质表达谱。它的研究内容主要有两个方面：结构蛋白质组学和功能蛋白质组学。具体研究内容如下。①组成性蛋白质组学：研究蛋白质结构及其转录后修饰的鉴定；②比较蛋白质组学：通过蛋白质水平的比较，探索其在疾病发生发展过程中的作用和潜能；③相互作用蛋白质组学：通过多种先进技术研究蛋白质之间的相互作用。

三、蛋白质组学的经典研究方法

双向电泳（two dimension electrophoresis，2-DE）技术与质谱技术是目前应用最广泛的蛋白质组学的研究方法，也是各种蛋白质分离技术中唯一能同时分辨上千种蛋白质的技术。其基本原理是利用蛋白质的等电点和分子量的特异性将各种蛋白质区分开。双向电泳通过连续进行垂直方向的两次电泳将蛋白质分离。第一向电泳为等电聚焦电泳（IEF），基本原理是利用不同蛋白质分子的等电点不同进行蛋白质分离。第二向电泳为SDS-PAGE，它按蛋白质分子量大小的差异进行分离，双向电泳的优势是能分离相同分子量的同分异构体及经过翻译后修饰的蛋白质，蛋白质经过化学修饰如磷酸化后，其电荷数量会发生改变。

双向电泳的分辨能力可达到上万个点。除分辨率外，双向电泳的另一个特点是可重复性。双向电泳技术良好的分辨率和重复性结合双向电泳分离蛋白质的高通量鉴定技术，使得双向电泳技术成为当前蛋白质组学研究中经典的分离技术。

质谱技术是对双向电泳分离的蛋白质进行鉴定的技术方法，在蛋白质鉴定中起着非常重要的作用。双向电泳和质谱技术在蛋白质组学研究中的程序：样品制备→等电聚焦电泳→聚丙烯酰胺凝胶电泳→凝胶染色→挖取感兴趣的蛋白质点→质谱分析确定肽指纹图谱或部分氨基酸序列→利用数据库确定蛋白。

蛋白质组研究要有高分辨率的蛋白质分离技术和准确灵敏的质谱鉴定技术。凝胶电泳中蛋白质的染色不仅影响蛋白质的分离，同时也影响后续的质谱鉴定，蛋白质的染色方法分为有机试剂染色、银染、荧光染色及同位素显色等。

蛋白质组学需要利用数据库进行蛋白确定，目前应用最多的与蛋白质组学研究相关的数据库：蛋白序列数据库（SWISS-PROT，TrEMBL）；蛋白模式数据库（Prosite）；蛋白二维凝胶电泳数据库；基因序列数据库（Genbank，EMBL）；蛋白三维结构数据库（PDB，FSSP）；代谢数据库（ENZYME）；基因组数据库（GDB，OMIM）；蛋白翻译后修饰数据库（O-GLYCBASE）等。

（李长龙　苏学明）

第10章

蛋白质组学在医学预测学的应用

第一节　蛋白质组学背景介绍

生命科学的特点决定了其各组成部分的发展并不是完全独立的，基因组研究和蛋白质组研究一直就是交叉并列发展的，早在1994年，澳大利亚学者Williams和Wilkins就提出了蛋白质组学的概念，蛋白质组学的概念也应运而生。随着生命科学研究的不断深入，蛋白质组学相关概念和研究内容也在不断拓展，最初蛋白质组的概念，主要是指一个细胞或一个组织基因所表达的全部蛋白质，目前研究的内容不仅包括对各种蛋白质的识别和定量化，还包括确定它们在细胞内外的定位、修饰、相互反应、活性和最终确定它们的功能，并对由此获取的数据进行数据库构建及相关蛋白质组分析技术研究。

人类基因组计划于2003年完成人类所有基因的全序列测定。但是，即便获知了人类基因组的全部序列，我们仍然面临着许多待解决的问题。基因组学虽然在基因活性和疾病的相关性方面为人类提供了有力根据，但由于疾病的成因非常复杂，基因组计划的完成没有像人们预期的那样达到治疗大多数疾病的目的；并且，基因的表达方式错综复杂，同样的一个基因在不同条件、不同时期可能会起到完全不同的作用。关于这些方面的问题，基因组学是无法回答的。作为生命现象的主要体现者和生命活动的主要执行者，蛋白质有着其自身特有的活动规律，从蛋白质水平上完整系统地研究生命活动的全貌，建立对生命现象的整体认识就成为生命科学发展的必然趋势。蛋白质无论在结构还是功能上都比核酸更加复杂——与DNA不同，蛋白质要进行磷酸化、糖基化、乙酰化、烷基化、硫化等许多其他方式的翻译后修饰。可以说蛋白质组学研究是基因组学（特别是功能组学）研究的深入和延伸。

随着人类基因组图谱的研究获得突破性的进展——基因组工作框架图的完成，生命科学研究已进入了后基因组时代，蛋白质组研究是其中一个很重要的内容。目前，在蛋白质功能方面的研究是极其缺乏的。大部分通过基因组测序新发现的基因编码的蛋白质功能都是未知的，而对那些已知功能的蛋白而言，它们的功能也大多是通过同源基因功能类推等方法推测出来的。有学者预测，人类基因组编码的蛋白至少有一半是功能未知的。因此，在未来的几年内，随着至少30种生物基因组测序工作的完成，人们研究的重点必将转到蛋白质功能方面，而蛋白质组的研究正可以完成这样的目标。在蛋白质组的具体应用方面，蛋白质在疾病中的重要作用使得蛋白质组学在人类疾病的研究中有着极为重要的价值。

由于蛋白质组学潜在的巨大经济价值和社会效益，世界各国在这一新的领域都制订并实行着自己的计划，各国政府及相关研究机构对这一新的研究领域都给予了高度的重视：美国已投入大量人力、财力、物力牵头人类血浆蛋白质组的研究；德国也在积极致力于人脑的蛋白质组研究，还有日本牵头的糖蛋白质组研究及英国牵头的蛋白质组标准计划等。在我国，863、973重大研究项目——"人类重大疾病的蛋白质组学研究"正式全面启动，目标是建立具有国际先进水平的高通量、高灵敏度、高准确性、高稳定性的蛋白质组学研究技术平台；选择与人类重大疾病和人类重要生命活动紧密相关的系统、器官、细胞，建立1～2种具有基因表达谱研究基础的生理、病理体系或过程的蛋白质谱和蛋白质连锁群；确认或发现500种以上人类新型蛋白质，探索蛋白质表达的群集调控规律和蛋白质相互作用网络；以严重影响我国人群健康的重大疾病（如肝炎、肝癌、心血管病等）为对象，发掘与上述疾病发生发展密切相关的蛋白质群，为重大疾病的防治提供新的预告，诊断标记物和新的药物靶标；建立蛋白质组学研究的信息技术体系、蛋白质组系列数据库、蛋白质组功能连锁群分析的理论模型及相应的算法，通过对蛋白质组学的不断研究，使我国蛋白质组学基础和临床应用研究在国际同领域占有重要的一席之地，为我国生物医学的迅速发展提供强有力的蛋白质组学的学术、技术支撑。

第二节　蛋白质组学的技术手段

一、色谱技术

色谱技术的原理是溶于流动相中的各组分经过固定相时，与固定相发生相互作用（吸附、分配、离子吸引、排阻、亲和等），由于作用的大小、强弱等不同，各组分在固定相中滞留的时间不同，因此从固定相中流出的先后顺序也不同，最终使不同组成成分得到分离。色谱法根据分离原理分类，有吸附色谱、分配色谱、离子交换色谱、排阻色谱、凝胶渗透色谱及亲和色谱等；按操作形式可分为纸色谱法、薄层色谱法、柱色谱法等；根据流动相的物理状态不同可分为气相色谱法和液相色谱法。高效液相色谱法（HPLC）是以液体作为流动相，采用颗粒极细的高效固定相的柱色谱分离技术。它是在传统液相色谱的基础上，辅以高效固定相、高压泵和高灵敏度检测器及计算机技术的应用，从而实现了液相色谱分析的高效、高速、高灵敏和自动化操作，因此被称为HPLC。它对样品的适用性广，不受分析对象挥发性和热稳定性的限制，适于分离分析沸点高、热稳定性差、分子量大的许多有机物和一些无机物。

二、双向凝胶电泳

双向凝胶电泳（two-dimensional gel electrophoresis，2DE）仍是蛋白质组学研究的核心技术。其基本原理：①基于蛋白质等电点的不同在pH梯度胶内等电聚焦；②根据分子量的不同大小进行SDS-PAGE分离，把复杂蛋白质混合物中的蛋白质在二维平面上分开。根据等电聚焦条件和方式的不同，可将双向电泳分为三种系统。第一种是在聚丙烯酰胺管中进行，载体两性电解质在外加电场作用下形成pH梯度。它的最大缺点是不稳定，易发生阴极漂移，重复性差。第二种系统主要是采用丙烯酰胺和不同pH的固定化电解质共聚所形成的具有pH梯度的胶，此种胶条的形成需要一些能与丙烯酰胺单体结合的分子，每个含有一种酸性或碱性缓冲基团。第三种系统是非平衡pH梯度电泳，常常被用来分离碱性蛋白质。由于双向电泳利用了蛋白质两个彼此不相关的重要性质分离，其分辨率非常高。蛋白质被分离以后用考马斯亮蓝染色、银染、荧光染色或放射性标记等方法显示。其中银染比考马斯亮蓝染色灵敏度高，蛋白质分辨率可以达纳克级。但是银染的线性效果并不是很好并且对质谱分析干扰大，考马斯亮蓝染色线性、均一性较高，对质谱干扰较小，但其灵敏度较低，较理想的是荧光染色但其成本较高。

三、质谱技术

蛋白质组学研究中应用的质谱技术有电喷雾质谱、基质辅助激光解吸电离飞行时间质谱、表面加强激光解析电离飞行时间质谱、串联质谱等。电喷雾质谱是喷射过程中以连续离子化方式使多肽样品电离。基质辅助激光解吸质谱是利用基质吸收激光的能量使得固相的多肽样品离子化，它常与飞行时间质谱联用，称为基质辅助激光解吸电离飞行时间质谱。另外还有快原子轰击质谱和同位素质谱等。SELDI-TOF-MS是一种新的蛋白质检测技术，操作简单、灵敏度高，检测所需样品量少。串联质谱（MS/MS）是将经质谱分析的肽段进一步断裂，并再次进行质谱分析，这样可得到肽序列的部分信息。应用较普遍的是蛋白质芯片飞行时间质谱仪。其原理是利用经过特殊处理的固相支持物或芯片基质表面制成蛋白质芯片，根据蛋白质生化特性不同，选择性地从待测生物样品中捕获配体，将其结合在芯片的固相基质表面上，用激光脉冲辐射使芯片表面的分析物解析成带电的质荷比不同的离子，根据其在电场中飞行时间不同绘制出质谱图。检测结果经过软件处理后可直接显示样品中各种蛋白质的分子量、含量等信息。该法可检测分子质量在500kDa以下的化合物，测定过程迅速、灵敏，大大提高了蛋白质鉴定能力，可用于生物标志物发现、鉴定与蛋白质谱分析。

四、酵母双杂交系统

蛋白的酵母双杂交实验是以酵母的遗传分析为基础，研究反式作用因子之间相互作用对真核基因转录调控影响的实验。转录活化蛋白可以和DNA上特异的序列结合而启动相应基因的转录反应。这种DNA结合与转录激活的功能是由转录活化蛋白上两个相互独立的结构域即DNA结合域（binding domain，BD）和转录活化结构域（activation domain，AD）分别来完成的，并且这两个结构域对于基因的转录活化都是必需的。目前酵母双杂交实验采用的系统有LexA系统和Gal4系统两种。在LexA系统中，DNA结合域由一个完整的原核蛋白LexA构成，转录活化结构域则由一个88个氨基酸组成的酸性大肠杆菌多肽B42构成，它在酵母中可以活化基因的转录；在Gal4系统中，BD和AD分别由Gal4蛋白上不同的两个结构域（1～147aa与768～881aa）构成。在利用Gal4系统筛选cDNA文库或研究蛋白间的相互作用时，DNA结构域与靶蛋白即"诱饵"相结合，转录活化结构域与文库蛋白或要验证的蛋白相结合。

酵母双杂交系统不仅可用于验证两个已知蛋白间的相互作用或找寻它们相互作用的结构域，还可以用来从cDNA文库中筛选与已知蛋白作用的蛋白基因。由酵母双杂交系统衍生的酵母单杂交系统、酵母三杂交系统和反向双杂交系统等使这一技术得到了更广泛的应用。大规模酵母双杂交系统如酵母双杂交系统芯片的建立为蛋白质组学研究提供了支持。

酵母双杂交系统已经成为分析蛋白质相互作用的强有力的方法，但是它只能反映蛋白质间可能发生作用，还必须结合其他试验才能确认，尤其是要与生理功能研究相结合。因此该方法仍在不断完善中，如今它不但可用来在体内检验蛋白质间、蛋白质与小分子肽、蛋白质与DNA、蛋白质与RNA间的相互作用，还能用来发现新的功能蛋白质和研究蛋白质的功能，而且在对蛋白质组特定代谢途径中蛋白质相互作用关系网络的认识上发挥着重要的作用。

第三节　蛋白质组学在预测医学中的应用

生命科学致力于对生命现象的阐释，为人类的健康和发展提供可预测的依据，对于生物大分子蛋白质的研究也不例外，其研究始终与临床医学密切联系，美国FDA及国家癌症研究所组建了一个联合实验室，开发以蛋白质研究为基础的癌症诊断和治疗系统，这一研究被称为"临床蛋白质组学计划"，对革新癌症的诊疗手段来说具有重要意义。

蛋白质组学作为一种方法学，在临床中的应用主要着重于：建立正常生理条件下的蛋白质组图谱及其数据库，以作为疾病分析鉴别的正常对照库；比较分析在病理或治疗等正常生理变化的条件下，蛋白质组随之所发生的变化，如蛋白质表达量的变化、翻译后加工修饰的变化、蛋白质在亚细胞水平上的定位改变等，通过比较分析不同条件蛋白质组的变化，发现和鉴定有特定功能的蛋白质或蛋白质群。

蛋白质组学的具体应用有以下几个方面。①疾病的临床诊断：临床疾病中只有一小部分起源于基因突变，但各种疾病都有蛋白质谱的动态变化，有的蛋白质呈现明显的上调，有的则较正常生理过程出现缺失或明显下调，通过比较正常个体及病理个体间或不同病理状态的蛋白质组，可以从中找到某些"疾病特异性的"或"病程特异性的"蛋白质分子，这些特异性的蛋白质分子作为疾病筛查、疾病分期分型的分子指标而成为"疾病特异性标志物"或"病程特异性标志物"。这对深入研究特定蛋白质在特定疾病中的作用，为最终找到疾病的病因、发病机制提供了客观依据，也是各种疾病临床分期分型的分子基础。②指导治疗用药：如病程分析、用药、手术时机的选择等。③提供药物开发的临床依据：疾病特异性的蛋白质分子可成为新药设计的分子靶点，并对大量新药物进行自动筛选。蛋白质组学的研究可以为揭示生命活动规律，探讨重大疾病机制、疾病诊断和防治、新药的开发提供重要的理论基础。

一、临床诊断

通过运用蛋白质组学分析技术比较正常组织和肿瘤组织，已经筛选到在多种肿瘤发生中特异表达、高表达或低表达的蛋白生物标志物。检测这些蛋白生物标志物可以提高癌症正确检出率，为癌症的早期诊断提供可靠的依据。例如，黏蛋白（MUC1）主要存在于乳腺、胰腺、卵巢等上皮性组织和器官中，癌变后MUC1表达增强，根据该蛋白抗原CA19-9建立的检测胰腺癌方法，其敏感度可达80%，特异度为90%，成为目前诊断胰腺癌的适宜生物标志物。在前列腺癌的研究中，Rehman等采用二维凝胶电泳比较了经前列腺按摩后前列腺癌和前列腺增生患者的尿液，发现钙粒蛋白B/MRP-14可能用作前列腺癌诊断的依据。在膀胱癌的系列研究中，Irmak 等应用二维电泳技术比较了不同期膀胱癌患者、随访患者和正常人的尿蛋白质组，发现 2 个可能作为疾病标志物的蛋白——类黏蛋白（orosomucoid）和锌-α₂糖蛋白（zinc-α₂-glycoprotein）；Saito 等鉴定出基质金属蛋白酶 2 和 9（MMP-2 和 MMP-9）、纤维连接蛋白（fibronectin）及其片段有可能作为膀胱癌标志物；Tan 等应用 LC-MS/MS 方法，也鉴定出一个新的蛋白——PLK2，可能用于膀胱癌的诊断。Tjalsma 等应用 SELDI-TOF-MS 可鉴定出一组用于诊断结肠癌的蛋白标志物，为癌症提供全面的诊断；在乳腺癌研究中，也成功得到乳腺癌新的标志蛋白分子，建立了乳腺癌诊断模型。

　　Xiao-jun Li 等发明了一种质谱检测血液中的蛋白标志物的方法（MRM LC-MS/MS），根据质谱检测血液中 13 个蛋白质的蛋白质指纹图谱就可以判断肺结节良性。这可以避免患者进行不必要的昂贵的侵入性检查，为医生进一步诊疗提供指导。这项技术目前已经在美国通过了 LDT 认证，商品名为 "Xpresus lung"，开始用于临床检测。

　　在神经系统疾病中，新西兰的奥克兰大学已经构建了人脑海马区的蛋白质组图谱，鉴定出了在精神分裂症中 18 个异常表达的蛋白质，其中一些被发现定位在 6 号染色体的同一区域。在阿尔茨海默病研究中，已经发现的 Tau 蛋白、β淀粉样肽（β-amyloid peptide）等生物标志物开始被用于疾病诊断。正在开展的利用脑脊液筛选新的生物标志物研究，目前已发现多种蛋白质在患者中表达水平升高，如神经穿透素受体（neuronal pentraxin receptor，NPR）、抗凝血酶 Ⅲ（antithrombin Ⅲ）、锌-α₂糖蛋白（zinc-α₂-glycoprotein）、α₁抗糜蛋白酶（α₁-antichymotrypsin）等。这些研究结果在大样本中验证后，必然会产生新的可用于疾病临床诊断的蛋白质。有些蛋白质不仅能够诊断疾病，而且可以在疾病的治疗过程中预测治疗效果。

　　在动脉粥样硬化（AS）发病机制的研究中，采用蛋白质组学技术中的二维凝胶电泳技术，可比较 AS 患者和正常人蛋白质组的差异。在 AS 患者中有 39 种蛋白质与正常人不同，其中有 27 种在蛋白质数据库中得到确认，这些蛋白质涉及许多生物学反应，包括钙离子介导的血管平滑肌细胞迁移、基质金属蛋白酶激活、致炎细胞因子的调节等。随后这些表达有差异的蛋白质通过 Western 印迹法进行进一步确认，研究结果对于进一步探索 AS 的发病机制具有重要作用。有研究采用蛋白质组学方法探索 AS 发病的生物标志物，发现 AS 患者铁蛋白轻链的表达量显著增加，随后的研究进一步证实了铁蛋白轻链表达水平升高。另有研究应用二维凝胶电泳和质谱技术分析 AS 斑块稳定性和伴血栓斑块型的蛋白质组差异时，发现 α₁抗胰蛋白酶在伴血栓斑块中表达增加，由于其可阻止细胞外基质弹性蛋白分子水解，从而能维持粥样斑块的稳定性。另有研究发现正常动脉段细胞蛋白质点、无并发症斑块段细胞蛋白质点和有并发血栓斑块段细胞蛋白质点逐渐增多，这一结果可提示临床上斑块病变复杂的程度。在心房颤动的蛋白质组学研究中，Eiras 等发现人心房颤动时心房组织蛋白表达有改变，缓慢型肌球蛋白重链（B-MHC）和结蛋白表达上调，ALC-2 和 apoA-Ⅰ表达下调，而肌钙蛋白 T（TnT）单磷酸化增加，这些心肌蛋白表达的改变与心房收缩功能减弱有着密切关系。

　　尽管现在已经成功发现了许多疾病特征性蛋白，为临床诊断治疗带来了无限希望，但是也应看到，这些特异性蛋白要成为临床疾病诊断指标，仍需要经历大量的临床验证工作，这是一个较为漫长的过程。而且，人们对于临床诊断指标的要求不断提高，不仅要求正确、敏感，而且要求取材无创、简便。人血浆易获取，其中的近万种蛋白质可以反映机体的各种变化。血浆蛋白质组学的研究已广泛应用，然而也存在着目前无法克服的困难，如血浆蛋白质动态范围大，高、低丰度蛋白质含量差异在10^{12}数量级，影响了低丰度蛋白质的分辨率，使一些疾病特异性蛋白质无法被发现等。所以取材方便、对机体无创、对术者较安全、可反复取样的体液标本如尿液、唾液、脑脊液等也是进行蛋白质组学研究的良好材料，是血浆蛋白质组的有益补充。尿液标本能为我们提供丰富的生理及病理状态下的蛋白质表达谱，有利于对泌尿系统甚至全身其他系统疾病的发生发展机制做进一步了解。唾液中的蛋白同唾液生理功能密切相关，与龋病、牙周病、干燥综合征、囊性纤维病、酒精性肝硬化及糖尿病、心血管病、艾滋病、自身免疫性疾病等有关。脑脊液也是一种易于获得的体液，与血清相比，其优点在于其蛋白质浓度低，易检出特异性蛋白。不同脑组织的代谢产物都可进入脑脊液，其中蛋白质的特异性改变能动态反映脑的代谢状态和内环境稳定性。在发生某疾病时，脑脊液中的蛋白质可以发生不同程度的量变和质变，这种变化在疾病出现症状之前可能已经发生。近年来脑脊液蛋白质组学研究取得了一些进展，如阿尔茨海默病的研究。

二、治疗指导用药，实现精准诊疗

药物在人体内发挥作用多是在蛋白质水平上进行的，因此蛋白质组学研究克服了蛋白质表达和基因之间的非线性关系，能直接反映在药物作用下，人体细胞蛋白质的组成及其变化，这种变化能够提示机体对药物作用的反应，即药物治疗效果、是否出现不良反应等，以指导临床合理用药。

生物标志物不仅在疾病的诊断中发挥作用，也可以指导临床用药。蛋白质组学技术中的二维凝胶电泳技术、质谱技术在比较蛋白质组学研究中，已可将蛋白质研究很好地应用到药物疗效评价中。某些蛋白质表达水平的升高或降低可以提示药物治疗已经发挥作用，疾病的预后好；而某些蛋白质表达水平的升高或降低，则可能意味着药物对疾病并未见效，甚至会促使疾病恶化，而某些蛋白质的表达可能提示该患者用药后已出现不良反应。因此应用蛋白质表达水平的变化来指导临床合理用药，是个体化治疗的有益补充。

在高脂血症患者的调脂治疗中，应用蛋白质组学技术可筛选药物治疗过程中表达有变化的蛋白质，并可根据这些蛋白质的变化结合临床常规监测指标（LDL-C、HDL-C等）监测药物的疗效和安全性，预测发生不良反应的可能性，根据蛋白质表达的变化趋势适时调整药物剂量或品种。

临床上也可通过检测MUC1蛋白的抗原CA19-9判断预后，CA19-9水平越高，其中位生存期越短，如术前检测CA19-9水平高于1000U/ml的患者中位存活期仅有1年；而CA19-9水平低者，预后较好，若术前检测CA19-9水平低于1000U/ml，患者在术后中位存活期是2～3年，因此，CA19-9在胰腺癌手术治疗后的预后判断中也发挥着作用。同样，在开展较晚的多发性骨髓瘤研究中，应用二维凝胶电泳技术比较新诊断为多发性骨髓瘤患者和健康对照的血浆，也获得了表达有差异的蛋白，其中膜联蛋白A1（annexin A1）与多发性骨髓瘤关系密切，与该疾病的治疗也有关。在一项有关肝癌患者、其癌前病变和经过治疗后的血清对比分析研究中，发现在SELDI-TOF-MS检测结果中，癌前和患癌的血清中出现了多个明显的差异表达蛋白峰，而经过治疗后这些峰并没有消失，说明这些蛋白质量的变化与肝癌的进展有关。通过对乙型肝炎表面抗原（HBsAg）阴性组和阳性组的对照研究发现，尽管乙型肝炎（简称乙肝）患者经治疗后HBsAg、乙型肝炎核心抗体（HBcAb）、乙型肝炎表面抗体（HBsAb）转为阴性，但其患肝癌的风险和HBsAg阳性的患者没有差别，因此，转阴后的乙肝患者也要定期监测，以防肝癌的发生。

在个体化药物治疗实施过程中，首先需要预测患者个体对药物的特定生物学特征，并结合已有的药物治疗史，评估个体对药物的药代动力学，以及与药物靶点相互作用的特征，以便合理选择药物、剂量和剂型，对患者实施个体化药物治疗。Khurana等利用尿液蛋白质组学技术研究预测肾病综合征（NS）患儿对糖皮质激素治疗的反应，发现了β_2微球蛋白是一种与激素抵抗性肾病综合征（SRNS）相关的标志性蛋白，对诊断SRNS准确率达95%，提示该蛋白可能是预测NS激素耐药的标志物，可为该疾病的个体化治疗提供指导。

第一个用于治疗非小细胞肺癌（NSCLC）的分子靶向药物吉非替尼（gefitinib），通过选择性地抑制表皮生长因子受体酪氨酸激酶（EGFR-TK）的信号转导通路发挥作用。在治疗NSCLC过程中仅有10%的患者有效，且疗效非常显著。通过对比治疗有效和无效患者EGFR基因的外显子序列，发现几乎全部吉非替尼治疗有效的患者EGFR的ATP结合区均有成簇的氨基酸缺失或部分位点的氨基酸突变，而治疗无效的患者中未发现该位点有缺失或突变，通过实验室的研究进一步证实EGFR的ATP结合区的突变增强了EGFR激酶的活性，同时增加了吉非替尼敏感性。临床上可以筛选基因有突变的患者以指导个体化治疗，在随后的治疗中，可通过EGFR蛋白免疫组化检测、基因突变等方法监测药物治疗的效果和有无抗药性的产生。但随着靶向药物的广泛应用，发现了一些新的问题：EGFR突变的患者中20%～30%并未获益；60%～70%的野生型患者目前普遍被认为不能从表皮生长因子受体酪氨酸激酶抑制剂（EGFR-TKI）类药物治疗中获益，但是有研究表明，这类患者中也存在一些酪氨酸激酶抑制剂（TKI）治疗有效的个体，无法通过基因检测进行区分；化疗效果的预测一直也是无法解决的难题。Taugchi研究小组确定了Veristrat分类法：该预测模型能根据患者治疗前血液质谱结果给出一个"good"或"poor"的分类结果，并用于个体化治疗的指导。其后，Gregorc等诸多后续研究均证实了Veristrat分类法在NSCLC一线和二线个体化治疗中的预测及预后作用，这被写入2015年美国NCCN NSCLC指南。研究还发现该项技术可以对PD-L1免疫抑制剂进行疗效预测，并对头颈癌、结直肠癌、卵巢癌、肾癌、胰腺癌、淋巴癌、乳腺癌、白血病具有区分功能。通过Veristrat分类法检测可对相关疾病进行预后判断，实现更精准诊疗。

三、提供药物开发的临床证据

在新药研发中，比较蛋白质组学的应用主要在于寻找新的药物靶点。比较蛋白质组学筛选可以提供一个寻找唯一且必需的可用作药物靶点蛋白质的捷径。Wang等利用比较蛋白质组学方法研究口腔鳞细胞癌，不仅发现用于早期诊断的分子标记蛋白RACK1和钙结合蛋白P22等，还确定了RACK1蛋白可作为潜在的治疗靶点。Kim等针对异位皮炎的比较蛋白质组学研究发现了14个差异表达的蛋白质，包括黏着斑蛋白、α-SNAP、FLNA、PITPNB和细丝蛋白A等。其中，患者的α-SNAP和FLNA水平显著下降而PITPNB水平显著上升。该结果可能为异位皮炎的发病机制研究提供有力线索。

比较蛋白质组学在药物评价、药代动力学研究方面也有很大应用。通过比较健康状态与疾病状态的细胞或组织蛋白质表达，可进行药物或药物受体的研究，或药物治疗前后蛋白质表达状况的分析，以评价药物类似物的结构与活性关系，寻找高活性药物。比较蛋白质组学还可用于药物毒性的研究。对于正常组织或已知毒性试剂处理的组织，比较其蛋白质组表达情况可明确药物的毒性及活性。

综上所述，应用蛋白质组学研究结果服务于疾病诊断，还需做大量的工作，随着研究的深入和临床验证工作的进行，相信会不断有高敏感度、特异度的蛋白应用于临床，为疾病早期诊断、鉴别诊断及监测治疗反应等提供更敏感的手段。国内外蛋白质组学研究都在迅猛发展，并取得了一定的成果，显示了蛋白质组学技术在指导合理用药应用中的巨大前景。相信随着蛋白质组学技术的不断改进，在不远的将来，它必将成为临床疾病诊断、治疗和预后评估的有效工具。未来蛋白质组学的发展方向应是建立组合标志物来进行疾病的诊断和治疗检测，并与基因组转录组信息相结合，实施联合诊断模式。要达到此目的，需从临床获得高质量的疾病及对照样品，建立稳定的技术方法及可靠的验证手段。蛋白质组学技术由于具有高通量、高灵敏度和鉴定复杂样本的能力，必将在临床医学中有更广阔的应用前景。

（张　荣　曲海霞）

参 考 文 献

Cao F，Li X，Yang Y，et al，2019. Toward candidate proteomic biomarkers in clinical monitoring of acute promyelocytic leukemia treatment with arsenic trioxide. Omics，23（2），119-130.

Cao W，Zheng D，Wang G，et al，2020. Modelling biological age based on plasma peptides in Han Chinese adults. Aging，12：1-11.

Gregorc V，Novello S，Lazzari C，et al，2014. Predictive value of a proteomic signature in patients with non-small cell lung cancer treated with second-line erlotinib or chemotherapy（PROSE）：a biomarker stratified，randomised phase 3 trial. Lancet Oncology，15（7）：713-721.

Grossi F，Rijavec E，Genova C，et al，2017. Serum proteomic test in advanced non-small cell lung cancer treated in first line with standard chemotherapy. British Journal of Cancer，116：36-43.

Lu J，Huang Y，Wang Y，et al，2012. Profiling plasma peptides for the identification of potential ageing biomarkers in Chinese Han adults. PloS one，7（7）：e39726.

Ma Q，Adua E，Boyce M C，et al，2018. IMass time：The future，in future! Omics：a journal of integrative biology，22（11）：679-695.

Meng Q，Ge S，Yan W，et al，2017. Screening for potential serum-based proteomic biomarkers for human type 2 diabetes mellitus using MALDI - TOF MS. PROTEOMICS-Clinical Applications，11（3-4）：1600079.

Shan D，Wang H，Khatri P，et al，2019. The urinary peptidome as a noninvasive biomarker development strategy for prenatal screening of Down's syndrome. Omics，23（9）：439-447.

Wang H，Luo C，Zhu S，et al，2017. Serum peptidome profiling for the diagnosis of colorectal cancer：discovery and validation in two independent cohorts. Oncotarget，8（35）：59376.

第11章

质谱技术与医学预测学

第一节 质谱技术

质谱分析法是现代医学、生命科学、化学、物理学领域内一个极为重要的研究手段，其基本原理是利用电磁学原理将分子电离，然后按质荷比大小把各种离子分离并检测。质荷比是指离子的质量（m）（以相对原子质量为单位）与其所带的电荷量（z）（以电子电荷量为单位）之比，通常用m/z表示。检测得到的离子按质荷比大小排列的谱图称为质谱图（图11-1），谱图的横坐标为m/z，纵坐标为离子强度。按照应用领域不同，质谱法分为生物质谱法、有机质谱法、无机质谱法和同位素质谱法。本章仅涉及生物质谱法，它是测定生物样品的最重要方法之一，可提供生物分子的分子量等诸多信息。

质谱仪由进样系统、离子化系统、质量分析器和质量检测器和记录系统组成，同时辅以电学系统和真空系统以保证仪器的正常运转。样品经进样系统导入后进入离子化系统进行电离，常规的电离方法是基质辅助激光解吸电离、电喷雾离子化、电子轰击电离法等。

1.电子轰击电离（EI） 一定能量的电子直接作用于样品分子，使其电离，其效率高，有助于质谱仪获得高灵敏度和高分辨率。有机化合物电离能为10eV左右，电离能为50～100eV时，大多数分子电离界面最大；电离能为70eV时，可得到丰富的指纹图谱，灵敏度接近最大。适当降低电离能，可得到较强的分子离子信号，某些情况有助于定性。

2.化学电离（CI） 电子轰击的缺陷是分子离子信号变得很弱，甚至检测不到。化学电离引入大量试剂气，使样品分子与电离离子不直接作用，它利用活性反应离子实现电离，反应热效应可能较低，使分子离子的碎裂少于电子轰击电离。商用质谱仪一般采用组合EI/CI离子源。试剂气一般采用甲烷气，也有氮气、一氧化碳、氩气或混合气等。试剂气的分压不同会使反应离子的强度发生变化，所以一般源压为0.5～1.0Torr（1Torr≈1.33×10^2Pa）。

3.大气压化学电离（APCI） 大气压下，化学电离反应速率更大、效率更高，能够产生丰富的离子。通过一定手段将大气压力下产生的离子转移至高真空处（质量分析器中）。早期为^{63}Ni辐射电离离子源，另一种设计是电晕放电电离，允许载气流速达9L/s。需要采取措施减少源壁吸附和溶剂分子干扰。

4.二次离子质谱（FAB/LSIMS） 在材料分析上，人们利用高能量初级粒子轰击表面（涂有样品的金属钯），再对由此产生的二次离子进行质谱分析。主要有快原子轰击

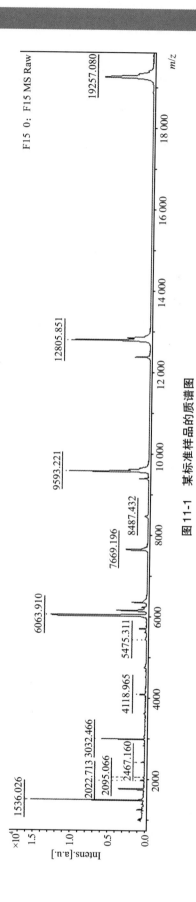

图 11-1　某标准样品的质谱图

（FAB）和液体二次离子质谱（LSIMS）两种电离技术，分别采用原子束和离子束作为高能量初级粒子。一般采用液体基质负载样品（如甘油、硫甘油、间硝基苄醇、二乙醇胺、三乙醇胺或一定比例混合基质等）。主要原理是分子质子化形成MH离子，其中有些反应会形成干扰。

5. 等离子解析质谱（PDMS）　采用放射性同位素（如^{252}Cf）的核裂变碎片作为初级粒子轰击样品，将金属箔（铝或镍）涂上样品从背面轰击，传递能量使样品解析电离。电离能大大高于FAB/LSIMS，可分析多肽和蛋白质。

6. 基质辅助激光解析/电离（MALDI）　是近年来发展起来的一种新型的软电离生物质谱（其发明人田中耕一2002年获得诺贝尔奖），它的原理是用激光照射样品与基质形成的共结晶薄膜，基质从激光中吸收能量传递给生物分子，而电离过程中将质子转移到生物分子或从生物分子得到质子，而使生物分子电离。因此，它是一种软电离技术，适用于混合物及生物大分子的测定。电喷雾电离（ESI）质谱技术是在毛细管的出口处施加一高电压，所产生的高电场使从毛细管流出的液体雾化成细小的带电液滴，随着溶剂蒸发，液滴表面的电荷强度逐渐增大，最后液滴崩解为大量带一个或多个电荷的离子，致使分析物以单电荷或多电荷离子的形式进入气相。电喷雾离子化的特点是产生高电荷离子而不是碎片离子，使m/z降低到多数质量分析仪器都可以检测的范围，因而大大扩展了分子量的分析范围，离子的真实分子质量也可以根据m/z及电行数算出。电子轰击源（EI）是利用灯丝加热时产生的热电子与气相中的有机分子相互作用，使分子失去价电子，电离成为带正电荷的分子离子。如果分子离子的内能较大，就可能发生化学键的断裂，生成m/z较小的碎片离子。这些离子和碎片在电磁场的引导下进入质量分析器，利用离子在磁场或电场中的运动性质，可将不同m/z的离子分开，然后由检测器分别测量离子流的强度，得到质谱图。在相同的实验条件下，每一种有机分子都有独特的、可以重复的碎裂方式，从而得到特定的质谱图，而分子结构不同，质谱图也不同，根据峰的位置可以进行定性和结构分析，峰的强度是和离子数成正比的，由此可得到样品的定量信息。

7. 电喷雾电离（electrospray ionization，ESI）　工作原理是样品溶液从具有雾化气套管的毛细管端流出时在电场和雾化气（通常是N_2）的吹带作用下喷成无数的带电微液滴，在一定加热温度下，液滴中的溶剂被快速蒸发，液滴直径不断变小，表面电荷密度不断增大。最终使溶剂和样品离子从液滴中被排挤出，样品离子进入分析器被检测。产生的样品离子可能具有单电荷或多电荷，这和样品分子中的酸性和碱性基团数量有关。通常小分子样品得到带单电荷的准分子离子；大分子样品则得到多种多电荷离子。

ESI是一种软电离方法，通常没有碎片离子峰，只有整体分子的峰，有利于生物大分子的测定。

8. 大气压化学电离（atmospheric pressure chemical ionization，APCI）　是由ESI衍生出来的方法。样品溶液仍由具有雾化气套管的毛细管端流出，被N_2流雾化，通过加热管时被汽化。在加热管端进行电晕放电使溶剂分子被电离形成反应离子，这些反应离子与样品分子发生离子-分子反应生成样品的准分子离子。与经典CI不同的是APCI无须加热样品使之汽化，因而应用范围更广。由于要求样品分子汽化，因此APCI主要用于弱极性的小分子化合物的分析。

质谱技术的发展

质谱的开发历史要追溯到20世纪初J. J. Thomson创制的抛物线质谱装置。第一台质谱仪是英国科学家阿斯顿（F. W. Aston，1877—1945年）于1919年制成的。阿斯顿用这台装置发现了多种元素同位素，研究了53个非放射性元素，发现了天然存在的287种核素中的212种，第一次证明了原子质量亏损。他因此荣获1922年诺贝尔化学奖。

1.质谱历史——研究仪器到分析仪器 质谱仪开始主要是作为一种研究仪器使用的，这样用了20年后才被真正当作一种分析工具。它最初作为高灵敏度的仪器用于实验中，供设计者找寻十分可靠的结果。早期的研究者们忙着测定精确的原子量和同位素分布，不能积极地去探索这种仪器的新用途。

2.同位素示踪 由于同位素示踪物研究的出现，质谱仪对分析工作的用处就越发变得明显了。有关氮在植物中发生代谢作用的生物化学研究要求用^{15}N作为一种示踪物。但它是一种稳定的同位素，不能通过密度测量来精确测定，所以质谱仪就成了必要的分析仪器。这种仪器在使用稳定的^{13}C示踪物的研究中及基于稳定同位素鉴定的工作中也是很有用的。标准型的质谱仪到现在已经使用了大约45年。

3.质谱新进展 20世纪40年代期间，石油工业在烃混合物的分析中开始采用质谱仪。尽管这种质谱图在定量解释时存在着难以克服的计算麻烦，但在有了高速计算机后，这种仪器就能在工业方面获得重大的成功。

4.进步 近20年来，随着新颖电离技术、质量分析技术、与各种分离手段的联用技术及二维分析方法的发展，质谱已发展成为最广泛应用的分析手段之一。其最突出的技术进步有以下几个方面。

（1）各种联用技术：色谱、电泳等分离方法与质谱分析相结合为复杂混合物的在线分离分析提供了有力的手段，GC-MS联用技术的应用已得到充分的证明。近年来液相色谱、毛细管电泳等高效分离手段与质谱连接，已在分析强极性、低挥发性样品的混合物方面取得进步。主要的接口技术如下。

1）粒子束（particle beam）：它能把液相色谱与质谱连接起来，其优点是得到的质谱与普通的EIMS谱十分接近，因此可以用标准谱库的数据去检索。缺点是要耗用大量的氦气，并且只能分析中等极性和中等分子量（2000以下）的分子。

2）热喷雾（thermospray）：是目前与HPLC连接最广泛使用的接口技术。它是一种软电离技术，可测的分子量上限约为8000amn，缺点是流速需要0.12ml/min，对于质谱分析来说仍过大。

3）连续流快原子轰击（CF-FAB）：利用适当孔径的石英毛细管把液相色谱的流出液直接引入FAB电离源，进行连续的FAB-MS分析。由于它的流速小于5μl/min，与质谱仪更为匹配，因此具有更大的应用潜力。

4）电喷雾：由于采用常压电离源，因此很容易把微细径柱液相色谱，甚至普通液相色谱（只要有适当的分流装置）与质谱连接起来。最近借此把毛细管区带电泳与质谱连接起来也取得了成功，实现了高灵敏度（10^{-15}mol）、高分离效力（25万理论塔板数）的联用分析。这是一种极有希望并很有发展前途的联用技术。

（2）串联质谱等二维质谱分析方法：如果把两台质谱仪串联起来，把第一台用作分离装置，第二台用作分析装置，这样不仅能把混合物的分离和分析集积在一个系统中完成，而且由于把电离过程和断裂过程分离开来，可提供多种多样的扫描方式发展二维质谱分析方法，来得到特定的结构信息。

本法使样品的预处理减少到最低限度，而且可以抑制干扰，特别是化学噪声，从而大大提高检测极限。

串联质谱技术对于利用上述各种解吸电离技术分析难挥发、热敏感的生物分子也具有重要的意义。首先解吸电离技术一般都使用底物，因此会造成强的化学噪声，用串联质谱可以避免底物分子产生的干扰，大大降低背景噪声，其次解吸电离技术一般都是软电离技术，它们的质谱主要显示分子离子峰，缺少分子断裂产生的碎片信息。如果采用串联质谱技术，可使分子离子通过与反应气体的碰撞来产生断裂，从而提供更多的结构信息。

近年来把质谱分析过程中的电离和碰撞断裂过程分离开来的二维测定方法发展很快，主要的仪器方法有以下几种。

1）串联质谱法（tandem MS）：常见的形式有串联（多级）四极杆质谱、四极杆和磁质谱混合式（hybride）串联质谱和采用多个扇形磁铁的串联磁质谱。

2）傅里叶变换质谱（FT-MS）：又称离子回旋共振谱，它利用电离生成的离子在磁场中回旋共振，通过傅里叶变换得到这些离子的质量谱，这种谱仪过去由于电离造成真空降低与回旋共振要求高真空条件相矛盾，性能不能过关。近年来由于分离电离源技术日趋成熟，这种分析方法得到较大发展，它的优点是很容易做到多级串联质谱分析，目前可分析质量达 5 万左右，分辨率最高可超过 1000 万。

3）整分子气化和多光子电离技术（LEIM-MUPI）：是在微激光解吸电离技术的发展中最近出现的一种新方法。它把解吸和电离两个环节在时间和空间上分离开来，分别用两个激光器进行解吸和电离。使用红外激光器实现整分子气化，使用可调谐的紫外激光器对电离过程实行宽范围的能量控制，从而得到从电离（只显示分子离子）到各种程度不同的硬电离质谱，并成功地用于生物大分子的序列分析。

第二节　质谱在蛋白质组学中的应用

电喷雾质谱技术和基质辅助激光解吸附质谱技术是诞生于 20 世纪 80 年代末期的两项轨电离技术。这两项技术的出现使传统的主要用于小分子物质研究的质谱技术发生了革命性的变革。它们具有高灵敏度和高质量检测范围，使得在 pmol（10^{-12}）甚至 fmol（10^{-15}）的水平上准确地分析分子量高达几万到几十万的生物大分子成为可能，从而使质谱技术真正走入了生命科学的研究领域，并得到迅速的发展。以下主要介绍与生物医学有关的几项质谱技术。

随着质谱技术的不断改进和完善，质谱的应用范围已扩展到生命科学研究的许多领域，特别是质谱在蛋白质、医学检测、药物成分分析及核酸等领域的应用，不仅为生命科学研究提供了新方法，同时也促进了质谱技术的发展。

质谱与蛋白质分析

（一）蛋白质分子量的测定

蛋白质类生物大分子分子量的测定有着十分重要的意义，如对均一蛋白质一级结构的测定，既要测定蛋白质的分子量，又要测定亚基和寡聚体的分子量及水解、酶解碎片的分子量。常规的分子量测定主要有渗透压法、光散射法、超速离心法、凝胶层析及聚丙烯酰胺凝胶电泳等。这些方法存在样品消耗量大、精确度低、易受蛋白质形状影响等缺点。

MALDI-MS技术以其极高的灵敏度、精确度很快在生物医学领域得到了广泛的应用，特别是在蛋白质分析中的应用。至今已被分析的蛋白质已有数百种之多，它不仅可测定各种亲水性、疏水性及糖蛋白等的分子量，还可直接用来测定蛋白质混合物的分子量，也能被用来测定经酶等降解后的混合物，以确定多肽的氨基酸序列。可以认为这是蛋白质分析领域的一项重大突破。

（二）蛋白质组研究

蛋白质组是指一个基因组、一个细胞或组织所表达的全部蛋白质成分。蛋白质组的研究是从整体水平上研究细胞或有机体内蛋白质的组成及其活动规律，包括细胞内所有蛋白质的分离、蛋白质表达模式的识别、蛋白质的鉴定、蛋白质翻译后修饰的分析及蛋白质组数据库的构建。质谱技术作为蛋白质组研究的三大支撑技术之一，除了用于多肽、蛋白质的质量测定外，还广泛地应用于肽指纹图谱测定及氨基酸序列测定等。

肽指纹图谱（peptide mass fingerprinting，PMF）测定是对蛋白酶解或降解后所得多肽混合物进行质谱分析的方法，对质谱分析所得肽片与多肽蛋白数据库中蛋白质的理论肽片进行比较，从而判别所测蛋白是已知还是未知。由于不同的蛋白质具有不同的氨基酸序列，因而不同蛋白质所得肽片具有指纹的特征。

已采用肽指纹谱的方法对酵母、大肠埃希菌、人心肌等多种蛋白质组进行了研究。对大肠埃希菌经PVDF膜转印的蛋白质的研究表明，三个肽片即可达到对蛋白质的正确识别。而采用原位酶解的方法对酵母蛋白质组研究的结果显示，约90%的蛋白质被识别，其中30多种新蛋白质被发现，而这些蛋白质是酵母基因组研究中未能识别的可读框。研究显示，肽指纹谱的方法比氨基酸组成分析更为可靠，这是因为MALDI测定肽质量的准确度为99.9%，而氨基酸组成分析的准确度仅为90%。另外，MALDI可以耐受少量杂质的存在，对于纯度不是很高的样品也能得到理想的结果。

对肽序列的测定往往要通过串联质谱技术才能达到分析目的，它采用不同的质谱技术选择具有特定质荷比的离子，并对其进行碰撞诱导解离，通过推断肽片的断裂，即可推导出肽序列。

第三节　质谱在基因组学中的应用

基质辅助激光解吸电离飞行时间质谱（MALDI-TOF-MS）打破了以往质谱仅可进行小分子物质分析的传统。使得核酸、蛋白质等生物大分子也可应用质谱进行研究，极大推进了基因组学、蛋白质组学的发展，并且给生物领域及医学领域带来了革命性的突破，由此其奠基人田中耕一和约翰贝内特芬恩于2002年获得诺贝尔化学奖，美国食品药品监督管理局（FDA）于2014年批准MALDI-TOF-MS可用于临床核酸检测，是SNP检测的金标准。

一、核酸质谱检测原理

核酸质谱是一种联合多重PCR技术与飞行时间质谱技术的核酸检测方法。多重PCR过程包括批PCR扩增、碱性磷酸酶消化和单碱基延伸三个不同时间长度的PCR步骤。核酸质谱法的关键技术包括单碱基延伸技术和MALDI-TOF-MS检测技术。单碱基延伸技术是以PCR扩增产物为模板，以ddNTP为物料，使用单碱基延伸引物对待测位点进行单碱基延伸反应，即延伸引物只延伸一个碱基后立即终止。该技术又称为"微测序技术"，具有测序技术的高准确性、高特异性等特点，同时，单碱基延伸技术与多重PCR扩增技术结合，使得目标片段产物量指数级扩大，大大提高了样本的检测灵敏度。

二、质谱检测影响因素（专家共识）

1.引物设计 质谱基因检测本质上是一种在PCR基础上加入单碱基延伸步骤的方法，因此相关引物设计需遵循PCR引物设计原则。引物长度多为20～35bp，PCR扩增产物长度为100～200bp，GC含量以40%～60%为宜，并尽量避免引物本身产生发卡结构及5个以上的嘌呤或嘧啶核苷酸的连续排列。

2.PCR及其他污染因素 由于质谱检测采用的是多重PCR方法，同一反应体系内引物数量多，因此需要严格执行临床实验室PCR检测的流程。防止标本间交叉污染、PCR试剂污染、气溶胶污染等。同时，样本检测时应进行阴性和阳性对照试验。

3.图谱采集 谱图质量的优劣直接影响最终的检测结果。待检样品与基质的结晶程度对谱图的质量影响很大，因此在进行质谱检测前应确认样本已完全结晶，并选取结晶均匀的区域进行检测。

4.数据分析 以实验室自建方法进行SNP数据分析时要注意杂合型样本的判断。

5.提高检测质量的方法 样本采集完后要按照要求进行样本的保存和处理，并且需对提取后的样本DNA进行电泳或用浓度测定仪进行质量控制。PCR扩增后要对产物进行纯化以去除盐离子，样本检测前要对仪器校准后再进行数据的采集。

三、核酸质谱的应用

MALDI-TOF-MS检测不仅可以应用于SNP位点的检测，还可检测基因突变、DNA甲基化和基因拷贝数变异等。SNP位点相关的检测可以大致划分为以下几类。

1.药物基因组学 包括心血管类药物（氯吡格雷、华法林、降压类药物和他汀类药物）和精神类药物等。

高血脂又称高脂血症，是人体血清中甘油三酯（TG）、总胆固醇（TC）、低密度脂蛋白胆固醇（LDL-C）和高密度脂蛋白胆固醇（HDL-C）浓度异常的一种慢性疾病。他汀类药物是最为经典和有效的降脂药物，广泛用于高血脂的治疗。

他汀类药物（statins）是羟甲基戊二酰辅酶A（HMG-CoA）还原酶抑制剂，其作用机制是通过竞争性抑制内源性胆固醇合成限速酶 HMG-CoA还原酶阻断细胞内甲羟戊酸代谢途径，使细胞内胆固醇合成减少，从而反馈性刺激细胞膜表面（主要为肝细胞）低密度脂蛋白（low density lipoprotein，LDL）受体数量和活性增加，使血清胆固醇清除增加，水平降低。降脂治疗在许多患者身上有一定的疗效，但个体反应差异很大。

他汀类药物降低低密度脂蛋白（LDL）水平，其降脂效果在一定范围内波动，而这些差异部分是由遗传多样性引起的。*SLCOB1*基因编码的OATP1B1是他汀药物代谢中的关键酶，负责将血液中的药物转移至肝脏直接发挥药效或代谢成有活性的物质，该基因突变后会引起OATP1B1转运蛋白活力减弱、肝脏摄取药物能力降低，导致他汀类药物血药浓度上升，增加横纹肌溶解症或肌病的发生风险。研究表明，他汀的疗效及预后与载脂蛋白ApoE密切相关，*ApoE*基因指导合成ApoE，主要在肝脏和脑组织中表达，ApoE基因的多态性通过影响脂质的吸收、转化与清除的过程决定个体血脂水平，是影响机体血脂水平的重要内在因素，与动脉粥样硬化发生发展密切相关。而人体对降脂药的反应受众多因素（如性别、年龄、伴随疾病、辅助药物和遗传决定子等）的影响。

应用基因组资料研究个体基因遗传学差异对药物反应的影响及预测患者对药物的反应是药物基因组学的核心任务。通过检测降脂药物候选基因多态性，为他汀类药物的使用和疗效预测提供分子遗传学依据，对他汀类药物的合理应用、提高其使用的有效性和安全性有极大的帮助。

氯吡格雷（clopidogrel，CPG）作为噻吩并吡啶类药物，通过抑制血小板膜P2Y12受体与ADP的结合发挥抗血小板聚集作用。氯吡格雷在临床中常与阿司匹林联合应用，用以预防心血管疾病中的血栓性事件，但同时也伴随着一定的不良反应、特别是出血风险的增加，很大程度上是因为存在氯吡格雷抵抗。临床上将氯吡格雷治疗失败或无反应统一称为氯吡格雷抵抗（clopidogrel resistance，CR），CR的出现已影响氯吡格雷疗效的发挥，并且存在个体差异，具有不可预测性，值得进一步研究和探讨。因此，通过*CYP2C19*、*ABCB1*基因多态性检测，判断患者对氯吡格雷的代谢、吸收能力，指导临床方案的制订，实现个体化用药治疗，在心血管疾病治疗中具有重要的临床价值。

可通过检测与麻醉类药物反应相关的基因变异，获得患者基因背景与不同精神类药物的反应之间的关系，帮助临床医生为患有抑郁症或其他精神类疾病的患者选择合适的药物。

2. 多基因遗传病　包括耳聋相关基因检测、叶酸VD相关基因检测和地中海贫血相关基因检测。

据估计，我国出生缺陷总发生率约为5.6%，以全国年出生数1600万计算，每年新增出生缺陷约90万例，其中出生时临床明显可见的出生缺陷约25万例。2008～2010年全国先天听力障碍发生率分别为19.9/万、21.5/万和21.9/万。而造成婴幼儿耳聋病发生的因素有很多，遗传、耳毒药物的侵袭、内耳感染、噪声、衰老、自身免疫反应等等，其中，遗传因素占60%以上。目前已证实的非综合型耳聋基因有100多个，其中主要的耳聋基因为：GJB2，SLC26A4，12SrRNA，GJB3，占发病比例的60%。所以，对耳聋进行基因筛查，做到早发现、早治疗，可有效避免药物性致聋及运动致聋的发生，从而降低耳聋的发病率。

3. 多种病原体的检测　包括HPV检测、新冠病毒检测和其他呼吸道病原体检测等。

呼吸道感染（respiratory tract infection，RTI）是人类最常见的一类疾病，可以在任何性别、年龄和地域发生，是全球范围内引起人群发病和死亡的最主要原因之一。临床表现主要为鼻炎、咽炎、喉炎、扁桃体炎等症状，严重的可引起气管炎、支气管炎及肺炎等，大部分呼吸道疾病由细菌外的病原体引起，其中以呼吸道病毒最常见。

冠状病毒（coronavirus，CoV）属于冠状病毒科，为线性单股正链的 RNA 病毒，是自然界广泛存在的能够感染人和动物的一大类病毒家族。根据血清型和基因组特点，冠状病毒亚科被分为 α、β、γ 和 δ 4 个属。已知感染人的冠状病毒有 7 种，包括 α 属的 229E 和 NL63，β 属的 OC43 和 HKU1、严重急性呼吸综合征相关冠状病毒（SARS-CoV）、中东呼吸综合征相关冠状病毒（MERS-CoV）和新型冠状病毒（SARS-CoV-2）。新型冠状病毒（SARS-CoV-2）属于 β 属的冠状病毒，有包膜，颗粒呈圆形或椭圆形，常为多形性，直径 60～140nm。该病毒因 2019 年武汉病毒性肺炎病例而被发现，传染性强，人感染后常见体征有呼吸道症状、发热、咳嗽、气促和呼吸困难等，在较严重病例中，可导致肺炎、严重急性呼吸综合征、肾衰竭甚至死亡。

流行性感冒病毒（influenza virus），简称流感病毒。人流感病毒分为甲、乙、丙三型，它是一种有包膜、分节段基因组的单股 RNA 病毒，是正粘病毒科的代表种。根据血凝素（hemagglutinin，HA）和神经氨酸酶（neuraminidase，NA）抗原性的不同分为不同的亚型。甲型流感病毒（influenza A，Flu A）经常发生变异，传染性大，传播迅速，极易发生大范围流行；乙型流感病毒的核酸变异较小，通常只引起流感的局部暴发；丙型流感病毒（influenza B，Flu B）的核酸变异相对较小，相对稳定，且致病力较弱。流感病毒主要通过空气中的飞沫、人与人之间的接触传播。典型的临床症状是发热、全身疼痛、乏力等。一般秋冬季节是其高发期，所引起的并发症和死亡现象较严重。

第四节　质谱在微生物鉴定中的应用

微生物与人体健康的关系密切。探析微生物的种类和对人类的影响，防治病原微生物引发的感染性疾病是人类发展的重要课题。宿主与微生物相互作用机制的复杂性、微生物的多样性及致病菌的耐药问题等都给临床诊断治疗带来了巨大的挑战。如果能在上述疾病的早期及时发现并控制可疑致病菌，则对于有效预防疾病的发生有着十分重要的作用。传统的微生物分类鉴定的主要依据是形态学特征、生理生化反应特征、生态学特征及血清学反应、对噬菌体的敏感性等，该类实验费时费力，且准确度不高；DNA 是稳定的遗传物质，是每个微生物所固有的，不会受环境、传代等因素的影响。菌种之间的不同，究其根本是它们含有不同的遗传物质，即基因序列存在着差异。基因测序就是把这种差异区域作为研究对象，通过序列分析来达到菌种鉴定的目的，该方法是目前公认的一种较为准确的菌种鉴定方法，也是菌种鉴定的金标准，但基因测序前期样本处理过程较复杂，需要经过模板 DNA 的提取、PCR 扩增、电泳检测、测序、Blast 比对等过程，测序用时长，测试成本较高，且数据分析冗繁。

MALDI-TOF-MS 是近年来发展起来的一种新型的软电离生物质谱，其无论是在理论上还是在设计上都显示出简单和高效的特点。仪器主要由两部分组成：基质辅助激光解吸电离和飞行时间质量分析器。MALDI 的原理是用激光照射样品与基质形成的共结晶薄膜，基质从激光中吸收能量传递给生物分子（蛋白、多肽、核酸、微生物），而电离过程中将质子转移到生物分子或从生物分子得到质子，而使生物分子电离。因此它是一种软电离技术，适用于混合物及生物大分子的测定。TOF的原理是离子在电场作用下加速飞过飞行管道，根据到达检测器的飞行时间不同而被检测离子的质荷比（m/z）与离子的飞行时间成正比来检测离子。

MALDI-TOF-MS具有灵敏度高、准确度高、分辨率高、图谱简明、质量范围广及速度快等特点，在操作上制样简便，可微量化、大规模、并行化和高度自动化处理待检生物样品，而且在测定生物大分子和合成高聚物应用方面有特殊的优越性。近年来已成为检测和鉴定多肽、蛋白质、多糖、核苷酸、糖蛋白、高聚物及多种合成聚合物的强有力工具。特别值得指出的是，MALDI-TOF-MS已成为生命科学领域蛋白质组研究中必不可少的重要关键技术之一。1996年，Holand等首次应用该方法鉴定细菌。MALDI-TOF-MS还可以鉴定其他微生物，如念珠菌和病毒等。

利用质谱技术进行微生物鉴定有着明显的优点：①样本前期处理简单；②操作简单、快速、通量高；③灵敏度高；④准确度好。样本仅通过简单的蛋白提取步骤即可直接上样，通过MALDI-TOF获得图谱，然后与数据库中不同微生物家族的种/属特定图谱相比对，即可得出鉴定结果，高效迅速，且价格低廉，有着很好的临床应用潜能。

第五节　质谱在精准医疗多组学中的应用

基于质谱的蛋白质组学技术MALDI BioExplorer系统在微生物鉴定和分类中可完成三个方面的工作：①对于一系列已知微生物，可获得MALDI-TOF-MS数据库，即建立已知微生物的标准蛋白质组指纹质谱数据库；②对于未知微生物，则制备未鉴定微生物样品，利用MALDI-TOF-MS获得质谱数据，再采用提供的软件包，将获得的质谱数据与已知微生物的标准蛋白质组指纹质谱数据库进行比较，以鉴定具有相同或相似质谱数据的已知微生物，再建立未知微生物的标准蛋白质组指纹质谱数据库；③采用提供的软件包工具，可以将已建立的已知和未知微生物标准蛋白质组指纹质谱数据库用于临床、环境、工业未知样品的鉴定。这方面的工作是在质谱采集谱图后，由BioExplorer软件进行微生物如细菌、酵母、真菌等的鉴定、分类和去冗余（dereplication）。BioExplorer分析软件整合了质谱操作功能和鉴定及分类的功能，用户可以自定义滤波（smoothing）处理参数、数据衰减或基线校正，所以所得结果是专业的峰列表。用于鉴定未知微生物的模式匹配通过将所产生的峰的列表同含有种和亚种特征谱图信息的谱图库比较而获得。软件自动产生峰列表并提取代表一个种群的一定数量谱图的典型峰。未知微生物的鉴定是通过将它们独特的峰列表和数据库比较而完成的，由质谱测得的质量和强度相关性产生匹配分值，并用匹配分值来给结果定级。MALDI BioExplorer能够通过一个复杂的校正运算对谱峰质量偏差进行校正，从而增加数据库搜索的可信度。在获得峰后，软件可以设定一个公认的起始误差窗口和一个期望的调整结果，在调节范围内将一个新的峰列表校正为一个已知的峰列表，对偏离了5000ppm的质谱图都能够成功鉴定。对于系统树的去冗余、聚类和产生，MALDI BioExplorer通过模式匹配计算库中所有主要谱图的相似性，这些谱图各自具有独特的谱峰，采用这个相似分值可以构建系统树；根据主成分分析，可以对一套谱图进行自动多变量分析；可获得基于主成分计算基础之上的多种多样的聚类计算和可视化系统树。

第六节 基于质谱数据的患者画像与个性化医疗

生命科学被誉为21世纪最前沿的科学之一，随着人类第一张基因序列草图的完成和发展，生命科学的研究也将进入一个崭新的后基因组学，即蛋白质组学、代谢组学、精准医疗等时代。正如基因草图的提前绘制得益于大规模全自动毛细管测序技术一样，后基因组研究也将会借助现代生物质谱技术等得到迅猛发展。本章拟简述生物质谱技术及其在医学预测学领域研究中的应用。

蛋白质组学是当前生命科学研究的前沿领域。对蛋白质进行快速、准确的鉴定是蛋白质组学研究中必不可少的关键性一步。采用MALDI-TOF-MS测得肽质量指纹谱（peptide mass fingerprinting，PMF）在数据库中查询识别的方式鉴定蛋白质，是目前蛋白质组学研究中最普遍应用和最主要的鉴定方法。肽质是蛋白质被识别特异酶切位点的蛋白酶水解后得到的肽片段质量图谱。由于每种蛋白质的氨基酸序列（一级结构）都不同，当蛋白被水解后，产生的肽片段序列也各不相同，因此其PMF也具有特征性。MALDI-TOF-MS分析肽混合物时，能耐受适量的缓冲剂、盐，而且各个肽片段几乎都只产生单电荷离子，因此MALDI-TOF成为分析PMF的首选方法。在关于蛋白质组学研究的实际工作中，几乎所有的发现均是从这一步开始的。MALDI-TOF-MS可检测多种标本，如血清、血浆、尿液、脑脊液、关节腔滑液、支气管洗脱液、细胞裂解液、组织提取物和各种分泌物等。其磁珠系统根据磁珠表面的不同化学成分，可分为疏水、亲水、阳离子、阴离子、弱阳离子、弱阴离子、金属离子螯合（如Cu、Fe）、带有ConA和蛋白G的磁珠，这些磁珠可用于生物样品的制备。MALDI-TOF质谱仪，作为临床分子诊断工具在生物标志物发现、诊断蛋白组、功能蛋白组、分子成像和微生物鉴定及个体化诊疗基因分型上的应用日益广泛。

在临床蛋白组学领域主要发展了液体芯片系统，即蛋白质指纹图谱技术。由于其检测材料来源广泛，检测前被测材料不需特别处理，标本加样量少（数微升），且具有技术操作较简单、可多样本测定、检测快速、灵敏度和特异度高等优点，可用于实验诊断、生物科技、医学等领域。通过标本收集及实验的标准化，蛋白质指纹图谱技术是目前最有希望用于肿瘤早期检测的检测方法之一。根据国内外对12种肿瘤血清及尿液检测结果的统计，蛋白质指纹图谱技术检测敏感度和特异度均为80%～90%，明显高于传统肿瘤标志物的检测，所以蛋白指纹图谱技术特别对评估传统肿瘤标志物阴性的恶性肿瘤有意义。

肿瘤是一种慢性病，是细胞学明显改变的结果，也是人的一种整体性疾病，因而比较复杂。虽然经过长期的研究和实践，人们对肿瘤的认识取得了很大的进步，但是仍然面临着巨大的挑战。对于肿瘤预防的基础认识不够，早期诊断仍很困难，还存在放化疗的敏感性和毒副作用及个体化治疗不理想的问题，更多因为肿瘤的复发和转移导致治疗失败等，使肿瘤的发病率和死亡率没有明显下降。现有的临床检测手段还不能很好地解决这些问题，因而急需技术的革新。近年来分子诊断学的发展为肿瘤研究和临床应用提供了有利的工具，为肿瘤预防、早期诊断和个体化治疗提供了新的思路和途径，并有利于从不同的分子层次（如DNA、RNA、蛋白质等）来寻找肿瘤标志物，其中，MALDI-TOF-MS扮演了重要的角色。基因序列的变化、基因表达的改变、蛋白结构和功能的变化等与肿瘤的发生发展有密切关系。在后基因组时代，MALDI-TOF-MS对于分析这些分子的变化是非常适合的，能同时在DNA、蛋白、组织等不同层次发挥作用。因而，MALDI-TOF技术在肿瘤临床具有广泛的应用价值。

微生物传统的鉴定方法是建立在微生物的形态学、生态学、细胞生理和生化及基因的基础上的，主要包括以下几类。

1.生化方法　检测微生物实际上是测定微生物特异性酶。由于各种微生物所具有的酶系统不完全相同，对许多物质的分解能力亦不一致。因此可利用不同底物产生的不同代谢产物来间接检测该微生物内酶的有无，从而达到检测特定微生物的目的。

2.免疫学技术　是利用特异性抗原抗体反应观察和研究组织细胞、特定抗原（抗体）的定性和定量技术。各种形式的免疫分析方法如放射免疫分析（RIA）、酶联免疫分析（EIA）、间接酶联免疫吸附分析（间接ELISA）、荧光免疫分析（FIA）、生物发光免疫分析（BIA）、化学发光免疫分析（CIA）等，可直接检测微生物或通过间接检测微生物的成分及微生物代谢产物（如毒素）检出微生物。各大文献数据库提供的数据显示，几乎建立了所有病原体的血清学检测方法，表明该方法已成为实验室常用的一种成熟的检测技术。

3.分子生物学及分子遗传学方法　分子生物学及分子遗传学学科的发展，使人们对微生物的认识逐渐从外部结构特征转向内部基因结构特征，微生物的检测也相应地从生化、免疫方法转向基因水平的检测，主要有核酸的碱基组成如DNA中G＋C mol% 含量测定等，核酸的分子杂交如DNA-DNA/rRNA杂交分析、核酸分子探针杂交等，限制性酶切片段长度多态性（RFLP）分析，电泳核型（EK）分析，随机扩增多态性DNA（RAPD）分析，rDNA序列分析，多位点酶电泳（mutilocus enzyme electrophoresis，MEE），16S rDNA、18S rDNA、26S rDNA D1/D2测序鉴定分析等；分子生物学与免疫学相结合的方法则有免疫PCR和PCR-ELISA等。

4.生物传感器　是将新兴的传感器技术和分子诊断技术相结合而形成的一种新技术。生物传感器具有检测准确、操作简便等特点，近年来已经在许多领域取得了很大的进展，在生物分子相互作用、药物筛选、临床诊断、食物检测等领域获得了广泛的应用。其中临床中用于病原体检测的以DNA生物传感器最为常见。

5.色谱技术　是以化学分析手段为基础的研究微生物的方法，主要用于细菌的化学分类。

一、微生物鉴定自动化仪器的应用

目前，用于微生物鉴定系统的自动化仪器一般可以分为两大类，一类是根据表型（主要指新陈代谢途径）来鉴定，另一大类是根据基因来鉴定（现在比较流行的是根据16S RNA的基因来分类鉴定）。根据表型鉴定原理来提供微生物鉴定系统的公司主要有比较著名的法国梅里埃公司，美国Biolog、Sherlock公司等，根据基因鉴定原理提供产品的公司有美国的杜邦公司和美国应用生物系统公司（ABI），比较成功的例子见表11-1。2004年美国药典分析微生物学专家委员会Scott V.W. Sutton等对各种微生物鉴定技术做了比较和评论（表11-2）。从表11-2可以看出，由曼彻斯特都市大学和NTTC共同开发MALDI-TOF-MS plus MicrobeLynx系统建立的数据库规模包括约3500个光谱条目，覆盖100余个属、400余种，该结果表明，MALDI-TOF-MS介入微生物鉴定系统的优势和所取得的卓越成果已有所展现。

表11-1 微生物鉴定系统及其反应原理

系统反应	分析	阳性结果显示	系统例子
pH基础反应（多为15～24小时）	碳源利用	pH指示剂颜色变化；碳源产酸、氮源产碱	API；Crystal；VITEK；Micro Scan
酶谱（多为2～4小时）	微生物已有的酶	无色复合物被适当酶水解时，色源/荧光源释放引起颜色变化	Micro Scan；IDS（Remel）
碳源利用	有机产物	因转移电子至无色四氮唑标记碳源使染料变为紫色	Biolog
挥发或非挥发酸检测	细胞脂肪酸	以检测代谢产物为基础的层析技术，与数据库中的资料相比较	MIDI
生长可见检测	不同底物	微生物利用某一底物产生浊度	酵母样菌鉴定

表11-2 微生物鉴定系统数据库规模和表型/基因型分类

系统	分类	数据库规模	评论
Vitek	表型	800+种细菌和酵母	以临床微生物见长
Microlog	表型	1900种好氧和厌氧细菌、酵母和真菌	以环境微生物见长
Sherlock MIDI	表型	2000个条目，包括好氧和厌氧细菌、酵母	广泛适用
MALDI-TOF-MS plus MicrobeLynx	表型	约3500个光谱条目，覆盖100余个属、400余种	由曼彻斯特都市大学和NTTC共同开发
RiboPrinter	基因型	6000个基因指纹模式，归属197个属、1400余种	典型微生物和提交的分离物
MicroSeq 16S rRNA基因测序细菌鉴定	基因型	细菌全基因和500bp库，1400个条目	广泛覆盖革兰氏阴性非发酵菌、杆菌、棒状杆菌、分枝杆菌和葡萄状球菌
MicroSeq D2 LSU rDNA真菌鉴定	基因型	900个酵母和丝状真菌条目	在临床和环境真菌方面不强

二、微生物鉴定的新阶段——MALDI-TOF鉴定

MALDI-TOF技术将微生物样品与饱和的基质溶液点加在样品板上，溶剂挥发后形成样品与基质的共结晶，利用激光作为能量来源辐射共结晶体，基质分子吸收能量与样

品解吸附并使样品电离，经过飞行时间检测器，将不同质荷比（m/z）的离子分开，形成微生物的表达谱图。表达谱技术鉴定以细菌核糖体蛋白作为靶蛋白，细菌的核糖体蛋白丰度很高且十分稳定。同时核糖体蛋白在不同的种属中存在着差异，而在相同种属内是很保守的，因此通过分析这些核糖体蛋白形成的特征性表达图谱，即可实现对微生物的分类和溯源。用标准菌株或来源分型明确的菌株建立细菌表达谱图库，相关软件将待测细菌表达谱图与细菌库进行比较，不需要革兰氏染色，可以在几分钟内确定细菌的种属。与传统鉴定技术相比，该技术具有快速鉴定、灵敏准确、简便低耗的特点，而且大大缩短鉴定时间和微生物操作的门槛，对微生物的快速鉴别有重要意义，因此如何将表达谱技术尽快应用于临床已得到了越来越广泛的重视。

（马庆伟　崔红慧　薛恒刚　郑雨露　郭　征）

参 考 文 献

熊婵，蒋学慧，田亚平，等，2016. ICP-MS 法测定采血管中的20种微量元素. 光谱学与光谱分析，36（11）：3676-3682.

叶阿里，张海燕，窦亚玲，等，2016. 基质辅助激光解吸电离飞行时间质谱技术检测药物代谢酶基因多态性平台的建立. 现代检验医学杂志，（5）：30-33.

中国核酸质谱应用专家共识协作组，2018. 中国核酸质谱应用专家共识. 中华医学杂志，98（12）：895-900.

Bonk T，Humeny A，2001. MALDI-TOF-MS allalysis of protein and DNA. Neuroscientist，7（1）：6-12.

Cho J Y，Lee H J，Jeong S K，et al，2015. Combination of multiple spectral libraries improves the current search methods used to identify missing proteins in the chromosome-centric human proteome project. Journal of Proteome Research，14（12）：4959-4966.

Du Y M，Hu Y，Xia Y，et al，2016. Power normalization for mass spectrometry data analysis and analytical method assessment. Analytical Chemistry，88（6）：3156-3163.

Gault J，Donlan J A，Liko I，et al，2016. High-resolution mass spectrometry of small molecules bound to membrane proteins. Nature Methods，13（4）：333-336.

Hsieh K T，Liu P H，Urban P L，2015. Automated on-line liquid-liquid extraction system for temporal mass spectrometric analysis of dynamic samples. Analytica Chimica Acta，894：35-43.

Jia K，Li W，Wang F，et al，2016. Novel circulating peptide biomarkers for esophageal squamous cell carcinoma revealed by a magnetic bead-based MALDI-TOF-MS assay. Oncotarget，7（17）：23569.

Karas M，Hillenkamp F，1988. Laser desorption ionization of proteins with molecular masses exceeding 10,000 daltons. Analytical Chemistry，60（20）：2299-2301.

Lam M P，Lau E，Ng D C，et al，2016. Cardiovascular proteomics in the era of big data：experimental and computational advances. Clinical Proteomics，13（1）：23.

Lehmann W D，2016. A timeline of stable isotopes and mass spectrometry in the life sciences. Mass Spectrometry Reviews，36（1）：58-85.

Liko I，Allison T M，Hopper J T，et al，2016. Mass spectrometry guided structural biology. Current Opinion in Structural Biology，40：136-144.

Meng Q，Ge S，Yan W，et al，2016. Screening for potential serum-based proteomic biomarkers for human type 2 diabetes mellitus using MALDI-TOF MS. Proteomics-Clinical Applications，11（3/4）. doi：10.1002/prca.201600079.

Mesaros C, Blair I A, 2016. Mass spectrometry-based approaches to targeted quantitative proteomics in cardiovascular disease. Clinical Proteomics, 13（1）: 20.

Miah S, Banks C A, Adams M K, et al, 2017. Advancement of mass spectrometry-based proteomics technologies to explore triple negative breast cancer. Molecular BioSystems, 13（1）: 42-55.

Murray K K, Seneviratne C A, Ghorai S, 2016. High resolution laser mass spectrometry bioimaging. Methods, 104: 118-126.

Nicolaou O, Kousios A, Hadjisavvas A, et al, 2016. Biomarkers of systemic lupus erythematosus identified using mass spectrometry-based proteomics: a systematic review. Journal of Cellular and Molecular Medicine, 21（5）: 993-1012.

Psatha K, Kollipara L, Voutyraki C, et al, 2016. Deciphering lymphoma pathogenesis via state-of-the-art mass spectrometry-based quantitative proteomics. Journal of Chromatography. B, Analytical Technologies in the Biomedical and Life Sciences, 1047: 2-14.

Ramakrishnan P, Nair S, Rangiah K, 2016. A method for comparative metabolomics in urine using high resolution mass spectrometry. Journal of Chromatography A, 1443: 83-92.

Rocha B, Ruiz-Romero C, Blanco F J, 2016. Mass spectrometry imaging: a novel technology in rheumatology. Nature Reviews Rheumatology, 13（1）: 52-63.

Sheynkman G M, Shortreed M R, Cesnik A J, et al, 2016. Proteogenomics: integrating next-generation sequencing and mass spectrometry to characterize human proteomic variation. Annual Review of Analytical Chemistry, 9: 521-545.

Tanaka K, Waki H, Ido Y, et al, 1988. Protein and polymer analyses up to m/z 100,000 by laser ionization time-of-flight mass.spectrometry, Rapid Communications Mass Spectrometry, 1988, 2（8）: 151-153.

Zhou J, Yin Y, 2016. Strategies for large-scale targeted metabolomics quantification by liquid chromatography-mass spectrometry. Analyst, 141（23）: 6362-6373.

第12章

糖基检测与医学预测学

糖基组学作为代谢组学研究，处于基因调控网络和蛋白质作用网络的下游，所提供的是生物学的终端信息，反映的信息更接近疾病本身。基因组学和蛋白质组学告诉我们可能发生什么，而糖基组学则告诉我们已经发生了什么，对疾病的预测更具有实际意义。与蛋白质和核酸的测序相比，糖基由于非模板驱动、单体众多并存在支链而对检测技术要求极高，需要有针对性的强大的检测和分析工具来进行研究。本章主要介绍糖基组学概念、糖基化机制、糖基的定量定性检测方法、疾病中的异常糖基化水平及糖基化作为生物标志物应用于精准医学的潜力。

第一节 糖基组学概念

人类基因组大约编码4万种蛋白质，通过翻译后修饰，如磷酸化、泛素化、乙酰化、酯化和糖基化又将蛋白质的复杂程度成倍增加。蛋白质是生物体结构和功能的体现者和执行者，而蛋白质的翻译后修饰将会影响其结构和功能。在蛋白质的多种翻译后修饰过程中，糖基化是最复杂也是对蛋白质影响最大的一种修饰过程，据估计人体内超过一半的蛋白质都存在着糖基化修饰过程。糖基化修饰是指蛋白质被聚糖（一种直链或支链的碳水化合物）修饰的过程，是一种普遍存在的过程。这些聚糖因不同的单糖组成及不同的排列组合方式而产生多种结构，并且一些聚糖可以结合在同一种蛋白质的不同位点上，这就形成了更多种不同的糖型。不仅如此，聚糖还可以通过乙酰化、硫酸盐化和磷酸化作用进一步形成更复杂的多样性结构。"糖基组学"是对生物体、组织及细胞中所有糖基分子的完整集合进行研究的一门学科，包括糖基结构特征分析、糖基结构关联分析，以及糖基–蛋白质相互作用和它们在人体中的生理、病理功能分析。

糖基参与了机体内众多重要的细胞进程，包括分子运输、蛋白质折叠、错误折叠蛋白质的清除、细胞间黏附和细胞–细胞识别，对维持正常生理功能产生重要作用。当糖基与特定蛋白质如生长因子、免疫受体、细胞因子和位于细胞–细胞外间质相中的酶相连时，它可以调节这些特定蛋白质的功能。另外，糖基还可以改变蛋白质的物理化学性质，包括溶解度和稳定性、周转速度和免疫原性。同时，糖基也参与形成整联蛋白的关键部分，调节对基底膜的黏附，引发细胞迁移和预防性凋亡。

糖基化修饰主要影响机体免疫功能，体现在以下三个方面：首先，糖基化对其所连接的蛋白起一定稳定作用，保护糖蛋白免受蛋白酶的降解及多复合体的装配和折叠等；其次，聚糖及其凝集素受体的相互作用在信号转导、抗原提呈、控制细胞发育与分化中起调控作用；最后，糖基的一些区域可作为抗原识别表位，调控固有免疫和适应性免疫应答。

糖基化过程会受到环境和遗传的共同影响，当受到外部刺激或生物学刺激时，糖基会产生结构的变化。异常的糖基化修饰参与机体的病理过程，糖基的结构会随着机体衰老和疾病的发生而产生改变，对疾病的发生发展起到重要作用，这种变化可以作为生物标志物以预测疾病的发生、进展及治疗效果情况。因此，糖基组学可以作为反映机体健康和生理病理状况的一种稳健方法，作为疾病预测的生物标志物具有很大潜能。

第二节　糖基化机制

哺乳类动物的细胞内含有一个糖基库，包含通过 α 和 β 糖苷键连接的单糖单元所构成的糖链，其中共有三种主要类型的糖基：N-糖基、O-糖基和葡糖氨基葡聚糖（GAG），N-糖基是三者中最常见的，这些糖基的核心结构差异体现在是否有分支和它们与蛋白质连接的识别序列（如果有）的差异。

N-糖基是最常见，也是被研究的最多、最清楚的糖基类型，50%～90%的血浆蛋白都存在 N-糖基化修饰。与蛋白质合成不同，N-糖基的生物合成过程不是模板驱动的。N-糖基化反应发生在多肽未折叠时，单糖在寡糖基转移酶的作用下被添加到天冬酰胺残基上（起始于内质网腔内），新糖基化的糖蛋白被转移到顺面高尔基体，在糖苷酶作用下被进一步修饰，并且在糖基转移酶作用下延伸形成不同的结构类型。

糖基的最终结构是由一系列酶在内质网和高尔基体中对寡糖糖苷键的催化、降解和修饰过程决定的。N-糖基合成的生化途径主要分成三个步骤：首先，N-糖基的前体寡糖在脂质多萜醇上组装。然后，连接多萜醇的前体寡糖被转移到多肽的天冬酰胺残基。N-糖基转移到多肽后，由特定的糖苷酶剪切和修饰，新糖基化的糖蛋白再准备从内质网通过。其次，新糖基化的糖蛋白被转移到顺面高尔基体，在糖苷酶作用下被进一步修饰，并且在糖基转移酶作用下延伸形成不同的结构类型。最后，所有的 N-糖基都含有保守的核心结构 $GlcNAc_2MaN_3$。其余的糖基化修饰过程，如 N-乙酰化、岩藻糖基化、唾液酸化和半乳糖基化是在新生糖蛋白通过高尔基体的迁移过程中完成的。

三种主要的 N-糖基结构包括高甘露糖型 N-糖基、复合型 N-糖基和杂合型 N-糖基。高甘露糖型 N-糖基包含 $MaN_{5～9}GlcNAc_2$ 结构，是在葡萄糖和甘露糖残基被剪切后，且 N-糖基末端没有额外的单糖连接时形成的。复合型 N-糖基具有连接在核心结构上的分支结构，并且可以根据其分支情况分为双分支型、三分支型和四分支型，其分支是由在半乳糖转移酶和唾液酸转移酶催化下连接在 N-乙酰氨基葡萄糖上的半乳糖残基和唾液酸残基组成的。杂合型 N-糖基是由高甘露糖型和复合型 N-糖基结合而成。通常情况下，杂合型 N-糖基只在核心结构的 α-1,6 臂位置连接有甘露糖残基，同时在 α-1,3 臂含有 1～2 个分支。复合型 N-糖基和杂合型 N-糖基都含有一个岩藻糖集团，连接在一个分支或 N-乙酰氨基葡萄糖侧链上，被分别称为岩藻糖基化和核心岩藻糖基化。

O-糖基是仅次于 N-糖基的常见糖基类型。O-糖基化过程是一种类似于酪氨酸磷酸化作用的自发过程，在高尔基体内进行，其识别位点至今仍不清楚，但它是一类在 O-连接 N-乙酰氨基葡萄糖转移酶催化下的，O-连接 N-乙酰氨基葡萄糖与丝氨酸或苏氨酸残基连接的连续反应过程。这一系列在高尔基体内针对 O-糖基核心结构的反应包括硫酸盐化作用、乙酰化作用和岩藻糖基化作用，这些作用形成了 O-糖基的分支结构。

O-糖基与 *N*-糖基类似，都包含由单糖组成的分支结构。

糖基可以基于不同的结构与其他分子发生相互作用。葡糖氨基葡聚糖是没有分支的多糖，可以以蛋白聚糖的一部分或游离的寡糖（透明质酸）形式存在。葡萄糖氨基葡聚糖与蛋白质固有序列 Ser-GlyciNe（Gly）-X-Gly（其中 X 为任意氨基酸）中丝氨酸和苏氨酸残基的氧原子结合。蛋白聚糖，如硫酸乙酰肝素和硫酸软骨素，是通过不同途径合成的，其硫酸化程度较 *O*-糖基高，但结合特异性相同。透明质酸是葡萄糖氨基葡聚糖的一种形式，它不与脂类或蛋白质结合，参与细胞信号传导和组织稳态的维持。在极特殊情况下，如甘露糖残基与氨基酸序列 Trp-X-X-Trp（其中 X 为任意氨基酸）中的色氨酸通过碳－碳键连接时，会发生 C-糖基化。

除了与蛋白质的结合以外，糖基还参与了糖脂形成的同型和异型交互作用。糖脂的生物合成也发生在内质网和高尔基体内。目前所知的两类糖脂包括鞘糖脂和糖基磷脂酰肌醇（GPI）-锚。鞘糖脂是亲水亲脂的膜结合糖复合物（如糖萼）或细胞外基质的分泌物，它们都是细胞运动和信号传导的重要媒介。鞘糖脂的生物合成起始于内质网中神经酰胺与葡萄糖的连接，之后葡萄糖－神经酰胺复合物在高尔基体内被其他葡萄糖残基进一步修饰形成成熟的结构。糖基与磷脂酰肌醇连接后便形成了 GPI-锚，其生物合成过程发生在内质网内，在高尔基体内成熟。在高尔基体内，GPI-锚被磷脂酰乙醇胺或 *N*-乙酰氨基葡萄糖分子修饰，之后与半乳糖或唾液酸糖基形成复合物，最终的 GPI-锚被转移到质膜上。

第三节　糖基组学研究中的高通量检测方法

与蛋白质和核酸的测序相比，聚糖呈不均一性且存在分支结构而对检测技术要求极高，所以高通量的糖基组学研究技术直到 2008 年才建立，远远落后于基因组学、转录组学和蛋白质组学研究。由于糖基结构的复杂性，预计存在 5324 个糖基结构，其作为疾病诊断、预测的生物标志物具有巨大的潜能。

特异性检测糖基结构方法包括糖苷酶法和凝集素法，由于此种检测方法必须用已知结构的糖基进行标定和确证，仅限于分析已知结构的糖基，对于结构未知或复杂的糖基则不适用，因此高通量的检测方法如质谱分析、核磁共振分析、色谱分析和毛细管电泳法被研发利用。糖基是一类不吸收紫外线的生物分子，因此被标记的糖基可以通过以上四种方法进行检测。常用的标记物包括 2- 氨基苯甲酰胺（2-AB）、2- 氨基苯甲酸（2-AA）、2- 氨基吡啶（2-AP）、2- 氨基萘三磺酸（ANTS）和 1- 氨基芘 -3,6,8- 三磺酸（APTS）。被标记的糖基可以通过以上四种检测方法来进行定性定量分析，以下内容总结这四种方法的利弊。

质谱法（MS）是分析细胞和组织来源糖基结构的一种实用的敏感的方法，它可以将蛋白质、糖基或脂类这种大分子离子化，进而有效地准确检测大分子的分子量，同时可以检测和分析生物样本中复杂的 *N*-糖基结构。应用此种方法检测 *N*-糖基包括选取感兴趣的质谱峰，之后其依据质荷比被分成不同离子片段并通过多重质谱分析生成质谱图。目标糖基的结构可通过与已知糖基结构的比对得出。

质谱法是最常用的糖基结构分析工具，它包括 MALDI-TOF 质谱、串联质谱/质谱联机、电喷雾电离质谱（ESI-MS）、离子阱 MALDI-TOF 质谱和傅里叶变换离子回旋共振质谱（FT-ICR-MS）。质谱方法的局限性主要是单糖成分难以使用这些技术进行分开，并且聚糖结构中的糖间键通常产生较差的光谱强度，在此情况下，获得的信息通常不足以用于完整的糖基结构分析。一些质谱分析技术对于有同分异构体的糖基结构的分析还有缺陷。因此，基于质谱的分析手段通常需要额外的辅助技术来完成糖基结构分析。

核磁共振（NMR）是另一种用于糖基谱型分析的实用工具，其基于糖基的化学位移和偶联常数对结构进行分析。核磁共振可以提供关于聚糖分子的立体化学、端基异构原子的定向和糖间键的信息。但是，通过核磁共振对聚糖进行充分的结构解析取决于样品的量和纯度。样品中寡糖的纯化和优化技术限制了核磁共振法在常规糖基结构分子中的应用。例如，想要获得 95% 纯的样品几乎是不可能的，而且样品在纯化过程中会大量损失，因此给定的样品量很可能不足以进行核磁共振分析。

糖基是极性大分子，因此许多基于色谱法原理对糖基进行分离的技术近年来得到了很大发展。例如，具有荧光检测功能的高效液相色谱（HPLC）、具有脉冲电流检测的高效阴离子交换色谱（HPAEC-PAD）和弱阴离子交换高效液相色谱（WAX-HPLC）。简言之，基于高效液相色谱原理的技术对糖基谱型的分析主要是根据不同糖基结构保留时间的差异进行的，较大、较复杂糖基结构的保留时间相应较长。这种技术通常需要对糖基进行荧光或放射性标记，洗脱出的糖基以光谱的形式表示，这些光谱提供了每个糖基的相对含量信息。在与外切糖苷酶消化分析联用后，就可以得到完整的糖基结构分析结果。

随着科技的发展，HPLC 已经可以完成亲水相互作用层析自动化和超高效液相层析自动化，这些技术具有很高的分辨率及精确和高效分离 N- 聚糖的能力。因为它们可以在单个柱中分离带电和中性聚糖，所以这些技术适用于糖基分析。然而，其缺点在于不能完全区分不同的糖基异构体，导致复杂样品的部分衍生。另外，还可发生其他聚糖的共洗脱，从而影响了较为良好的定量过程。这种局限性似乎可以被 HPAEC-PAD 方法克服，但其存在较差的灵敏度和较长的分析时间的缺陷。

毛细管电泳（CE）可解决糖基结构的量化问题，它具有高度可选择性、高分离效率和高可重复性，这些特性使其成为确定聚糖异构体的有力工具，但毛细血管电泳有低通量的缺点，无法快速对大量样本进行分析。荧光团辅助的碳水化合物电泳（FACE）是在聚丙烯酰胺凝胶上分离荧光团标记的聚糖的另一种技术，它不需要较为广泛的专业知识，这使其成为一种广泛使用的聚糖分析方法。

尽管四种检测方法各有利弊，但是结合其他方法可以扬长避短，随着技术的不断发展，糖基检测方法不断克服通量低、结果不稳定、灵敏度特异度差等缺点，为探讨 N- 糖基谱型在疾病发生发展中的作用及将其转化为疾病诊断、预测的生物标志物提供了重要的技术支持。

第四节　先天性糖基化缺陷

虽然糖基化是非模板驱动的合成过程，但是它还是受到了被称为"糖基-基因"的调节，这些基因大部分是编码糖基化过程中特定酶的基因。在糖基化转移酶基因敲除的小鼠模型中，其糖基化修饰被消除，对其都是致命的。某些糖基化转移酶基因发生变异，如某个位点的突变，可以导致蛋白质糖基化位点的改变，阻碍多肽的糖基化过程，进而影响糖蛋白功能，导致疾病发生，这种由遗传和分子机制改变引发糖缀合物生成异常所导致的疾病统称为"先天性糖基化缺陷"（CDG）。

大多数CDG是由常染色体隐性遗传引发的N-糖基化蛋白合成缺陷而导致的疾病，由于糖蛋白的糖基化修饰是一个极其复杂的过程，参与的酶种类众多，CDG可累及多个器官组织，如神经、造血、消化、生殖等系统，从而引发多种临床症状。该病于1980年首次被比利时儿科医生Jaeke等报道，然而这类疾病很罕见，全世界也仅有几百例，其主要划分为两大类型。第一类即 I 型CDG，由基因突变影响了内质网胞液内N-糖基与多肽链的结合而导致，主要因为磷酸甘露糖变位酶异常使得多萜醇连接的高甘露糖前体供体减少。第二类即 II 型CDG，由基因突变引起高尔基体内N-糖基化过程缺陷而导致，主要表现为在复合聚糖1,6-臂上添加GlcNAc的N-乙酰葡萄糖胺转移酶 II 缺陷。

首先被发现，也是使用最广泛的发现低糖基化血清转铁蛋白的方法是等电点聚焦电泳，通过此方法发现转铁蛋白有两个N-糖基化位点AsN432和AsN630，均应与分支糖基连接，而糖基化异常会改变这些位点的唾液酸化模式，使得在 I 型CDG中四唾液酸（tetrasialo）-转铁蛋白含量降低，二唾液酸（disialo）-转铁蛋白和无唾液酸（asialo）-转铁蛋白含量升高，而在 II 型CDG中单唾液酸（monosialo）-转铁蛋白和三唾液酸（trisialo）-转铁蛋白含量升高。

经过多年的研究，现在已经有多种诊断和鉴别CDG的方法，包括糖基结构分析法、酶分析法、脂类连接寡糖分析法和分子诊断法。迄今为止，已经超过80种不同形式的CDG被研究发现。近期，Jaeke等提出利用调控糖基化酶基因缺陷的一个分类系统，表示为官方基因的缩写名称-CDG。例如，糖基化类型的先天性障碍，PMM2是有缺陷的基因，导致CDG的亚型，现在被称为PMM2-CDG。

第五节　糖基作为疾病诊断及预测的生物标志物研究

糖基化修饰处于基因型和疾病表型中间，根据孟德尔随机化原理推断，糖基化修饰很可能是诱导疾病发生的病因，将其作为疾病风险分层、诊断和预后情况评价的中间表型或动态生物标志物很有潜能；并且越来越多的研究发现N-糖基化与癌症、阿尔茨海默病、糖尿病、代谢综合征、类风湿关节炎、肥胖、系统性红斑狼疮、高血压、帕金森症和HIV感染发生发展相关。至少1/3的死亡可以通过控制已知的危险因素（如吸烟、不健康的饮食习惯和缺乏体育锻炼）来预防。我们可以通过更准确的方法来衡量疾病状态、病原体、危险因素暴露情况、行为和易感性，从而有效地控制疾病风险。但目前为止还没有完整的包含糖基化生物标志物的疾病风险预测模型。

有研究表明，许多慢性疾病患者体内存在糖基化水平的改变（表12-1），这表明存在于血清、血浆或其他组织和体液的糖基有潜力作为这些疾病的生物标志物。准确鉴定出与疾病相关的特定糖基指标对于疾病生物标志物的发现至关重要。这些信息还有助于药理学研究，可用于缓解临床和亚临床疾病的症状。

表12-1　*N*-糖基作为慢性疾病生物标志物的研究

疾病名称	检测技术	检测生物样品种类	糖基指标	糖基指标变化情况
乳腺癌	UPLC-HILIC、WAX-HPLC	血清	二分支核心岩藻糖基化糖基	↓
			外臂岩藻糖基化糖基	↑
			单唾液酸化糖基	↓
			唾液酸化糖基	↑
			糖基分支水平	↑
胃癌	DSA-FACE	血清	三分支α-1,3-岩藻糖基化糖基	↑
			二分支α-1,6-核心岩藻糖基化糖基	↑
			平分型二分支α-1,6-核心岩藻糖基化糖基	↑
			双半乳糖基化二分支α-1,6-核心岩藻糖基化糖基	↓
肝细胞癌	DSA-FACE	细胞系	三分支α-1,3-岩藻糖基化糖基	↑
			二分支糖基	↑
类风湿关节炎	HPLC、MS	血清	单半乳糖基化二分支*N*-糖基	↑
类风湿关节炎	LC-MS	血清IgG	二分支单半乳糖基化糖基	↓
			三分支型糖基	↑
系统性红斑狼疮	UPLC	血浆IgG	半乳糖基化水平	↓
			唾液酸化水平	↓
			核心岩藻糖基化水平	↓
			平分型*N*-乙酰氨基葡萄糖	↓
代谢综合征	HILIC、WAX-HPLC	血浆	核心岩藻糖基化糖基	↓
			三分支糖基	↑
			单唾液酸化糖基	↓
			双唾液酸化糖基	↑
			三唾液酸化糖基	↑
			二分支型糖基	↓
			三半乳糖基化糖基	↑
2型糖尿病	DSA-FACE	血清	二分支α-1,6-核心岩藻糖基化糖基	↓
			二分支双半乳糖基化糖基	↑
			α-（1,6）-臂单半乳糖基化糖基	↓
			α-（1,3）-臂单半乳糖基化糖基	↓
2型糖尿病	HPLC、MALDI-TOF	小鼠及人类血清	α-1,6-岩藻糖基化糖基	↑

注：UPLC-HILIC，亲水相互作用超高效液相色谱。

1. *N*-糖基化在癌症生物标志物研究中的应用　细胞癌变的过程中总是普遍伴随着糖基结构的改变，很多调控糖基化转移酶的基因发生突变或者表达异常，从而导致糖基化修饰异常。糖基化修饰参与细胞信号传导和通信、细胞基质交互作用及免疫调节，而糖基化修饰异常对肿瘤细胞分裂和侵入、肿瘤血管生成、肿瘤细胞增殖及肿瘤转移产生影响，糖基化的改变直接反映了肿瘤的发生发展，因此糖基可以作为癌症生物标志物，为癌症的治疗和干预提供一系列特定靶点。

一项对107名乳腺癌患者和62名健康对照者140个N-糖基峰的研究发现，乳腺癌患者N-糖基的岩藻糖基化水平和唾液酸化水平显著升高。对247名胃癌患者和128名健康对照者9个糖基峰的研究发现，胃癌患者的核心岩藻糖残基和岩藻糖转移酶水平显著下降。最近一项大规模研究利用IgG半乳糖基比值［G0F/（G1F＋2G2F）］来作为癌症普遍筛查的生物标志物，ROC曲线下面积高达0.862，在食管癌、胰腺癌、肝癌、前列腺癌、肺癌、宫颈癌、结直肠癌中分别为0.930、0.927、0.926、0.918、0.912、0.908及0.903。美国FDA批准的肿瘤标志物几乎均存在糖基化修饰（表12-2），若将其联合检测糖基化修饰，会提高肿瘤标志物诊断的灵敏度及特异度。

表 12-2　FDA批准应用于临床的肿瘤标志物

标志物	临床应用	癌症种类	样本	批准时间	糖基化修饰
卵清蛋白1	恶性肿瘤预测	卵巢癌	血清	2009年	存在
人附睾蛋白4	病情复发监测	卵巢癌	血清	2008年	存在
纤维蛋白	疾病发展监测	结直肠癌	血清	2008年	存在
p63蛋白	辅助鉴别诊断	前列腺癌	组织	2005年	无
C-kit	肿瘤检测	消化道肿瘤	组织	2004年	存在
CA19-9	疾病状态监测	胰腺癌	血清、血浆	2002年	存在
雌激素受体	治疗反应、预后	乳腺癌	组织	1999年	无
孕激素受体	治疗反应、预后	乳腺癌	组织	1999年	无
HER2/Neu	治疗效果评价	乳腺癌	组织	1998年	存在
CA125	疾病发展监测	卵巢癌	血清、血浆	1997年	存在
CA15-3	治疗反应监测	乳腺癌	血清、血浆	1997年	存在
CA27.29	治疗反应监测	乳腺癌	血清	1997年	存在
游离PSA	良性癌症辨别	前列腺癌	血清	1997年	存在
甲状腺球蛋白	辅助监测	甲状腺癌	血清、血浆	1997年	存在
NuMA、NMP22	疾病诊断、监测	膀胱癌	尿液	1996年	存在
甲胎蛋白	癌症监测	睾丸癌	血清、血浆	1992年	存在
总PSA	癌症诊断、监测	前列腺癌	血清	1986年	存在
癌胚抗原	癌症预后监测	无特异性	血清、血浆	1985年	存在

注：PSA，前列腺特异性抗原。

2. N-糖基化在炎性和自身免疫性疾病生物标志物研究中的应用　免疫球蛋白G是血清中免疫球蛋白的主要成分，约占血清中免疫球蛋白总含量的75%，在机体固有免疫和适应免疫中起重要作用。IgG-Fc段通过糖基修饰影响其功能，即介导补体依赖的细胞毒性（CDC）、依赖抗体的细胞毒性（ADCC）等，从而调控炎症，影响机体促炎或抗炎效应，进而影响疾病。最早在1985年有研究发现IgG糖链的低半乳糖基化修饰水平与疾病进程相关，随后研究发现IgG-Fc段半乳糖缺失影响风湿性关节炎的病情及复发，另有研究发现妊娠期妇女可诱导风湿性关节炎自身缓解，妊娠期间IgG的半乳糖水平增加，乙酰葡萄糖胺水平下降，这个变化有助于风湿性关节炎患者临床缓解。对拉丁美洲251例系统性红斑狼疮（SLE）患者和252例健康对照、特立尼达岛108例SLE患者和193例健康对照及中国107例SLE患者和200例健康对照的研究均表明SLE患者血浆中IgG的唾液酸化和半乳糖基化水平显著降低，另外，这些患者的核心岩藻糖水平降低而血浆中二等分N-乙酰葡糖胺水平增高，联合多个糖基对疾病进行诊断，ROC曲线下面积高达0.881。对507例溃疡性结肠炎（UC）、287例克罗恩病（CD）患者和320例健康对照人群的血浆IgG糖基谱型研究表明，这两种疾病都与显著降低的IgG半乳糖基化水平相关，克罗恩病患者的唾液酸化水平也有显著降低。TwiNsUK研究对3274名参与者进行了IgG糖基组学分析，结果显示IgG糖基和肾功能之间具有显著相关性，并且发现14个糖基指标在实验和验证人群中均与肾功能显著相关。

在很多疾病如自身免疫性疾病，高血压、肥胖等慢性疾病，甚至癌症中，IgG低半乳糖基修饰是普遍存在的，研究表明IgG的末端半乳糖基修饰水平降低引发机体炎症反应，它可以用于评估疾病的一个状态——炎症。最近一项大规模研究表明利用IgG半乳糖基比值［G0F/（G1F＋2G2F）］可用来作为癌症筛查的生物标志物，在炎性肠病的研究中发现利用G0F/G2F来区分病例和对照也取得了很好的结果，这提示将生物标志物转化为临床的指标时不仅需要对其标准化，更需要针对不同类别的疾病展现其特异性。

3. N-糖基化在代谢性疾病生物标志物研究中的应用　研究发现，相较于对照小鼠，16只糖尿病小鼠的血清蛋白$α$-1,6-岩藻糖基化水平显著升高。对人类2型糖尿病患者的糖基组学研究发现，二分支和二等分N-乙酰氨基葡萄糖$α$-1,6-岩藻糖基化水平也显著升高。相似的，对562例2型糖尿病患者和599例健康对照人群N-糖基的研究发现，2型糖尿病患者血清蛋白的岩藻糖基化和半乳糖基化水平显著上升。课题组发现调控糖基化转移酶的基因和2型糖尿病易感性相关。课题组对212例中国和520例克罗地亚代谢综合征患者的研究发现了10个N-糖基化指标与代谢综合征组分体重指数（BMI）、收缩压、舒张压和空腹血糖水平显著相关。克罗地亚课题组利用三个人群共3515例研究者探究IgG N-糖基化和BMI的关系，发现在肥胖人群中半乳糖基水平降低。该课题组最近还阐述了三个不同种族人群IgG N-糖基化水平与高血压的相关特征。

4. N-糖基化在疾病预后生物标志物研究中的应用　急性系统性炎症是许多疾病的病理学原因之一，患者的炎症反应常可以反映疾病的结局和预后状况。由于N-糖基化水平可以调节IgG在炎症过程中的作用，所以IgG N-糖基指标很有潜力作为疾病预后的生物标志物。心脏外科手术后患者的死亡风险普遍由欧洲心血管手术危险因素评分系统（EuroSCORE Ⅱ）评估，Novokmet等的研究显示，患者术后半乳糖基化水平与通过该评分系统评估的死亡风险显著相关，半乳糖基化水平快速升高者的死亡风险增加了两倍。还有研究显示，吉兰-巴雷综合征患者血清IgG-Fc段糖基化水平与疾病的严重程度和静脉注射免疫球蛋白治疗后的预后情况显著相关，并且可以作为监测治疗效果的参考指标。另外，对川崎病的研究发现患者的治疗效果与其体内唾液酸化水平显著相关。

第六节　糖基组学研究总结和展望

糖基的生物合成机制十分复杂，是参与细胞进程非常重要的生物分子，可以作为动态生物标志物来帮助了解疾病的病理过程和预后状况。尽管关于糖基谱型的研究日渐受到重视，但其中依然存在着很大的挑战。大多数检测技术不能在微观水平上检测糖基的浓度，而对高纯度样品的要求则是另一个挑战。糖基结构的异质性和复杂性也使得对糖基的分析变得十分困难，这需要新的高通量和自动化的糖基生物信息学资源和技术。此外，目前只有少数具有先进检测仪器和专业知识的实验室能够分析糖链结构，这对于该领域中新研究者是不小的挑战。虽然面临着这些挑战，但是糖基组学研究的范围正在扩大，现在可以将糖基组学与其他组学，如基因组学、表观遗传组学和蛋白组学，进行整合。这种新的思路促成了"基因组学、表观遗传组学碰撞糖基组学"研究成果，研究探讨影响糖基化修饰的分子机制，主要探索影响调控糖基化转移酶的基因，进而影响糖基化修饰的分子网络。

N-糖基在不同人群中的谱型对于进一步了解种群特异性和基因-环境相互作用对 N-糖基结构动态变化的影响是至关重要的。为了更深入地了解 N-糖基作为生物标志物的潜力，目前需要在多种族人群中开展研究，以便分析种族和基因-环境交互作用对 N-糖基结构的动态影响。这就需要各地区的糖组学研究团队深入合作，同时需要研发更实用、快速且准确的糖基组学检测平台。随着研究的发展，相信糖基组学可以为人类对疾病的全面了解提供更多参考信息。

（王雪卿　王　皓　盖思齐　于鑫伟）

参 考 文 献

Novokmet M，Lukić E，Vučković F，et al，2014. Changes in IgG and total plasma protein glycomes in acute systemic inflammation. Scientific Reports，4：4347.

Ren S，Zhang Z，Xu C，et al，2016. Distribution of IgG galactosylation as a promising biomarker for cancer screening in multiple cancer types. Cell Research，26（8）：963-966.

Sebastian A，Alzain M A，Asweto C O，et al，2016. Glycan biomarkers for rheumatoid arthritis and its remission status in han Chinese patients. OMICS，20（6）：343-351.

Zoldoš V，Horvat T，Lauc G，2013. Glycomics meets genomics，epigenomics and other high throughput omics for system biology studies. Current Opinion in Chemical Biology，17（1）：34-40.

第三篇

医学预测学的数据处理方法

第13章

建立疾病预测模型概述

当前，迅速发展的现代医学技术产生了海量的数据，如何能够在海量的医学数据中发现潜在、有价值的信息将对医学研究有重要的作用。数据挖掘（data mining）是对大量观察到的数据进行分析，以便从中发现事先未知的联系和规律。数据挖掘是一种机器学习技术，可通过对学习样本集进行学习，发现其中隐含的规律。因此，数据挖掘技术在海量医疗数据分析中将具有广阔的应用前景。

影响疾病发生和发展过程有很多因素，除治疗因素之外，还包括患者的人口学特征、既往史、合并症、实验室指标，以及遗传背景、生活方式及环境因素等。把数据挖掘技术引入到海量医学数据的分析中，对数据进行清理、分析和建模，可以对患者的患病情况、预后情况进行分类（即疾病诊断和预后预测），从而有效地辅助医生进行疾病的诊断和预后预测。因此，临床中的疾病诊断和预后预测问题，就变成了数据挖掘领域的分类问题。

第一节 建立疾病预测模型的过程

要建立一个有效的疾病预测模型，需要经过数据采集、数据预处理、建立分类器模型、评价分类器模型几个步骤。数据采集过程与具体的临床问题密切相关，在此本章从略。

一、数据预处理

数据挖掘所涉及和依赖的数据量都比较大，因此在进行数据挖掘工作之前，需要对数据进行必要的处理，称为数据预处理。在数据整理的过程中，数据中的异常值、缺失值和噪声都比较常见，这些都不利于数据挖掘的进行。数据预处理一般包括数据清洗（缺失数据及噪声数据的处理）、数据转换和数据降维等，以减少数据挖掘过程中可能出现的相互矛盾的情况。

1.缺失数据的处理　缺失数据（missing data）是指没有采集到的变量值。如果某变量的缺失数据过多，则只能舍弃该变量，否则可以尝试采用以下一种或几种方法进行处理。

（1）忽略缺失数据所在的完整记录。

（2）手工填补缺失值。

（3）利用默认值或某个常量来填补缺失值。

（4）利用该指标的均值填补缺失值。

（5）利用同类别病例该指标的均值填补缺失值。

（6）利用最可能的值填补缺失值。

（7）利用回归模型填补缺失值。

2.噪声数据处理　噪声数据（noise）是指被测变量的一个随机错误和变化。对噪声数据可以采用以下方法进行平滑处理。

（1）利用噪声数据点的周围点（近邻），来平滑有序数据的噪声。

（2）用分组均值、分组中位数等进行平滑。

（3）对数据进行聚类，通常落在聚类外面的数据值被认为是离群点（噪声），用聚类中心平滑该噪声。

（4）通过函数利用其他相关变量对数据进行平滑，如线性回归模型、对数线性模型等。

3.数据变换　指将原始数据的类型或取值范围变换到合适的形式，以便适应不同数据挖掘算法的要求。数据变换一般包括以下几方面。

（1）数据规范化：也称为最大-最小规范化。假设将某一变量 A 的取值 v 规范到 $[0, 1]$ 区间的数值 v'，则变换公式为

$$v' = \frac{v - \min_A}{\max_A - \min_A} \tag{13-1}$$

式中，$\max_A$ 和 $\min_A$ 是变量 A 的最大值和最小值。

（2）零均值规范化：正态标准化，变换公式为

$$v' = \frac{v - \overline{A}}{\sigma_A} \tag{13-2}$$

式中，$\overline{A}$ 和 σ_A 是变量 A 的均值和标准差。

（3）小数定标规范化：根据特征的数量级，将变量值除以 10^n，使之成为 $(-1, +1)$ 区间内的小数。

此外，数据变换还包括数据离散化（将连续型数值特征离散为几个概念，如将年龄离散为青年、中年和老年）、构造特征（根据已有特征构造新的特征）、数据平整化（减少特征中不同值的数目）等。

4.数据降维　对每个样本采集的变量的个数称为维度。许多数据挖掘算法用来分析海量数据或高维数据时的效率很低，因此减少数据维度即降维可以简化数据表达方式，同时又维持原始数据的实质不变，以提高数据挖掘的效率。数据降维的方法包括几下几种。

（1）检测和消除无关、弱相关或冗余的特征。

（2）选择特征子集：寻找出最小的特征子集，并确保新数据子集的概率分布尽可能接近原来数据集的概率分布。

（3）主成分分析（primary component analysis，PCA）：创建一个由 n 个原有特征组合得到的 k（$k < n$）个主成分，将样本信息集中在这 k 个主成分中。

二、建立分类器模型

分类（classification）是一种数据分析过程，即根据样本各特征的值确定该样本属于预定类别中的哪一类。分类是数据挖掘中的常用方法，在医学应用中，疾病的诊断和鉴别诊断就是典型的分类过程。二分类任务是指将样本判为两个类别中的一个，如根据患者血清病毒抗体，判断其是否患有多发性硬化。多分类任务则是将受试者判为多个类别中的一个，如根据X线片特征，将受试者判为尘肺Ⅰ期、Ⅱ期或Ⅲ期。

分类器（classifier）即用于分类的模型，它将样本的特征作为输入，将样本的类别（也称标签，label）作为输出。常用的分类器模型包括 k 近邻分类器、决策树（decision tree，DT）、Logistic回归模型、人工神经网络（artificial neural network，ANN）、支持向量机（support vector machine，SVM）、朴素贝里斯分类器（naïve Bayesian classifier，NBC）等，而且还在不断涌现出新的性能良好的分类模型。无论哪种分类器模型，其输出（结果变量、响应变量）都必须是分类型的，而输入（解释变量、自变量）可以是分类型或数值型的。此外，对于用于建立分类器模型的样本，其真实类别必须是事先确定的。

建立分类器的过程主要包括训练（training）和验证（validation）两部分。训练过程是利用训练集样本进行有监督的学习，通过学习得到特定的分类器或模型。不同的分类器的训练和学习过程是不同的，此部分内容将在本篇的后续章节详细描述。验证过程是以学习得到的分类器对验证样本进行分类，并将分类结果与该样本的真实类别进行对照，以此评价分类器的性能。当分类器的分类性能达到预定目标后，即可用该分类器对未知样本的类别进行判定。用于评估分类器性能的测试样本必须独立于训练样本，不能用训练样本去验证根据训练样本建立的分类器模型。

三、评价分类器模型

当利用训练数据学习获得一个分类器后，需要利用验证数据对所得分类器的分类（预测）性能进行评价。

（一）模型分类性能的评价指标

对于二分类任务（如分类结果为阳性或阴性），将验证样本的真实类别作为金标准，对所有验证样本的模型分类结果和金标准结果分别计数，可得到表13-1所示的分类器性能评价四格表（也称为重合矩阵、混淆矩阵）。

表13-1 分类器性能评价四格表

模型分类结果	金标准结果		合计
	阳性	阴性	
阳性	TP	FP	TP＋FN
阴性	FN	TN	FN＋TN
合计	TP＋FN	FP＋TN	N

其中，TP表示真阳性（true positive）例数，即样本标签（真实类别）为阳性、分类模型将样本判为阳性的样本个数；TN表示真阴性（true negative）例数，即样本标签为阴性、分类模型将样本判为阴性的样本个数；FP表示假阳性（false positive）例数，即样本标签为阴性、分类模型将样本判为阳性的样本个数；FN表示假阴性（false negative）例数，即样本标签为阳性、分类模型将样本判为阴性的样本个数。

根据评价四格表，利用式（13-3）～式（13-5）计算分类器分类的正确率（accuracy，Acc）、敏感度（sensitivity，Sen）和特异度（specificity，Spe），并根据分类模型给出的验证样本判为阳性的概率计算受试者操作特征（receiver operating characteristic，ROC）曲线下面积（area under the curve，AUC）（计算过程较为复杂，通常由统计软件完成计算），将这4个指标作为分类模型性能的评价指标。

$$Acc = \frac{TP+TN}{TP+TN+FP+FN} \tag{13-3}$$

$$Sen = \frac{TP}{TP+FN} \tag{13-4}$$

$$Spe = \frac{TN}{TN+FP} \tag{13-5}$$

分类器的正确率、敏感度、特异度的取值范围均为0～1，值越大，表示分类性能越高。ROC-AUC的取值范围是0.5～1，值越大，表示分类性能越高。AUC＝0.5表示分类器完全无价值，AUC＝1表示分类器具有最完全理想的性能，AUC在0.5～0.7表示分类性能一般，AUC在0.7～0.9表示分类性能中等，AUC＞0.9则表示分类性能很高。

（二）验证数据集的获取

用于评估或验证诊断模型的样本可以是独立于全样本集的全新数据，也可以是全样本集中的一部分。基于前者的验证称为外部验证，基于后者的称为内部验证。由于实际应用中获取独立的验证大样本存在很多困难，因此人们通常进行分类模型的内部验证。近年来，提出了很多基于样本再取样的内部验证方法，如交叉验证、自引导法等。

1.保持（holdout）法 又称随机分组法，是将所有数据按一定比例划分为两个完全不相交的集合，分别作为训练集和验证集。所使用的划分比例通常为7:3～5:5。它的优点是划分简单、工作量小，缺点是可能会导致不同类别的样本在两个样本中分布不均衡。

2. k折交叉验证（k-fold cross validation）法　是将数据规模为n的数据集X随机划分为大小（约为n/k）大致相等的k个子集$X_1 \sim X_k$，每次选择一个子集X_i（$i=1$，2，…k）作为验证集，其余k − 1个子集作为训练集，记录验证集上模型的分类结果。将k次循环后得到的k个验证子集的分类结果合并后，计算模型的性能评价指标。在k折交叉验证中，通常取k为5或10，即5折交叉验证和10折交叉验证。当k为总样本数n时，每个子集的样本数为1，则称为留一法（leave-one-out）。

3. Bootstrap法　也称自引导法，是通过有放回的再抽样（resampling with replacement）实现样本划分，从而进行交叉验证的方法。对于有n个样本的原始数据集，进行n次有放回的抽样，每次抽取一个样本。由于是有放回的抽样，因此，有的样本可能从未被抽取到，而有的样本被多次抽取。所有被抽取到的样本约占总样本的63.2%，它们构成训练子集；未被抽取过的36.8%的样本构成验证子集，从而实现一次样本划分。在该验证子集上计算模型的性能评价指标。这样的样本划分被执行b次，将b个评价指标的平均值作为最终的性能评价指标值。通常b取1000甚至更大。

4. 重抽样方法的对比　采用不同的验证方法对分类模型性能进行定量评价的结果不同，各种验证方法都有其适用的任务，应用中应根据实际的任务需求及样本量情况来选择恰当的验证方法。对某一分类任务建立分类器模型，并用不同方法进行再取样，可以得到不同的模型验证结果，如表13-2和表13-3所示。

表13-2　大样本集的内部验证结果（$n=415$）

验证方法	正确率		敏感度		特异度		ROC-AUC	
	值	标准误	值	标准误	值	标准误	值	标准误
保持法	0.811	0.019	0.697	0.080	0.854	0.037	0.890	0.028
10折交叉验证	0.798	0.020	0.684	0.044	0.841	0.021	0.850	0.019
留一法	0.812	0.019	0.719	0.042	0.847	0.021	0.871	0.018
Bootstrap法	0.816	0.012	0.721	0.014	0.890	0.010	0.876	0.010

表13-3　小样本集的内部验证结果（$n=76$）

验证方法	正确率		敏感度		特异度		ROC-AUC	
	值	标准误	值	标准误	值	标准误	值	标准误
保持法	0.760	0.085	0.571	0.187	0.833	0.088	0.770	0.106
10折交叉验证	0.750	0.050	0.524	0.109	0.836	0.050	0.818	0.049
留一法	0.803	0.046	0.714	0.099	0.836	0.050	0.864	0.046
Bootstrap法	0.801	0.013	0.711	0.014	0.883	0.010	0.867	0.011

由上述两表可以看出，当数据集规模较大时，Bootstrap法评价结果的稳定性（标准误越小，评价结果越稳定）优势不明显，而计算量又很大，因此使用k折交叉验证法即

可实现较小偏倚、较稳定、较准确的模型评价结果。当数据集规模较小时，Bootstrap的估计偏倚明显小于其他3种方法，因此宜选用该方法评价分类模型。

第二节 建立疾病预测模型的工具

完成建立分类器模型、验证分类器等工作需依靠适当的计算机软件。

一、分类器建模软件

目前，有很多软件都可以完成不同的数据挖掘任务。其中既有图形界面形式的数据挖掘软件，如IBM SPSS Modeler、SAS Enterprise Miner、Weka等，也有需要编写代码的通用软件，如Matlab、R等。

IBM SPSS Modeler是一个可视化的、界面友好的数据挖掘工具，具有操作简单、结果直观等特点，因此本部分将以IBM SPSS Modeler 14.2为例介绍建立分类器模型的过程。

此外，R语言是目前应用灵活、功能完善、开源免费的软件，只需编写少量代码即可实现多种分类器模型的构建，本部分将以附录的形式给出建立各种分类器模型的代码（见本篇附）。

二、IBM SPSS Modeler简介

打开IBM SPSS Modeler（后文简称为Modeler）后的界面如图13-1所示。

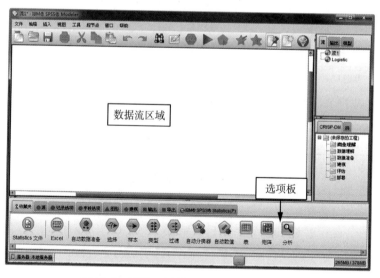

图13-1 IBM SPSS Modeler 14.2主界面

使用Modeler进行数据挖掘分为三个步骤。

（1）将数据读入Modeler：在Modeler可以读入SPSS Statistic数据文件（.sav）、Excel数据文件（.xlsx）、文本文件（.txt）等多种格式的数据文件。此时只需使用不同的读入数据节点即可。

（2）设计运行数据的流程：添加代表不同操作的节点构成数据挖掘的流程，这个节点序列被称为数据流。数据流从数据源开始，依次经过各操作节点，最终到达输出节点，如图13-2所示。

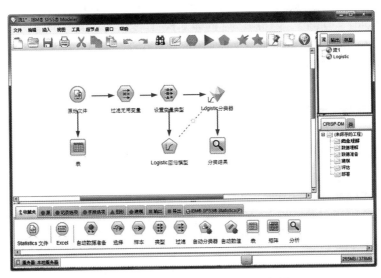

图13-2　一个SPSS Modeler流实例

（3）完成建模：运行数据流，即可完成分类器建模过程。

第三节　实际的临床分类问题举例

病毒性脑炎、脑梗死、视神经脊髓炎和多发性硬化（multiple sclerosis，MS）是临床常见的中枢神经系统疾病，对于临床症状不典型的病例，除了依靠磁共振影像学检查，还可以通过实验室检测进行鉴别诊断。根据实验室检测指标判断是否患有病毒性脑炎、脑梗死、视神经脊髓炎或多发性硬化，就是一个构建多类别分类器的问题。如果将问题进行简化，仅判断是否患有多发性硬化，则须构建一个两类别分类器。由此，一个临床鉴别诊断问题就转化成了数据挖掘中的分类问题。

一、Excel数据文件准备

原始数据集共155个样本，病毒性脑炎、脑梗死、视神经脊髓炎和多发性硬化分别为41例、49例、26例和39例。如果按是多发性硬化或非多发性硬化分，则两类样本分别为39例和116例。用于分类的指标包括患者性别（1表示男、0表示女）和年龄，以及血清Ⅰ型单纯疱疹病毒抗体（HSV1）、Ⅱ型单纯疱疹病毒抗体（HSV2）、单纯疱疹病毒抗体IgM（HSV12IgM）、风疹病毒抗体IgG（RUBIgG）和IgM（RUBIgM）、弓形虫抗体IgG（TOXIgG）和IgM（TOXIgM）、EB病毒衣壳抗原抗体IgG（EBVCAIgG）和IgM（EBVCAIgM）、EB病毒核心抗原抗体IgG（EBNAIgG）、EB病毒早期抗原抗体IgM（EBEAIgM）、巨细胞病毒抗体IgG（CMVIgG）和IgM（CMVIgM）、柯萨奇病毒抗体IgM（KIgM）、24小时IgG（IgG24h）、脑脊液白蛋白（CSFAlb）、血清白蛋白

（SAlb）、脑脊液IgG（CSFIgG）及血清IgG（SIgG），共21个特征。样本标签为是否为多发性硬化（1表示是，0表示否）。

在分类模型评价阶段，采用5折交叉验证方法进行再取样，因此在Excel中利用随机数函数为每个样本生成一个1～5的数字，并保证1～5的个数均为31。插入5列，分别命名为Fold1～Fold5。随机数为1的样本Fold1变量的取值为0（表示该样本用于验证），其余样本Fold1变量的取值为1（表示该样本用于建模）；随机数为2的样本Fold2变量的取值为0，其余样本Fold2变量的取值为1；以此类推，给变量Fold3～Fold5赋值。

数据经过整理、赋值后如图13-3所示。

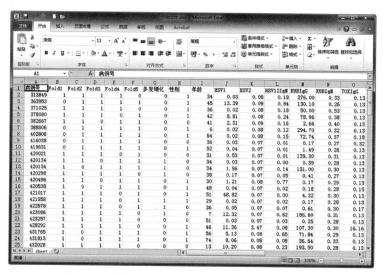

图13-3　可用于SPSS Modeler的Excel数据文件

二、Modeler源数据准备

打开如图13-1所示的Modeler软件，将选项板中"源"子选项板中的"Excel"源节点（在Modeler中数据源节点为圆形）拖拽到空白的数据流区域内。双击该节点，弹出"Excel"对话框，如图13-4所示。

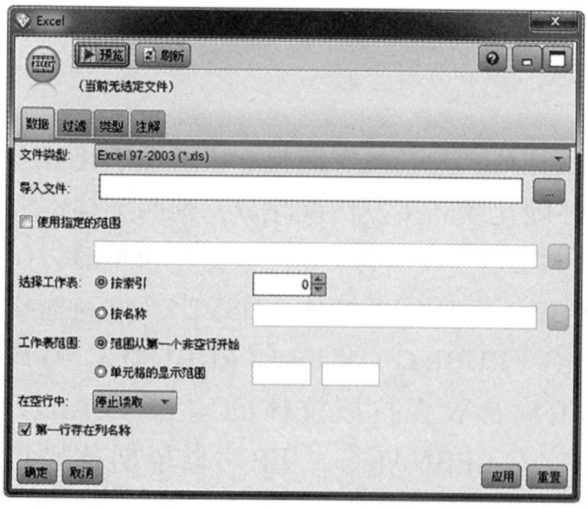

在"文件类型"中选择适当的Excel数据文件格式，单击"导入文件"右侧的按钮，打开图13-3所示准备好的Excel数据文件，如图13-5所示。

单击"类型"选项卡，为数据文件中的每个变量设置建模过程中的测度和角色。将性别、多发性硬化及表示建模样本还是验证样本的Fold1～Fold5这些变量

图13-4　添加Excel数据源节点

的类型设为"分类"，其余为"连续"；病例号和Fold1 ～ Fold5这些变量的角色设置为"无"，多发性硬化的角色设置为"目标"，其余均设为"输入"。设置完成后单击"读取值"按钮，结果如图13-6所示。单击"确定"按钮完成数据源的设置。

在选项板"输出"子选项板中，将"表"节点（输出节点为方形）拖拽到数据流区域中数据源节点附近。右击数据源节点，在快捷菜单中选择"连接"后单击表节点，在数据源节点和表节点之间建立联系，如图13-7所示。

双击表节点，在"表"对话框中单击"运行"按钮，可以查看读入的数据是否正确。

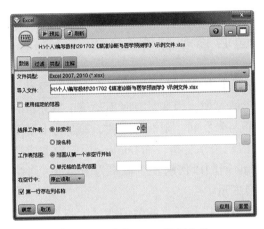

图13-5　选定Excel数据文件

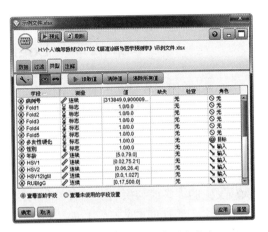

图13-6　设置变量的类型和角色

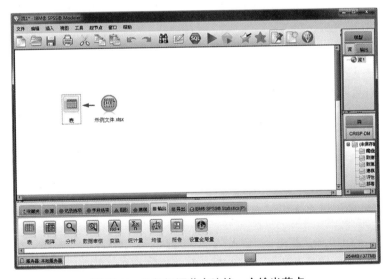

图13-7　为数据源节点连接一个输出节点

（陈　卉　张晨曦）

第14章

Logistic回归模型分类器

Logistic回归分析是研究结果变量为二分类变量时因变量与自变量关系的统计方法，在医学研究领域已经得到广泛应用。

第一节　Logistic回归模型简介

Logistic回归模型是一种概率模型，是研究某个事件发生的概率与多个影响因素之间关系的非线性回归分析统计方法。在临床医学研究中，因变量有时不是呈正态分布的连续型随机变量，其取值可能只有两个，如发病与未发病、阳性与阴性、暴露与未暴露等。此时，线性回归不再适用于这种场合下的因素关系分析，而 Logistic 回归模型成功地解决了这一问题。在实际医学应用中，Logistic 回归以疾病发生概率为因变量，影响疾病发生的因素或与疾病发生有关联的因素为自变量。

在多元线性回归 $\hat{Y} = \beta_0 + \beta_1 x_1 + \cdots + \beta_k x_k$ 中，Y可以是任意的数值变量。若Y表示的是疾病发生的概率P，则可以把P作为因变量，并建立与各自变量x_i的回归方程。经过研究，如果把P转化为 $\ln\dfrac{P}{1-P}$，则会使回归方程的统计性能更好。此变换被称为P的Logit变换，即

$$\text{Logit}(P) = \ln\frac{P}{P-1}$$

Logistic回归模型的结构：设二分类因变量为Y（$Y=1$或$Y=0$），令$Y=1$的概率为π，则$Y=0$的概率为$1-\pi$。令 $\ln\dfrac{\pi}{1-\pi} = \text{Logit}(\pi)$，则以 Logit（$\pi$）为因变量建立回归方程：

$$\text{Logit}(\pi) = \beta_0 + \beta_1 x_1 + \cdots + \beta_k x_k$$

进一步可推导出概率预报模型：

$$\pi = \frac{\exp(\beta_0 + \beta_1 X_1 + \cdots + \beta_k X_k)}{1 + \exp(\beta_0 + \beta_1 X_1 + \cdots + \beta_k X_k)} = \frac{1}{1 + \exp\left[-(\beta_0 + \beta_1 X_1 + \cdots + \beta_k X_k)\right]}$$

由此可以看出，Logistic回归模型是多元线性回归模型的推广，是广义线性模型的一种。

Logistic回归模型中的系数β_j通常采用最大似然法进行估计，并采用Wald χ^2检验对其做假设检验。第j个自变量的优势比（odds ratio，OR）就是 $\exp(\beta_j)$，即 $OR_j = \exp(\beta_j)$，OR_j的95%可信区间为 $\exp\left[\beta_j \pm 1.96\text{SE}(\beta_j)\right]$。优势比表示当其他自变量保持

不变时，该自变量每增加一个单位所引起的优势的变化量。OR值不等于表示该因素是结果的影响因素。对于分类型自变量，OR值越大表示其对结果的影响越大。

Logistic回归分析不仅可以用于筛选影响因素，还可以用于预测某种情况或某个病例发生事件的概率，并根据预测的概率将病例判为某一类别，即临床中经常遇到的判别诊断问题。因此，可以将Logistic回归模型作为一种分类器模型。

Logistic分类器模型的优点是对样本的特征（预测变量）没有特别限定，结果易于解释。其缺点主要是通常分类的准确度不高，且仅适用于二分类任务。

第二节　构建Logistic回归模型分类器实例

本节以第13章第三节描述的临床问题为例，在Modeler中构建Logistic模型分类器。

一、构建初始分类器

在Modeler中打开如图13-7所示的数据流。将选项板中"建模"子选项板中"Logistic"建模节点（建模节点五边形）拖拽到数据源节点附近；右击数据源节点，在快捷菜单中选择"连接"后单击Logistic建模节点，指示数据将从数据源节点流向Logistic建模节点（后文将该步骤简写为"将某节点连接到某节点"）。此时，Modeler自动将建模节点命名为数据源中角色为"目标"的变量的名称"多发性硬化"。

双击"多发性硬化"建模节点，打开模型设置对话框。只需在"分析"选项卡中选中"计算预测变量重要性"复选框，然后单击"运行"按钮，将在数据流区域添加模型节点"多发性硬化"（模型节点为钻石形），如图14-1所示。

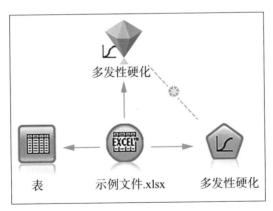

图14-1　建立Logistic模型分类器

双击"多发性硬化"模型节点，可以查看模型的详细描述，如图14-2所示。

在利用所有样本建立的Logistic模型中，对预测最重要的变量是年龄，其次是脑脊液白蛋白、Ⅰ型单纯疱疹病毒抗体、EB病毒核心抗原抗体IgG、单纯疱疹病毒抗体IgM、风疹病毒抗体IgG等。

将选项板中"输出"子选项板中的"分析"节点拖拽到流区域"多发性硬化"模型

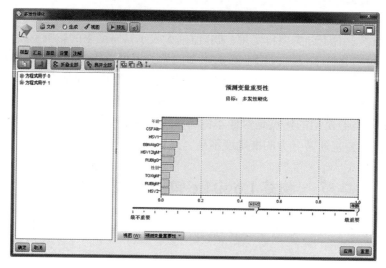

图14-2 Logistic模型中的重要预测变量

节点附近，并将该节点连接到"多发性硬化"模型节点，如图14-3所示。

双击分析节点打开"分析"对话框，选中"重合矩阵（用于字符型目标字段）"复选框，然后单击"运行"按钮得到如图14-4所示Logistic分类模型的分类结果。

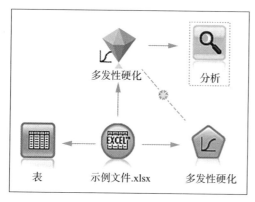

图14-3 添加分析节点

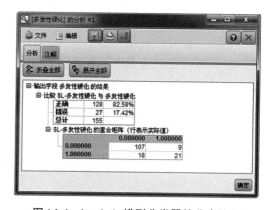

图14-4 Logistic模型分类器的分类结果

从图14-4的结果可以看出，Logistic分类器将155个样本中的128个分类正确，准确率为82.58%。从重合矩阵看，分类器的敏感度为21/（21＋18）＝53.85%，特异度为107/（107＋9）＝92.24%。需要注意的是，该分类结果是将所有用于建模的155个样本作为验证样本得到的，违背了"验证样本应独立于建模样本"的模型验证原则，必然高估模型的分类性能，不便于与其他分类器模型的性能进行比较。为此，采用5折交叉验证再取样的方法对Logistic模型分类器进行验证。

二、基于5折交叉验证法评价分类器

为实现5折交叉验证，需要在添加建模节点前对样本进行划分，即将样本分为训练集和验证集，分别用于建模和验证。在数据准备阶段，已经设置了5个用于指示训练样本还是验证样本的变量Fold1～Fold5，这5个变量对样本的划分互相不重叠且覆盖整个数据集。每轮使用其中的一个变量划分样本并验证模型，5轮之后合并所有验证结果，就是对分类器模型的最后验证结果。下面以第一轮使用变量Fold1为例，说明操作过程。

（1）将选项板中"记录选项"子选项板中的"选择"节点拖拽到流区域数据源节点附近，并将该节点连接到数据源节点。双击"选择"节点打开"选择条件"对话框，在"模式"中选择"包括"，在"条件"框中输入"Fold1＝1"（表示选择变量Fold1取值为1的记录），如图14-5所示。在"注解"选项卡中自定义名称为"建模样本1"，并单击"确定"完成。

用类似的方法再添加一个"选择"节点，在其"选择条件"对话框的"条件"框中输入"Fold1＝0"（表示选择变量Fold1取值为0的记录），在"注解"选项卡中自定义名称为"验证样本1"。

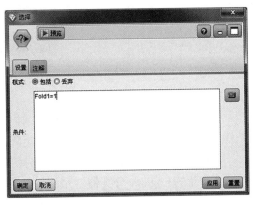

图14-5　输入选择记录的条件

（2）将一个新的Logistic建模节点连接到"建模样本1"节点，双击该节点，在打开的对话框的"注解"选项卡中自定义名称为"Logistic分类器1"，单击"运行"按钮生成模型节点"Logistic分类器1"。将"Logistic分类器1"模型节点连接到"验证样本1"节点（若弹出对话框点击"替换"），再将一个新的"分析"节点连接到"Logistic分类器1"模型节点，如图14-6所示。

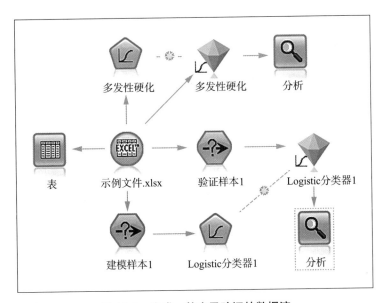

图14-6　完成一轮交叉验证的数据流

（3）双击分析节点并选中"重合矩阵（用于字符型目标字段）"复选框，然后单击"运行"按钮得到Logistic分类器1的验证结果，如图14-7所示。

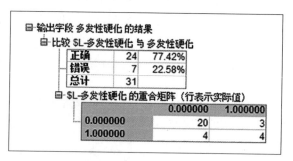

图 14-7　第一轮交叉验证的结果

从图 14-7 可知，Logistic 分类器 1 对 31 个验证样本的分类正确率为 77.42%，错分 7 个样本。记录第一轮交叉验证的重合矩阵。

复制图 14-6 中的数据流，并在选择节点中设置分别使用变量 Fold2 ～ Fold5，从而生成 4 个新的 Logistic 分类器。最终的数据流如图 14-8 所示。

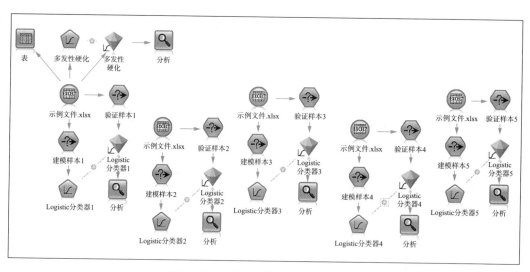

图 14-8　包含 5 折交叉验证的数据流

如果这 4 个分类器在验证样本上得到的重合矩阵如图 14-9 所示，则将图 14-7 和图 14-9 所示的 5 个分类器的重合矩阵的行和列分别相加，即为 5 折交叉验证后分类器总的重合矩阵（表 14-1）。

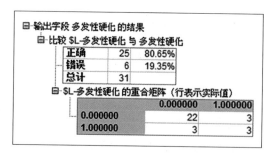
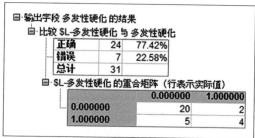

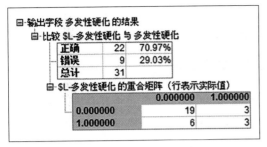 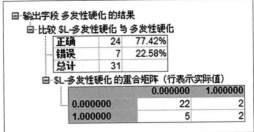

图 14-9　第 2～5 轮交叉验证的结果

表 14-1　经交叉验证的分类器重合矩阵

模型分类结果	金标准结果		合计
	多发性硬化	非多发性硬化	
多发性硬化	16	13	29
非多发性硬化	23	103	126
合计	39	116	155

利用式（13-3）～式（13-5）对表 14-1 的重合矩阵进行计算，Logistic 模型分类器的正确率、敏感度和特异度分别为 76.8%、41.0% 和 88.8%。这些评价指标的值均低于用训练样本验证模型的正确率（82.58%）、敏感度（53.85%）和特异度（92.24%）（图 14-4）。

（陈　卉　刘书筠）

第15章

决策树分类预测模型

决策树（decision tree）是最经典的数据挖掘方法之一，以树形结构将决策或分类过程呈现出来。决策树分类器的构建不需要应用领域的学科知识和数据的正态性假设，无须设置参数，可以处理不同的数据类型，包括连续型数值变量、分类变量、顺序变量、二值变量等，适用于探索性的数据挖掘和知识发现。

第一节　决策树分类模型简介

决策树是一个类似于流程图的树型结构，如图15-1所示。

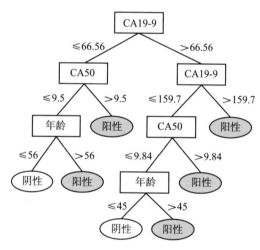

图15-1　判断胰腺癌的决策树示意图

这是一个5层的（深度为5）决策树。树的最高层节点称为根节点，根节点和内部节点代表对一个特征取值的划分，树的分支代表对特征划分的结果，树的叶节点代表一个类别。对一个样本进行分类时，从根节点开始进行特征值的划分，从根节点到叶节点的一条路径就是一个分类过程。例如，对某个病例，如果血清肿瘤标志物CA19-9≤66.56U/ml，并且血清肿瘤标志物CA50＞9.5U/ml，则根据决策树判为胰腺癌阳性。

一、构建决策树

构建决策树的过程实际上就是选择待划分的特征，并确定划分条件，逐层划分，直到不可再划分或无须再划分为止。

决策树通常采用信息增益（information gain）方法或基尼指数（Gini index）指导生成树节点时选择哪个特征。使用信息增益方法时，选择具有最高信息增益的特征作为当前节点的划分特征，使得利用该特征划分当前样本集合时产生的样本子集中不同类别样本的混合程度最低。信息增益法是目前广泛应用的决策树C4.5算法的基础。

另一类生成决策树的算法是CART（classification and regression tree）算法，它基于基尼指数选择节点的划分特征。基尼指数衡量了样本集中各类别样本的杂乱程度，样本集中各类别样本越杂乱，基尼指数越大。因此最好的划分就是使基尼指数增益最小的划分。

二、决策树剪枝

基本的决策树构造方法中没有考虑噪声，所以生成的决策树可能与训练集样本完全拟合。在有噪声的情况下，这种拟合可能会导致过拟合（overfitting），即决策树对训练样本有非常高（甚至高达100%）的分类准确率，但是对于新样本的分类准确性则很差。为确保决策树具有较好的推广能力（generalization），需要利用剪枝（pruning）技术删减树的节点，控制树的深度，减小树的复杂度。

三、决策树的其他问题

构建决策树时，如果特征之间存在相关性，则生成的决策树会有子树复制的问题。当树很大时，会造成数据集的划分越来越小，最后导致没有预测能力。目前解决子树复制问题主要采用特征构造方法，尽量减少相关特征。

由于决策树算法对噪声敏感，因此容易导致过拟合。基于决策树的随机森林（random forest）方法，通过有放回的重采样技术构造新的训练样本集，从而构造多个决策树组成随机森林，对样本的分类结果由随机森林中决策树的分类结果投票产生。随机森林方法在很大程度上减少了决策树的过拟合现象。

决策树模型的优点是计算复杂度不高、计算量小、运行速度快，在相对短的时间内可应用于大型数据集。决策树以树形结构表达知识，直观且易于理解和认同，但当变量过多时，生成的较大的决策树可能很难理解。

决策树对训练样本的缺失值不敏感，对噪声较敏感，容易产生过拟合。此外，决策树对海量数据的分类效率较低。

第二节　构建决策树分类器实例

构建决策树分类器的过程与第14章介绍的构建Logistic回归模型分类器的过程非常相似。Modeler提供了4种不同算法的决策树模型：C&R树模型、Quest决策树模型、CHAID决策树模型和C5.0决策树模型。本节以C5.0决策树为例说明Modeler操作方法。将选项板中"建模"子选项板中"C5.0"建模节点拖拽到图13-7的数据流中，并将它连接到数据源节点（建模节点被自动命名为"多发性硬化"）。

双击"多发性硬化"建模节点，打开模型设置对话框，并选中"交叉验证"复选框（这是C5.0算法用于确定最佳决策树的一种方法），如图15-2所示。

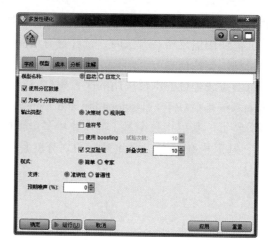

图15-2 设置C5.0决策树模型

单击"运行"按钮生成决策树模型节点。双击模型节点，打开所构建决策树模型及其变量重要性分析结果的窗口。单击"所有"按钮显示所有决策树中的规则，如图15-3所示。

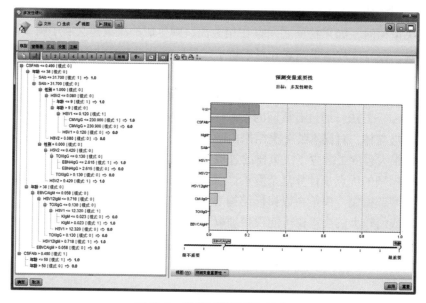

图15-3 决策树模型详细信息

图15-3右侧显示，在决策树分类器中，年龄和脑脊液白蛋白具有重要的预测价值，此外柯萨奇病毒抗体IgM、血清白蛋白、血清Ⅰ型和Ⅱ型单纯疱疹病毒抗体等也具有较重要的预测价值。

图15-3左侧是以规则形式给出的决策过程。单击"查看器"选项卡，则显示树形决策过程，如图15-4所示。

将选项板中"输出"子选项板中的"分析"节点连接到决策树模型节点，并双击运行数据流，结果如图15-5所示。

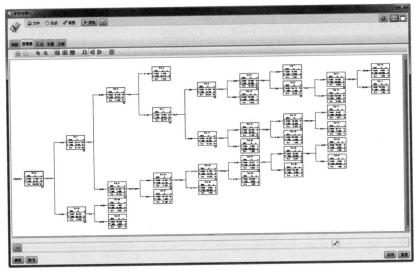

图15-4　树形决策过程

从图15-5可知，基于C5.0算法的决策树分类器将155个样本中的148个分类正确，准确率为95.48%。从重合矩阵看，分类器的敏感度为36/（36＋3）＝92.31%，特异度为112/（112＋4）＝96.55%。

参照第14章第二节介绍的方法，采用5折交叉验证法对决策树模型进行验证，结果如图15-6所示。

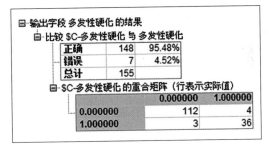

图15-5　决策树分类器的分类结果

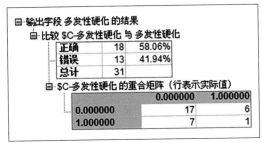

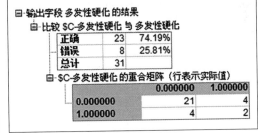

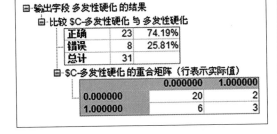

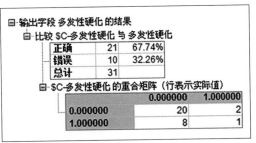

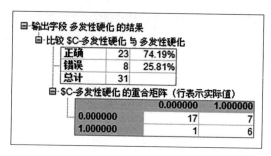

图15-6　决策树分类器的分类结果

将图中5个重合矩阵合并，得表15-1的重合矩阵。

表15-1　经交叉验证的决策树分类器重合矩阵

模型分类结果	金标准结果		合计
	多发性硬化	非多发性硬化	
多发性硬化	13	21	34
非多发性硬化	26	95	121
合计	39	116	155

　　利用式（13-3）～式（13-5）对表15-1的重合矩阵进行计算，决策树分类器的正确率、敏感度和特异度分别为69.7%、33.3%和81.9%。这些评价指标的值远低于用训练样本验证模型的正确率（95.48%）、敏感度（92.31%）和特异度（96.55%）（图15-5）。造成这一较大差异的原因，一方面是用建模样本验证模型会高估模型的性能，另一方面则是决策树模型易于过拟合，对未学习过的样本具有交叉的分类能力。要解决这一问题，可以在构建决策树模型的过程中进行适当控制，对决策树进行"剪枝"，去掉涉及样本过少的树枝，同时减少树的层次，以提高模型的泛化能力。

（陈　卉　孟祥睿）

第16章

人工神经网络分类模型

人工神经网络（artificial neural network，ANN）是一种模拟生物神经网络的运算模型，具有很强的非线性映射能力，在人工智能、模式识别、自动控制、生物医学等领域得到了广泛应用。

第一节　人工神经网络模型简介

人工神经网络是一类模式匹配算法，能够用于解决分类和回归问题。人工神经网络是对人脑神经元网络进行抽象得到的一种简单模型，由大量节点（称为神经元）连接而成。它通过调整神经元之间相互连接的关系，达到处理信息的目的。人工神经网络具有自学习和自适应的能力，可以通过预先提供的一批相互对应的输入-输出数据，分析掌握两者之间潜在的规律，最终根据这些规律，用新的输入数据来推算输出结果。

一、人工神经网络的结构

根据神经元的连接方式，形成了不同结构的网络模型，其中多层前馈神经网络是应用最为广泛的。在多层前馈神经网络中，神经元分布在不同的层中，包括输入层（input layer）、中间层也称隐含层（hidden layer）和输出层（output layer）。同层中的神经元之间互不相连，每一层中的每一个神经元和前一层及后一层中的所有神经元都是通过不同的权重（weight）全联结。一个典型的三层前馈神经网络结构如图16-1所示。

在三层前馈网络中，第一层（输入层）中的每个神经元对应样本的一个特征，特征的值赋给输入层神经元，即每个神经元相当于一个自变量。输入层神经元本身并不完成计算，直接输出到第二层（隐含层），作为隐

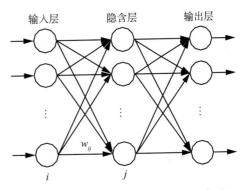

图16-1　多层前馈神经网络结构示意图

含层神经元的输入；隐含层神经元对它的输入加权求和，经过传递函数（也称激活函数）的处理，输出到第三层（输出层），作为输出层的输入；输出层单元与隐含层神经元类似，将其输入加权求和后传递给激活函数，最终给出相应样本的预测输出。

一个多层前馈神经网络输入层的神经元数量是样本特征的个数，对于用于完成二分类任务的神经网络，通常输出层值包含一个神经元（如果类别多于两个，就需要为每个类设置一个神经元），隐含层的数量及隐含层神经元的数量凭经验反复尝试而定。

神经元的激活函数也有多种形式，如阶跃函数、线性函数、Sigmoid函数、正切函数等。

二、BP神经网络的学习过程

人工神经网络的学习（训练）以最小误差为原则，通过调整神经元之间的连接权重来实现输入样本与其相应（正确）类别的对应。人工神经网络的学习算法种类非常多，其中反向传播（back propagation，BP）算法是目前应用最广泛的学习算法之一，采用BP学习算法的多层前馈神经网络也被称为BP网络。

BP算法是一种有监督的学习算法，其主要思想：输入训练样本，计算网络输出与实际样本类别之间的误差，将误差从输出层逐层反向传播至第一隐含层，通过对网络的权重和激活函数的阈值进行反复的调整训练，使最终的输出结果与期望的结果尽可能接近。当网络输出层的误差平方和小于指定误差时，训练过程结束，保存网络的权重和阈值。具体步骤如下。

（1）网络初始化，随机给定各连接权重及阈值。

（2）由给定的输入输出模式计算隐含层、输出层各单元的输出。

（3）通过误差反向传播，计算新的连接权重及阈值。

（4）选取下一个样本，返回第2步反复训练，直到网络的输出误差达到要求，结束训练。

三、人工神经网络的其他问题

在应用人工神经网络时，需要确定网络的结构如隐含层的层数和神经元的数量。由于没有特定规则用于确定隐含层的层数和层中神经元的数目，神经网络模型需要不断试错。神经元激活函数的形式也需要事先确定。从理论上讲，只要隐含层足够多，线性激活函数就可以以任意精度逼近非线性映射。

此外，还需要对神经网络输入层单元所对应的各特征取值进行规范化，将神经网络的输入值限制在［0，1］区间内。如果特征是数值型的，可通过数据的归一化处理［式（13-1）和式（13-2）］将其转换至该区间。如果特征是离散型的，则可通过给每个取值设立一个输入层神经元的方法来进行编码。

人工神经网络的优点是对噪声数据有较好的适应能力，并且对未知数据具有较好的预测分类能力。人工神经网络的缺点是训练学习时间较长，需要事先确定一些关键参数如网络结构，而这些参数通常需要经验方能有效确定。此外，神经网络的输出结果较难理解，容易出现过拟合或欠拟合。

近几年来出现的深度学习（deep learning）引起了研究人员和企业界的关注，在模式识别、人工智能方面取得了可喜的成果。深度学习网络是对人工神经网络的发展，它可以是一个很大、很复杂的神经网络，可以处理和学习海量数据集。深度学习算法多数是半监督式学习算法，即训练样本中只有少数样本的类别是已知的，通过有监督学习和无监督学习相结合的方法训练神经网络。常见的深度学习算法包括受限玻尔兹曼机（restricted Boltzmann machine，RBM）、深度信念网络（deep belief network，DBN）、卷积网络（convolutional network）、自动编码器（auto encoder）等。

第二节 构建人工神经网络分类器实例

构建人工神经网络分类器的过程与第14章介绍的构建Logistic回归模型分类器的过程非常相似。将选项板中"建模"子选项板中"神经网络"建模节点拖拽到图13-7的数据流中，并将它连接到数据源节点（建模节点被自动命名为"多发性硬化"）。

双击"多发性硬化"建模节点，打开模型设置对话框，单击"构建选项"选项卡，取消选中"复制结果"复选框，单击"运行"按钮生成神经网络模型节点。双击模型节点，打开所构建神经网络模型的详细信息窗口，如图16-2所示。

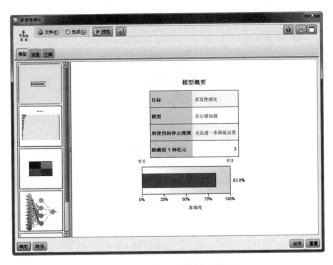

图16-2 神经网络模型概要

图16-2显示神经网络分类器的准确率为83.9%，神经网络中含有一个包含3个神经元的隐含层（如要自行指定隐含层层数及神经元数目，可在建模节点设置对话框中设置）。单击左侧窗格的第2个结果缩略图，如图16-3所示。

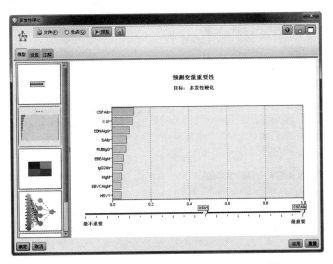

图16-3 神经网络模型中预测变量的重要性

在所构建的神经网络分类器中，脑脊液白蛋白是最重要的预测变量，其他如年龄、EB病毒核心抗原抗体IgG、血清白蛋白、风疹病毒抗体IgG等指标均是较重要的预测指标。

单击左侧窗格中的第3个结果缩略图，显示神经网络分类器的重合矩阵，如图16-4所示。该模型分类的敏感度为64.1%，特异度为90.5%。

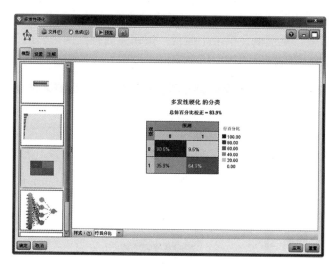

图16-4 神经网络分类器的分类结果

参照第14章第二节介绍的方法，采用5折交叉验证法对神经网络模型进行验证，结果如图16-5所示。

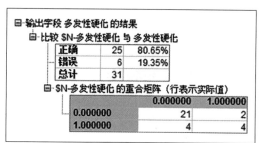

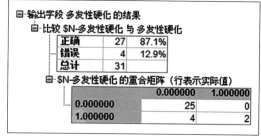

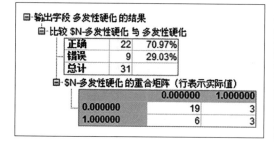

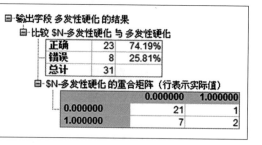

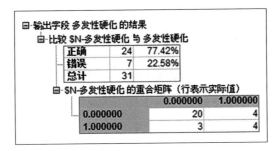

图16-5 神经网络分类器的5折交叉验证结果

将图中5个重合矩阵合并，得表16-1的重合矩阵。

表16-1 经交叉验证的神经网络分类器重合矩阵

模型分类结果	金标准结果		合计
	多发性硬化	非多发性硬化	
多发性硬化	15	10	25
非多发性硬化	24	106	130
合计	39	116	155

利用式（13-3）～式（13-5）对表16-1的重合矩阵进行计算，决策树分类器的正确率、敏感度和特异度分别为78.1%、38.5%和91.4%。正确率和敏感度低于用训练样本验证模型的正确率（83.9%）和敏感度（64.1%），特异度与用训练样本验证模型的特异度（90.5%）接近。

人工神经网络是一个不稳定的模型算法，对于同样的训练样本集，由于随机的初始权重不同，就会导致神经网络结构、分类器性能不同。因此，构建神经网络分类器模型时，需要反复尝试，直到出现分类结果比较满意的模型。

（陈 卉 高 阳）

第17章

k近邻分类器

k近邻（k-nearest neighbor，KNN）分类算法是数据挖掘分类技术中最简单的方法之一，是一种基于实例的、类比学习算法。

第一节　k近邻分类模型简介

k近邻分类算法的基本思想：给定一个待分类的样本x，首先找出与x最接近的或最相似的k个已知类别标签的训练集样本，然后根据这k个训练样本的类别标签确定样本x的类别。该方法在确定分类时，只根据最邻近的一个或者几个样本的类别来决定待分类样本所属的类别，因此其在进行分类时只与极少数相邻样本有关。

以图17-1为例。圆点是待分类样本，三角形和正方形都是已知类别的样本。在采用k近邻分类算法对圆点样本进行分类时，如果设定$k=3$，由于与圆点最近的3个样本中，三角形占2/3，正方形占1/3，因此圆点被赋予三角形所属类别；如果$k=5$，则由于正方形占5个最近样本的3/5，圆点被赋予正方形所属类别。

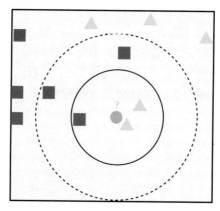

图17-1　k近邻分类算法示意图

k近邻分类算法通过距离来度量样本是否为近邻。常用的距离有欧几里得距离［式（17-1）］和曼哈顿距离［式（17-2）］。

对于样本X和样本Y，$X=\{x_1, x_2, \cdots, x_n\}$，$Y=\{y_1, y_2, \cdots, y_n\}$，则样本$X$和$Y$的欧几里得距离［式（17-1）］和曼哈顿距离［式（17-2）］分别为

$$d(X, Y) = \sqrt{\sum_{i=1}^{n}(x_i - y_i)^2}$$

（17-1）

$$d(X, Y) = \sum_{i=1}^{n} |x_i - y_i|$$ 　　　　（17-2）

k近邻分类算法的具体步骤如下。

（1）计算待分类样本与各个训练样本之间的距离。

（2）按照距离递增的顺序进行排序。

（3）选取距离最小的k个样本，一般$k \leqslant 20$，通常取$k = 3 \sim 5$。

（4）确定前k个样本在各类别的出现频率。

（5）前k个样本中出现频率最高的类别作为待分类样本的类别。

k近邻分类算法的优点是对数据的分布没有要求，无须训练，易于实现，对异常值不敏感。此外，它还特别适合于多分类问题。

k近邻分类算法的主要缺点是当样本类别不平衡时，即一个类别的样本量很大，而其他类样本量很小，容易将待分类样本判为样本量大的那一类样本。该算法的另一个不足之处是计算量较大，因为对每一个待分类样本都要计算它与所有训练样本的距离，当训练样本数目迅速增加时，会导致最近邻的计算量迅速增加。此外，k近邻分类器认为每个特征的作用都是相同的，这样在特征集包含许多不相关特征时，会误导分类过程。

第二节　构建k近邻分类器实例

构建k近邻分类器的基本过程与第2章介绍的构建Logistic回归模型分类器的过程非常相似。将选项板中"建模"子选项板中"KNN"建模节点拖拽到图13-7的数据流中，并将它连接到数据源节点（建模节点被自动命名为"多发性硬化"）。

双击"多发性硬化"建模节点，打开模型设置对话框。在"目标"选项卡中选择"预测目标字段"，如图17-2所示。

单击"运行"按钮生成k近邻模型节点。双击模型节点，打开所构建k近邻模型的

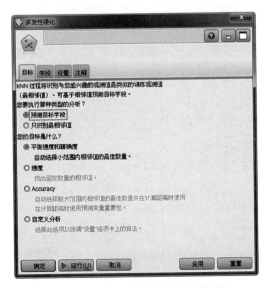

图17-2　设置k近邻模型的建模目标

详细信息窗口，如图17-3所示。

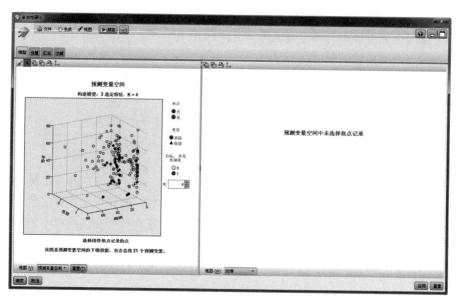

图17-3　k近邻模型详细结果

　　图17-3显示了 k = 4 时年龄、性别、血清 I 型单纯疱疹病毒抗体3个变量的预测空间（共有21个预测变量，但平面图中只能显示3个变量）。空间中的一个标记代表一个样本，用圆形或三角形、空心或实心标记区别样本的情况。在预测变量空间中单击任意一个标记（称为焦点记录），窗口右侧则显示根据最多5个预测变量判断的与焦点记录最近邻的样本，如图17-4所示。下方的单击"选择预测变量"按钮，可以查看根据其他预测变量判断的最邻近样本。

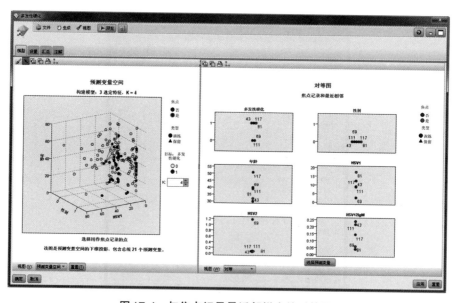

图17-4　与焦点记录最近邻样本的对等图

在单击右侧窗格左下角"视图"下拉列表，选择"K选择"，结果如图17-5所示。当 $k=4$ 时，模型具有最小的错误率，因此构建 k 近邻分类器采用 $k=4$ 的最近邻可实现最高正确率。

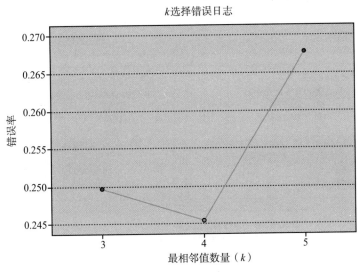

图17-5 不同 k 值的分类器准确性

在"视图"下拉列表中选择"分类表"，结果如图17-6所示。该 k 近邻模型分类的正确率、敏感度、特异度分别为73.5%、7.7%和95.7%。

分区	观察	预测		
		1	0	正确百分比
训练	1	3	36	7.692%
	0	5	111	95.690%
	总体百分比	5.161%	94.839%	73.548%

图17-6 k 近邻分类器的分类结果

参照第14章第二节介绍的方法，采用5折交叉验证法对 k 近邻模型进行验证，结果如图17-7所示。

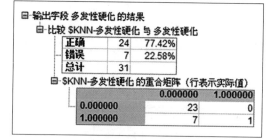
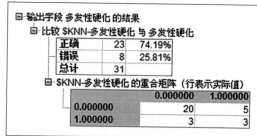
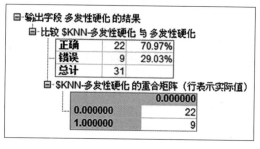
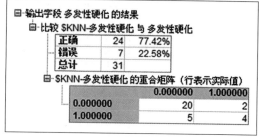
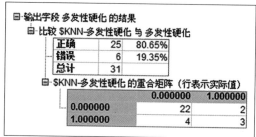

图17-7　k近邻分类器的5折交叉验证结果

将图中5个重合矩阵合并，得表17-1的重合矩阵。

表17-1　经交叉验证的k近邻分类器重合矩阵

模型分类结果	金标准结果		合计
	多发性硬化	非多发性硬化	
多发性硬化	11	9	20
非多发性硬化	28	107	135
合计	39	116	155

对表17-1的重合矩阵进行计算，k近邻模型分类器的正确率、敏感度和特异度分别为76.1%、28.2%和92.2%。正确率和特异度与用训练样本验证的正确率（73.5%）和特异度（95.7%）接近，敏感度则高于用训练样本验证的敏感度（7.7%）。

（陈　卉　黄泽玉）

第18章

支持向量机分类模型

随着科学技术的飞速发展，临床医学、影像医学、检验医学诸多技术的发展，越来越多复杂、非线性、高维度的数据需要进行分析和处理。此时，传统的统计学方法因为数据的高维特性而失效。支持向量机借助最优化方法，在解决小样本、高维度、非线性分类问题中表现出了优良性能，已被迅速推广到各个领域并得到广泛应用。

第一节 支持向量机简介

支持向量机（support vector machine，SVM）方法是统计学习理论中最新的算法，近年来发展迅速。它建立在统计学理论的VC维理论和结构风险最小原理的基础上，根据有限样本在模型的复杂性和学习能力之间寻求最佳折中，从而获得最好的推广能力。

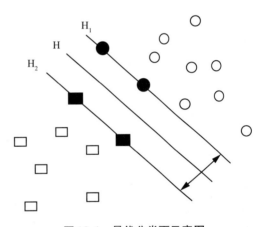

图18-1　最优分类面示意图

支持向量机的基本思想：首先，应用核函数将输入特征向量映射到高维特征空间中，使样本高维可分；然后在高维空间中，通过最大化训练样本中最接近的两类样本所在边界距离搜索最优超平面（图18-1中的H平面），以划分两类别。两类别边界上的样本称为支持向量（图18-1中的实心矩形或圆圈）；最后，将验证样本投影到高维空间，由投影点相对于最优超平面的位置来确定验证样本的类别，从而得到分类结果。

设高维线性可分的训练样本为 $X = (x_1, x_2, \cdots, x_p)'$（$p$个特征），对于每个训练样本 X_i（$i = 1, 2, \cdots, n$），其类别号为 $y_i \in \{+1, -1\}$（考虑二分类判别问题），则最优分类函数为

$$f(x) = \mathrm{sgn}\left\{ \sum_{i \in \mathrm{SV}} \alpha_i y_i K(X_i, X) + b \right\}$$

其中，sgn（ ）是符号函数，SV表示所有支持向量，$K(X_i, X)$ 为核函数，即将样本从低维空间映射到线性可分的高维空间的函数，如图18-2所示。

核函数有多种形式，其选择非常重要，它会导致支持向量机的分类性能不同。但是，核函数的选择并没有特别的衡量标准，因此需要反复尝试，最终确定针对特定任务的适当的核函数。目前常用的核函数主要有三类。

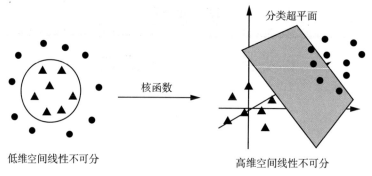

图18-2　通过核函数将样本映射到线性可分的高维空间

（1）多项式核函数：

$$K\left(X_i,\ X\right)=\left[\left(X_i^{\mathrm{T}}\cdot X\right)+1\right]^{q}$$

当 $q=1$ 时，即为线性核函数。

（2）径向基核函数（radial basis function，RBF）：

$$K(X_i,X)=\exp\left(\frac{|X-X_i|^2}{\sigma^2}\right)$$

径向基核函数也称为高斯核函数，是应用最多的核函数，通常认为是核函数的首选。

（3）双曲正切核函数：

$$K\left(X_i,\ X\right)=\tanh\left[\beta\left(X\cdot X_i\right)+\gamma\right]$$

采用双曲正切核函数的支持向量机实质上就是一个3层前馈神经网络，网络的权值、隐含层神经元数目均由算法自动确定。

支持向量机算法是基于经验风险最小化原则的同时，强调置信范围最小，这样可以调节算法复杂度与泛化能力之间的矛盾，因此在小样本学习领域优于传统的模式识别方法。支持向量机对未知数据有较好的预测分类能力，可以解决高维问题。

支持向量机的缺点是对缺失数据敏感，有时结果很难解释。此外，支持向量机从本质上讲适用于完成二分类任务，需要对其基本算法进行改进才能用于多分类任务。

第二节　构建支持向量机分类器实例

构建支持向量机分类器的过程与第14章介绍的构建Logistic回归模型分类器的过程非常相似。将选项板中"建模"子选项板中"SVM"建模节点拖拽到图13-7的数据流中，并将它连接到数据源节点（建模节点被自动命名为"多发性硬化"）。

双击"多发性硬化"建模节点，打开模型设置对话框，在"分析"选项卡中选择"计算预测变量重要性"复选框，如图18-3所示。

单击"运行"按钮生成支持向量机模型节点。双击模型节点，得到如图18-4所示的预测变量重要性。

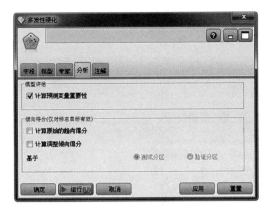

图18-3 设置支持向量机建模节点

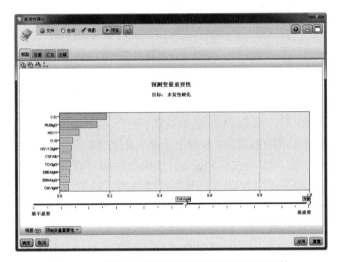

图18-4 支持向量机模型中预测变量的重要性

在所构建的支持向量机分类器中，年龄、风疹病毒抗体IgG是最重要的预测变量，Ⅰ型单纯疱疹病毒抗体、性别、单纯疱疹病毒抗体IgM、脑脊液白蛋白等也是较重要的预测指标。

将选项板中"输出"子选项板中的"分析"节点连接到SVM模型节点，并双击运行数据流，结果如图18-5所示。

从图18-5可知，支持向量机分类器将155个样本中的130个分类正确，准确率为83.87%。从重合矩阵看，分类器的敏感度为20/（20＋19）＝51.28%，特异度为110/（110＋6）＝94.83%。

在上面建立支持向量机模型时，Modeler默认采用RBF及默认的参数设置。如果希望采用其他核函数并进行参数设置，则可以在图18-3所示的对话框中，选择"专家"选项卡，并在"模式"中选择

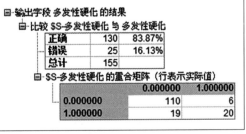

图18-5 支持向量机分类器的分类结果

"专家"，如图18-6所示。

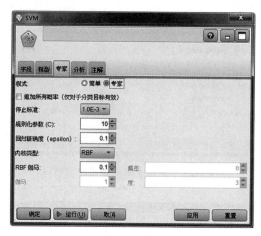

图18-6   设置支持向量机模型的参数

在"内核类型"下拉列表中选择核函数的类型为"RBF"、"多项式"、"Sigmoid"或"线性"。选择RBF时，可以设置核函数的γ参数（"RBF伽马"）。通常γ应介于$3/k$和$6/k$之间（k为预测变量的数量）。本例中，共有21个预测变量，因此可尝试使用介于0.15和0.3之间的值。选择多项式或Sigmoid核函数时则可以设置普通γ参数（"伽马"）。以上核函数的γ值越大，训练数据的分类准确性越高，但也可以导致过拟合。此外，选择多项式核函数时还可以设置多项式的阶（阶等于3即三次多项式，阶设置为1时即为线性核函数），以控制预测变量空间的复杂性。阶数越高，训练数据的分类准确性通常越高；但也可以导致过拟合。一般设置阶 < 10。如果本例中采用3阶多项式核函数，则支持向量机的分类，结果如图18-7所示。

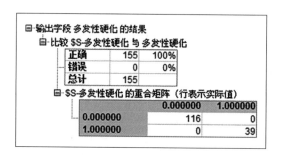

图18-7   多项式核函数支持向量机的分类结果

此时支持向量机的分类准确率达到100%，很有可能出现了过拟合现象。

参照第14章第二节介绍的方法，采用5折交叉验证法对3阶多项式核函数支持向量机模型进行验证，结果如图18-8所示。

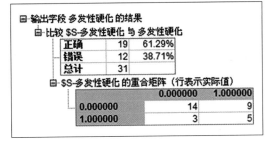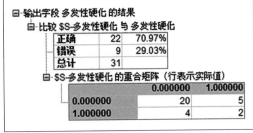

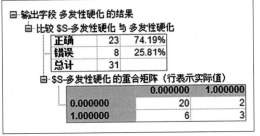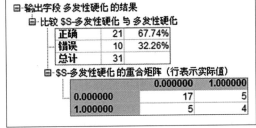

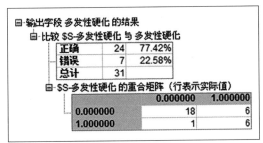

图18-8 支持向量机分类器的5折交叉验证结果

将图中5个重合矩阵合并，得表18-1的重合矩阵。

表18-1 经交叉验证的支持向量机分类器重合矩阵

模型分类结果	金标准结果		合计
	多发性硬化	非多发性硬化	
多发性硬化	20	27	47
非多发性硬化	19	89	108
合计	39	116	155

利用式（13-3）～式（13-5）对表18-1的重合矩阵进行计算，支持向量机分类器的正确率、敏感度和特异度分别为76.8%、51.3%和76.7%。正确率、敏感度、特异度都远低于用训练样本验证模型的正确率（100%）、敏感度（100%）和特异度（100%）（图18-7）。

（陈 卉）

第19章

总　结

从数据挖掘的角度看，医学预测学实质上就是以患者一般特征、临床特征、实验室指标等为样本特征，按疾病对患者进行分类的过程。建立医学预测学数学模型的过程就是以样本特征为输入、以患者实际类别（标签）为输出，训练特定分类器模型的过程。在解决实际疾病预测问题时，需要注意以下几方面。

（1）为了更好地进行分类，需要对数据进行适当的预处理。这些预处理包括数据清洗（除去数据中噪声或解决数据缺失的问题）、特征相关性分析（除去无关或冗余特征）、数据转换（将连续型数据离散化或对数据进行规范化）。特别是建立BP神经网络和k近邻分类算法分类器时，需要对特征值进行归一化。

（2）对分类方法进行评估时，需要考虑模型的分类准确率、时间代价、模型可扩展性、结果可理解性等几方面。在评价分类准确性时，k折交叉验证法是没有外部验证样本时宜采用的方法。

（3）数据挖掘技术中用于分类和预测的算法有很多，目前尚无统一的标准比较模型的优劣。每个模型都有各自的适用条件，包括预测变量的类型、样本量、各类别样本的均衡性等，也与具体的分类任务有关。从以上5种常用分类器模型的运行结果看，不同模型、同一模型不同参数的运行结果都不尽相同，根据不同的模型验证方法、不同的模型评价指标判定的性能优劣甚至是互相矛盾的。因此，在实际应用中，需要尝试多种分类器模型及多种模型参数的设置，力争找到针对特定问题的最佳模型，同时避免模型过拟合。

有关常见分类器算法，相关文献给出了比较全面的比较，见表19-1。

（4）由于实际应用的复杂性和数据的多样性，单一的分类方法往往不能取得满意的分类结果。此外，单一的分类算法也容易导致过拟合，因此，研究人员对多种分类方法的融合即集成学习进行了广泛的研究。集成学习时连续调用单个分类模型（称为基分类器），根据规则组合这些基分类器来解决同一个问题，从而显著提高分类模型的泛化能力。组合多个基分类器主要采用（加权）投票的方法，常见的算法有装袋（bagging）法、提升/推进（boosting）法等。随机森林就是采用boosting方法对多个决策树进行集成的分类方法。

表19-1　分类算法比较

	决策树	神经网络	k近邻算法	支持向量机
准确性	**	***	**	****
训练速度	***	*	****	*

续表

	决策树	神经网络	k近邻算法	支持向量机
分类速度	****	****	*	****
缺失值容忍度	***	*	*	**
无关特征容忍度	***	*	**	****
冗余特征容忍度	**	**	**	***
高度相关特征容忍度	**	***	*	***
噪声容忍度	**	**	*	**
处理离散/二值/连续性特征	****	*** [a]	*** [b]	** [a]
不易过拟合	**	*	***	**
解释能力	****	*	**	*
容易设置模型参数	***	*	***	*

资料来源: Kotsiantis SB, 2007. Supervised machine learning: A review of classification. Infor matica, 31: 249-368.

注: ****表示最好, *表示最差。

a 不能处理离散特征。

b 不能直接处理离散特征。

（陈 卉）

参 考 文 献

陈婕卿，杨秋英，陈卉，2016. 计算机辅助诊断模型内部验证方法的定量评价. 北京生物医学工程，35（6）：588-592.

华琳，李林，2016. 医学数据挖掘案例与实践. 北京：清华大学出版社.

Kotsiantis SB, 2007. Supervised machine learning: a review of classification techniques. Informatica, 31: 249-268.

附 用R语言构建疾病预测模型

一、R语言及其集成开发环境简介

R是一款免费的开源软件，提供了强大的统计计算和绘图功能，特别是提供了大量数据挖掘算法包，因而成为一款优秀的数据挖掘工具软件。用户可以在R网站https：//cran.r-project.org/上免费下载和使用不同平台（Linux、Mac OS和Windows）的R版本。当前R软件的Windows最高版本为3.3.2。不同版本的R软件所携带的程序包不同。R软件一般每3个月更新一次版本。

此外，应用R软件进行数据挖掘时，通常使用第三方提供的集成开发环境，以便更灵活、方便地编写、调试和运行程序。RStudio是目前应用最广泛的支持R的第三方集成开发环境，可在https：//www.rstudio.com/上免费下载和使用。目前RStudio的最新版本为1.0.136。安装R 3.3.2后再安装RStudio，运行RStudio后界面如附图1所示。

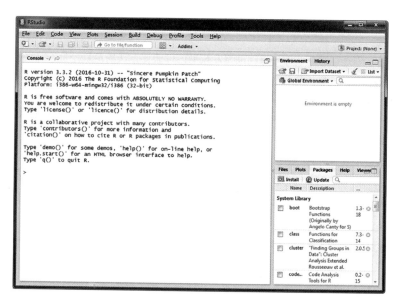

附图1 支持R 3.3.2的RStudio软件界面

在Console（控制台）窗格的提示符"＞"后可以直接输入单条R语句，也可以将一组R语句组织为源程序，在Source（源程序）窗格中编辑、调试和运行。单击Console窗格右侧的 按钮即可打开Source窗格，如附图2所示。

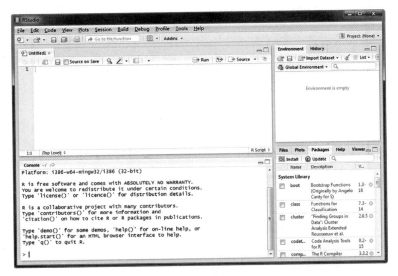

附图2　RStudio的源代码窗格

R拥有5000多个高质量、来自不同领域的软件包，提供了最新的、功能强大的数据挖掘模型、管理和分析数据工具。所有软件包都可以通过CRAN网站（https://cran.r-project.org/）下载获得，也可以通过RStudio的Packages窗格方便地下载和安装。

二、用R语言构建疾病预测模型

以第13章第三节描述的临床问题为例，采用图13-3所示Excel数据文件。为方便R建模，将该Excel文件中"多发性硬化"、"性别"和"年龄"3个指标的名称改为英文"MS"、"Sex"和"Age"，将目标变量MS的值改为"Y"和"N"，分别表示多发性硬化和非多发性硬化，并将文件另存为逗号分隔的csv格式文本文件"示例文件.csv"。

为简单起见，此处只介绍5折交叉验证中的第一轮（即以Fold1划分124个训练样本和31个验证样本）建模-验证过程，其他4轮建模-验证的过程类似。用于构建和验证决策树（CART算法）、人工神经网络、k近邻算法和支持向量机（径向基核函数）分类器的R语言源代码如附图3～附图6所示。

编写R语言程序时需注意以下几点。

（1）R语言中区分变量名、函数名的大小写字符。

（2）示例源程序中"#"后面的内容为程序注释，可以不写入代码。

（3）4个示例源程序仅在第12～19行中的软件包和建模函数有区别。

在源代码窗格中，按【Ctrl＋Alt＋R】键运行整个源代码，或单击计划运行的代码行后按【Ctrl＋Enter】键运行指定行。最后模型的输出结果类似于附图7。

相应的正确率、敏感度、特异度分别为（22＋1）/31＝74.2%、1/（1＋7）＝12.5%、22/（22＋1）＝95.7%。

```
##数据准备
#读入数据文件
samples <- read.csv("H:\\示例文件.csv", header=TRUE, sep=',')

#Fold1=1的样本为训练样本training，Fold1=0的为验证样本test，且放弃数据文件前6列
training <- samples[samples$Fold1[]==1, 7:28]
test <- samples[samples$Fold1[]==0, 7:28]
test_delabel <- subset(test, select = -MS)        #去除验证样本的标签（即表示真实类别的MS变量）
test_label <- test[, "MS"]                        #保留验证样本的真实类别标签

##安装和加载构建决策树的软件包rpart
install.packages("rpart")
library(rpart)

##构建并验证决策树模型
DT <- rpart(MS ~ ., data = training)                  #用训练集构建决策树模型，MS为目标变量
pred1 <- predict(DT, test_delabel, type="class")      #用构建的决策树对验证样本进行分类
table(pred1, test_label)                              #生成决策树模型的重合矩阵
post(DT, filename = "H:\\tree.ps")                    #绘制决策树图并以文件形式保存
```

附图3 构建和验证决策树模型的R源程序

```
##数据准备
#读入数据文件
samples <- read.csv("H:\\示例文件.csv", header=TRUE, sep=',')

#Fold1=1的样本为训练样本training，Fold1=0的为验证样本test，且放弃数据文件前6列
training <- samples[samples$Fold1[]==1, 7:28]
test <- samples[samples$Fold1[]==0, 7:28]
test_delabel <- subset(test, select = -MS)        #去除验证样本的标签（即表示真实类别的MS变量）
test_label <- test[, "MS"]                        #保留验证样本的真实类别标签

##安装和加载构建ANN包nnet
install.packages("nnet")
library(nnet)

##构建并验证ANN模型
ANN <- nnet(MS ~ ., data = training, size = 3)        #用训练集构建ANN模型，MS为目标变量
pred1 <- predict(ANN, test_delabel, type="class")     #用构建的ANN对验证样本进行分类
table(pred1, test_label)                              #生成ANN模型的重合矩阵
```

附图4 构建和验证人工神经网络模型的R源程序

```
##数据准备
#读入数据文件
samples <- read.csv("H:\\示例文件.csv", header=TRUE, sep=',')

#Fold1=1的样本为训练样本training，Fold1=0的为验证样本test，且放弃数据文件前6列
training <- samples[samples$Fold1[]==1, 7:28]
test <- samples[samples$Fold1[]==0, 7:28]
test_delabel <- subset(test, select = -MS)        #去除验证样本的标签（即表示真实类别的MS变量）
test_label <- test[, "MS"]                        #保留验证样本的真实类别标签

##安装和加载构建SVM的软件包e1071
install.packages("e1071")
library(e1071)

##构建并验证SVM模型
SVMr <- svm(MS ~ ., kernel ="radial", data = training)    #用训练集构建SVM模型，MS为目标变量
pred1 <- predict(SVMr, test_delabel, type="class")        #用构建的SVM对验证样本进行分类
table(pred1, test_label)                                  #生成SVM模型的重合矩阵
```

附图5 构建和验证支持向量机模型的R源程序

```
##数据准备
#读入数据文件
samples <- read.csv("H:\\示例文件.csv", header=TRUE, sep=',')

#Fold1=1的样本为训练样本training，Fold1=0的为验证样本test，且放弃数据文件前6列
training <- samples[samples$Fold1[]==1, 7:28]
test <- samples[samples$Fold1[]==0, 7:28]
test_delabel <- subset(test, select = -MS)        #去除验证样本的标签（即表示真实类别的MS变量）
test_label <- test[, "MS"]                        #保留验证样本的真实类别标签

##安装和加载构建KNN的软件包ipred
install.packages("ipred")
library(ipred)

##构建并验证KNN模型
KNN <- ipredknn(MS ~ ., data = training, k = 3)       #用训练集构建KNN模型，MS为目标变量
pred1 <- predict(KNN, test_delabel, type="class")     #用构建的KNN对验证样本进行分类
table(pred1, test_label)                              #生成KNN模型的重合矩阵
```

附图6 构建和验证*k*近邻模型的R源程序

```
> table(pred1, test_label)
     test_label
pred1 N  Y
    N 22  7
    Y  1  1
```

附图7 两类别分类后的重合矩阵

三、用R语言构建多类别疾病鉴别诊断模型

在R软件中，可以非常方便地完成多类别分类任务，如将所有病例划分为病毒性脑炎（41例）、多发性硬化（39例）、脑梗死（49例）和视神经脊髓炎（26例）。将"示例文件.csv"略做修改，即将MS变量改名为Diagnosis，赋值A～D分别代表上述4种疾病，并将文件另存为"多类别.csv"。

在附图3～附图6的代码中，修改第3行读入文件的文件名为"多类别.csv"，第8、9、16行中的标签变量由"MS"改为"Diagnosis"，其余均保持不变。运行源代码后，生成的重合矩阵将是一个4×4的方阵（因为一共有4个类别），如附图8所示。对角线上的数字之和3＋3＋7＋1＝14是分类正确的样本数，则分类器的正确率为14/31＝45.2%。

```
> table(pred1, test_label)
     test_label
pred1 A B C D
    A 3 2 1 4
    B 3 3 0 0
    C 2 3 7 1
    D 1 0 0 1
```

附图8 多类别分类后的重合矩阵

（陈　卉）

第四篇

医学预测学的临床应用

第20章

产前筛查与产前诊断

第一节　产前筛查与产前诊断的定义

一、产前筛查

产前筛查（prenatal screening）是指使用无创方法检测母体血清中的生物学标志物，来发现怀有某些先天缺陷胎儿的高风险孕妇。

二、产前诊断

产前诊断（prenatal diagnosis）又称为宫内诊断（intrauterine diagnosis）或出生前诊断（antenatal diagnosis），是对胚胎或胎儿是否患某种遗传病或先天性畸形做出准确诊断，以预防患儿的出生。

第二节　产前筛查与产前诊断的必要性

出生缺陷是指婴儿出生前发生的身体结构、功能或代谢异常，可由遗传因素或环境因素引起，也可由这两种因素交互作用或其他不明原因所致，通常包括先天畸形、染色体异常、遗传代谢性疾病、功能异常如盲、聋和智力障碍等。

据世界卫生组织估计，全球低收入国家的出生缺陷发生率为6.42%，中等收入国家为5.57%，高收入国家为4.72%。我国出生缺陷发生率与世界中等收入国家的平均水平接近，但由于人口基数大，每年新增出生缺陷病例总数庞大。据卫生部发布的《中国出生缺陷防治报告（2012）》，我国每年新增出生缺陷数约90万例，其中出生时临床明显可见的出生缺陷约有25万例。据测算，我国每年新增先天性心脏病超过13万例，神经管缺陷约1.8万例，唇裂和腭裂约2.3万例，先天性听力障碍约3.5万例，唐氏综合征（Down syndrome，DS）2.3万～2.5万例，先天性甲状腺功能低下症7600多例，苯丙酮尿症1200多例。出生缺陷降低了人群健康水平和人口素质，因治疗、残疾或死亡导致的疾病负担巨大。根据2003年的资料测算，我国每年因神经管缺陷造成的直接经济损失超过2亿元，每年新出生的DS生命周期的总经济负担超过100亿元，新发先天性心脏病生命周期的总经济负担超过126亿元。在社会保障水平总体偏低的情况下，出生缺陷导致的因病返贫、因病致贫现象在中西部贫困地区尤为突出。出生缺陷严重影响儿童的生命和生活质量，已逐渐成为婴儿死亡的主要原因和导致儿童残疾的重要原因，同时给家庭带来沉重的精神和经济负担，而且也是导致我国人口潜在寿命损失的重要原因。

因此，想要有效地预防出生缺陷，就应该充分发挥目前的医疗技术水平，高效整合各种手段进行出生缺陷的有效预防。在出生缺陷的预防和控制上，产前诊断和产前筛查尤为重要。只有每位孕妇在孕期都能接受到有计划、周详、完整的产前筛查及产前诊断服务，才有可能及时发现异常胎儿的存在，并有效防止出生缺陷的发生。

第三节　产前筛查与产前诊断的适应证

在国内，除具有明确产前诊断指征的高危孕妇可直接行介入性产前诊断外，其余孕妇均建议进行产前筛查，以利于准确有效地筛选出怀有遗传病患儿的孕妇，并建议其进一步行产前诊断检测，及时终止妊娠。

依据《产前诊断技术管理办法》（中华人民共和国卫生部令第33号），建议孕妇有下列情形之一的，经治医师应当建议其进行产前诊断。

（1）羊水过多或者过少的。

（2）胎儿发育异常或者胎儿有可疑畸形的。

（3）孕早期接触过可能导致胎儿先天缺陷的物质的。

（4）有遗传病家族史或者曾经分娩过先天性严重缺陷婴儿的。

（5）年龄超过35周岁的。

第四节　产前筛查中常用的检测方法

产前筛查一般采用无创、方便、经济的检查方法，不能直接获取胎儿遗传信息，故不能作为诊断技术。筛查的结果通常分为高危和低危两种，高危只能说明患者有可能患病，而低危结果也不能彻底排除患病的可能性。对筛查出的高危人群应进一步进行相关的产前诊断，以达到对出生缺陷的胎儿进行最终诊断的目的，否则筛查就失去了意义。目前常用的产前筛查技术包括胎儿超声筛查、母体血清学筛查和孕妇外周血胎儿游离DNA检测。

一、胎儿超声筛查

产前超声检查是当前临床较为常用的筛查诊断方式，具有直观、安全、无创、重复性好等优点，能够较全面地观察胎儿的形态结构和内脏器官。按照美国超声医学会联合发布的产科超声检查指南：孕妇必须在指定时期规律地接受产前超声检查（在孕早期、孕中期、孕晚期胎儿畸形都有可能被检出），以防止先天性畸形儿的出生。另外，超声筛查相对较低的费用也能够被我国绝大多数地区工薪阶层所接受，不会大幅增加孕妇产前筛查所承受的经济负担。因此，超声筛查对发现胎儿先天畸形具有十分重要的临床意义，能够减轻家庭和社会的负担，降低出生缺陷率，提高人口素质。

1. 孕早期（孕11～14周） 应用于染色体异常的筛查及胎儿某些严重先天缺陷的筛查和诊断。胎儿此期各器官及系统已基本形成，可初步进行形态学筛查。通过测量胎儿颈后透明层厚度（nuchal translucency，NT）筛查染色体异常是此期重点。此期还应确定胎儿头臀长，观察胎心，进行鼻骨显示，判断有无妇科合并症（如肌瘤、附件囊肿等）及判断双胎妊娠的绒毛膜性，同时也要核对孕周，为血清学筛查推荐合适时间。

2. 孕中期（孕20～24周） 进行系统性胎儿畸形超声筛查。孕中期胎儿脑面部、脊髓及脊柱等器官发育渐趋完善，羊水与胎儿大小适中，超声能够较全面地观察胎儿的形态结构和内脏器官，此期是超声筛查出生缺陷的最佳检查阶段。常规超声检查包括观察胎盘成熟情况，测量胎儿生长发育各项指标，监测胎儿各器官形成状态，评价相关器官功能性参数，测量羊水厚度，确定妊娠胎数及胎位。此期应诊出无脑儿、严重脑膨出、严重的开放性脊柱裂、严重胸及腹壁缺损内脏外翻、单腔心、致命性的软骨发育不全等。

3. 孕中晚期（孕28～34周） 行常规超声检查。多用于至少有过一次胎儿系统超声检查的孕妇，主要检查胎儿数目，确定胎方位，观察并测量胎心率及进行胎儿生物学测量（双顶径、头围、股骨长度、腹围），对孕中期超声筛查如某些影像显示欠佳结果不能肯定的或之前生育过缺陷儿史的，也可以有针对性重点、重复观察。如果条件允许，可针对胎儿的重要脏器（头颅、心脏、脊柱、腹部等）进行形态及结构的针对性超声检查，以便检出孕早期及中期未能出现或漏诊的胎儿缺陷。

4. 孕晚期（孕36周以后） 行常规超声检查。内容包括观察胎儿大小及生长发育状况、羊水指数、胎盘成熟度、胎心率、脐带血流量及有无绕颈等情况，确定胎方位。同时，此期有针对性地对重要内脏器官行超声检查，有可能发现迟发性出生缺陷。

近年，随着我国超声技术的不断发展，大部分孕妇可经产前超声检查诊断出先天畸形胎儿。胎儿的发育是一个渐进的过程，部分畸形胎儿只有在生长发育到一定程度时，才能够被诊断发现。因此，不同出生缺陷超声筛查的准确性取决于检查时间，各时期的超声筛查各有其针对的缺陷类型，不可相互替代。又因胎儿畸形的发生具有多样性、复杂性、不可预测性，故在产前超声检查中存在一定的漏诊率和误诊率。因此，超声诊断并不能完全筛查出所有的出生缺陷，仍需结合多种诊断方式来对胎儿进行综合判断。

二、母体血清学筛查

1. 血清学相关指标检测 用于筛查的血清标志物已有10多种，主要是诊断21三体、18三体及神经管畸形，目前常用的血清标志物如下。

（1）血浆妊娠相关蛋白A（pregnancy-associated plasma protein A，PAPP-A）：是来源于胎盘的一种糖蛋白，其在母体内的浓度随着孕周的增加而增加，在21三体、18三体时PAPP-A值降低，母体血清PAPP-A水平可反映胎儿宫内发育情况，是妊娠早期一项敏感、重要的筛查标志物，妊娠12周前是最适宜的测定时间。

（2）血清游离β-人绒毛膜促性腺激素（free beta-human chorionic gonadotrophin，free β-HCG）：由胎盘滋养细胞分泌产生，占总人绒毛膜促性腺激素（HCG）的1%～8%，对染色体异常较为敏感。有研究发现，单用游离β-HCG进行孕早期DS筛查，在假阳性率为5%时，其检出率可达22%～29%。国内许多大样本研究也肯定血清游离β-HCG是诊断三体性胎儿的有效指标，也是目前出现的唯一一个在孕早期和孕中期筛选DS都有特异性的血清标志物。

（3）甲胎蛋白（alpha fetoprotein，AFP）：在胎儿肝脏和卵黄囊中形成，AFP浓度于孕14～20周在母血及羊水中呈线性增高，20周后逐渐下降。早在1974年就曾发现孕中期母血AFP水平升高与胎儿神经管缺陷（neural tube defect，NTD）的发生有关。研究发现，AFP浓度异常降低与DS存在相关性，故在孕中期检测孕母血清和胎儿羊水中AFP可以筛查DS。

（4）游离雌三醇（unconjugated estriol，uE3）：占雌三醇总量的9%，雌三醇（E3）是来源于胎盘的一种类固醇激素，在血清中以共价物和游离型两种形式存在。正常妊娠时，uE3随着孕周的增加而不断增高直至分娩，而受DS的影响，uE3可以低于正常值的30%甚至更多，故通过检测母体血清中uE3含量并结合孕母年龄、孕周等基本情况可以推测胎儿患DS的风险值。有研究表明，在假阳性率为5%时，uE3对DS的检出率为41%。

（5）抑制素A（inhibin-A）：是卵巢分泌的一种蛋白。SURUSS研究小组认为，inhibin-A主要用于孕中期筛查，在DS孕中期时，inhibin-A水平可升高2倍以上。单独检测孕中期母血inhibin-A水平对DS筛查的检出率为62%。它加盟DS筛查后使得检出率提高了10%，而假阳性率不增加。因此，inhibin-A常用在血清四联筛查（AFP＋free β-HCG＋uE3＋inhibin-A）时。

2.孕早、中期筛查模式　常用的联合筛查策略有如下几种方式。

（1）孕早期

1）二联筛查：PAPP-A＋游离β-HCG，为孕早期DS筛查首选方案。研究表明，采用孕早期二联筛查方案筛查DS，在假阳性率为5%时，检出率约为65%。

2）三联筛查：PAPP-A＋游离β-HCG＋NT，孕早期三联筛查方案由于加入了影像学检查，21三体检出率为77%，假阳性率为5%。其检出率也进一步提高到80%～90%，且在孕11～13周检出率随着孕周的增加而增高。

（2）孕中期

1）二联筛查：AFP＋游离β-HCG，该方案为我国唐氏筛查早期临床应用的首选方案。Gilbert等总结了英国不同机构的数据资料，得出二联筛查的检出率为60%，其他研究显示类似的结果，检出率为56%～72%，假阳性率为5%～8%。

2）三联筛查：AFP＋游离β-HCG＋uE3，是目前国内应用最为广泛的筛查方案。美国、英国、瑞典、意大利等国的10个大规模研究成果显示三联筛查DS检出率为

70%，假阳性率为5.7%。

3）四联筛查：AFP＋游离β-HCG＋uE3＋inhibin-A，在相同假阳性率下增加inhibin-A，可将检出率增加到75%。几个大规模研究证实了妊娠中期"四联筛查"的筛查效率可达81%～83%。

各种联合筛查方案的检出率在各地区各实验室有所差别，且受检测方法、仪器设备的影响，并随孕周的改变而改变。近年来，国内外许多学者开始探讨将孕早期筛查与孕中期筛查相结合的筛查策略，包括整合筛查和序贯筛查，但目前尚无统一标准。

3.孕早、中期整合筛查及序贯筛查　孕早期和孕中期的唐氏筛查方案各有其弊病，故多数学者提倡孕早、中期联合筛查方案，是指在孕9～13^{+6}周先做一次孕早期筛查，孕早期不计算风险值也不发报告，待到孕15～20^{+6}周再做孕中期筛查，然后根据孕妇孕早、中期所有指标计算风险值。血清学筛查加上NT就是完整的整合筛查，将所有的标志物综合评估其风险值，使得整合筛查具有高检出率和低假阳性率。

孕早、中期序贯筛查是指在孕早、中期分别进行唐氏筛查，其检出率与整合筛查相似，但假阳性率显著增高，不易于在临床上推广。另外，该方法受患者依从性等多方面影响，在国内开展起来有一定的困难。

三、孕妇外周血胎儿游离 DNA 检测

孕妇外周血胎儿游离DNA检测是应用高通量基因测序等分子遗传技术检测孕期母体外周血中胎儿游离DNA片段，以评估胎儿常见染色体非整倍体异常的风险。该技术仅通过采集孕妇外周血即可检测胎儿的染色体情况，避免了羊水穿刺带来的损伤，使行侵入性产前诊断的孕妇数量大大下降，且检测的准确率远比母体血清学筛查高。

1997年Lo等在母血中的非细胞成分中寻找胎源性遗传物质，在怀有男胎的孕妇血中发现了Y染色体DNA序列，随后证实了母体血浆和血清中确实有胎儿游离DNA（cell-free fetal DNA，cff DNA），且不同孕期cff DNA含量不同。cff DNA几乎全部来源于胎盘滋养层细胞，可能是胎盘滋养层细胞凋亡或胎盘重塑导致其直接释放进入孕妇血浆中，妊娠4周可检出，8周后含量上升并稳定存在。母体外周血中也存在大量游离DNA，主要来源是母体自身凋亡DNA片段，而cff DNA占3%～6%，cff DNA存在于孕母DNA的强大背景中。

2013年美国国家遗传咨询师协会（National Society of Genetic Counselors，NSGC）针对无创DNA产前检测发表指南，认为目前外周血胎儿游离DNA产前检测只能作为染色体非整倍性产前筛查和诊断的补充检测，不能替代现有的诊断技术，若检测阳性的孕妇必须再做侵入性产前诊断加以确诊，同时结合遗传咨询。2015年1月15日，国家卫生和计划生育委员会妇幼健康司发布了第一批高通量测序技术临床应用试点单位，同时发布了《高通量基因测序产前筛查与诊断技术规范（试行）》。2016年卫生和计划生育委员会妇幼健康司又正式发布《国家卫生计生委办公厅关于规范有序开展孕妇外周血胎儿游离DNA产前筛查与诊断工作的通知》进一步推进孕妇外周血胎儿游离DNA检测的临床应用。通知中提及的《孕妇外周血胎儿游离DNA产前筛查与诊断技术规范》中明确了该技术的目标疾病为3种常见胎儿染色体非整倍体异常，即21三体综合征、18三体综合征、13三体综合征。此外，还规范了用于该技术检测的适宜孕周为12～22^{+6}周。

　　与此同时,《孕妇外周血胎儿游离 DNA 产前筛查与诊断技术规范》中还提出了该技术的适用人群、慎用人群及不适用人群。

　　1.适用人群

　　（1）血清学筛查显示胎儿常见染色体非整倍体风险值介于高风险切割值与 1/1000 之间的孕妇。

　　（2）有介入性产前诊断禁忌证者（如先兆流产、发热、出血倾向、慢性病原体感染活动期、孕妇 Rh 阴性血型等）。

　　（3）孕 20^{+6} 周以上,错过血清学筛查最佳时间,但要求评估 21 三体综合征、18 三体综合征、13 三体综合征风险者。

　　2.慎用人群　有下列情形的孕妇进行检测时,检测准确性有一定程度下降,检出效果尚不明确;或按有关规定应建议其进行产前诊断的情形。包括:

　　（1）早、中孕期产前筛查高风险。

　　（2）预产期年龄 ≥ 35 岁。

　　（3）重度肥胖（体重指数 > 40kg/m^2）。

　　（4）通过体外受精-胚胎移植方式受孕。

　　（5）有染色体异常胎儿分娩史,但除外夫妇染色体异常的情形。

　　（6）双胎及多胎妊娠。

　　（7）医师认为可能影响结果准确性的其他情形。

　　3.不适用人群　有下列情形的孕妇进行检测时,可能严重影响结果准确性。包括:

　　（1）孕周 < 12 周。

　　（2）夫妇一方有明确染色体异常。

　　（3）1 年内接受过异体输血、移植手术、异体细胞治疗等。

　　（4）胎儿超声检查提示有结构异常须进行产前诊断。

　　（5）有基因遗传病家族史或提示胎儿罹患基因病高风险。

　　（6）孕期合并恶性肿瘤。

　　（7）医师认为有明显影响结果准确性的其他情形。

　　《孕妇外周血胎儿游离 DNA 产前筛查与诊断技术规范》中对检测结果也做了进一步规范:对检测结果为低风险的孕妇,采血机构应当建议其定期进行常规产前检查;如果同时存在胎儿影像学检查异常,应当对其进行后续咨询及相应产前诊断。对检测结果为高风险的孕妇,产前诊断机构应当尽快通知其到本机构进行后续咨询及相应产前诊断。咨询率应达到 100%,产前诊断率应达到 95% 以上。

第五节　产前诊断中常用的检测方法

　　产前诊断是针对出生缺陷高风险的孕妇或怀疑有染色体疾病的胎儿,采用各种方法诊断其是否患有某种出生缺陷,涉及胚胎学、遗传学、分子生物学、生物化学、产科学、儿科学、超声影像学、病理学等多种学科。产前诊断必须建立在对先症者确诊（包括染色体水平、基因水平、表型水平）基础上,是有目的性的。产前诊断目前主要有影像学、羊水成分分析、生化遗传检测、染色体核型分析及基因检测五种方法。这些不同的检查方法能从不同的角度反映胎儿出生缺陷的情况。

产前诊断取材方法包括两大类，即侵入性和非侵入性方法。前者包括羊膜腔穿刺、绒毛活检、脐静脉穿刺、胎儿镜和胚胎活组织检查等，其中羊膜腔穿刺和绒毛取样是目前最常用的两种产前诊断取样方法；后者则包括超声波及母体外周血胎儿细胞、核酸检测。目前能进行产前诊断的疾病大致分为六类，再根据胎儿可疑的疾病进行不同的检测。

一、胎儿宫内感染

胎儿宫内感染指孕妇在妊娠期间受到某种致病病原体感染而引起的胎儿感染，病原体经胎盘垂直传播给胎儿，可引起流产、死胎、胎儿生长迟缓及先天性缺陷与畸形。宫内感染可通过多种途径获取胎儿标本进行产前诊断，如母血、羊水、脐静脉血及胎儿有核红细胞。可导致宫内感染的主要微生物包括巨细胞病毒（cytomegalovirus，CMV）、弓形虫（toxoplasma）、单纯疱疹病毒（herpes simplex virus，HSV）、风疹病毒（rubella）、梅毒（syphilis）、乙型肝炎病毒（hepatitis B virus，HBV）、人类免疫缺陷病毒（human immunodeficiency virus，HIV）、细小病毒B19（parvovirus B19）、腺病毒（adenovirus）、肠道病毒（enterovirus）、EB病毒（Epstein-Barr virus，EBV）等。

产前筛查中常用的血清学筛查即TORCH筛查，可检测弓形虫、风疹、CMV和HSV及其他病毒。TORCH筛查主要用于血清学分析，包括IgM、IgG、IgA抗体等的检测。但血清学分析在测定先天性感染时不是结论性的，主要用于筛查或普查。因此，为克服TORCH检测的局限性，许多专家寻求更加特异和敏感的分子诊断方法用于胎儿宫内感染的检测，如Reddy等通过提取羊水中CMV、HSV、细小病毒B19、腺病毒、肠道病毒、EBV的DNA并进行PCR扩增，发现PCR的阳性结果与胎儿先天畸形及宫内发育迟缓密切相关。Chen等用引物原位标记技术（primed *in situ* labeling，PRINS）、引物延伸预扩增（primer extension preamplification，PEP）和PCR方法对母血中分离的胎儿有核红细胞行CMV感染检测，发现该方法比直接从母血、羊水及脐静脉血中检测CMV DNA的方法灵敏度、特异度更高。Macé对羊水中的风疹病毒RNA进行了检测，认为RT-PCR在胎儿风疹病毒感染的产前诊断中也是一种有价值的方法。

二、染色体病

染色体病是由染色体异常导致的一大类遗传性疾病，患者常有生长发育迟缓、智力低下、头面部畸形等异常表现。胎儿染色体病的诊断方法以细胞遗传学——羊水染色体核型分析为主。通过羊水穿刺获得胎儿羊水细胞或通过脐带血穿刺获得胎儿脐带血细胞，进一步对其进行培养、收获、显带及染色体核型分析。G显带分析是最常见的染色体核型显带技术，是初步筛查染色体异常的有效方法，一次实验就可直观分析整个染色体组的情况（图20-1），并能发现几乎100%的数目异常和大部分明显的结构异常，如缺失、重复、插入（图20-2）、倒位和易位等。产前诊断中常见的染色体病有21三体综合征（图20-3）、18三体综合征、13三体综合征、性染色体数目异常、染色体易位及倒位等。羊水培养周期较长、标本易污染、可能培养失败，需耗费大量人力，只能检出5～10Mb以上的染色体缺失或重复。

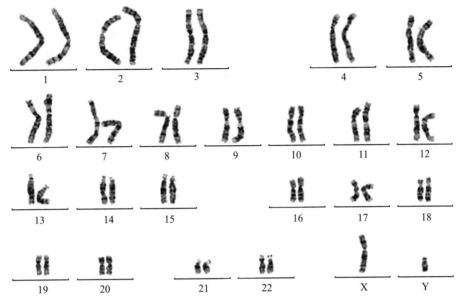

图20-1 染色体G显带核型图（正常男性胎儿）

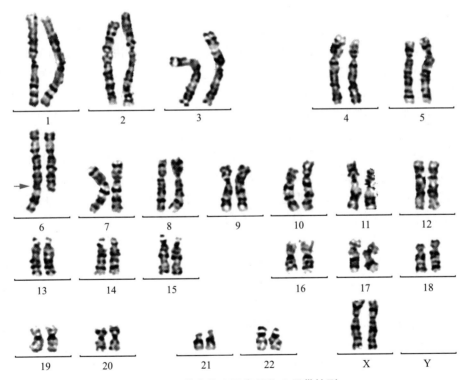

图20-2 染色体不平衡易位G显带核型

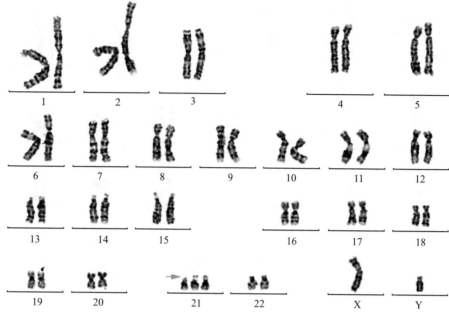

图20-3 21三体G显带核型

荧光原位杂交（fluorescence *in situ* hybridization，FISH）是将分子生物学、细胞遗传学及免疫学技术相结合的分子细胞遗传技术，其方法简便、快速、准确性高、特异性强，能对21号、18号、13号染色体及X、Y染色体数目异常做出诊断性检测。FISH能利用间期羊水细胞作标本，且所需细胞数量不多，操作方便，结果判断直观，对人员的专业依赖度较低，因此可以使用未经培养的羊水细胞和绒毛细胞，大大缩短了产前诊断时间。另外，FISH也可用中期细胞进行分析，可定位长度在1kb的DNA序列，其灵敏度与放射性探针相当。但是，用于产前诊断的FISH检测不能一次性将所有染色体进行分析，也不能检测产前诊断中某些结构异常；另外，FISH不能达到100%杂交，特别是在应用较短的cDNA探针时效率明显下降。因此，FISH不能完全代替传统的染色体核型分析对染色体病进行产前诊断，只能用于有限的已知染色体异常的诊断。

光谱核型分析（spectral karyotyping，SKY）是近年来在分子遗传学领域应用较多的技术，只需通过1次试验，就可让24种染色体以不同的颜色同时显示出来，因而能直观、快速地检测到2条或多条染色体间复杂染色体畸变和微小畸变，如精细的染色体异常、小的插入、复杂的结构异常和小的标记染色体等。但SKY也存在一定局限性，如染色体臂内倒位、臂间倒位、小的重复和缺失均不能检测到；其次SKY的设备和仪器都很昂贵，对实验人员素质的要求也较高；再者，SKY技术不能精确判断染色体畸变的断裂点，即染色体区带，故SKY技术的应用需借助G显带核型分析来确定染色体的断裂点。因此，SKY技术在应用时，一方面要结合其他相应技术，另一方面可通过提高分辨率和完善软件自动化分类运算方法发展特定的探针，聚焦疾病个体中经常发生的结构和数目异常染色体亚带，开拓临床应用的领域。

染色体微阵列分析（chromosomal microarray analysis，CMA）又称"分子核型"，是基于微阵列比较基因组杂交（array based comparative hybridization，aCGH）技术和

单核苷酸多态性微阵列（single nucleotide polymorphism array，SNP array）两种不同的基因芯片技术而产生的。其能在染色体水平上检测出所有的遗传物质不平衡，并可检测出核型技术所不能诊断的染色体微缺失或微重复，尤其对基因组拷贝数变异（copy number variation，CNV）有巨大的优势：aCGH可识别200kb以下的微缺失及重复，SNP array分辨率则可达1.5kb；其次CMA具有高速的检测效率；SNP array还能明确非整倍体或单亲二倍体（UPD）的异常是由生殖细胞减数分裂还是受精卵有丝分裂引起的。因此，CMA在产前诊断中已越来越受到重视，在某些领域甚至已经成为一线的检测方法。2009年，美国妇产科医师协会（ACOG）首次推荐将aCGH作为超声结构异常而染色体核型分析正常胎儿的产前检测方法。2013年ACOG及美国母胎医学学会（SMFM）指出对于超声结构异常的胎儿推荐用CMA替代传统的染色体核型分析。我国染色体微阵列分析技术在产前诊断中的应用协作组在2014年也形成了《染色体微阵列技术在产前诊断中的应用专家共识》，为CMA的应用提供了指南；但CMA技术也有其局限性，无法检出平衡性染色体重排如平衡易位、倒位和大多数的基因内点突变及DNA甲基化异常，并且不同检测平台由于芯片的不同，检测同一样本结果可能存在差异，且对于一些临床意义不明的CNV难以判读和解释，往往会导致孕妇及其家属的焦虑，甚至是错误的终止妊娠。另外，CMA整体检测价格较高，使得该技术的广泛应用受到限制。

荧光定量PCR也是一种快速有效的检测染色体异常的方法，它通过对染色体多态位点重复序列的扩增达到定量检测其拷贝数的目的。另外，多重连接探针扩增（multiplex ligation-dependent probe amplification，MLPA）、多色探针荧光原位杂交、限制性片段长度多态性（restriction fragment length polymorphism，RFLP）、胎儿液相基因芯片检测（BACs-on-Beads，BoBs）等也是能够用于检测染色体异常的技术，但这些技术要达到较高的诊断准确率并用于染色体异常的普查尚需时日。随着现代分子遗传学技术的发展，产前诊断将会在这些技术的辅助下不断提高对染色体病的鉴别能力，诊断技术也将不断得到改进和更新。

三、先天畸形

先天畸形是指致畸原引起的胎儿出生前或出生时明显表现出的组织结构或解剖学异常。据中国出生缺陷监测中心统计，我国围生儿高发畸形有先天性心脏病、多指（趾）、唇裂伴或不伴腭裂、神经管畸形、先天性脑积水等，这些先天畸形儿给其自身及其家庭、社会带来了极大的精神和经济负担。因此，做好这些疾病的产前诊断工作，以便在妊娠早期对严重畸形胎儿进行选择性流产是有必要的。

先天畸形多数是由多基因遗传病引起的。多基因遗传病是由两对以上致病基因累积效应所致某些遗传性状异常的遗传病，是由多基因和环境因素相互作用所致，每个基因只有微效累加的作用，因此，同样的病不同的人由于可能涉及的致病基因数目上的不同，其病情严重程度、复发风险均可有明显的不同，临床表现错综复杂，目前尚无产前筛查及诊断方法。

因此，对于先天畸形仍然以影像学检查为首要的方法。先天畸形可以通过超声波、X线、磁共振、胎儿镜等手段进行诊断。在各种方法中，超声检查可以检出大部分胎儿畸形。超声检查的基础是胎儿形态和结构的解剖学异常，对胎儿器官形态和结构异常诊断的敏感度和特异度均较高，是出生缺陷监测首选的影像学诊断方法。二维超声在诊断先天畸形胎儿中发挥了十分重要的作用，但对一些复杂畸形或细小畸形的诊断尚显不足。三维超声则利用电子计算机技术将二维图像转变为三维结构，能有效提高辨识能力，对胎儿畸形的诊断提供更准确信息。胎儿超声心动图则是产前宫内诊断胎儿心脏血管异常不可缺少的无创影像方法，随着一系列高分辨率、高帧频彩色多普勒超声心动图新技术的研制及临床应用，可以在妊娠期尽早发现和及时确诊胎儿先天性心脏病和心律失常。对于无脑儿、脊柱裂、脑积水、脑膨出、严重的心脏畸形、腹裂、脐膨出、唇腭裂、淋巴管水囊肿、胎儿水肿、致命性软骨发育不全等明显的胎儿畸形，超声检查有很高的诊断率。另外，多普勒组织成像技术对诊断胎儿心律失常也有很好的帮助作用。磁共振具有无辐射的特点，其应用为超声不能够单独诊断或分类困难的病例提供了很好的辅助手段。

四、遗传代谢性疾病

遗传代谢性疾病主要包括氨基酸代谢病、糖脂代谢异常疾病、溶酶体贮积症、核酸代谢异常疾病、铜铁代谢紊乱疾病等。目前用羊水细胞、绒毛细胞或血液等进行蛋白质、酶和代谢产物的生化检验仍是遗传代谢性疾病的主要诊断方法。以苯丙酮尿症（phenylketonuria，PKU）为例，PKU是一种以智力低下为特征的先天性氨基酸代谢障碍疾病，属于常染色体隐性遗传性疾病，在我国平均发病率为1/16 500。用高效液相色谱法（high performance liquid chromatography，HPLC）进行血苯丙氨酸（Phe）浓度的测定是诊断经典型PKU的主要方法。此外，由于经典型PKU是苯丙氨酸羟化酶（PAH）缺乏所致，因此，可以用分子遗传学的方法对PAH基因进行检测，从而用于携带者诊断和产前诊断，如用PAH基因探针检测DNA多态性及用PAH基因单核苷酸多态性位点进行连锁分析等。

五、单基因病

单基因病是由某个正常基因产生了某种改变（点突变、插入、缺失、移码突变等）而导致基因功能改变或丧失而导致的遗传病。目前已知的单基因病有6500余种，可分为常染色体显性遗传病（短指症、家族性高脂蛋白血症及马方综合征等）、常染色体隐性遗传病（糖原贮积症、白化病、苯丙酮尿症、肝豆状核变性及半乳糖血症等）、性连锁显性遗传病（抗维生素D佝偻病等）及性连锁隐性遗传病（红绿色盲及血友病等）等。单基因病诊断方法主要有DNA分子杂交、限制性内切酶分析、Southern印迹法、PCR及其相关技术等。以脆性X综合征为例，它是一种最常见的遗传性智力发育不全综合征，其发病率占全部儿童的0.05%，呈X连锁遗传。95%以上的脆性X综合征是*FMR1*基因（CGG）结构扩增的动态突变引起的，5%以下是由于*FMR1*基因的错义突变和缺失型突变影响了FMRP的正常结构，因此，对疾病的诊断主要是脆性X染色体检查及用PCR、RT-PCR的方法扩增*FMR1*序列。因此，单基因病产前诊断水平的高低主要是基于对该疾病基因水平的深入认识及分子遗传学方法的特异度和敏感度的提高。

第六节 植入前产前筛查与植入前产前诊断

植入前产前诊断（preimplantation genetic diagnosis，PGD）是指在体外受精过程中，对具有遗传病风险患者的胚胎进行种植前活检和遗传学分析，以选择无遗传学疾病的胚胎植入宫腔，从而获得正常胎儿的诊断方法，可有效防止遗传病患儿的出生。PGD是对已知有遗传致病因素的人群，通过遗传学筛查达到阻断相关遗传病的传递，其重点在于直接靶向已知致病遗传因素的检测，目的是阻断相关遗传病在家系中的进一步传递。现该技术已广泛应用于性连锁性疾病、单基因疾病（如血友病、地中海贫血等）、染色体异常（染色体平衡易位及倒位）及高龄妇女非整倍体的检测。

植入前产前筛查（preimplantation genetic screening，PGS）是指胚胎植入之前，采用与PGD相同的技术手段对胚胎染色体的非整倍体性进行检测，分析胚胎是否有染色体数目和结构异常的一种早期产前筛查方法，而PGS的筛查内容不局限于特定致病遗传因素，通常以筛查染色体非整倍体为主，针对的目标人群较广，通常亲代本身并无基因或染色体异常，但可应用于高龄、不孕不育、反复出现染色体异常的胚胎或不明原因复发性流产和反复种植失败等患者中，其最终目的是选择无染色体异常的胚胎进行移植，提高临床妊娠率、降低流产率及降低遗传病的发生率。

第七节 总结与展望

产前筛查方法具有一定的局限性，存在假阳性率和漏诊率；产前诊断仅针对高风险的出生缺陷，侵入性的产前诊断对孕妇及胎儿有一定的风险；超声检查没有创伤，形态改变明显者易被检出，但改变小者易漏诊，有时又受到胎儿体位、时间等因素限制，且并非所有的染色体异常均有超声检测指标的改变。

在我国，产前筛查及产前诊断不属于政府免费提供的围生期检查项目，相对于国外发达国家，筛查费用仍是影响孕妇群体筛查总费用的首位因素，其次为产前诊断费用。因此，我们医务工作者应该与时俱进，学习产前筛查、诊断的相关知识，全面衡量妊娠期的生理规律、性质等，用动态性的原则对待产前筛查和产前诊断，将胎儿超声结构检查联合孕妇血清标志物组合筛查，结合年龄进行综合分析判断，个性化地进行介入性产前诊断，探索适应我国国情的孕妇产前筛查、诊断流程，从而减少误诊及漏诊的发生，提高出生缺陷的检出率，选择性终止妊娠，降低出生缺陷儿的出生。

（董 媛 王一鹏 翟燕红 曹 正）

参考文献

国家卫生计生委办公厅，2016. 孕妇外周血胎儿游离 DNA 产前筛查与诊断技术规范. ［2016-12-1］.
　　http://www.nhc.gov.cn/ewebeditor/uploadfile/2016/11/20161111103703265.docx.
染色体微阵列分析技术在产前诊断中的应用协作组，2014. 染色体微阵列分析技术在产前诊断中的应用专家共识. 中华妇产科杂志，49（8）：570-572.
American College of Obstetricians and Gynecologists Committee on Genetics, 2013. Committee opinion

No. 581: the use of chromosomal microarray analysis in prenatal diagnosis. Obstetrics & Gynecology, 122 (6): 1374-1377.

Jonathan C, David K, Liu HP, et al, 2015. Incorporation of dried blood alpha fetoprotein into traditional first trimester Down syndrome screening service. Prenatal Diag, 35 (7): 703-708.

Shiefa S, Amargandhi M, Bhupendra J, et al, 2013. First trimester maternal serum screening using biochemical markers PAPP-A and free β-hCG for down syndrome, patau syndrome and edward syndrome. Indian Journal of Clinical Biochemistry: IJCB, 28 (1): 3-12.

Wilson K L, Czerwinski J L, Hoskovec J M, et al, 2013. NSGC practice guideline: prenatal screening and diagnostic testing options for chromosome aneuploidy. Journal of Genetic Counseling, 22 (1): 4-15.

第21章

遗传代谢病筛查

第一节 遗传代谢病概述

一、遗传代谢病的概念

遗传代谢病（inherited metabolic disorders，IMD）也称先天性代谢异常（inborn errors of metabolism，IEM），是因为维持机体正常代谢所必需的某些由多肽和（或）蛋白质组成的酶、受体、载体及膜泵的生物合成发生遗传缺陷，引起机体相关代谢途径的缺陷、异常代谢物的蓄积或重要生理活性物质的缺乏，进而导致相应的临床症状。

遗传代谢病虽在儿科多见，但各年龄均可发病；根据异常代谢物的分子量大小，又可分为代谢大分子类病和代谢小分子类病。前者包括糖原贮积症、溶酶体贮积症、线粒体病等；后者包括氨基酸代谢病及有机酸、脂肪酸等多种代谢异常。

二、病因

遗传代谢病多为单基因遗传性疾病，其中以常染色体隐性遗传最多见，少数伴性遗传或常染色体显性遗传。

三、发病机制

遗传代谢异常疾病是因为机体代谢过程中某些生化反应的环节受损，使生化反应不能正常进行而引起的一系列疾病。其发病机制可为编码酶蛋白的结构基因发生突变，引起酶蛋白结构异常或缺失；或是基因的调控系统发生异常，合成的酶过少或过多造成代谢率的改变。因上述原因造成代谢通路上酶合成的质或量的改变，从而导致正常的生化反应受阻，以及酶所催化的生化反应的产物减少或底物、中间代谢及旁路代谢产物增加而引起一系列病理表现。

遗传代谢病具体表现为因酶的缺乏，使一些机体所需可自身产生的终末代谢产物缺乏或者不产生，而导致生长发育落后和停滞（如葡萄糖-6-磷酸酶缺乏所致的糖原贮积症Ⅰ型，因糖原代谢异常，患者反复发作的低血糖会影响患者的智力发育及身体发育）；也可因代谢途径受阻，反应底物、中间代谢产物及旁路代谢产物在体内蓄积并进一步衍生出一系列异常产物，可引起中枢神经系统中毒，从而导致人体出现神经系统的各种症状（如苯丙酮尿症：苯丙氨酸代谢过程中因苯丙氨酸羟化酶缺乏，苯丙氨酸从另一通路产生苯乳酸和苯乙酸增多，后者在中枢神经系统的蓄积造成患者的智力障碍）。此外还可引起能量供应和功能障碍，如线粒体肌病和线粒体脑肌病系为线粒体基因或者细胞核基因发生缺失或点突变,导致线粒体结构和(或)功能异常,使肌肉和脑组织所高度依赖的氧化磷酸化等代谢受阻,发生能量代谢障碍而造成一系列症状。

四、病理损害特征

遗传代谢病根据堆积物的分子大小和性质,其病理损害可分为全身性损害和相对局部性损害。

当异常堆积物的分子质量较小时,其易于弥漫到全身多种组织细胞,引起全身性病变。例如,苯丙氨酸、有机酸、单糖等代谢障碍时,异常代谢物可分布到全身各个组织引起病理损害,所以其发病特点是起病早,可在新生儿期即被发现。

当异常堆积物分子相对质量较大时,其在体内不易扩散,仅堆积在某些组织、细胞或细胞器中。例如,黏多糖、糖原、类脂等代谢障碍时,其异常的代谢产物仅堆积在肝脏等相应的部位,故其往往在较大婴儿或儿童期起病,且多呈慢性、进行性病变过程。

五、遗传代谢病种类

遗传代谢病种类繁多,可达到4000多种,常见的有500多种,随着科学技术的不断发展,会有更多种遗传代谢病被发现。根据机体受累的生化代谢通路或受累的细胞器种类,可列举常见的遗传代谢病种类(表21-1)。

表21-1　常见的遗传代谢病种类

受累代谢通路或细胞器	疾病举例
氨基酸	苯丙酮尿症、同型半胱氨酸尿症、枫糖尿症、酪氨酸血症
碳水化合物	半乳糖血症、糖原贮积症、果糖不耐受症、乳酸丙酮酸血症
有机酸	甲基丙二酸血症、丙酸血症、异戊酸血症
尿素	N-乙酰谷氨酸合成酶缺乏症、精氨酰琥珀酸尿症
蛋白质	家族性高脂蛋白血症、无白蛋白血症
脂质	戈谢病、尼曼-皮克病
金属离子	肝豆状核变性(Wilson病)、Menkes病
嘌呤	莱施-奈恩综合征
色素	高铁血红蛋白血症、卟啉病
激素	先天性甲状腺功能低下、先天性肾上腺皮质增生病
溶酶体病	黏多糖贮积症、黏脂贮积症、神经鞘脂贮积症
过氧化小体病	肾上腺脑白质营养不良、Zellweger综合征
线粒体病	线粒体脑肌病、亚急性坏死性脑脊髓病

六、临床特征

遗传代谢病属于少见病,发病率低。根据世界卫生组织(WHO)的定义,罕见病为患病人数占总人口0.65‰～1‰的疾病,而中国台湾以万分之一以下的发病率作为罕见病的标准。其临床表现缺乏特异性，难以从症状上做出明确诊断。常表现为喂养困难、发育落后、呼吸异常、呕吐、肌张力改变、嗜睡、昏迷、抽搐、多动症、不明原因的心肌病、肝脾大等。用常规试验检测缺乏特异标志物。部分基本代谢物检测可提示低血糖、酸中毒、高血氨、高乳酸、肌酸激酶增高。影像学检查头颅CT或MRI缺乏特异性表现。临床特征的非特异性表现，增加了遗传代谢病预测的难度。

第二节　遗传代谢病的预测程序和常用的筛查技术

遗传代谢病的筛查，应根据反应底物和生成物的化学性质不同而选择不同的预测方法，但因遗传代谢病的种类繁多且其疾病的多元化等特点，对临床高危患者进行筛查时很难确认用哪种方法、有针对性的试验来进行预测。所以，针对先天性代谢疾病的多重性特点，目前常用的预测方法是由简到繁，因地制宜，逐渐排查，最终筛出。

一、遗传代谢病的临床预测筛查程序和内容

遗传代谢病筛查程序的原则：遗传代谢病的筛查预测一般采取由简到繁，由初筛到精确选择相应实验检查的程序。

在临床发现高危患者后，首先进行血、尿常规及生化常规检查，血糖、血氨、乳酸、酮体等一般代谢检查；随后可选择特殊检查，包括应用气相色谱-质谱联用技术分析尿有机酸和氨基酸，采用串联质谱技术筛查脂酰肉碱和氨基酸，采用酶活性测定和基因分析进行功能学及病因学预测。

（一）常规检查

血、尿等常规的临床基础检查和生化检查虽然缺乏特异性，但对于尚不具备高端检查技术的实验室，常规检查的结果可为提示临床进行下一步特殊检查提供依据。

1.全血细胞分析及血涂片细胞分类检测

（1）全血细胞分析：①白细胞减少，可导致白细胞减少的遗传代谢病主要有甲基丙二酸血症、丙酸血症、氨甲酰磷酸合成酶缺乏症、赖氨酸尿性蛋白不耐症、遗传性乳清酸尿症和Wilson病等。②血小板减少，可引起血小板减少的遗传代谢病主要有异戊酸血症、甲羟戊酸尿症、3-甲基巴豆酰辅酶A羧化酶缺乏症、甲基丙二酸血症、丙酸血症、赖氨酸尿性蛋白不耐症等。③贫血（血红蛋白减少），导致血红蛋白减少的遗传代谢病主要有酪氨酸血症Ⅰ型、甲基丙二酸血症、焦谷氨酸尿症（5-氧代脯氨酸尿症）、γ-谷氨酰半胱氨酸合成酶缺乏症、维生素B_{12}缺乏症、赖氨酸尿性蛋白不耐症、遗传性乳清蛋白不耐症、嘧啶-5-核苷酸缺乏症、家族性卵磷脂胆固醇酰基转移酶缺乏症、Wilson病等。④网织红细胞增多，导致网织红细胞增多的遗传代谢病主要有γ-谷氨酰半胱氨酸合成酶缺乏症、γ-谷氨酰半胱氨酸转肽酶缺乏症、糖原贮积症Ⅱ型。

（2）血涂片检查：白细胞、中性粒细胞减少见于异戊酸血症和3-甲基巴豆酰甘氨酸尿症；几乎所有的溶酶体贮积症均有外周血涂片中有含小泡的淋巴细胞；巨幼红细胞见于甲基丙二酸血症叶酸缺乏型。

2.尿液气味　因某些异常代谢物有特殊气味，从尿中排出可提示相关遗传代谢病，如经典型苯丙酮尿症，因尿中有苯乙酸，使尿液有霉臭味、鼠尿味；枫糖尿症尿中含有2-氧代异戊酸、2-氧代乙酸、2-氧代-3-甲基戊酸，而呈枫糖浆味或焦糖味；3-甲基巴豆酰甘氨酸尿症和多种羧化酶缺乏症，因尿中含有3-羟基异戊酸，使尿液呈猫尿味。

3.尿液颜色　一些遗传代谢病因有异常的代谢产物从尿液中排出，可呈现出特殊的颜色提示临床。例如，尿黑酸尿症，因患者尿中有大量的尿黑酸排出，可使尿液呈现蓝/棕色。而卟啉病患者的尿液中因含有卟啉而呈现红色。

4.尿三氯化铁试验　通过检测尿中的酮酸，可对苯丙酮尿症起到初筛的作用。经典型苯丙酮尿症反应后生成蓝绿色复合物。但应注意一些其他的化合物如组氨酸血症尿中的咪唑丙酮酸、嗜铬细胞瘤尿中的儿茶酚胺和黄尿酸尿症（维生素B_6缺乏病）尿中的黄尿酸也可以与三氯化铁生成蓝绿色复合物。此外，其他很多化合物也能与三氯化铁反应生成不同颜色的复合物。因此，该试验只能作为一个初筛预测。

5.尿液还原物试验　尿试纸内含4-氨基安替吡啉和3,5-二氯-2-羟基苯磺酸，因尿中半乳糖经半乳糖氧化酶作用生成半乳糖己二醛糖和过氧化氢，后者在4-氨基安替吡啉存在下使3,5-二氯-2-羟基苯磺酸氧化呈红色，在一定范围内，呈色深度与半乳糖浓度成正比。以标准液接触试纸后的颜色为参照色，经纯化的患儿尿液与试纸接触后，如其颜色变化比参照色深则为阴性（即乳糖耐受），反之则为阳性（即乳糖不耐受）。同理，果糖不耐受症和原发性果糖尿症因其尿中含有果糖，可与试纸条反应生成复合物，从而检出阳性病例。

6.尿液二硝基苯肼试验　二硝基苯肼和2-酮酸反应生成肼的沉淀物质，可用于酮体的检测。经典型的苯丙酮尿症患者尿中因含有苯丙酮酸，使二硝基苯肼试验呈阳性反应；此外，枫糖尿症患者尿液中因含有2-氧代异戊酸、2-氧代异己酸、2-氧代-3-甲基戊酸异戊酸而使二硝基苯肼试验呈阳性反应。

7.常规血生化检测

（1）血清天冬氨酸转氨酶和丙氨酸转氨酶增高：主要与肝细胞损伤相关，可见于鸟氨酸氨甲酰转移酶缺乏症、精氨酰琥珀酸尿症、精氨酸酶缺乏症等。

（2）肌酐和尿素增高：可见于溶酶体胱氨酸转运缺陷（婴儿型和青少年型）、高草酸尿症1型等。尿素降低：见于高氨血症等。

（3）尿酸增高：见于糖原贮积症Ⅰ型、糖原贮积症Ⅶ型、次黄嘌呤磷酸核糖基转移酶缺乏症、磷酸核糖焦磷酸合成酶缺乏症。尿酸减低：见于嘌呤核苷磷酸化酶缺乏症、黄嘌呤氧化酶/脱氢酶缺乏症。

（二）一般代谢检查

1.血葡萄糖检测　血中的葡萄糖为终末代谢产物，因此当代谢异常时，有些代谢病的表现为血糖降低、供能缺乏。例如，支链氨基酸代谢障碍引起的枫糖尿症、糖原贮积症（Ⅰ、Ⅲ、Ⅵ、Ⅷ、Ⅸ、0型）、半乳糖血症、果糖-1,6-二磷酸酶缺乏症、肉碱摄取缺陷、肉碱酰基移位酶缺陷。

2.血乳酸和（或）丙酮酸　乳酸血症的出现是代谢性酸中毒的一个重要原因。丙酮酸是乳酸的唯一来源途径，临床上任何丙酮酸产生增加、分解减少或者打破这一平衡的因素都可以引起乳酸血症。常见引起乳酸和（或）丙酮酸水平升高的遗传代谢病有生物素酶缺乏症、糖原贮积症（Ⅰ、Ⅲ、Ⅵ、Ⅸ、0型）、丙酮酸羧化酶缺乏症、线粒体能量代谢缺陷等氨基酸的代谢障碍。

3.血氨检测

（1）血氨的代谢途径：血氨是由人体组织中的各种氨基酸分解代谢所产生的，血液中的谷氨酰胺流经肾脏时可被肾小管上皮细胞中的谷氨酰胺酶分解生成谷氨酸和氨气（NH_3），氨也可由肠道产生而后进入血液，形成血氨。氨是毒性物质，血氨增多对脑神经组织损害最明显，其主要去路是在肝脏合成尿素、随尿排出；一部分氨可以合成谷氨酰胺和天冬酰胺，也可合成其他非必需氨基酸；少量的氨可直接经尿排出体外（图21-1）。

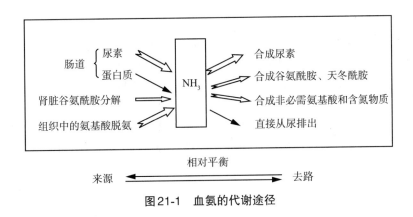

图21-1　血氨的代谢途径

（2）尿素循环：如图21-2所示。

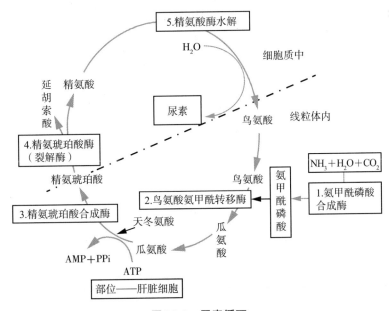

图21-2　尿素循环

（3）遗传性高氨血症：主要包括由尿素循环酶缺陷所致的尿素循环障碍［氨甲酰磷酸合成酶缺乏症、鸟氨酸氨甲酰转移酶缺乏症、精氨琥珀酸合成酶缺乏症、精氨琥珀酸酶（裂解酶）缺乏症、精氨酸酶缺乏症］、氨基二羧酸转运缺陷、有机酸血症（甲基丙二酸血症、丙酸血症、异戊酸血症等）、脂肪酸β氧化作用缺陷（肉碱摄取障碍）等可导致遗传性高氨血症。

4.血气分析　某些代谢病因代谢紊乱可引起代谢性酸中毒，如枫糖尿症、异戊酸血症、丙酸血症等。还有一些代谢病可引起代谢性碱中毒，如高氨血症、脂质肾上腺皮质增生症。

（三）特殊检查

1.氨基酸谱筛查　目前发现的氨基酸代谢障碍所致的遗传代谢病已超过100多种。随检测技术的不断进步，将会有更多发现。当家族中已有确诊为遗传性代谢病患者或类似症状疾病患者，或高度怀疑为氨基酸、有机酸代谢缺陷者，不明原因的脑病（昏睡、惊厥、智能障碍等）者时，疾病饮食治疗监测时应该进行氨基酸筛查。

（1）常见氨基酸代谢病的检测参数：氨基酸代谢病的临床表现为喂养困难、呕吐、肌张力减低、嗜睡、癫痫发作、昏迷、呼吸急促、肝大、骨骼改变、皮肤改变、毛发等改变及气味异常等。常见疾病有苯丙酮尿症、同型胱氨酸尿症、酪氨酸血症Ⅰ型、酪氨酸血症Ⅱ型、枫糖尿症、高甲硫氨酸血症、高鸟氨酸血症、氨甲酰磷酸合成酶缺乏、精氨酸血症、精氨酰琥珀酸尿症、同型半胱氨酸血症等。常见氨基酸代谢病的检测参数见表21-2。

表21-2　常见氨基酸代谢病的检测参数

疾病名称	主要检测物	次要检测物
苯丙酮尿症	Phe	Phe/Tyr
酪氨酸血症Ⅰ型	Tyr	Met
酪氨酸血症Ⅱ型	Tyr	
枫糖尿症	Leu	Val
瓜氨酸血症	Cit	
氨甲酰磷酸合成酶缺乏症	Cit	
鸟氨酸氨甲酰转移酶缺乏症	Cit	
精氨酰琥珀酸尿症	Cit	Arg
精氨酸血症	Arg	
高鸟氨酸血症	Orn	
组氨酸血症	His	
同型胱氨酸尿症	Met	Cys
高甲硫氨酸血症	Met	

（2）实验室筛查的标本采集及影响因素：氨基酸筛查的常用标本为血标本和尿标

本，羊水仅用于氨基酸病的产前诊断。尿液筛查一般采用随机尿标本，以清晨首次尿标本为宜。对于新生儿代谢病筛查，正常采血时间为出生72小时后、7天之内，并充分哺乳；对于各种原因（早产儿、低体重儿、正在治疗疾病的新生儿、提前出院者等）未采血者，采血时间一般不超过出生后20天。小婴儿一般为下一次喂奶前采集标本。已和成人一样正常饮食者，一般为清晨空腹采血。值得注意的是一些氨基酸在血细胞中的浓度要高于血浆中，如谷氨酸、天冬氨酸、精氨酰琥珀酸等，所以，标本采集时应尽量避免溶血。

（3）常用的检测方法：可采用高效液相色谱法、气相色谱法、液相色谱-质谱联用、气相色谱-质谱联用。

（4）结果解释的注意事项：①解释尿液筛查结果时注意，小于6个月的婴儿可排出大量的脯氨酸、羟脯氨酸和甘氨酸，属于正常情况，但对于较大的婴幼儿为异常情况；1岁以下的婴儿尿中的牛磺酸含量高，2岁以后才会减少；尿液中甘氨酸的排泄量不稳定，与服用的药物（丙戊酸）和饮食（明胶）有关。②应注意氨基酸浓度的生理节律：午后氨基酸的水平可比一天平均值高出10%～15%。③在半乳糖血症、有机酸血症、丙酮酸代谢障碍时，氨基酸也可发生改变。

2.有机酸筛查　人体内的有机酸包括中间代谢途径中所有的关键代谢产物，可来源于碳水化合物、脂肪酸、氨基酸、类固醇代谢及饮食、药物等，当出现不明原因的代谢异常，高度怀疑有机酸、氨基酸、脂肪酸代谢及能量代谢障碍，不明原因的肝大、黄疸，不明原因的神经肌肉疾病及发生多系统进行性损害时，可通过尿液（最常用）、血浆、脑脊液等进行有机酸分析筛查。

（1）常见有机酸代谢病的检测参数：有机酸代谢病主要的临床表现非常复杂。患者可自胎儿期至老年各个时期发病，一些患者以呕吐、代谢性酸中毒、低血糖、昏迷等形式急性起病，部分患者则表现为进行性神经系统损害。如不能及时、正确地治疗，死亡率很高，存活者多遗留严重智力残疾。常见疾病有丙酸血症、异戊酸血症、戊二酸血症Ⅰ型、戊二酸血症Ⅱ型、甲基丙二酸血症、3-羟基甲戊二酸单酰辅酶A裂解酶缺乏、3-甲基巴豆酰辅酶A羟化酶缺乏等。常见有机酸代谢病的检测参数如表21-3所示。

表21-3　常见有机酸代谢病的检测参数

疾病名称	主要检测物	次要检测物
丙酸血症	C3	C3/C0；C3/C2
甲基丙二酸血症	C3	C3/C0；C3/C2
异戊酸血症	C5	C5/C2
戊二酸血症Ⅰ型	C5DC	C5DC/C8
3-甲基巴豆酰辅酶A羟化酶缺乏症	C5-OH	
3-甲基戊烯二酰辅酶A水解酶缺乏症	C5-OH	
多种辅酶A羧化酶缺乏症	C5-OH	C3
酮硫解酶缺乏症	C5-OH	C5：1

（2）实验室检查的标本采集及影响因素：一般采用随机尿标本，以清晨首次尿标本为宜。标本采集后应尽快冷冻，并于冷冻的条件下保存和运送。室温下酮酸等重要的酸类物质不稳定而易消失。如果需要长期保存，建议存放于−80℃。为防止细菌生长造成的污染而影响结果，如不能立即冷冻标本，可使用氯仿等防腐剂。

（3）常用的检测方法：常采用气相色谱-质谱联用技术对标本进行有机酸分析筛查。

（4）结果解释的注意事项：如果只是一种化合物浓度的增高，则没有该化合物相对浓度动态改变的观察对筛查的指导性强。所以，建议尿的有机酸分析应多次进行并结合其他实验进行筛查，且要结合临床表现、生化检查和尿筛查结果综合分析再下结论。

3. 脂酰肉碱筛查　人体的脂肪酸氧化在线粒体中进行，其在产生能量中尤其是人体在饥饿状态下需要供能时起到重要作用。脂肪酸的氧化可分为肉碱循环、β氧化反应、电子传递与酮体合成4个过程。脂肪酸有短链、中链和长链之分，氧化时以两个碳为单位逐渐缩短，每次都需经4个步骤，但不同长度的脂肪酸代谢时，会需要不同的酶参与。肉碱是将脂肪酸送入线粒体内进行氧化的载体，是以肉碱-脂肪酸的形式进入线粒体，然后再与脂肪酸分离，最后脂肪酸进行氧化反应。在脂肪酸代谢的过程中，有多个酶参与，当其中某个酶发生异常时，便使得整个氧化过程受到影响并致病。文献报道有36%猝死的婴儿可能是由脂肪酸氧化缺陷引起的，可以通过脂酰肉碱检测得到筛查。

（1）常见脂肪酸氧化缺陷性疾病主要检测参数：脂肪酸氧化缺陷主要的临床表现包括低血糖、肝脾大、多脏器受累，尤其是神经系统损伤症状等。常见疾病有肉碱转运障碍、短链酰基辅酶A脱氢酶缺乏、中链酰基辅酶A脱氢酶缺乏、长链酰基辅酶A脱氢酶缺乏、肉碱棕榈油酰合成酶缺乏Ⅰ型和Ⅱ型等。常见脂肪酸氧化缺陷性疾病主要检测参数如表21-4所示。

表21-4　常见脂肪酸氧化缺陷性疾病主要检测参数

疾病名称	主要检测物	次要检测物
肉碱转运障碍	C0	
肉碱棕榈油酰合成酶缺乏Ⅰ型	C0	C14、C16、C18
肉碱/酰基肉碱转移酶缺乏症	C12、C14、C16	C0
肉碱棕榈油酰合成酶缺乏Ⅱ型	C16	C14、C18、C18：1
短链酰基辅酶A脱氢酶缺乏	C4	
中链酰基辅酶A脱氢酶缺乏	C8	C6、C10
极长链酰基辅酶A脱氢酶缺乏	C14：1、C14	C16、C18
短链羟酰基辅酶A脱氢酶缺乏	C4-OH	C5-OH
长链羟酰基辅酶A脱氢酶缺乏	C14-OH	C16-OH、C16：1-OH、C18：1-OH
多种酰基辅酶A脱氢酶缺乏	多种酰基肉碱	

（2）实验室检查的标本采集及影响因素：采用903或者BFC180国际公认的滤纸，采集不经抗凝的静脉血或末梢血制备成干血滤纸片。采集标本时应注意将滤纸片接触血滴，切勿触及足跟皮肤，使血液自然渗透至滤纸背面，避免重复滴血，至少采集3个血斑。血斑正反两面直径达到标识规定的范围。严禁采集有凝块或溶血的血液。血滤纸片应平放在清洁处自然室温下晾干（需2～4小时），待血片干燥后（血斑呈深褐色）送检，如不能及时送检，应放于密封塑料袋内封口并置于2～8℃冰箱保存。对于新生儿，正常采血时间为出生72小时后、7天之内，并充分哺乳；对于各种原因（早产儿、低体重儿、正在治疗疾病的新生儿、提前出院者等）未采血者，采血时间一般不超过出生后20天。

（3）常用的检测方法：三重四级杆串联质谱技术。

（4）结果解释的注意事项：应根据生化检查和串联质谱筛查结果及尿筛查结果综合分析，必要时选择酶学检查及针对性地检测相关基因，找出致病突变。

4.诊断性检查

（1）基因诊断：就是利用现代分子生物学和分子遗传学的技术方法，直接检测基因结构及其表达水平是否正常，从而对疾病做出诊断的方法。其具有针对性强、特异度高、灵敏度高、适用性强、诊断范围广的特点。基因检测可以诊断遗传代谢病，也可以用于发病风险预测。目前有1000多种遗传性疾病可以通过基因检测技术做出诊断。①常见的基因变异类型及检测：基因变异的类型有单碱基置换、缺失和插入、重复倒位、拷贝数变异、动态突变、基因重排、甲基化异常等。例如，苯丙酮尿症是由苯丙氨酸羟化酶（PAH）缺乏或活性降低所致。*PAH*基因定位于12号染色体的长臂上，即12q24.1，包括13个外显子和12个内含子，编码451个氨基酸的酶单体。PAH基因除了缺失突变外，大多是点突变。②实验室检查的标本采集及影响因素：受试者不必空腹，静息状态下于肘静脉（新生儿可取颈静脉）抽取静脉血4ml，注入EDTA抗凝管，立即将其混匀，并分装于3个1.5ml Eppendorf管中，放入−80℃冰箱保存。③常用的检测方法：核酸分子杂交、DNA测序技术、聚合酶链反应技术、毛细管电泳技术、单链构象多态性分析、限制性片段长度多态性分析和基因芯片技术等。④结果解释的注意事项：注意基因的多态性，分析结果务必谨慎。应进一步进行功能性检查，结合临床症状分析判断。

（2）酶活性检查：为功能性检查，通过测定特殊酶的活性，根据酶含量减少的情况，明确诊断为何种代谢缺陷病。①常见的疾病及检测物：目前常用于溶酶体病、生物素酶缺乏症、蚕豆病、线粒体病等预测，如外周血白细胞酸性鞘磷脂酶活性测定可确诊尼曼-皮克病A/B型；外周血白细胞酸性葡糖脑苷脂酶活性测定可确诊戈谢病等。常用的检测物为血浆、外周血白细胞、羊水细胞和绒毛细胞、皮肤成纤维细胞、淋巴细胞、肝组织成纤维细胞等。②实验室检查的标本采集及影响因素：酶学检测取材困难，检测分析前因素需进行质量控制，如标本采集、运输及保存等要求严格。③常用的检测方法：常用酶活性测定、蛋白质结构分析、蛋白质电泳等方法检测酶的活性及其功能。④结果解释的注意事项：酶学检测特异性高，当酶活性缺陷时，其相关的代谢途径出现异常。可根据酶活性的改变来预测相应的疾病，结果直观且易判断，准确度高，但前提是检测方法性能要满足临床需求。

二、常用的筛查技术及评价

（一）气相色谱-质谱联用技术

1.方法原理　气相色谱-质谱联用技术（GC-MS）是一种色谱、质谱联用技术，即将气相色谱仪和质谱仪通过接口组件进行连接，以气相色谱作为试样初步分离手段，将质谱作为在线检测手段进行定性、定量分析，辅以相应数据收集与控制系统构建而成的一种技术。

2.临床应用　常用于尿液的有机酸、氨基酸等分析及相关遗传代谢病筛查。

3.方法学评价

（1）优点：①定性能力高。用化合物分子的指纹质谱图鉴定组分，大大优于色谱保留时间，GC-MS 的定性指标有分子离子、功能团离子、离子峰强比、同位素离子峰、总离子流色谱峰、选择离子色谱峰和选择反应色谱峰所对应的保留时间窗等。②一般应用可省略其他色谱检测器。质谱可作为最具有选择性和最高灵敏度的色谱检测器，应用时可省略其他色谱检测器。③可分离尚未分离的色谱峰。用提取离子色谱、选择离子监测法和选择反应监测法，可分离总离子流色谱图上尚未分离或被化学噪声掩盖的色谱峰。④提高定量分析精度。可用同位素稀释和内标技术提高定量精度和定性能力。⑤提高仪器功能，实现分析自动化。GC-MS仪器的结构更简单，操作更方便，更易于实现分析工作的自动化。

（2）局限性：①技术难度高，临床尚不能广泛使用。②气相色谱更适合检出带有挥发性、分子量偏小且极性较弱的物质。③对检测结果的分析较为复杂，报告的专业性强，需要专家来出具。④与诊断性试验所具有的特异性相比，代谢物的筛查特异度不高，且不容易对疾病做出明确诊断。必要时须结合酶学和基因检测明确诊断。

（二）串联质谱技术

1.方法原理　遗传代谢病筛查所用的串联质谱是由进样系统、电喷雾电离（electrospray ionization，ESI）的离子源、四极杆质量分析器（quadrupole mass analyzer）、光电倍增器检测器及计算机数据处理系统组成的。其检测原理是样品通过进样系统进入离子源，由于结构性质不同而电离为各种不同质荷比的分子离子和碎片离子，而后带有样品信息的离子碎片被加速进入质量分析器，不同的离子在质量分析器中被分离并按质荷比大小依次抵达检测器，经记录即得到按不同质荷比排列的离子质量谱，也就是质谱。

2.临床应用　脂肪酸β氧化代谢障碍很难用常规的实验室方法检测，而MS/MS技术的应用可通过对短链、中链、长链等脂酰肉碱及其衍生物的检测来筛查预测短链脂酰辅酶A脱氢酶缺陷症、中链脂酰辅酶A脱氢酶缺陷症、长链脂酰辅酶A脱氢酶缺陷症、极长链脂酰辅酶A脱氢酶缺陷症等相关遗传代谢病，对脂肪酸氧化代谢过程中的特异性微量物质进行定量测定。目前检测血酰基肉碱是诊断脂肪酸氧化代谢最有特异性和最直接的方法。此外，还可通过串联质谱对氨基酸进行定量及筛查预测有机酸障碍和血红蛋白病。

3. 方法学评价

（1）优点：①早期检测。对于已发病的遗传代谢病患儿，许多疾病在新生儿、婴儿期表现正常或仅有一些非特异性症状，很易漏诊或误诊，对于临床可疑患者，及时进行有关检测，可以做到早期诊断、早期干预和早期治疗。对于未发病而已有生化物质改变的遗传代谢病患者，虽还没有出现相应的症状，但可以筛查出来。②高通量检测。一种实验可检测多种物质，一次分析可检验多种疾病。

（2）局限性：①技术难度高，临床尚不能广泛使用；②质谱检测代谢物，不能区分同分异构体（如亮氨酸和异亮氨酸）；③对检测结果的分析较为复杂，报告的专业性强，需要专家来出具；④与诊断性试验所具有的特异性相比，代谢物的筛查特异度不高，且不容易对疾病做出明确诊断。必要时须结合酶学和基因检测明确诊断。

（三）酶活性测定技术

1. 方法原理　酶学检查是评估酶的功能的方法。酶是具有生物催化功能的高分子物质，在酶的催化反应体系中，反应物分子被称为底物，底物通过酶的催化转化为另一种分子。几乎所有的细胞活动进程都需要酶的参与，以提高效率。酶的催化特性如下。①高效性：酶的催化效率比无机催化剂更高，使得反应速率更快；②专一性：一种酶只能催化一种或一类底物，如蛋白酶只能催化蛋白质水解成多肽；③温和性：酶所催化的化学反应一般是在较温和的条件下进行的。酶还具有活性可调节性，包括抑制剂和激活剂调节、反馈抑制调节、共价修饰调节和变构调节等。

2. 临床应用　酶学检查是测定体液中酶活性以判断病理过程的实验室诊断方法。组织发生病变使细胞通透性增加或细胞破裂时，细胞内的酶也可进入体液中，往往能反映器官的病理过程。因此，酶学检查有助于诊断疾病、判断预后和观察疗效。应用酶活性测定、蛋白质结构分析、蛋白质电泳等方法检测酶的活性及其功能。常用于对溶酶体病、蚕豆病、线粒体病、生物素酶缺乏症等遗传代谢病进行诊断。

3. 方法学评价

（1）优点：①灵敏度和特异度高，如果一种疾病是由酶缺陷导致的，那么检测出某种酶缺陷，就可以直接判断是哪一类疾病；②酶学检测弥补基因诊断的局限性，由于是针对功能的检测，那么无论是编码这个酶的基因突变，还是这个酶在转录、修饰、翻译甚至发挥功能的各个阶段的任何相关基因缺陷，都会导致酶的功能异常，从而可以被检测出来；③酶学检测不受患者年龄的影响，只要存在酶活性的缺陷即可检出，并且可根据其酶活性的水平预测疾病的严重程度，为临床治疗提供指导。

（2）局限性：①检测技术要求较高、难度大，对检测分析前因素如标本采集、运输及保存等要求严格；②某些蛋白质并不表达于外周血白细胞等已获取的标本中，导致标本取材难度增加；③酶学检测易受环境的干扰，并且目前可检测的疾病种类相对较少。

虽然酶学检测具有上述局限性，但总体来说，酶学检测有助于遗传代谢病的诊断。相信在不久的将来，随着检验医学技术的发展，将会有越来越多的酶学检测项目出现。

（四）基因检测技术

1.方法原理

（1）核酸杂交的基本原理：双链DNA分子在某些理化因素作用下解螺旋，条件恢复后又可恢复其双螺旋结构；具有互补碱基序列的异源核酸单链之间同样可按碱基互补配对原则通过氢键结合为双链。①DNA印迹法（Southern印迹法）：用于DNA检测，能进行定位和测定分子量。②RNA印迹法（Northern印迹法）：用于RNA检测，能对组织细胞中的总RNA或mRNA进行定性和定量分析。③斑点杂交（dot blot）：既可检测DNA，也可检测RNA，用于基因组中特定基因及其表达的定性和定量分析，但特异度较低，不能鉴定所分析的基因分子量。④原位杂交：在组织、细胞和染色体水平进行核酸定性和定量分析，并可定位。

（2）聚合酶链反应（PCR）的基本原理：PCR是一种选择性体外扩增DNA或RNA的方法，包括3个基本步骤。①变性（denature）：目的双链DNA片段在94℃下解链。②退火（anneal）：两种寡核苷酸引物在适当温度（50℃左右）下与模板上的目的序列通过氢键配对。③延伸（extension）：在 Taq DNA聚合酶的最适温度下，以目的DNA为模板进行合成。

（3）单链构象多态性分析（SSCP）的基本原理：DNA的突变造成DNA片段中碱基序列不同，变性为单链后在中性聚丙烯酰胺凝胶中的构象不同（单链构象多态性），利用迁移率的差别可使各种序列不同的单链分离开来。

（4）限制性片段长度多态性分析（RFLP）的基本原理：由于DNA变异产生新的酶切位点或原有的酶切位点消失，在用限制性核酸内切酶消化时产生不同长度或不同数量的片段，根据电泳后酶切片段长度变化，即可做出诊断。

（5）双脱氧链终止（Sanger）法测序的基本原理：核酸模板在核酸聚合酶、引物、4种单脱氧碱基存在条件下复制或转录时，如果在四管反应系统中分别按比例引入4种双脱氧碱基，只要双脱氧碱基掺入链端，该链就停止延长，链端掺入单脱氧碱基的片段可继续延长。如此每管反应体系中便合成以共同引物为5′端、以双脱氧碱基为3′端的一系列长度不等的核酸片段。反应终止后，分4个泳道进行电泳，以分离长短不一的核酸片段（长度相邻者仅差一个碱基），根据片段3′端的双脱氧碱基，便可依次阅读合成片段的碱基顺序。

（6）基因芯片的基本原理：通过与一组已知序列的核酸探针杂交进行核酸序列测定的方法，在一块基片表面固定了序列已知的靶核苷酸探针。当溶液中带有荧光标记的核酸序列与基因芯片上对应位置的核酸探针产生互补匹配时，通过确定荧光强度最强的探针位置，获得一组序列完全互补的探针序列。据此可重组出被检测核酸的序列。

2.临床应用　首都医科大学附属北京儿童医院检验中心对52例甲基丙二酸血症合并同型半胱氨酸血症患儿进行了 MMACHC 基因突变分析，结果发现52例患儿中有50例检测到2个突变，检出率为96%（50/52）；2例检测到1个突变，等位基因突变检出率98%（102/104）。突变集中在4号外显子上（61%），突变类型以无义突变为主（61%）。共检测到15种突变，其中包括已知突变9种（c.80A＞G、c.217C＞T、c.365A＞T、c.394C＞T、c.452A＞G、c.482G＞A、c.609G＞A、c.615C＞A、c.658—660delAAG），发现6种新突变（c.346C＞A、c.445～446delTG、c.467 G＞A、c.569—570insertT、c.626—627delTG及c.739 T＞G）。c.609G＞A（p.W203X）突变最为常见，突变频率为37.5%，以杂合突变为主。北方患儿 *MMACHC* 基因突变位点c.80A＞G和c.217C＞T的突变频率高于南方患儿。

3.方法学评价

（1）优点：①基因检测对明确患者的基因缺陷、协助临床进行病因分析，并针对该基因或位点对家族成员携带状态进行筛查、明确该疾病的遗传方式有很大作用。对遗传咨询和产前诊断起指导性作用。②基因检测专一性高，可检测的病种类多。如果检出已明确的致病突变，可直接对疾病进行确诊。

（2）局限性：①如果检测出了未报道的新突变，其致病性不明确，还需进行功能验证，通过进一步了解蛋白质的功能影响，才能预测其致病的严重程度。②因很多疾病相关的致病基因及致病突变尚未被全面揭示，需要专家解读报告。

各种方法的基因检测技术的优点和局限性的总结见表21-5。

表21-5 基因检测技术的优点和局限性

方法	优点与问题
核酸分子杂交	结果可靠但操作烦琐
PCR	灵敏度和特异度较高，但常需与其他技术搭配使用
SSCP	操作简便，但有时检出率不理想
RFLP	结果可靠但限制较多
DNA测序	可自动化，数据分析难度较大
DNA芯片	效率较高，成本较高

综上所述，临床医师首先通过临床表现、家族史等资料的收集，初步判断患者可能罹患的疾病，如果怀疑是遗传代谢病，则首先通过采用GC-MS和串联质谱技术进行代谢物质的筛查。通过代谢物筛查结果，选用相关的酶学检测或者基因学检测，以便明确病因。总之，在工作中要充分认识上述技术的不同特点，灵活运用各种筛查方法，科学、正确地进行遗传代谢病的诊断。

第三节　遗传代谢病筛查的临床应用

一、氨基酸代谢病筛查

氨基酸根据其化学结构可分为脂肪族氨基酸（丙氨酸、缬氨酸、亮氨酸、异亮氨酸、甲硫氨酸、天冬氨酸、谷氨酸、赖氨酸、精氨酸、甘氨酸、丝氨酸、苏氨酸、半胱氨酸、天冬酰胺、谷氨酰胺）、芳香族氨基酸（苯丙氨酸、酪氨酸等）、杂环族氨基酸（组氨酸、色氨酸）、杂环亚氨基酸（脯氨酸）。

脂肪族氨基酸代谢性疾病包括支链氨基酸代谢障碍、含硫氨基酸代谢障碍及尿素循环障碍等。其中支链氨基酸是一种均有一个甲基分支的氨基酸的总称，主要包括亮氨酸、异亮氨酸、缬氨酸三种氨基酸。其在体内的降解过程指从第一步的转氨反应一直到最后进入三羧酸循环。其间每一个环节都需要不同的酶和辅酶来催化完成，无论哪个环节受损，都会引起一种代谢疾病，统称为支链氨基酸代谢异常。并且支链氨基酸在第一步转氨反应后，接下来均为有机酸代谢反应，故也常将支链氨基酸代谢异常归属为有机酸血症。因此通过测定氨基酸浓度和各种有机酸的分布情况来推测代谢阻滞环节，以便于临床诊断。另外，含硫氨基酸是指化学结构中含有硫元素的氨基酸，主要包括同型半胱氨酸（homocysteine）和甲硫氨酸（methionine），以及这两种氨基酸的代谢衍生物。含硫氨基酸的代谢途径中转甲基作用和硫酸根代谢反应尤为重要。在同型半胱氨酸和甲硫氨酸的代谢过程中发生的代谢障碍统称为含硫氨基酸代谢异常。而尿素循环障碍是在尿素循环过程中，相关酶的缺陷引起的以高氨血症为主要表现的先天性代谢病的总称。

芳香族氨基酸是指化学结构上含有芳香环结构的氨基酸的总称，主要有苯丙氨酸、酪氨酸等，是身体内代谢、蛋白质合成的重要氨基酸。此类氨基酸代谢过程中发生的代谢性疾病统称为芳香族氨基酸代谢异常，常见的有苯丙酮尿症、酪氨酸血症、黑尿酸尿症等。杂环氨基酸主要包括色氨酸、组氨酸和脯氨酸3种，代谢过程中酶缺乏可导致相应的遗传代谢性疾病。

（一）枫糖尿症（maple syrup urine disease：MSUD）

1.发病机制　亮氨酸、异亮氨酸、缬氨酸的降解途径是先经过转氨基作用转化生成三种酮酸（α-酮基异己酸、α-酮基3-甲基戊酸、α-酮基异戊酸），再进一步进行脱羧反应。当脱羧反应所需的支链酮酸脱氢酶复合体（branched-chain keto acid dehydrogenase complex，BCKDC）的活性缺损时，导致体内的上述支链氨基酸和酮酸及其中间代谢物如α-酮基异己酸（KICA）、α-酮基异戊酸（KI-VA）等在血和脑脊液中蓄积。上述酮酸的蓄积又可间接地抑制α-羟基酸的分解，致使α-羟基丁酸和α-羟基异戊酸在患儿的尿和汗液中大量排泄，形成特异"枫糖浆"味。BCKDC的酶蛋白复合体由三部分（E1、E2、E3）组成，相关酶在不同亚基上的缺陷可造成该病在不同家族中临床和生化表现的多样性。维生素B_1是E1的辅酶，E3与2-酮戊二酸脱氢酶及丙酮酸脱氢酶复合体拥有共同的蛋白结构。临床上根据治疗的有效性将该病分为维生素B_1反应型和非反应型，以及E3（二氢脂酰脱氢酶）缺乏症。维生素B_1非反应型又可根据其临床表现分成经典型枫糖尿症、间歇性枫糖尿症及中间型枫糖尿症。

2.遗传形式　常染色体隐性遗传方式。

3.临床预测

（1）症状、临床表现：经典型枫糖尿症患儿在出生时状况良好，一般从出生后几天或1～2个月发现喂养困难，啼哭声弱，不能吸乳和反应迟滞，以后即出现逐渐消瘦、智能低下、呼吸变浅、痉挛、昏睡等急性发作，预后较差，多死于酮中毒。间歇型枫糖尿症患儿一般新生儿期无症状，约从出生后10个月到2岁常在应激情况下（如手术、感染和频繁呕吐等）诱发，间歇性出现厌食、呕吐、过激易惹、表情淡漠、步态不稳、痉挛，甚至陷入嗜睡状态，但这型患儿酶复合体活性残留比经典型患儿高，8%～10%的患儿可接近正常，故症状较轻，严重者也可发生急性酮中毒而死亡。维生素B₁反应型是指对维生素B₁治疗有效的非新生儿急性发作型，仅血中支链酮酸的含量比正常儿稍高。这型患者维生素B₁使用3周会有疗效。

（2）实验室预测：①尿有枫糖味。②尿二硝基苯肼试验阳性。新鲜尿标本加入几滴二硝基苯肼和0.1mol/L的盐酸溶液，可产生二苯肼的黄色沉淀。③血中的支链氨基酸（亮氨酸、异亮氨酸、缬氨酸等）水平升高，特别是亮氨酸水平升高比其他支链氨基酸更明显（图21-3）；因在正常人血中异亮氨酸的量很少，在该病中则有升高，因此，测定其血液浓度水平具有诊断意义。④尿中的支链氨基酸及其相应酮酸、还原酸浓度增高是本病诊断的重要参考依据。⑤诊断性试验：在周围血中白细胞、皮肤成纤维细胞中提取出相关酶的DNA，进行基因突变检查。当证实有 *E1*、*E2* 或 *E3* 基因突变时可以确诊。

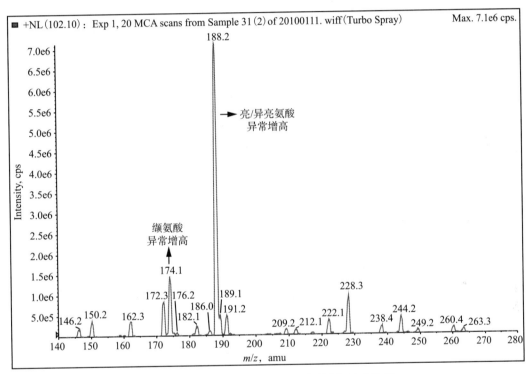

图21-3　枫糖尿症患儿血液串联质谱氨基酸分析

（二）甲基丙二酸血症（methylmalonic aciduria，MMA）

1.发病机制　主要是甲基丙二酰辅酶A 变位酶（methylmalonyl-CoA mutase，MCM）或其辅酶钴胺素（维生素B₁₂）缺陷，造成甲基丙二酰辅酶A转化为琥珀酰辅酶A的代谢通路受阻，而导致体内甲基丙二酸、丙酸及甲基枸橼酸等代谢物异常蓄积，使患者出现一系列临床症状。发病机制如图21-4所示。

根据酶缺陷类型，MMA可分为MCM缺陷（Mut型）及其辅酶钴胺素代谢障碍（cbl）两大类。根据MCM完全无活性和有部分残余活性的情况，可分为mut⁰型和mut⁻型MMA，编码基因为 *MUT*。辅酶钴胺素代谢障碍的MMA包括cblA、cblB、cblC、

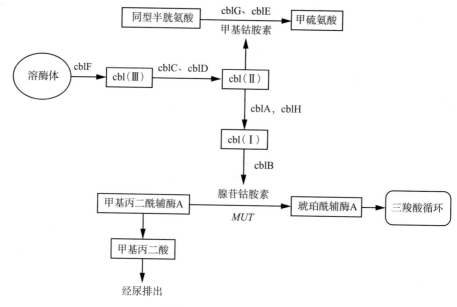

图 21-4　MMA 发病机制

cblD、cblF 和 cblH 六个亚型。其中 cblA、cblB、cblC、cblD 和 cblF 相应编码基因分别为 *MMAA*、*MMAB*、*MMACHC*、*MMADHC* 及 *LMBRD1*，而 cblH 基因尚未定位和克隆。因 mut⁰、mut⁻、cblA、cblB 和 cblH 型仅表现为 MMA，故称为单纯 MMA；而 cblC、cblD 和 cblF 型则导致腺苷钴胺素和甲基钴胺素合成缺陷、血同型半胱氨酸增高，故称为 MMA 合并同型半胱氨酸血症。

2.遗传形式　为常染色体隐性遗传方式。

3.临床预测

（1）症状、临床表现：常见喂养困难、呕吐、呼吸急促、惊厥、肌张力异常、嗜睡及智力、运动落后或倒退，急性期可见昏迷、呼吸暂停、代谢性酸中毒、酮症、低血糖、高乳酸血症、高氨血症、肝损害、肾损害，严重时可出现脑水肿、脑出血。神经系统可出现智力、运动落后，肌张力低下。变位酶缺陷患者出现生长障碍最为显著，且较钴胺素代谢异常患者神经系统损害出现早且严重，患者常伴有念珠菌感染。

（2）实验室预测：结果如下。①血常规：cblC 引起的 MMA 占本病大多数，重症患者伴有恶性贫血、高度分裂的多形核中性粒细胞、巨幼细胞贫血、血小板减少等。②血生化及一般代谢检查：酸中毒、酮症、血糖降低、高氨血症，亦可出现肝、肾功能异常等。合并同型胱氨酸血症者，血中的同型半胱氨酸水平升高。③GC/MS 尿筛查：患者尿中的甲基丙二酸、3-羟基丙酸及甲基枸橼酸、同型胱氨酸等水平升高。正常人尿甲基丙二酸浓度＜2mmol/mol 肌酐，24 小时的排出量＜5mg，甲基丙二酰辅酶 A 变位酶缺陷的患者尿甲基丙二酸浓度为 270～13 000mmol/mol 肌酐，24 小时总量可达 240～5700mg。④MS/MS 血筛查：C3、C3/C0、C3/C2 水平增高（图 21-5）。⑤诊断性试验：需要进行皮肤成纤维细胞、淋巴细胞、肝组织成纤维细胞酶学分析或基因诊断，如测定辅酶腺苷钴胺素的合成能力、甲基丙二酰辅酶 A 变位酶及甲硫氨酸合成酶的酶活性和互补试验及相关的基因诊断。

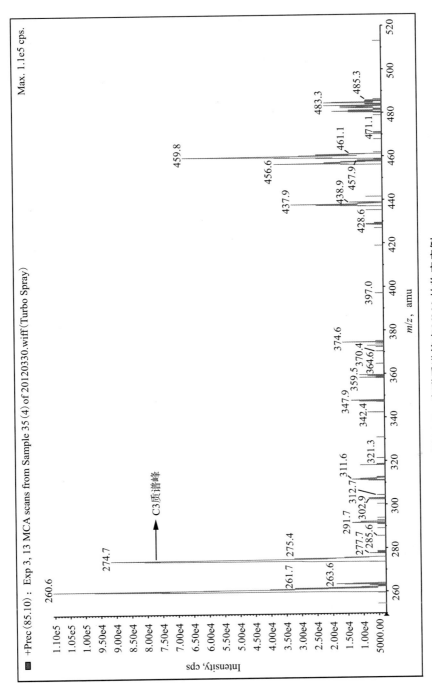

图 21-5 串联质谱筛查 MMA 的临床病例

（三）高甲硫氨酸血症（hypermethioninemia）

1.发病机制　甲硫氨酸、同型半胱氨酸、半胱氨酸之间的代谢存在密切联系，见图21-6。本病以血中甲硫氨酸高、尿中同型胱氨酸正常为特征，因基因突变造成将甲硫氨酸转化成S-腺苷甲硫氨酸（S-adenosylmethionine，简称AdoMet）所需的甲硫氨酸腺苷转移酶缺乏（methionine adenosyl-transferase deficiency）和一过性高甲硫氨酸血症（transient hypermethioninemia）。

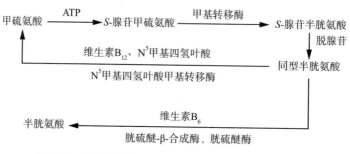

图21-6　甲硫氨酸、同型半胱氨酸和半胱氨酸代谢图

2.遗传形式　属常染色体隐性遗传方式。

3.临床预测

（1）症状、临床表现：大部分患者的甲硫氨酸腺苷转移酶还有些许残余的功能，其活性只是部分不活化，临床上多无症状，或无特异性表现。诊断主要靠测定尿中甲硫氨酸、同型胱氨酸浓度。但也有文献报道少部分患者因为酶活性完全缺乏而表现为肌张力低下、心智迟缓及迟发性的神经脱髓鞘等神经系统症状。

（2）实验室预测：①确认诊断除了儿科医师的临床评估之外，还包括实验室分析血液及尿液中相关氨基酸的含量。②氨基酸筛查：甲硫氨酸的含量高于1mg/dl（67.1μmol/L）时应进一步复查，甲硫氨酸浓度若有持续上升的现象，即应进行确认诊断。③必要时可测定表皮细胞中胱硫醚合成酶的活性以确认诊断。④此症应与高胱氨酸尿症相区分，该症患者血中高胱氨酸浓度并无升高，尿中也不会出现高胱氨酸。

（四）同型胱氨酸尿症（homocystinuria）

1.发病机制　同型胱氨酸尿症是甲硫氨酸代谢过程中由酶缺乏而引起的遗传性疾病，以血尿中同型胱氨酸、同型半胱氨酸高为特征。至少有3种不同的生化缺陷型：胱硫醚合成酶缺乏型、5-甲基四氢叶酸－同型半胱氨酸甲基转移酶缺乏症、5,10-N-甲烯四氢叶酸还原酶缺乏型。

2.遗传形式　为常染色体隐性遗传方式。

3.临床预测

（1）症状、临床表现：①胱硫醚合成酶缺乏症，分为维生素B_6依赖型和非依赖型。临床特点是患儿在出生时正常，多于出生后5～9个月起病。患儿发育延迟，身材矮小，直到1岁才能独立坐着，到2岁才能勉强走路，呈鸭步态。在10岁左右可发生晶体脱位、语言障碍、智力低下，骨质疏松易发生骨折，可有脊柱侧弯、胸廓畸形、高腭弓、膝外翻伴有膝关节粗大和高足弓等骨骼异常；易形成血栓栓塞。②5-甲基四氢叶酸-同型半胱氨酸甲基转移酶缺乏症，以甲硫氨酸合成酶缺乏为直接原因的先天性维生素B_{12}代谢异常。临床表现轻重不等，有哺乳困难、呕吐、肌张力低、体格发育落后、反复感染、不同程度的神经症状如惊厥等，晶体脱位、骨骼异常和血管闭塞较少见，可有眼震等。本型虽有甲基丙二酸尿，但没有严重的酮症酸中毒症状。③5,10-亚甲基四氢叶酸还原酶缺陷症，以叶酸的先天异常为直接原因的代谢异常。临床特点是哺乳困难、呼吸困难、痉挛、肌张力低、发育不良、小头、精神异常等。

（2）实验室预测：血、尿筛查结果以血、尿中的同型胱氨酸和同型半胱氨酸升高为特征。血甲硫氨酸浓度升高（正常＜67μmol/L）。培养皮肤成纤维细胞中胱硫醚β合成酶酶（CBS）的活性降低，进行相应的基因检测可确诊。

（五）瓜氨酸血症（citrullinemia）

1.发病机制 正常情况下，在尿素循环中瓜氨酸在精氨酰琥珀酸合成酶（argininosuccinate synthase，ASS）的催化下与天冬氨酸结合生成精氨酰琥珀酸，ASS是尿素循环中的限速酶。当ASS缺乏时引起的先天性代谢性疾病称为瓜氨酸血症。根据酶损伤及其引起的代谢紊乱不同，瓜氨酸血症可分为：Ⅰ型、Ⅱ型和Ⅲ型；Ⅰ型和Ⅲ型为全身性的ASS缺乏症，又称为古典型瓜氨酸血症；而Ⅱ型瓜氨酸血症为肝脏由来的ASS缺乏症。

2.遗传形式 为常染色体隐性遗传方式。

3.临床预测

（1）症状和临床特征：Ⅰ型和Ⅲ型瓜氨酸血症患者一般在出生后数日便会出现烦躁、呕吐、喂养困难、嗜睡和呼吸增快等症状，但当氨的水平在身体内不断上升时，婴儿会显得缺乏力量（昏睡），进而出现四肢僵硬、角弓反张、痉挛和昏迷甚至死亡。也有部分患儿无明显上述新生儿期急性期表现，而出现反复呕吐、痉挛和拒食蛋白类食物等症状，逐渐出现智力低下。Ⅱ型瓜氨酸血症患者多数小儿期无明显症状和智能低下的表现，一般在成年时出现，主要是神经系统受影响。突然出现行为异常并伴有意识障碍等神经系统症状作为首发症状，包括精神错乱、异常的行径（如带有侵略性、过敏及过动）、癫痫及昏迷。可由某些药物、感染及喝酒所引发。一般预后较差，短期内恢复的病例也较多，Ⅱ型瓜氨酸血症主要在日本发现，约半数病例有偏食大豆和花生的倾向。

（2）实验室预测：①常规检查。血氨浓度增高、尿素水平下降、天冬氨酸转氨酶和丙氨酸转氨酶水平增高。②血氨基酸筛查。瓜氨酸水平显著增高，也有病例精氨酸浓度增高。③尿氨基酸筛查结果个体差异较大。Ⅰ型和Ⅲ型瓜氨酸血症尿中瓜氨酸浓度明显增高，相反精氨酸浓度低下，尿中乳清酸和尿嘧啶水平增高。Ⅱ型瓜氨酸血症瓜氨酸浓度中等程度增高，婴幼儿期起病，多表现为尿中多种氨基酸的非特异性、间歇性增加。④诊断性试验。血和尿中氨基酸测定及尿嘧啶和乳清酸水平的增高可作为本病诊断和分型的重要依据，结合临床表现进行诊断。确诊需进行酶活性测定和分子学检查。

（六）精氨酸血症（argininemia）

1.发病机制　由于精氨酸酶缺乏，使精氨酸不能分解成尿素和鸟氨酸，血、尿中精氨酸浓度增高，造成脑、肝、肾损伤，引起一系列临床表现。精氨酸酶是尿素循环中最后一步反应的催化剂。精氨酸在此酶的作用下分解为尿素和鸟氨酸。当有精氨酸酶缺陷时，精氨酸不能分解为尿素和鸟氨酸，而使精氨酸大量蓄积，同时能诱发痉挛的胍化合物合成亢进。另外，线粒体内的鸟氨酸减少，氨甲酰基磷酸合成功能亢进，产生大量的乳清酸等嘧啶中间代谢产物。

2.遗传形式　为常染色体隐性遗传方式。

3.临床预测

（1）症状和临床特征：乳儿早期发病，出生后不久即出现烦躁，呕吐；患儿2岁内出现"剪刀"步态、痉挛性双侧瘫、惊厥、严重智力低下、脑电图异常、氨基转移酶水平增高、肝大及发育迟缓、痉挛和四肢麻痹等重症的神经系统症状；幼儿期以后症状更加明显，神经系统退行性变的症状有明显的个体差异。高氨血症发作时可以出现呕吐和意识障碍等非特异性症状。

（2）实验室预测：①一般代谢筛查。存在不同程度高氨血症，氨基转移酶水平增高持续存在。②尿筛查。尿中乳清酸和尿嘧啶增加，而鸟氨酸不增加。③诊断性试验。尿中乳清酸和尿嘧啶增加，氨基酸分析提示精氨酸增加而鸟氨酸不增加或减少。特别是尿氨基酸分析显示大量的精氨酸增加是与其他型尿素循环异常疾病鉴别的要点。确诊需要进行酶活性测定，红细胞、白细胞中精氨酸酶缺乏。基因检测可明确诊断。

（七）苯丙酮尿症（phenylketonuria）

1.发病机制　苯丙氨酸是人体必需氨基酸之一。肝脏中苯丙氨酸在苯丙氨酸羟化酶（phenylalanine hydroxylase，PAH）的作用下转化为酪氨酸，后者可合成甲状腺素、肾上腺素和黑色素等，发挥生理作用。当先天性PAH活性缺乏或该反应的辅酶四氢生物蝶呤（BH_4）缺乏时，生成酪氨酸的反应受阻，可导致血、尿中苯丙氨酸及尿中相应的酮酸浓度增高，引起一系列临床症状。BH_4缺乏症是指苯丙氨酸、酪氨酸、色氨酸的羟化还原反应过程中作为辅酶的BH_4缺乏引起的先天性代谢病的总称。已报道的BH_4缺乏症有GTP环羟化酶Ⅰ（GTP cyclohydrolase Ⅰ，GPTCH）、6-丙酮酰四氢蝶呤合成酶（6-pyruvoyl tetrahydropterin synthase，6-PTS）、二氢蝶啶还原酶（dihydropteridine reductase，DHPR）和蝶呤-4α-甲醇胺脱水酶（pterin-4α-carbinolamine dehydratase，PCD）四个酶的异常。

2.遗传形式　为常染色体隐性遗传方式。

3.临床预测

（1）临床表现和症状：本病分为经典型和BH_4缺乏型两类。①经典型患儿一般出生时没有症状，在出生后4～9个月神经系统症状出现并逐渐明显，表现为智力障碍、痉挛和脑电图异常等中枢神经系统障碍，语言发育障碍尤为明显。皮肤常干燥，易有湿疹和皮肤划痕症。由于酪氨酸酶受抑，黑色素缺乏，产生红发、皮肤白等主要体征。由于PAH缺乏，苯丙氨酸从另一通路产生苯乳酸和苯乙酸增多，从汗液和尿中排出而有霉臭味（或鼠气味）。②BH₄缺乏症的患儿出生后早期出现吞咽困难，3 个月左右出现神经系统症状，5 个月时出现肌张力低下、痉挛和四肢铅管状僵硬等症状，随着病情发展，智能障碍和痉挛等中枢神经系统障碍逐渐明显。中枢神经系统症状较经典型苯丙酮尿症严重且伴有难以纠正的酸中毒为主要特点。

（2）实验室预测：①尿液有鼠气味。②尿三氯化铁试验阳性，出现绿色反应；二硝基苯肼试验出现黄色沉淀为阳性。③血氨基酸分析，血中苯丙氨酸浓度增高（＞120μmol/L），苯丙氨酸与酪氨酸比值升高（图 21-7）。④尿中发现苯乙酸（PA）、扁桃酸（mandelate）、苯乳酸（PLA），2- 羟基苯乙酸（2HPA）、苯丙氨酸（Phe）、苯丙酮酸（PPA）、4- 羟基苯乳酸（4HPL）水平明显增高是诊断本病的主要依据，但是一定要与 BH₄缺乏症引起的高苯丙氨酸血症进行鉴别。⑤应用高压液相层析测定尿液中新蝶呤和生物蝶呤的含量，用以鉴别各型苯丙酮尿症。典型苯丙酮尿症患儿尿中蝶呤总排出量增加，新蝶呤与生物蝶呤比值正常。DHPR 缺乏的患儿蝶呤总排出量增加，BH₄减少，6-PTS 缺乏的患儿则新蝶呤排出量增加，新蝶呤与生物蝶呤的比值增高，GTPCH缺乏的患儿其蝶呤总排出量减少。⑥BH₄缺乏症的鉴别试验：尿筛查结果和血中 BH₄水平低下，同时伴有血尿中 5- 羟基吲哚乙酸（5-hydroxyindoleacetic acid）、高香草酸（homovanilic acid）、香草扁桃酸（vanillymandelic acid）水平低下，与苯丙酮尿症不同，是本病诊断的重要参考依据。此病给予 BH₄治疗有明显的效果，此为鉴别诊断时的重要参考依据。确诊需要做酶活性测定。⑦酶学检查：PAH 仅存在于肝细胞，但由于酶活性需经肝活检测定，故不适用于临床诊断。其他三种酶的活性可采用外周血中红细胞、白细胞或皮肤成纤维细胞测定。⑧基因检测：经典苯丙酮尿症的表型与基因型不相关。

（八）酪氨酸血症（tyrosinemia）

根据酶缺损部位不同将酪氨酸血症分为三型，三型酪氨酸血症与酪氨酸代谢的关系具体见图 21-8。

1. 酪氨酸血症 Ⅰ 型（tyrosinemia type Ⅰ）

（1）发病机制：延胡索酰乙酰乙酸（fumaryl acetoacetate）在延胡索酰乙酰乙酸酶（fumarylacetoacetase，FAH）的作用下生成延胡索酸和乙酰乙酸，当先天性 FAH 缺损时引起的高酪氨酸血症为酪氨酸血症 Ⅰ 型。

（2）遗传形式：为常染色体隐性遗传方式。

（3）临床预测：①临床表现和症状。酪氨酸血症 Ⅰ 型具有临床异质性，分为急性型和慢性型。急性型常在出生后第一个月内就出现严重的肝肾疾病，表现为肝功能不全、低血糖、出血倾向和腹水等症状，同时出现酸中毒和低磷酸血症、肾近曲小管损害、佝偻病；慢性型通常出现在 1 岁以后或儿童早期，和急性型的症状相同，但是病情进展较缓慢，以佝偻病和肝大而发病，也有学龄期出现佝偻病而发病的报道。肝衰竭、呼吸功能不全或肝细胞肿瘤均可引起死亡。②实验室预测。a. 常规检查：血常规表现为血红蛋白、白细胞和血小板减少；可出现 pH 下降、低血糖、氨基转移酶升高、血磷水平下降等。b. 血氨基酸筛查：酪氨酸和甲硫氨酸水平升高。c. 尿筛查结果：尿中酪氨酸、4HPL、4- 羟基苯乙酸（4HPA），4 羟基苯丙酮酸（4HPP）成分明显增高。琥珀酰乙酰

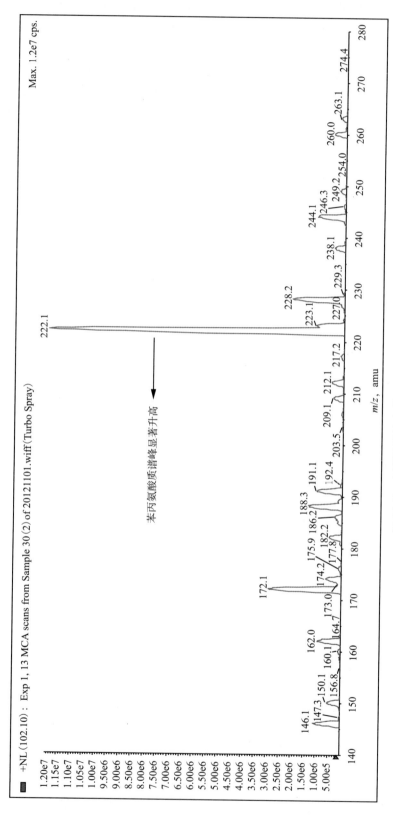

图 21-7　串联质谱筛查苯丙酮尿症的临床病例

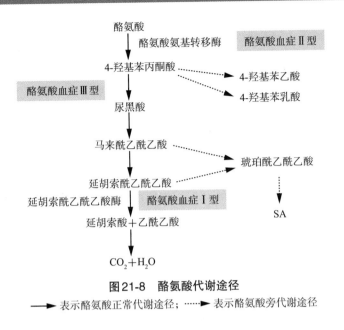

图21-8 酪氨酸代谢途径

→ 表示酪氨酸正常代谢途径；┈┈▶ 表示酪氨酸旁代谢途径

乙酸（SAA）和琥珀酰丙酮（succinylacetone，SA）同时增高是本病的特点。d.确诊试验：测定肝细胞、淋巴细胞或培养的皮肤成纤维细胞，通过测定酶活性来确诊。

2.酪氨酸血症Ⅱ型（tyrosinemia type Ⅱ）

（1）发病机制：酪氨酸（tyrosine）在酪氨酸氨基转氨酶（tyrosine aminotransferase，TAT）的作用下生成4-羟基苯丙酮酸，先天性TAT缺损所引起的高酪氨酸血症为酪氨酸血症Ⅱ型。

（2）遗传形式：为常染色体隐性遗传方式。

（3）临床预测：①临床表现和症状。酪氨酸血症Ⅱ型患者以角膜损害和皮肤病变为特点。眼的损害表现为在出生后数月出现流泪、畏光、红眼和眼痛等症状，继而出现角膜溃疡和混浊、眼球震颤等。皮肤病变在1岁后出现，表现为手掌和足底出现水疱、溃疡和过度角化，1岁以后出现智力和发育障碍。②实验室预测。a.血氨基酸筛查表现为酪氨酸水平可增高至370～3000μmol/L。b.尿筛查：尿中有大量的酪氨酸、4HPA、4HPL，重症时同时伴有酪胺（tyramine）和N-乙酰酪氨酸（N-acetyltyrosine）水平增高。c.诊断性试验。测定肝细胞的酪氨酸氨基转移酶的活性可以确诊。

3.酪氨酸血症Ⅲ型（tyrosinemia type Ⅲ）

（1）发病机制：因4-羟基苯丙酮酸氧化酶（4-hydroxyphenylpyruvate oxidase）活性缺损引起的高酪氨酸血症为酪氨酸血症Ⅲ型。

（2）遗传形式：为常染色体隐性遗传方式。

（3）临床预测：①临床表现和症状。酪氨酸血症Ⅲ型患儿一般无症状，也可以出现轻度的精神发育迟缓、痉挛和共济失调等症状，个别报道有严重的惊厥和脑萎缩。②实验室预测。a.血氨基酸筛查表现为酪氨酸水平增高。b.尿筛查：尿中酪氨酸和酪氨酸蓄积导致的代谢产物（4HPL、4HPP、4HPA）成分明显增高。c.诊断性试验：确诊需检测酶的活性。

（九）组氨酸血症（histidinemia）

1.发病机制　人体代谢中组氨酸在组氨酸酶（histidase）的作用下，形成尿刊酸（咪唑丙烯酸），当该酶活性受损时，血中组氨酸大量蓄积，称为组氨酸血症。

2.遗传形式　属常染色体隐性遗传疾病。

3.临床预测

（1）临床表现：有的患者无症状，特殊的临床表现是反应迟钝，也有患者呈轻度的智力和语言发育落后。

（2）实验室预测：①尿三氯化铁试验。因尿液中含有咪唑丙酮酸而呈阳性反应，出现蓝绿色。②血尿筛查。主要是尿、血中组氨酸浓度增高；尿液中组氨酸的代谢物咪唑丙酮酸和咪唑乙酸浓度增高。③诊断性试验。测定皮肤、肝脏的组氨酸酶活性可进一步确诊。HAL基因编码组氨酸酶，HAL基因突变会造成组氨酸酶缺乏而无法分解组氨酸。

（十）色氨酸尿症（tryptophanuria with dwarfism）

1.发病机制　色氨酸在色氨酸酶（tryptophanase）的作用下生成甲酰犬尿氨酸（formylkynurenine），此反应过程中色氨酸酶的缺陷导致尿中大量色氨酸排出。

2.遗传形式　为常染色体隐性遗传方式。

3.临床预测

（1）症状和临床特征：精神、身体发育迟缓，多伴有侏儒，智力低下，运动发育落后，光过敏性皮炎，颜面红斑和水疱，夏天出现糙皮病皮肤症状，冬天可好转。有的病例可有小脑失调样症状、语言发育迟缓。

（2）实验室预测：①尿筛查显示色氨酸的浓度明显增高伴有吲哚丙酮酸、吲哚乳酸、吲哚乙酸水平增高是本病的特点。②诊断性试验。主要靠测定血、尿中色氨酸浓度和结合临床表现，确定诊断需要测定酶的活性。

二、脂肪酸代谢异常

脂肪酸在线粒体内各种酶的运输或催化下经过一系列氧化反应（即β氧化）最终变成机体所需的能量，脂肪酸β氧化过程中任何环节出现问题都可能导致脂肪酸氧化代谢障碍而致病，这一类疾病统称为脂肪酸代谢异常。

肝和肌肉是进行脂肪酸氧化最活跃的组织，其最主要的氧化形式是β氧化。此过程可分为活化、转移、氧化共3个阶段。体内脂肪酸根据所含碳原子的数量，分为短链脂肪酸（2～4个碳）、中长链脂肪酸（4～12个碳）及长链脂肪酸（12个碳以上）。

脂肪酸β氧化过程：和葡萄糖一样，脂肪酸参加代谢前也要先活化。其活化形式是硫酯-脂酰辅酶A，催化脂肪酸活化的酶是脂酰辅酶A合成酶（acyl CoA synthetase）。活化后生成的脂酰辅酶A极性增强，易溶于水；分子中有高能键，性质活泼；是酶的特异性底物，与酶的亲和力大，因此更容易参加反应。脂酰辅酶A合成酶又称硫激酶，分布在胞质中、线粒体膜和内质网膜上。胞质中的硫激酶催化中短链脂肪酸活化；内质网膜上的酶活化长链脂肪酸，生成脂酰辅酶A，然后进入内质网用于甘油三酯合成；而线粒体膜上的酶活化的长链脂酰辅酶A，进入线粒体进行β氧化。由位于线粒体外膜内侧面上的肉碱棕榈酰转移酶Ⅰ（carnitine palmitoyltransferase Ⅰ，CPT Ⅰ）将脂酰辅酶A和肉碱转变为脂酰肉碱（acyl-carnitine），在肉碱-脂酰肉碱移位酶（carnitine acylcarnitine translocase，CAT）的作用下通过线粒体内膜进入基质。脂酰肉碱进入基质，又须通过位于线粒体内膜内侧面上的肉碱棕榈酰转移酶Ⅱ（CPT Ⅱ）的作用，将脂酰肉碱转换为脂酰辅酶A和肉碱，前者在基质中进行β氧化，而肉碱则通过酶的作用转移出线粒体内膜，重复下一个帮助脂酰辅酶A穿过线粒体内膜的反应。由此可见，肉碱是中长链脂肪酸进入线粒体基质的运载工具。进入线粒体基质后的辅酶A在一系列酶的催化下，依次经过脱氢、水化、再脱氢、硫解四步骤，生成一个二碳单位的乙酰辅酶A和少了两个碳单位的辅酶A。前者可进入三羧酸循环和酮体生成途径进一步分解，后者则继续前面的β氧化分解过程。

脂肪酸代谢过程中易出现障碍的环节包括辅酶A脱氢酶缺陷、线粒体基质内β氧化所需的各种酶的功能障碍、脂肪酸和肉碱转运障碍、酮体生成障碍或多种缺陷合并存在。所有仅限于线粒体脂肪酸代谢障碍的代谢缺陷均呈常染色体隐性遗传，且有很大的遗传异质性。

（一）肉碱棕榈酰转移酶Ⅰ缺乏症

内碱棕榈酰转移酶缺乏症是一组罕见的代谢障碍性疾病。肉碱棕榈酰转移酶Ⅰ缺乏症（carnitine palmitoyltransferase Ⅰ deficiency；OMIM 255120）由肝肉碱棕榈酰转移酶Ⅰ的缺乏导致，此酶缺乏使肉碱作为载体将长链脂肪酸向线粒体内转运的机制出现障碍而致病。主要临床表现为低血糖、肝大等，而骨骼肌和心脏一般不受累。

1.发病机制　本病为常染色体隐性遗传。CPT Ⅰ是定位于线粒体外膜的多次跨膜蛋白。CPT Ⅰ A位于11q13.2，全长94 312bp，有19个外显子，表达于肝脏，含773个氨基酸。成熟的CPT Ⅰ A是N端乙酰化的，2个苏氨酸（Thr）位点已磷酸化，2个酪氨酸（Tyr）位点已硝基化。CPT Ⅰ B表达于骨骼肌、心脏、脂肪组织，含772个氨基酸，两者分子质量都约为88kDa。迄今已报道几十种基因突变型，多为单个碱基置换。CPT Ⅰ A的主要功能是催化中长链酰基辅酶A与肉碱合成酰基肉碱，是进入线粒体参与β氧化的主要限速酶。CPT Ⅰ A活性降低或缺乏时，肉碱与中长链酰基辅酶A合成酰基肉碱减少，中长链脂肪酸不能进入线粒体进行氧化代谢，导致乙酰辅酶A生成减少，影响肝脏的生酮作用，且长链酰基辅酶A等有毒物质大量堆积，尤其当葡萄糖摄入不足或者其他疾病导致能量需求增高时，肝脏损害严重，并出现大脑功能障碍。

2.临床症状和体征　首次出现症状多在出生后数小时至30个月之间。感染或饥饿是常见诱因。起病急骤，常可复发，死亡率较高。典型表现有低酮型低血糖或肝性脑病所致的惊厥、呕吐、肝大伴氨基转移酶水平升高、意识改变、昏迷，凝血功能异常，血氨和血脂水平增高等，可能伴有磷酸盐排泄增多、酸中毒、碱性尿，提示肾小管性酸中毒。脑部远期损伤主要取决于低血糖的严重程度。

3.实验室检查　①低酮性低血糖、肌酸激酶水平增高、高血氨、氨基转移酶水平升高、血脂水平升高；②血串联质谱检测：血游离肉碱水平显著增高，多种酰基肉碱水平降低；③尿有机酸筛查：二羧酸水平增高或者正常；④基因突变检测。

（二）肉碱棕榈酰转移酶Ⅱ缺乏症

肉碱棕榈酰转移酶Ⅱ缺乏症（camitine palmitoyltransferase Ⅱ deficiency，CPT Ⅱ D）是FAD中最常见的一种亚型，最早于1973年由DiMauro等描述，呈常染色体隐性遗传，其致病基因为 *CPT Ⅱ* 基因，导致中长链酰基辅酶A转运进入线粒体进行氧化受阻而致病。本病亚型包括婴儿型肉碱棕榈酰转移酶Ⅱ缺乏症（carnitine palmitoyltransferase Ⅱ deficiency，infantile；OMIM 600649）、致死性新生儿型肉碱棕榈酰转移酶Ⅱ缺乏症（carnitine palmitoyltransferase Ⅱ deficiency，lethal neonatal；OMIM 608836）和迟发型肉碱棕榈酰转移酶Ⅱ缺乏症（carnitine palmitoyltransferase Ⅱ deficiency，late-onset；OMIM 255110）。

1. 遗传学和发病机制　本病为常染色体隐性遗传。编码CPT Ⅱ的基因 *CPT Ⅱ* 位于1p32.3，全长24 769bp，有5个外显子，mRNA长3110bp，编码的CPT Ⅱ含658个氨基酸。迄今已报道近百种突变类型，多为错义突变。若 *CPT Ⅱ* 基因突变引起CPT Ⅱ功能缺陷，肉碱依赖的转运系统功能将遭到破坏，导致脂酰肉碱不能有效地转化成相应的脂酰辅酶A，故线粒体中长链酰基肉碱大量聚集、血中酰基肉碱明显增高，从而引起一系列生化紊乱。

2. 临床症状和体征　患者临床表现多样，分为致死性新生儿型、婴儿型、迟发型及感染诱发性急性脑病型四型。

（1）致死性新生儿型：患儿在胎儿期即有发育异常，导致先天畸形如多囊肾、神经元移行异常及面部畸形等。出生数小时至数天内即出现症状，表现为低体温、心脏肥大、张力减退、呼吸窘迫、昏迷、抽搐、肝大、反射亢进、肝衰竭、心律失常等，大部分患儿迅速死亡。

（2）婴儿型：男女比例相当。通常由感染、发热或禁食诱发。典型表现包括肝衰竭、低酮性低血糖、肝大、嗜睡、抽搐、昏迷甚至死亡。

（3）迟发型：首次发作常出现在儿童期，男性多见。长时间体育锻炼、禁食和感染是常见的诱发因素，寒冷、睡眠不足及全身麻醉也可诱发。发作期表现包括肌痛、肌无力、肌红蛋白尿、肌强直及横纹肌溶解，严重者可引起肾衰竭甚至死亡。

（4）感染诱发性急性脑病型：通常导致昏迷、多器官衰竭、脑水肿等，死亡率高。

3. 实验室检测

（1）低酮性低血糖、肌酸激酶及肝酶水平升高，尿肌红蛋白水平升高，严重者出现肾功能异常。

（2）血串联质谱检测：血浆脂酰谱C0降低，而C16～18升高。

（3）尿筛查：二羧酸增高或正常。

（4）基因突变检测。

（三）短链酰基辅酶A脱氢酶缺乏症

短链酰基辅酶A脱氢酶缺乏症（short-chain acyl-coenzyme A dehydrogenase deficiency，SCADD）是一种常染色体隐性遗传病，由短链酰基辅酶A脱氢酶（SCAD）

缺乏造成短链脂肪的代谢障碍。新生儿筛查资料显示，其发病率为1/50 000～1/33 000。

1.遗传学和发病机制 本病为常染色体隐性遗传病。致病基因*ACADS*位于12q24.31，全长21241bp，有10个外显子，mRNA长1934bp，编码412个氨基酸（包括1个前导肽24个氨基酸）。ACADS是一个四聚体的线粒体黄素酶蛋白，由细胞核编码蛋白的四个亚基在细胞质中形成蛋白前体，转运入线粒体基质中，经过修饰折叠形成活性蛋白。ACADS单体中包含一个黄素腺嘌呤二核苷酸（flavin adenine dinucleotide，FAD），FAD与ACADS的结合对ACADS蛋白活性、折叠修饰及稳定性具有重要作用。迄今已报道43种*ACADS*基因突变型。

SCAD为线粒体β氧化代谢通路辅酶A脱氢酶家族中的一个重要酶，催化4～6个碳的脂酰肉碱脱氢，并将产生的电子转移给电子传递黄素蛋白。ACADS缺陷造成了体内其酶活性下降，底物丁酰基辅酶A（C4-CoA）累积，丁酰基辅酶A在体内可转化为丁酰肉碱、丁酰基甘氨酸，或通过丙酰基羧化酶作用生成乙基丙二酸。患者尿中可有乙基丙二酸升高。

2.临床症状和体征 临床分为新生儿发病型和中年发病型。

（1）新生儿发病型：临床表现为发育迟滞、生长缓慢、痫性发作、肌张力低下、肌无力、急性代谢性酸中毒。全身SCAD广泛缺乏。测定成纤维细胞SCAD活性明显降低，可诊断该病。

（2）中年发病型：表现为慢性脂质沉积性肌病伴眼外肌麻痹，SCAD缺乏局限于骨骼肌。

3.实验室检测

（1）血串联质谱检测：丁酰肉碱（C4）增高。

（2）尿筛查急性期可以见到乙基丙二酸（ethylmalonate）、甲基琥珀酸（methylsuccinate）、乳酸、2-羟基丁酸（2-hydroxybutyrate）、3-羟基异戊酸（3-hydroxyisovalerate）和轻度的双羧酸尿。

（四）中链酰基辅酶A脱氢酶缺乏症

中链酰基辅酶A脱氢酶缺乏症（medium chain acyl-CoA dehydrogenase deficiency，MCADD）是一种常染色体隐性遗传病，主要表现为线粒体脂肪酸的β氧化异常，并出现一系列相应代谢指标异常；是由中链酰基辅酶A脱氢酶（acyl-CoA dehydrogenase，medium-chain，ACADM）的功能缺陷导致能量生成减少和毒性代谢中间产物累积而引起的疾病。本病在白种人中患病率较高，英国约为1/12 500，德国约为1/15 600，美国约为1/18 000；亚洲患病率低，上海新生儿筛查结果为1/124 000。

1.发病机制 本病为常染色体隐性遗传病。编码ACADM的基因*ACADM*位于1p31.1，长46 313bp，有12个外显子，mRNA长2615bp，编码的ACADM含421个氨基酸，迄今已经报道95种突变型，以错义突变为主，约占总突变型的60%。

ACADM活性降低、合成减少或完全缺乏，导致中链脂肪酸β氧化代谢障碍。饥饿状态下，机体不能通过脂肪酸β氧化提供能量，有利于脂肪酸在肝脏合成甘油三酯，可见肝脏脂肪变性。因线粒体内乙酰辅酶A减少，酮体也随之减少，在饥饿状态下，不能通过生成足够的酮体供给脑组织能量。线粒体内酰基辅酶A与游离辅酶A的比值增大抑制了一些需辅酶A的反应，如丙酮酸脱氢酶（使丙酮酸转化为乙酰辅酶A）和α-酮戊二酸脱氢酶（使α-酮戊二酸转化为琥珀酸辅酶A），累及糖酵解及三羧酸循环。糖异生的限速酶丙酮酸羧化酶（使丙酮酸转化为草酰乙酸）活性降低，糖异生也受阻。在饥饿状态下，患儿的血糖可能低至零。

2.临床症状和体征　该病临床表现多样，主要与能量缺乏和代谢产物的毒性作用有关。患者大多在出生后3个月至3岁发病，少部分在新生儿期或成人期发病，也有患者无症状。患者可一次或多次发病，通常都有诱发因素，以长时间饥饿最为常见，感染也是常见的诱因。急性发作时，常见表现是低酮性低血糖、呕吐，其他症状如抽搐、昏迷、心搏骤停、猝死、肝大、高氨血症等都很常见，因此MCADD易被误诊为Reye综合征。早期发病的患儿首发症状以嗜睡和呕吐常见，也可表现为抽搐、窒息等，常迅速进展为昏迷或死亡，发病的患儿中约25%死亡。50%的患儿伴有肝大，心脏损害表现较为罕见。成人期发病者，临床表现多样，其中呕吐是最常见的症状，肝大相对少见，妊娠期出现症状的患者表现为急性脂肪肝。成人期急性发病的患者死亡率更高，可达到50%。多数患者有急性非炎性脑病。心脏损害表现较早期发病的患儿多见。肌酸激酶显著增高，并伴有肌红蛋白尿，可能与剧烈运动或者大量饮酒有关。约1/3的急性发病后存活的患者出现后遗症，包括生长发育迟滞、运动发育迟缓、智力障碍、语言发育缺陷、心理行为问题、癫痫、脑瘫、偏瘫、慢性肌无力等。

3.实验室检查

（1）低酮型低血糖、氨基转移酶水平升高、血氨水平升高、肌酸激酶水平升高、代谢性酸中毒等。

（2）血串联质谱检测：辛酰肉碱及辛酰肉碱与癸酰肉碱比值增高。

（3）尿有机酸检测：中链C6、C8、C10、C12双羧酸尿或正常。

（4）基因突变检测确诊。

（五）极长链酰基辅酶A脱氢酶缺乏症

极长链酰基辅酶A脱氢酶缺乏症（very long chain acyl-CoA dehydrogenase deficiency）是较为常见的线粒体脂肪酸β氧化代谢障碍病之一，最早报道于1993年，属于常染色体隐性遗传病。细胞线粒体内脂肪酸β氧化中的关键酶极长链酰基辅酶A脱氢酶（acyl-CoA dehydrogenase，very long chain，ACADVL）活性缺陷可引起线粒体长链脂肪酸氧化障碍，导致机体脏器能量供应障碍而引发各种各样的症状。根据临床表现的严重程度，目前将极长链酰基辅酶A脱氢酶缺乏症分为3个亚型，即严重型（心肌病型）、中间型（肝型）和轻型（肌病型），估计其发生率约为1/85 000。

1.发病机制　本病为常染色体隐性遗传病。ACADVL由 *ACADVL* 基因编码，*ACADVL* 基因位于17p13.1，全长12 433bp，有20个外显子，编码655个氨基酸的ACADVL前体，其中，前40个氨基酸为前导肽，后615个氨基酸为成熟的ACADVL多肽，分子质量约为67kDa，位于线粒体的内膜ACADVL为同源二聚体的线粒体膜蛋白。

ACADVL作为线粒体脂肪酸β氧化过程中第一步的关键酶，催化含14～18个碳的不同长度碳链的脂酰基辅酶A脱氢，其辅酶为FAD，由FAD接受脱氢产生的氢原子进入线粒体呼吸链进行氧化磷酸化产生ATP供能。ACADVL的缺陷，使体内长链脂肪酸代谢障碍不能氧化供能，长链酰基肉碱累积在细胞内，对心肌、骨骼肌、肝脏等产生毒性作用，导致极长链酰基辅酶A脱氢酶缺乏症一系列临床症状和体征。

2.临床症状和体征　首发症状多在1岁内出现，可为反复的低血糖（低酮症性）发作、呕吐、嗜睡、昏迷、抽搐等，可出现心力衰竭、呼吸衰竭、慢性肌肉病变、肝脏增大、胰岛素抵抗、肌张力低下及严重能量代谢异常所导致的心肌病变等，严重者病情进展迅速，患儿多半死亡。根据起病年龄和临床表现可分为3个类型，最常见的主要类型在新生儿和婴儿早期发病，常有心肌受累，又称心肌病型，患儿死亡率高，表现为低血糖、Reye综合征、新生儿猝死、肥厚型和扩张型心肌病、心包积液、心律失常、肌酸激酶水平升高；另外两种类型为轻型，包括婴儿后期或儿童发病的肝型和青少年或成年发病的肌病型。肝型患儿常表现为反复发作的低酮性低血糖，肝功能异常，很少伴有心肌损伤，但未经及时诊断和治疗也会有生命危险。肌病型主要在青少年至成年期发病，为迟发型，症状轻，一般不伴有心肌疾病和低血糖，主要表现为运动、感染或饥饿后的横纹肌溶解和肌红蛋白尿，甚至可发生肾衰竭，可伴有肌无力、肌肉痛性痉挛或肌痛。

3.实验室检查

（1）急性发作时可有代谢性酸中毒，低酮性低血糖，肌酸激酶（CK）、肌酸激酶同工酶（CK-MB）及乳酸脱氢酶（LDH）水平升高，天冬氨酸转氨酶（AST）、丙氨酸转氨酶（ALT）水平升高。

（2）血串联质谱检测以C14：1、C16、C16：1、C18、C18：1、C18：2增高为主。

（3）尿筛查：二羧酸尿症，可有己二酸、辛二酸、癸二酸、十二烷二酸等水平升高。轻症患者或伴有横纹肌溶解患者可无二羧酸尿症。

（4）致病基因分析确诊。

（六）多种酰基辅酶A脱氢酶缺乏症

多 种 酰 基 辅 酶A脱 氢 酶 缺 乏 症（multiple acyl-CoA dehydrogenase deficiency, MADD; OMIM 231680）是由编码线粒体电子转运黄素蛋白α亚单位（electron transfer flavoprotein, α polypeptide, ETFA）的基因 *ETFA*，或编码电子转运黄素蛋白β亚单位（electron transfer flavoprotein, β polypeptide, ETFB）的基因 *ETFB*，或编码电子转运黄素蛋白脱氢酶（electron transfer flavoprotein dehydrogenase, ETFDH）的基因 *ETFDH* 发生突变所致的疾病。发病率不明。

1.发病机制　MADD是由编码线粒体的电子转运黄素蛋白（ETF）α或β亚单位或电子转运黄素蛋白-泛醌氧化还原酶（ETF-QO）或称电子转运黄素蛋白脱氢酶（ETFDH）的基因先天性缺陷所致，为常染色体隐性遗传病。MADD患者所携带的突变多为杂合子，无明确的热点突变，即突变具有高度异质性。ETFA基因位于15q23—q25，共12个外显子。*ETFDH*基因位于4q33，含13个外显因子。ETF及ETFDH是脂肪酸β氧化电子传递过程中关键的转运体，ETF为至少12种线粒体脱氢酶的电子受体，位于线粒体基质内，接受来自脂肪酸β氧化过程中多种脱氢酶脱氢产生的电子，再转运至位于线粒体内膜的ETFDH，并经由ETFDH所结合的泛醌运至呼吸链复合体Ⅲ，产生ATP为机体供能。ETF或ETFDH缺陷均可引起线粒体呼吸链多种脱氢酶功能受阻，使脱氢产生的电子不能下传，导致脂肪酸、支链氨基酸、维生素B及能量代谢障碍。

2. 临床症状和体征　根据发病年龄本病可分为两大类：新生儿发作型及迟发型。新生儿发作型可分为Ⅰ型和Ⅱ型，先天发育异常以多囊肾最常见，可见面部畸形及扩张型心肌病等；迟发型又称为Ⅲ型。新生儿发病的患者表型较为严重，常有低血糖脑病、肌张力低下、呼吸困难、脂肪酸及氨基酸的中间代谢物大量排泄，并有特殊的汗脚气味，多于出生后数日因低酮性低血糖、代谢性酸中毒和脑病等原因死亡，也可出现类似迟发型患者肌病的表现。

迟发型患者在出生后数月至成人均可发病，临床表现多样且无特异性，多隐匿起病，部分迟发型患者在疲劳或腹泻等应激下可急性发作，表现为嗜睡、呕吐、低血糖、代谢性酸中毒、肝大、软弱，严重时可危及生命。临床表现相对较轻，主要表现为间歇性肌无力，可累及躯干及四肢近端骨骼肌，也可有心肌、肝脏受累。迟发型患者尿中代谢物水平在疾病间歇期间可正常。

3. 实验室检查

（1）血氨基转移酶和心肌酶谱升高，可伴低酮性低血糖，急性发作期可有代谢性酸中毒。

（2）血串联质谱检测：可有短链、中链和长链酰基肉碱升高。

（3）尿筛查：尿戊二酸、乙基丙二酸、异戊酸及多种二羧酸等和多种有机酸水平升高。

（4）基因突变分析确诊。

三、核酸代谢异常

核酸是维持细胞功能和细胞增殖的重要物质基础，其中嘌呤（purine）和嘧啶（pyrimidine）的代谢在正常状态下与体内代谢调节巧妙相配，维持合成和分解反应平衡，其中的任何一个环节出现障碍引起代谢不平衡时，统称为核酸代谢异常。下文以腺苷脱氨酶缺陷症和莱施-奈恩综合征为例进行讲解。

（一）腺苷脱氨酶缺陷症

腺苷脱氨酶缺陷症（adenosine deaminase deficiency）是一种严重的免疫缺陷症，腺苷脱氨酶的缺乏可使T淋巴细胞因代谢产物的累积而死亡，从而导致重症联合免疫缺陷症（SCID）。通常导致婴儿出生几个月后死亡。

1. 发病机制　腺苷脱氨酶（ADA）基因位于20q13—qter，编码一条含363个氨基酸残基的多肽链。ADA缺陷为常染色体隐性遗传，测定红细胞的ADA水平，在杂合子中ADA仅为正常的一半。哺乳动物细胞中ADA催化腺苷酸和脱氧腺苷酸的脱氨基作用，ADA缺乏可导致细胞中腺苷酸、脱氧腺苷酸、脱氧腺苷三磷酸（dATP）及 S-腺苷同型半胱氨酸浓度增加和ATP耗尽。dATP对正在分裂的淋巴细胞有高度选择性毒性，通过抑制核糖核酸还原酶和转甲基反应，阻滞DNA的合成。腺苷酸抑制 S-腺苷同型半胱氨酸水解酶，而该酶与依赖 S-腺苷甲硫氨酸的DNA甲基化有关。ADA在淋巴样组织，特别是胸腺中浓度较高。故 ADA 缺陷导致成熟 T、B 淋巴细胞的严重不足，引发 SCID，ADA 缺乏症约占遗传性 SCID 的 20%，未治疗的患者很少存活至孩童期，患者的症状可能通过注射 ADA 得到一定程度的缓解，通过移植相容的正常骨髓得到纠正。

2. 临床表现　为多部位反复而严重的细菌、真菌、病毒及原虫感染，发生严重腹泻、肺炎、中耳炎、脑膜炎等，多数患儿易见念珠菌和巨细胞病毒的感染，有的出现肺孢子虫感染，部分患儿可表现为中枢神经系统症状，如震颤、舞蹈样动作及神经性耳聋等，活疫苗接种可发生严重播散感染。依发病年龄本病可分为两型：早发型（出生后 1 周内发病）和迟发型（起病较晚，ADA 缺陷临床表现与 SCID 相同，但发病年龄、严重程度及后果有较大程度的变异，大部分患儿表现为典型的 SCID 症状，部分患儿随着年龄增长（甚至延至成人期）酶缺乏加剧而逐渐出现临床症状，亦有部分 ADA 缺陷为"亚临床"患者。ADA 完全缺乏者于新生儿期发病，与其他 SCID 的临床表现无法区别，但有 50% 出现骨骼异常，如方颅、肋骨外翻、肋软骨连接处凹陷、闭合不全、胸腰椎扁平、骨盆畸形及短肢侏儒等，其他表现有智力发育迟缓、幽门狭窄和肝脏疾病，ADA 活性保留 1% ～ 5% 者表现为晚发性免疫缺陷，发病于 1 ～ 2 岁的婴儿，免疫球蛋白进行性下降为其突出表现。

3. 实验室检查

（1）ADA 活性测定：红细胞中缺乏 ADA，其含量只有正常红细胞的 2% ～ 4%，其他组织中的 ADA 活性下降到正常的 10% ～ 30%，利用羊膜穿刺术行 ADA 活性测定有助于产前诊断。

（2）外周血检查：淋巴细胞计数明显减少，少数患者嗜酸性粒细胞增高，血小板聚集功能差。

（3）血液免疫球蛋白水平低下：尤以 IgA 和 IgM 缺乏明显，各种特异性抗体效价降低；细胞免疫功能显著降低，淋巴细胞的植物血凝素（PHA）转化，迟发型变态反应均呈阴性。

（二）莱施 - 奈恩综合征

莱施 - 奈恩综合征（Lesch-Nyhan syndrome）为以高尿酸血症、精神发育落后、舞蹈症和自毁行为为主要临床表现的嘌呤代谢病，呈 X 性染色体隐性遗传方式。

1. 发病机制　其突变基因定位在染色体 Xq26—q27.2 上。现已阐明，其病因是体内嘌呤核苷酸代谢中的一种酶——次黄嘌呤 - 鸟嘌呤磷酸核糖转移酶（hypoxanthine-guanine phosphoribosyl transferase，HGPRT）活力缺乏，以致嘌呤核苷酸类的更新代谢过度合成，激活了次黄嘌呤和鸟嘌呤转变为相应的核苷酸，并导致患儿体液中嘌呤代谢的最终产物尿酸大量累积，产生种种脑和肾的损害。

2. 临床表现　全部发生于男孩，女性可作为基因携带者而无症状。患儿在出生时完全正常，大多从 3 ～ 4 个月时发现发育停滞，反复呕吐，全身肌张力低下。在 7 ～ 8 个月时逐渐出现细微的手足徐动或舞蹈样不自主运动。这时已经学会的运动能力又开始退化或丧失，肌张力也从低下转为增高，并出现腱反射亢进、踝阵挛或肢体挛缩。智能发育逐渐停顿，表现得经常躁动不安、啼哭、言语含糊不清等，并有约半数的儿童出现惊厥。还可以伴发各种不同类型的先天性畸形。自伤行为大概从2～3岁时出现，先是咬破唇、舌，以后可发展到不可克制地咬伤手指、咬人、毁坏衣物等行为。此外，痛风性关节痛是本病常见的症状之一，较大的儿童可生出痛风结节。

3. 实验室检查

（1）各种体液中的尿酸含量都有明显增高，尿酸/肌酐（UA/Cr）值也上升。

（2）尿中常可发现橘红色的尿酸结晶或尿路结石。

（3）血液中嗜酸性粒细胞常增多，并常有大细胞贫血。

四、糖代谢异常

（一）半乳糖血症（galactosemia）

1. 发病机制　饮食中的半乳糖最初源于人乳、牛乳及大多数婴儿食物中的乳糖，奶中的乳糖经小肠黏膜乳糖酶分解成葡萄糖和半乳糖，半乳糖经过转化参与物质能量代谢，具体见图21-9。半乳糖血症是半乳糖代谢中酶的遗传性缺陷引起的以血中半乳糖值增高为主的先天性代谢性疾病。根据半乳糖分解代谢中酶（激酶、转移酶和异构酶）的缺陷不同可分为三型，即半乳糖激酶缺乏（galactokinase deficiency）、半乳糖-1-磷酸尿苷酰转移酶缺乏（galactose-1-phosphate uridylyltransferase deficiency）、尿苷二磷酸（UDP）半乳糖-4-表异构酶缺乏（uridine diphosphogalactose epimerase deficiency）。以半乳糖-1-磷酸尿苷转移酶缺陷较为多见。由酶的缺陷导致摄入半乳糖的代谢物在体内蓄积而引起相应的症状。

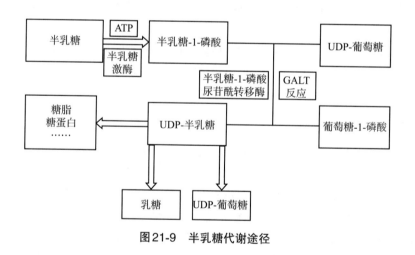

图21-9　半乳糖代谢途径

2. 遗传形式　三型均为常染色体隐性遗传方式。

3. 临床预测

（1）症状、临床表现：主要症状是营养障碍、白内障、智力低下和肝脾大等。其中，半乳糖激酶缺乏症可引起白内障及假瘤性脑病，可不伴有肝大、智能障碍等其他临床症状。半乳糖-1-磷酸尿苷酰转移酶缺乏症：在哺乳后数天即出现呕吐、拒乳、体重不增和嗜睡等，继而呈现黄疸和肝大、"肝炎"症状、黄疸，肌张力低下，若不能及时诊断而继续哺乳，将进一步恶化，在2～5周发生腹水、肝衰竭、出血等终末期症状。出生1个月后逐渐出现白内障和智能障碍。尿苷二磷酸半乳糖-4-表异构酶缺乏症：以智能障碍为主，血中半乳糖-1-磷酸（Gal-1-P）增高，而半乳糖值可正常，无其他临床症状，身体发育及精神均表现正常。

（2）实验室预测：①新生儿筛查常用的Beutler试验和Paigen试验可筛查半乳糖-1-磷酸尿苷酰转移酶活性，应注意前者的假阳性率过高。②常规检测。肝功能、凝血机制、血糖、血电解质和血、尿培养等。③尿液中还原糖筛查。对有疑似症状的患儿都必须及时检查其尿中是否含有还原糖。半乳糖-1-磷酸尿苷酰转移酶缺乏症和半乳糖激酶缺乏症患者尿中半乳糖、半乳糖醇、半乳糖酸水平增高，尿苷二磷酸半乳糖-4-表异构酶缺乏症患者尿中半乳糖-1-磷酸水平增高。④诊断性试验。各型的鉴别诊断需要酶活性测定。外周血红细胞、白细胞、皮肤成纤维细胞，或肝活检组织等均可用于酶活性检测。纯合子患者缺乏酶活性或非常低，杂合子携带者的酶活性为正常人的50%，以Duarte型最为多见。

（二）乳糖不耐受症（lactose intolerance）

1.发病机制　母乳和牛乳中的糖类主要是乳糖，当小肠尤其是空肠黏膜表面绒毛顶端的乳糖酶分泌量减少或活性不高时，不能完全消化和分解乳汁中乳糖，在摄取乳糖后因为部分乳糖被结肠菌群酵解成乳酸、氢气、甲烷和二氧化碳，在肠道内产生胀气和增加肠蠕动；可出现非感染性腹泻、腹痛、腹胀、排气、恶心、呕吐等症状。停止摄取乳糖后症状消失。乳糖不耐受症可分为Ⅰ型（活性低下）和Ⅱ型（活性正常），Ⅰ型又分为原发性和继发性两类，原发性乳糖不耐受症包括先天性乳糖分解酶缺乏症、后天性或种族性乳糖不耐受症、新生儿期一过性乳糖分解酶缺乏症；继发性乳糖不耐受症主要由肠道感染引起。Ⅱ型是指无乳糖分解酶缺乏的乳糖不耐受症。具体发病机制如图21-10所示。

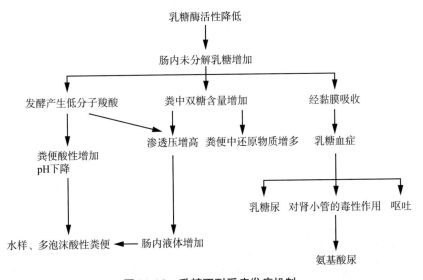

图21-10　乳糖不耐受症发病机制

2.遗传形式　Ⅰ型中的先天性乳糖分解酶缺乏症可能为常染色体性隐性遗传，后天性或种族性乳糖不耐受症可能是隐性遗传和显性遗传形式两类。Ⅱ型尚不清楚。

3.临床预测

（1）症状、临床表现：大多是新生儿期发病，表现为腹痛、腹胀、排气、恶心、呕吐、腹泻（水便）等症状，容易和过敏性肠炎相混淆。严重者可发生脱水、酸中毒、生长迟缓等，多无发热。

（2）尿筛查：尿中可出现大量的乳糖。

（三）果糖-1,6二磷酸酶缺乏症（fructose-1,6-diphosphatase）

1.发病机制　因肝内的果糖-1,6二磷酸酶的缺乏或活性低下造成患者出现肝大、低血糖、乳酸酸中毒等症状。

2.遗传形式　为常染色体隐性遗传方式。

3.临床预测

（1）症状、临床表现：大多是从新生儿期到乳儿期之间开始发病，由乳酸酸中毒和低血糖所诱发，表现为昏睡、易激惹、低血糖引起的抽搐，逐渐发生黄疸、肝大，与糖原贮积症Ⅰ型极相似。

（2）常规检查：血糖降低，血、尿中出现酮体，血乳酸水平升高。

（3）血、尿筛查：血丙氨酸水平升高；尿中出现大量的乳酸、甘油、甘油-3-磷酸和果糖。

（4）诊断性试验：果糖-1,6二磷酸酶活性检测，肝酶活性下降。

五、溶酶体病

溶酶体（lysosome）真核细胞中的一种细胞器；为单层膜包被的囊状结构，大小（在电镜下显示多为球形，但存在橄榄球形）直径为 $0.025 \sim 0.8\mu m$；内含多种水解酶，专门分解各种外源和内源的大分子物质。内部液体呈酸性，含有60多种酸性水解酶，可降解各种生物大分子，如核酸、蛋白质、脂质、黏多糖及糖原等。组成细胞的各种生物大分子都处于动态平衡中，不断被分解又不断被再合成。通过内吞作用摄入的生物大分子也需要分解成不同的组分后，才能被利用。这些大分子的分解都是在溶酶体中进行的。溶酶体中的每一种酶均有各自的编码基因。每一种酶的缺陷都将直接导致某一特定的生物大分子不能正常降解而在溶酶体中贮积。其共同结果都是溶酶体随之发生肿胀，细胞也变得臃肿失常，细胞功能受到严重影响，最终导致疾病，称为溶酶体贮积症（lysosomal storage disease，LSD）。酶缺陷的直接原因是编码基因的突变，绝大多数为常染色体隐性遗传，溶酶体贮积症是一组较常见的遗传性代谢病。目前溶酶体贮积症大概包括50余种疾病。溶酶体病作为一个整体，发病率为 $1/8000 \sim 1/7000$。

按照缺陷的酶及继发贮积的底物不同，可分为8类，分别是黏多糖贮积症、鞘脂代谢障碍、多肽降解障碍（组织蛋白酶K缺陷导致的致密性成骨不全）、糖原贮积症Ⅱ型、寡糖贮积症、溶酶体酶多发缺陷（半乳糖酸唾液酸贮积症，黏脂贮积症Ⅱ、Ⅲ型）、神经元蜡样脂褐质病（Ⅰ、Ⅱ、Ⅲ、Ⅳ型），以及溶酶体膜蛋白转运功能缺陷（包括尼曼-皮克病C型）。下文以黏多糖贮积症为例进行讲解。

（一）黏多糖贮积症 I 型

黏多糖贮积症 I 型（mucopoilsaccharidosis type I）：有3个亚型，均为α-艾杜糖醛酸苷酶（α-iduronidase）缺乏症，系由该酶的某种等位基因的突变所致。最轻的称为Scheie综合征（Scheie syndrome；OMIM 607016），又称黏多糖贮积症 I S型（mucopolysaccharidosis type I S，MPS1S）。最严重的称为Hurler综合征（Hurler syndrome；OMIM 607014），又称黏多糖贮积症 I H型（mucopolysaccharidosis type I H，MPS1H）。*Hurler*基因位于1号染色体上。在黏多糖中硫酸皮肤素和硫酸肝素中有L-艾杜糖醛酸的成分，其降解需要α-L-艾杜糖醛酸苷酶。由于此酶缺乏，其前体物的降解受阻而在体内堆积。硫酸皮肤素和硫酸肝素为角膜、软骨、骨骼、皮肤、筋膜、心瓣膜和血管结缔组织的结构成分，多为细胞膜外层的结构成分，细胞死亡后可释放出堆积的黏多糖。临床严重程度居中的称为Hurler-Scheie综合征（Hurler-Scheie syndrome；OMIM 607015），又称黏多糖贮积症 I H/S型（mucopolysaccharidosis type I H/S，MPS1H-S）。黏多糖贮积症 I 型的发病率约为1/100 000，无明显的国家和地区差异。我国还没有较确切的该病发病率的报道。

1. 发病机制　本病为常染色体隐性遗传，其致病基因*IDUA*位于4p16.3，全长24 533bp，有14个外显子，mRNA长2203bp，编码的IDUA前体含653个氨基酸，包括26个氨基酸的信号肽和627个氨基酸的成熟IDUA。欧洲患者常见的基因突变是c.1293G＞A导致p.Trp 402Ter和c.296C＞T导致p.Gln70Ter，这两种突变占突变基因的一半，中国人无明显变热点。因α-L-艾杜糖苷酸酶基因突变导致α-L-艾杜糖苷酸酶活性缺乏，其底物糖胺多糖降解不完全，贮积在机体多种组织及器官导致发病，并可以从尿液中检出大量硫酸皮肤素及硫酸肝素。

2. 临床症状和体征　典型性的患者出生时无明显颜面特征，可能有脐疝和腹股沟疝，婴儿期有反复发作的呼吸道感染，半岁以后可见脊柱后凸，逐渐出现丑陋面容、角膜混浊、关节僵硬、肝脾增大等。

3. 实验室检查

（1）末梢血白细胞、淋巴细胞和骨髓血细胞中可见到异染的大小不等、形状不同的深染颗粒，有时呈空泡状，被称为Reilly颗粒，经证实为黏多糖。

（2）尿液黏多糖定量和电泳：标本最好用晨尿，定量可以发现黏多糖排出量增加，电泳显示硫酸皮肤素和硫酸素肝素条带。

（3）患者尿中排出大量酸性黏多糖，可超过100mg/24h（正常为3～25mg/24h），确诊指标为证实尿中排出的为硫酸皮肤素和类肝素。患者白细胞、成纤维细胞或肝细胞和尿中缺乏α-艾杜糖醛酸酶。

（4）基因突变检测：用于及疾病确诊和产前诊断。

（二）黏多糖贮积症 II 型

黏多糖贮积症 II 型（mucopolysacharidosis type II；OMIM 309900）又称Hunter综合征（Hunter syndrome）。本病患者绝大多数是男性。其发病率在不同国家和地区有差异，是黏多糖贮积症较常见的亚型，白种人发病率约为1/166 000。在亚洲国家中，尚无明确的数据统计。

1.发病机制　本病为X连锁隐性遗传病，由艾杜糖醛酸2-硫酸酯酶（iduronate2-sulfatase，IDS）缺陷所致。编码IDS的基因 *IDS* 位于Xq28，基因全长33 568bp，有9个外显子，编码的IDS前体含550个氨基酸，包括25个氨基酸的信号肽和535个氨基酸的成熟IDS。在IDS基因所在的位置朝向端粒方向的90kb区域内，有1个假基因 *IDS2*，与 *IDS* 基因外显子2、3和内含子2、3、7的碱基组成有高度同源性，能与 *IDS* 基因重组。至今已报道的 *IDS* 基因突变方式有340多种。上海地区发现最常见的是c.1402＞T导致p.Arg 468 Ter突变，与本病的重型相关。大的基因结构变化，包括基因大片段缺失和真假基因重组，占全部突变的30%左右，也常与疾病的重型相关。广州中山大学中山医学院郭奕斌等发现了几种新突变c.1344delA、c.1219delTT、c.1446insTT、c.938del16、c.1016T＞C、c.876～877del、TC。艾杜糖醛酸2-硫酸酯酶的功能是去掉硫酸皮肤素和硫酸肝素的艾杜糖醛酸2号位置上的硫酸基团，该酶缺陷导致未能完全降解的硫酸皮肤素和硫酸肝素贮积在溶酶体内，累及全身多种器官，并影响器官的功能，部分硫酸皮肤素及硫酸肝素可以经尿液排出。

2.临床症状和体征　临床上重型表现与黏多糖贮积症Ⅰ H型相似，多在青春期前死亡。起病在2～6岁，有特殊面容和骨骼畸形，但脊椎无鸟嘴样畸形。角膜内皮细胞虽有黏多糖沉积但无角膜薄翳，皮肤呈结节性增厚，以上臂和胸部为著。幼儿期开始有听力损伤，呈进行性耳聋，视网膜变性，心脏增大可闻及收缩期与舒张期杂音。最后可发生充血性心力衰竭或心肌梗死而导致死亡。智能落后的差异较大，或严重或轻度落后。可有肝大和关节强直。轻型无智能障碍，临床症状亦较轻。

3.实验室检查

（1）尿中排出硫酸皮肤素与硫酸类肝素之比为1∶1。

（2）成纤维细胞培养，可见35S黏多糖积蓄，加入纯化的Hunter综合征因子可纠正，这间接证明为艾杜糖硫酸酯酶活性缺乏。

（3）血白细胞和血浆中艾杜糖-2-硫酸酯酶活性明显降低。

（4）此类型可在产前测羊水细胞的酶活性，以指导计划生育。

（5）基因诊断确诊。

（三）黏多糖贮积症Ⅲ型

黏多糖贮积症Ⅲ型（mucopolysacharidosis type Ⅲ）即MPSⅢ，又称Sanfilippo综合征（Sanfilippo syndrome），特征是尿液含大量硫酸类肝素。根据致病基因不同，分为以下4个亚型：①糖贮积症ⅢA型（mucopolysachaidosis type ⅢA，MPS3A；OMIM 0252900）为硫酸酰胺酶（旧名称类肝素-*N*-硫酸酯酶）缺乏；②黏多糖贮积症ⅢB型（mucopolysachaidosis type ⅢB，MSP3B；OMIM 252920），为α-*N*-乙酰葡糖胺酶缺乏；③黏多糖贮积症ⅢC型（mucopolysachaidosis type ⅢC，MSP3C；OMIM 252930），为*N*-乙酰基转移酶缺乏；④黏多糖贮积症ⅢD型（mucopolysachaidosis type ⅢD，MSP3D；OMIM 252940），为葡糖胺-6-硫酸酯酶缺乏。以上都是硫酸肝素降解所需的酶，因此，这些酶的缺乏均可引起硫酸（类）肝素（HS）在体内的蓄积，由尿中排出HS增多。

1.发病机制 MPS Ⅲ的各类亚型均属常染色体隐性遗传。MSP3A的致病基因是位于17q25.3处编码 N-硫酸氨基葡萄糖硫酸水解酶（N-sulfoglucoseamine sulfohydroslase，SGSH）的基因SGSH。SGSH基因全长18 121bp，有8个外显子，mRNA长2770bp，编码的SGSH前体含502个氨基酸，包括20个氨基酸的信号肽和482个氨基酸的成熟SGSH。MSP3B的致病基因是位于17q21处编码α-N-乙酰氨基葡萄糖苷酶（α-N-acetylglucosaminidase，NAGLU）的基因NAGLU。NAGLU基因全长15 517bp，有6个外显子，mRNA长2798bp，编码的NAGIU前体含743个氨基酸，包括23个氨基酸的信号肽和720个氨基酸的成熟SGSH。MSP3C的致病基因是位于8p11.1处编码N-乙酰肝素-α-氨基葡萄糖苷N-乙酰基转移酶（N-heparan-α-glucosaminide N-acetyltransferase，HGSNAT）的基因HGSNAT。HGSNAT基因全长69 379bp，有18个外显子，mRNA长5228bp，编码的HGSNAT前体含635个氨基酸，包括19个氨基酸的信号肽和616个氨基酸的成熟HGSNAT。MSP3D的致病基因是位于12q14处编码N-乙酰氨基葡萄糖-6-硫酸酯酶（N-acetylglucosamine-6-sulfatase，GNS）的基因GNS。GNS基因全长53 005bp，有14个外显子，mRNA长5144bp，编码的GNS前体含552个氨基酸，包括36个氨基酸的信号肽和516个氨基酸的成熟GNS。MPS Ⅲ的发病机制与其他类型相似，SGSH、NAGLU、HGSNAT和GNS这四种酶分别参与了硫酸类肝素的级联降解。四种酶中任何一种酶的活性缺陷，都将造成不能完全降解的硫酸类肝素聚集在全身组织，导致患者的各种表现。

2.临床症状和体征 其特征为反应迟钝程度很严重，但周身病变比较轻微。侏儒也不明显，亦无角膜混浊或心脏病等并发症。肘、膝关节有轻度挛缩。即使有肝脾大，也很轻微。患儿于出生后1岁内精神运动发育正常。2～3岁时逐渐出现行为、语言等障碍，智能障碍，面容粗糙，关节强直和毛发过多，肝脾大。神经系症状表现为进行性手指徐动、四肢痉挛性瘫痪等。四种亚型的临床表现无区别，仅Ⅲ A型临床进展较快。

3.实验室检查

（1）尿中排出硫酸类肝素增多，甲苯胺蓝试验常为阴性。

（2）分析成纤维细胞、白细胞和血清酶活性，可以确诊。临床上用P-硝基苯底物测定白细胞或血清的α-N-乙酰氨基葡萄糖苷酶，方法简单可靠。

（3）基因诊断确诊。

（四）黏多糖贮积症Ⅳ型

黏多糖贮积症Ⅳ型（mucopplysacharidosis type Ⅳ），又称 Morquio综合征（Morquio syndrome）。根据致病基因的不同，本病分为黏多糖贮积症Ⅳ A（mucopplysacharidosis type Ⅳ A，MPS4A；OMIM 253000）和黏多糖贮积症Ⅳ B型（mucopplysacharidosis type Ⅳ B，MPS4B；OMIM 253010）。MPS4A是由氨基半乳糖-6-硫酸硫酸酯酶（galactosamine-6-sulfate sulfatase，GALNS）缺乏所致；MPS4B是由β-半乳糖苷酶1（β-galactosidase1，β-GLB1）缺乏所致，使硫酸软骨素（CS）和硫酸角质素（KS）的降解障碍，而在细胞内沉积，硫酸角质素与软骨素-4/6-硫酸由尿中排出增多，但黏多糖总量不增多。随着年龄的增长，硫酸角质素的浓度下降，至成年时排出量可正常。由于黏多糖在骨和软骨细胞沉积，骨发育障碍最为明显。

1. 发病机制　本病呈常染色体隐性遗传。MPS4A是由于GALNS缺乏。编码GALNS的基因 *GALNS* 位于16q24.3，全长50 233bp，有14个外显子，mRNA长2380bp，编码的GLBI前体含522个氨基酸，包括26个氨基酸的信号肽和496个氨基酸的成熟GLBI。氨基半乳糖-6-硫酸硫酸酯酶的作用是去掉硫酸角质素的半乳糖-6-硫酸残基及硫酸软骨素的 *N*-乙酰半乳糖胺-6-硫酸残基。该酶的缺陷将造成不完全降解的硫酸角质素和硫酸软骨素聚集在骨骼及角膜和其他脏器，导致代谢异常。

2. 临床症状和体征　为明显的生长迟缓、步态异常和骨骼畸形且逐渐显著。骨骼的畸形表现和ⅠS型相似，鸟嘴形脊椎畸形，椎骨扁平，肋骨飘带样，还可有鸡胸、骨质疏松、髂骨外翻、股骨头变平、腕和膝关节肿大，但无关节强直。颜面呈颌骨突出，鼻矮，口大，牙间隙宽及牙釉质发育不良。学龄期出现角膜混浊，皮肤增厚且松弛。智力发育基本正常为Ⅳ型的特点。青春期发育可正常。逐渐出现脊髓压迫症状，晚期出现麻痹性截瘫和呼吸麻痹。患者寿命多为20～30岁。

3. 实验室检查

（1）尿液黏多糖定性及电泳。

（2）外周血氨基半乳糖-6-硫酸硫酸酯酶和β-半乳糖苷酶1的活性测定。

（3）基因突变检测确诊。

（五）黏多糖贮积症Ⅵ型

黏多糖贮积症Ⅵ型（mucopolysacharidosis type Ⅵ，MPS Ⅵ；OMIM 253200），又称Maroteaux-Lamy综合征（Maroteaux-Lamy syndrome），是由编码芳基硫酸酯酶B（arylsulfatase B，ARSB）的基因 *ARSB* 突变导致的遗传病。发病率在不同人群差别较大。澳大利亚的发病率为1/320 000，德国发病率为1/433 000，我国较罕见。

1. 发病机制　本病为常染色体隐性遗传病。芳基硫酸酯酶B的功能是水解硫酸皮肤素 *N*-乙酰半乳糖胺-4-硫酸的硫酸基团，该酶的缺陷将导致硫酸肝素降解不完全，积聚在骨骼、角膜、心脏瓣膜、肝脾等而致病。致病基因 *ARSB* 位于5q14.1，全长2 160 326bp，有8个外显子，mRNA长6076bp，编码的ARSB前体含533个氨基酸，包括36个氨基酸的信号肽和497个氨基酸的成熟ARSB。*ARSB* 基因突变绝大部分为点突变，导致芳基硫酸酯酶B活性缺乏。

2. 临床症状和体征　临床重型多从2～3岁开始表现为生长迟缓、关节活动严重受限、颈短，角膜混浊发生较早，颅骨蝶鞍呈鞋形，颅骨缝早闭合可引起神经系症状，出现脑积水和痉挛性偏瘫。骨骼畸形的程度个人间差异较大，逐渐发生骨骼畸形如ⅠH型上肢长骨受累比下肢重。可有肝脾大。智力正常，但可有眼失明和耳聋。心脏亦可有异常，可引起死亡，寿命多不超过10岁。

3. 实验室检查

（1）当尿液黏多糖浓度定量大于200μg/mg肌酐时，一般为典型的快速进展型，而浓度低于100μg/mg时，一般为缓慢进展型。

（2）外周血芳基硫酸酯酶B活性测定。

（3）基因突变检测确诊。

（六）黏多糖贮积症Ⅶ型

黏多糖贮积症Ⅶ型（mucopolysachari type Ⅶ；OMIM253220）即MPSⅦ，又称Sly综合征（Sly syndrome）是由编码β-葡糖醛酸糖苷酶（β-glucuronidase，GUSB）的基因*GUSB*突变所致。

1.发病机制 本病为常染色体隐性遗传病。编码GUSB的基因*GUSB*位于7q21.11，全长28 631bp，有12个外显子，编码的GUSB前体含651个氨基酸，包括22个氨基酸的信号肽和629个氨基酸的成熟GUSB。β-葡糖醛酸糖苷酶的作用是水解硫酸皮肤素及硫酸类肝素的糖醛酸残基。当β-葡糖醛酸糖苷酶基因突变导致其酶活性缺乏时，硫酸皮肤素基硫酸类肝素在机体储存，主要影响肝脾、骨骼及神经系统。

2.临床症状和体征 临床表现为在出生后不久即出现特殊面容，眼距宽，鼻梁低平，上颌骨突出，眼内眦赘皮小。骨骼畸形可有鸡胸和鸟嘴形脊椎畸形，椎体扁平。上肢短，骨骼发育增速，皮肤粗糙而松弛，肝脾大逐渐加重。神经系损伤不明显。主动脉可有缩窄。

3.实验室检查

（1）尿中排出酸性黏多糖增多。确诊需测定组织细胞和血清，尿液中缺乏β-D-葡糖醛酸糖苷酶活性。

（2）外周血白细胞β-葡糖醛酸糖苷酶活性测定。

（3）羊水细胞培养后测酶活性可以产前诊断。

（4）β-葡糖醛酸糖苷酶基因突变监测。

六、线粒体病

（一）线粒体基因组

线粒体是真核细胞的一种细胞器，有它自己的基因组，编码细胞器的一些蛋白质。除了少数低等真核生物的线粒体基因组是线状DNA分子外，一般都是一个环状DNA分子。由于一个细胞里有许多个线粒体，而且一个线粒体里也有几份基因组拷贝，所以一个细胞里也就有许多个线粒体基因组。不同物种的线粒体基因组的大小相差悬殊。

线粒体基因组有三大主要特点：①母系遗传；②独立的核外遗传密码；③进化速率快。线粒体DNA为母性遗传，不遵守孟德尔遗传定律，具有可溯源性，且突变率适中，具有一定多态性，可作为标记基因使用。线粒体DNA通常是裸露的，不与组蛋白结合，而核DNA与组蛋白结合成核小体。线粒体DNA主要编码线粒体的tRNA、rRNA及一些线粒体蛋白质。线粒体DNA是一条双链环状DNA分子。核DNA多为双螺旋结构。人类线粒体基因组编码了37个基因。线粒体DNA复制方式为D环复制。线粒体DNA为母系遗传，因为精子在进入卵子时线粒体、鞭毛被降解。

（二）线粒体基因相关的线粒体病

线粒体基因相关的线粒体病是线粒体基因组中发生基因突变所导致的一类疾病，其传递和表达完全不同于由核基因突变引起的疾病，是一组独特的遗传病，称为线粒体基因病。

就目前所知，线粒体基因病是由于线粒体DNA发生了重复、缺失或点突变，呈母系遗传，父源性线粒体传递只是散发性的偶然事件。对眼肌麻痹、视网膜变性及心肌综合征这些线粒体基因病家系的调查显示，其中51个母亲（94%）传递了此症，但传递此症的父亲只有3个（6%）。此外，线粒体DNA基因突变的传递有一定数量上的特点。每个细胞中细胞质内所含有的线粒体分子甚多，如果细胞内所有这些线粒体DNA分子上的某一基因座都是同一基因，即同为正常基因或同为突变基因，则该细胞为纯质的；如果一个细胞的所有线粒体DNA在同一基因座上同时存在正常基因和突变基因，则该细胞为异质的。以Leber遗传性视神经病和线粒体脑肌病伴高乳酸血症和卒中样发作为例讲解如下。

1. Leber遗传性视神经病（Leber hereditary optic neuropathy，LHON） 由线粒体呼吸链复合物遗传性异常引起。病初发时为急性或亚急性眼球的神经炎，引发严重双侧视神经萎缩和大片中心暗点，使视力突然丧失并伴有色觉障碍。在急性发作之后，视觉进一步衰退，但常可维持0.02～0.5的视力。此症发病高峰年龄是20～25岁，但任何年龄段都可能发病。

（1）发病机制：mtDNA突变是该病的分子基础。已经报道有10种相关的原发突变与该病有关。其中，以基因*MTND4* m.11778G＞A、基因*MTND1* m.3460G＞A和基因*MTND6* m.14484T＞C这三种突变为主。

（2）临床症状：通常在成年期（20～25岁）发生急性或亚急性眼球后神经炎；急性发作后，视觉逐步衰退；有色觉障碍、其他神经异常，如智力障碍。

（3）实验室检查：分子遗传学检查可以为诊断该病提供确诊依据。

2.线粒体脑肌病伴高乳酸血症和卒中样发作（mitochondrial encephalomyopathy with lactic acidosis and stroke-like episode，MELAS）

（1）发病机制：线粒体tRNALcu基因突变：MTTL1*MELAS 3243T＞C或A＞G；呼吸链复合物Ⅰ NADH-泛醌氧化还原酶第4亚单位肽链的基因突变：MTND4*MELAS 11084A＞G。

（2）临床症状：粗糙红纤维、虚弱、乳酸酸中毒、感觉神经性听觉丧失、痴呆、反复发生卒中样发作、头痛、呕吐。

（3）实验室检测：①因异常线粒体不能代谢丙酮酸，导致安静状态下血和脑脊液中乳酸和丙酮酸浓度升高，最小运动量试验和口服葡萄糖乳酸刺激试验（＋＋＋）。②肌活检：光镜下，用改良的Gomori三色染色和琥珀酸脱氢酶（SDH）染色，显示破碎样红纤维（RRF）；用细胞色素氧化酶（COX）染色，肌膜下可见大量正常和异形线粒体。

（三）核基因相关的线粒体病

与线粒体疾病相关的核基因突变主要有四大类：编码氧化磷酸化复合物的结构亚单位；编码氧化磷酸化复合物的装配因子；维持mtDNA结构稳定性因子；维持线粒体生物合成的因子。

以Leigh综合征为例进行讲解：Leigh综合征又称Leigh脑病、亚急性坏死性脑病，是婴幼儿期亚急性进行性遗传变性疾病。

1.发病机制 常见突变有线粒体DNA中编码ATP合酶6的基因*MTATP* m.8993T

＞G和m.8993 T＞C，这两种突变占95%。

2.临床症状 2个月至6岁起病，经数周或数月死亡。开始表现为轻度肌张力降低、短促的痉挛、中度腱反射迟钝，后症状进行性加重，最终发展成木僵，嗜睡，肌阵挛性痉挛或严重的肌张力降低，反射消失，呼吸困难，不能吞咽，全身无力、衰竭；还可发生上睑下垂、眼肌麻痹、视力减退或消失、视野有中心暗点、瞳孔散大或缩小。

3.实验室检查 血乳酸和丙酮浓度升高；脑脊液蛋白水平增高；基因诊断可确诊。

（宋文琪 刘佳佳）

第22章

神经系统遗传性疾病预测

第一节　神经系统单基因病基因检测前临床预判方法评估

单基因遗传病是卒中的罕见原因（1% ~ 5%）。此类疾病往往具有广泛的表型谱，并且医生可能在鉴别诊断中忽略该类病因，因此，从散发性病例中鉴别出单基因遗传病非常困难，决定哪些患者筛查此类疾病是一个相当大的挑战。

Lombardia GENS 是一项多中心前瞻性研究，目的是通过特异的诊断算法诊断出与卒中相关的单基因疾病。该项目登记了一系列连续的缺血性或出血性卒中或者短暂性脑缺血发作患者。当小于3个常规血管危险因素（高血压、糖尿病、高胆固醇血症、心房颤动和吸烟）、起病时年龄小（不超过55岁）、家族史阳性或具有特定临床特征时，患者被定义为可能的单基因病患者。经过筛查，共有209例患者符合条件，对这类患者进一步诊断，共确诊14例单基因病。因此，通过筛查，将单基因病诊断率由1% ~ 5%提高至7%。

CNSR3是一项多中心、前瞻性队列研究，入组人群为急性缺血性卒中或短暂性脑缺血发作患者。笔者小组进一步验证了上述筛查方法在CNSR3中的有效性。研究共纳入9229例卒中患者，其中通过脑血管Panel致病性分析共筛查出761例单基因遗传病患者。以基因筛查结果为结局，患者携带血管危险因素数量、年龄、家族史为自变量，建立Logistic回归方程。结果显示，患者携带血管危险因素数量、年龄、家族史均对是否患有神经系统单基因遗传病没有影响。绘制ROC曲线后，曲线下面积为0.527。因此，验证结果表明，现有临床基因检测前预判方法效果有限，急需建立有效的预测模型。

第二节　路易体病的遗传学检测

一、概述

路易体病（Lewy body disease，LBD）是一种病理学的定义，包括帕金森病（Parkinson disease，PD）和路易体痴呆（dementia with Lewy body，DLB）等，是指与路易体病理相关的中枢神经系统、外周神经系统和自主神经系统的退行性疾病。目前认为，LBD是基因和环境共同作用的结果，所以通过遗传检测可以对LBD进行基因诊断，可以预测LBD的预后，对生活指导和药物疗效评估有着重要的指导作用。PD是继阿尔茨海默病（Alzheimer disease，AD）之后的第二大中枢神经系统退行性疾病，其临床特征主要表现为静止性震颤、运动迟缓、肌强直、姿势平衡障碍及良好的多巴胺药物反应性。而DLB是最常见的非AD性神经系统退行性认知障碍性疾病，其主要临床特征包括波动性认知障碍、帕金森样症状及视幻觉等。随着人口老龄化加剧，LBD的患病人数将进一步上升，从而造成日益增长的社会和经济负担。

研究者们很早就开始了对LBD遗传特征的研究。通过对双胞胎的研究发现，PD患者经常有受影响的亲属；PD患者子女患有PD的风险亦显著增加，并出现显著的家族聚集性，所以遗传因素可能对LBD发病至关重要。在某些病例中，特别是在40岁之前发病的人群，患病方式符合孟德尔遗传定律。然而，有些家族虽然出现PD聚集现象，但全外显子序列分析并未发现已知PD基因的任何突变，这表明可能存在其他致病基因，或多个基因协同作用，或存在共同环境因素的作用。随着基因检测手段的进一步发展，将发现越来越多的LBD致病基因及风险基因，医学遗传检测将对LBD的诊断、预后的分析及治疗方法的使用起到越来越重要的作用。

二、临床表现型

（一）PD的临床特征

典型的PD诊断主要依据临床，其临床表现包括静止性震颤、肌强直、运动迟缓和姿势平衡障碍等特征。其他特征包括姿势异常、自主神经障碍、肌张力障碍和痴呆等。PD通常在40～70岁发病，平均发病年龄为65岁，多见于男性（男性∶女性＝1.5∶1），起病隐匿，呈进行性加重。全球范围内65岁以上人群中，PD的患病率为1%～2%。PD典型的病理特征是黑质多巴胺能神经元的丢失和残余神经元细胞质内路易体的形成。

PD的临床运动症状是由黑质多巴胺能神经元的丢失所造成的，在许多其他神经系统疾病中，都可出现帕金森样的运动症状，但这些疾病的神经元并不含路易体，而含有其他蛋白质构成的包涵体，如在进行性核上麻痹（progressive supranuclear palsy，PSP）中，神经元有富含微管相关蛋白tau的异常沉积。对于PD，临床与病理诊断的符合度为26%～85%。因此，如果没有死后脑组织的病理检查，临床上很难准确诊断PD。

（二）DLB的临床特征

DLB的临床表现包括痴呆、波动性认知障碍、反复发作的视幻觉、帕金森样症状及快速眼动睡眠行为障碍（rapid eye movement sleep behavior disorder，RBD）。65岁以上的人群中，DLB的患病率为0.1%～2%，占所有痴呆的10%～20%。虽然DLB的临床诊断指南明确，但因为其临床症状特征、神经病理学特征都与PD、AD有所重叠，目前尚无确切的临床辅助检查手段可以增加DLB临床诊断的可靠性，故欲明确DLB的临床诊断，需要进行死后脑组织的尸检。通过对尸检时诊断为DLB患者进行回顾性分析，估计有超过50%的DLB病例生前未被正确诊断，因而，DLB的发病率被明显低估。

三、遗传学

（一）帕金森病

1.帕金森病的致病基因　大多数PD患者为散发性帕金森病（idiopathic PD，iPD），15%～20%的患者为家族性帕金森病（familial PD，FPD），与遗传因素直接相关。对于iPD，遗传因素也增加了PD发病的风险，称之为遗传易感性。迄今为止，已经发现了至少26个PD致病基因（表22-1），在关联研究中，也已经确定了更多的遗传风险位点和相对应的表型。致病基因导致的突变蛋白产物的研究揭示了致病途径，为深入了解PD的发病机制提供了思路。

（1）常染色体显性遗传：目前已发现的常染色体显性突变基因分别为 *LRRK 2*、*SNCA*、*VPS35*、*TMEM230*、*GIGYF2*、*HTRA2*、*RIC3*、*EIF4G1*、*UCHL1*、*CHCHD2*、*GCH1*、*ATXN2*、*DNAJC13*。

SNCA 是首次发现的可导致PD的基因突变。其突变率相对较少，约占iPD的0.2%，在家族性帕金森病中为1%～2%。*SNCA* 突变方式目前发现有多倍体突变和5种点突变：二倍体、三倍体、Ala30Pro、Glu46Lys、Gly51Asp、Ala53Glu和Ala53Thr。其中Ala53Thr突变在点突变中最常见，多见于希腊人。总体上，*SNCA* 突变导致的PD发病年龄较iPD早、进展快，并且早期出现症状波动，对多巴胺能药物反应良好。Ala53Thr和Gly51Asp突变型临床上还可出现痴呆、自主神经功能障碍、锥体束征。携带Ala30Pro和Glu46Lys *SNCA* 突变型的PD患者可表现为晚发型PD（大于60岁）。His50Gln 也可见于晚发型PD，但目前其致病性的证据尚不充足。多倍体突变常表现为早发型PD，对多巴胺能药物有效，而且存在剂量效应。与二倍体突变相比，三倍体突变的发病年龄更早，症状更重，进展更快，更多合并痴呆与自主神经功能障碍。

LRRK2 是目前最常见的导致PD的致病基因。已发现超过100种 *LRRK2* 基因的无义突变和错义突变，其中只有9种错义突变与PD的病理改变有关，最常见的是Gly2019Ser突变。*LRRK2* 基因突变导致的PD（*LRRK2*-PD）可于任何年龄起病，较常见于晚发型PD。*LRRK2*-PD对多巴胺能药物的反应性与iPD相似，均表现良好，超过80%的 *LRRK2*-PD应用多巴胺能药物有效。*LRRK2*-PD与iPD临床表现相似，均为典型的临床PD，非典型PD少见。*LRRK2*-PD姿势平衡障碍较iPD严重，非运动症状如焦虑、嗅觉减退、RBD较iPD轻。

其余几类突变均十分罕见，其中 *VPS35*、*GIGYF2*、*UCHL1*、*GCH1*、*ATXN2* 突变常见于早发型PD。*TMEM230*、*HTRA2*、*EIF4G1*、*DNAJC13* 突变常见于晚发型PD。*RIC3*、*CHCHD2* 突变在早发型及晚发型均有发现。

（2）常染色体隐性遗传：目前已发现的常染色体隐性遗传基因分别为 *PRKN*、*PINK1*、*DJ1*、*ATP13A2*、*PLA2G6*、*FBXO7*、*DNAJC6*、*SYNJ1*、*VPS13C*、*SPG11*、*PODXL* 和 *PTRHD1*。

常染色体隐性遗传导致的PD发病年龄较小，其中 *PODXL*、*PRKN*、*PINK*、*DJ1* 突变临床出现典型的帕金森症状，*PTRHD1*、*ATP13A2*、*PLA2G6*、*FBXO7*、*DNAJC6*、*SPG11*、*SYNJ1*、*VPS13C* 突变临床表现为非典型的帕金森症状。*PRKN* 突变是常染色体隐性早发型PD最常见的病因，占早发型FPD患者的49%，占早发型iPD患者的19%，目前已发现268种突变类型。

表22-1 帕金森病的致病基因

基因	定位	突变类型	遗传方式	发病年龄	临床表型	特点	左旋多巴反应	病理
LRRK2	12q12	p.Gly2019Ser（1%散发PD，4%家族性PD）	AD	晚发	典型	症状较iPD轻	+	LB、DA缺失
SNCA	4q22.1	p.Ala53Thr	AD	早发	典型	痴呆	+	LB、LN、DA缺失
		p.Ala30Pro	AD	晚发	不典型	痴呆、小脑症状		
		p.Glu46Lys	AD	晚发	典型	痴呆、幻觉	+	LB、LN、DA缺失
		p.Gly51Asp	AD	早发	不典型	锥体束征	+	LB、LN、DA缺失
		p.Ala53Glu	AD	早发	不典型	锥体束征、肌阵挛	+/-	LB、LN、DA缺失
		三倍体突变	AD	早发	典型	痴呆	+	LB、LN、DA缺失
		二倍体突变	AD	早发	典型	痴呆	+	LB、LN、DA缺失
VPS35	16q11.2	p.Asp620Asn等	AD	早发	典型	以震颤为主	+	ND
ATXN2	12q24.12	CAG重复	AD	早发	典型	无痴呆	+	LB、DA缺失
GCH1	14q22.2	错义突变	AD	早发	典型	长期运动并发症，肌张力障碍	+	LB、DA缺失
DNAJC13	3q22.1	p.Asn855Ser	AD?	晚发	典型	伴发认知障碍	+	LB、LN、DA缺失
TMEM230	20p13p12	错义突变	AD?	晚发	典型	ND	+	LB、LN、DA缺失
UCHL1	4p13	p.Ile93Met	AD	早发	典型	ND	+	ND
RIC3	11p15.4	p.Pro57Thr	AD?	早发/晚发	典型	RBD、抑郁、不安腿	+	ND
HTRA2	2p13.1	p.Gly399Ser	AD?	晚发	典型	ND	+	ND
GIGYF2	2q37.1	错义突变	AD?	早发	典型	伴发认知障碍	+	ND
CHCHD2	7p11.2	错义突变	AD?	早发/晚发	典型	ND	+	ND
EIF4G1	3q27.1	错义突变	AD?	晚发	典型	ND	+	LB
PRKN	6q26	错义突变、无义突变、移码突变等	AR	青少年/早发	典型	冻结步态、反射亢进、睡眠获益	+	DA缺失、少量LB
PINK1	1p36.12	错义突变、无义突变、剪接突变、移码突变等	AR	青少年/早发	典型	肌张力障碍、睡眠获益	+	LB、DA缺失
DJ1		错义突变	AR	青少年/早发	典型	眼睑痉挛?	+	LB、DA缺失
ATP13A2	1p36.13	无义突变	AR	青少年	不典型	痴呆、PSP、早期运动并发症	+	ND
PTRHD1	2p23.3	p.His53Tyr等	AR?	早发	不典型	智力障碍、锥体束征、精神障碍	+	ND

续表

基因	定位	突变类型	遗传方式	发病年龄	临床表型	特点	左旋多巴反应	病理
PODXL	7q32.3	移码突变	AR?	青少年	典型	ND	+	ND
PLA2G6	22q13.1	错义突变	AR	青少年/早发	不典型	痴呆、锥体束征、共济失调、精神症状、视觉症状、早期运动并发症	+	LB、LN缺失
FBXO7	22q12.3	无义突变	AR	青少年	不典型	锥体束征、精神或运动并发症	+	ND
DNAJC6	1p31.3	错义突变	AR	青少年	不典型	痴呆、癫痫、幻觉、锥体束征	+	ND
SPG11	15q21.1	错义突变	AR	青少年	不典型	痴呆、锥体束征	+/−	ND
SYNJ1	21q22.11	错义突变	AR	早发	不典型	痴呆、癫痫	−	ND
VPS13C	15q22.2	错义突变	AR	早发	不典型	痴呆、锥体束征	+	LB
RAB39B	Xq28	移码突变	XLD	早发（男）晚发（女）	典型/不典型	认知障碍、宽颅痴呆	+	LB、LN、DA缺失
					典型		+	ND

注：AD，常染色体显性遗传；AR，常染色体隐性遗传；LB，Lewy body，路易体；LN，Lewy neurite，路易神经轴突；DA，dopaminergic，多巴胺能；ND，无数据。

2.帕金森病的易感基因　除了致病基因遗传，环境因素结合易感基因也是导致PD的主要原因。下面归纳总结iPD的各种风险基因位点和变异，其中GBA、SNCA、LRRK2和MAPT是最重要的风险基因。

（1）GBA的变异：研究表明，PD与Ⅰ型戈谢病有关。戈谢病是一种常染色体隐性溶酶体储存障碍，表现为葡糖脑苷脂在脾脏、肝脏和骨髓中积累。纯合和杂合GBA变异均被研究证实显著增加PD的发病风险。由GBA基因突变导致的PD（GBA-PD）较GBA基因突变导致的Ⅰ型戈谢病患者更常见。GBA有多种突变类型，其中轻度GBA突变（p.Asn370Ser）携带者使PD风险增加2.2倍，而最严重GBA突变（IVS2＋1G＞A）携带者的风险可增加19.1倍。GBA-PD较iPD表现出更严重且不典型的症状，并对传统PD药物不敏感。

在中国，331例典型PD患者中发现8例（2.4%）GBA Leu444Pro杂合突变，因此GBA基因也是中国人PD的易感性因素。

（2）SNCA的Rep1多态性：SNCA基因突变Rep1是一个多态二核苷酸微卫星重复序列，位于SNCA翻译起始位点上游约10kb处的基因启动子区。Rep1突变与PD风险的增加有关。与野生型Rep1（261bp）相比，长Rep1（263bp或265bp）可能增加PD风险，而短Rep1（257bp或259bp）可能降低PD风险。Rep1也可能与PD发病年龄有关。

（3）LRRK2的p.Arg1628Pro和p.Gly2385Arg变异：除了Gly2019Ser等常见的LRRK2

突变（见上述），p.Arg1628Pro和p.Gly2385Arg突变在亚洲人群，尤其是在汉族人群中常见，是PD的遗传风险因素。

（4）*MAPT*的单倍体变异：*MAPT*基因编码的微管相关蛋白tau主要表达于大脑，主要作用为维持神经元细胞骨架和轴突转运的稳定性。AD、PD、DLB、PSP等神经退行性疾病与tau蛋白的病理积累有关。*MAPT*基因突变与PD风险增加和严重程度有关。*MAPT*共存在2种等位基因H1、H2。与正常单倍体H2相比，H1单倍型*MAPT*会增加PD风险，而纯合H1-PD患者大脑皮质中路易体病理发生率也更高。

（5）线粒体变异：PD遗传倾向性还可以通过线粒体遗传。研究发现共存在10种单核苷酸多态性（SNP）分型，与最常见的单倍群H相比，单倍群J（OR = 0.55；95%CI，0.34 ～ 0.91；$P = 0.02$）或K（OR = 0.52；95% CI，0.30 ～ 0.90；$P = 0.02$）的PD患病风险显著降低。

（6）其他变异：单胺氧化酶B（monoamine oxidase B，MAOB）的G基因型（男性为G，女性为G/G）的PD相对风险增加了2.07倍。虽然儿茶酚-*O*-甲基转移酶（catechol-*O*-methyltransferase，COMT）基因多态性本身与PD的风险无关，但当它与MAOB的G基因型结合时，PD的相对风险增加了2.4倍。在男性中，*MAOB*基因的G等位基因和*COMT*基因的L等位基因使PD的相对风险增加到7.24倍。

PD患者白细胞介素-1β基因（*IL-1B*）频率更高（PD组等位基因频率为0.96，而对照组等位基因频率为0.73；$P = 0.001$）。携带至少一个*IL-1B*等位基因的患者发生PD的相对风险为8.8。

*N-*乙酰转移酶2（*N*-acetyltransferase 2，NAT2）的慢乙酰化基因型与中国PD发病相关，PD患者的慢乙酰化基因型频率明显高于对照组（68.7% vs 28.6%）。*NR4A2*的2个突变与FPD相关，其显著降低了NR4A2 mRNA水平。

对PD多个易感基因变异位点（*SNCA*、*MAPT*、*GAK*、*HLA-DRA*）的综合研究表明，存在4个风险等位基因，PD的风险翻倍（OR = 2.49，$P = 6.5×10^{-8}$），存在6个以上等位基因，PD风险增加5倍（OR = 4.95，$P = 5.5×10^{-13}$）。这支持了PD风险由风险因素的累积效应造成的观点。

（二）路易体痴呆

尽管已经知道基因在路易体痴呆（DLB）中起着一定的作用，但导致DLB的致病基因仍有待研究。虽然DLB绝大多数患者为散发性，但研究表明，36%的患者存在遗传因素的作用。与AD和PD相比，目前对DLB的遗传因素知之甚少。究其原因，首先DLB很难临床诊断明确，因其表型与其他神经退行性疾病重叠，与AD相比，DLB经常不被认为是一种独立的疾病，故其临床诊断准确率较低。此外，DLB的确定诊断需要尸检病理，而尸检病理的概率在全世界范围内都比较低。这两个因素导致了大量的误诊和漏诊，阻碍了大规模收集诊断明确的病例，从而限制了大规模的遗传分析。遗传研究已经表明，DLB与AD和PD具有某些相同的遗传危险因素，然而，DLB也可能有其独特的遗传因素。

1. PD相关基因　*SNCA*已被证明为PD的致病基因，但许多*SNCA*的点突变或多倍体突变表现出的神经学特征超出了PD的范畴，*SNCA*内的特定遗传变异可能导致

PD-DLB谱的不同表型。Glu46Lys、Ala53Thr突变和*SNCA*三倍体突变常与DLB相关，*SNCA*相关DLB发病年龄早，临床症状重，生存期短。表型与变异类型的差异可能与变异的位置及其对蛋白功能的影响有关。

*SNCB*编码β-突触核蛋白（β-synuclein），其与*SNCA*编码的α-突触核蛋白（α-synuclein）具有显著的同源性。β-突触核蛋白不具有聚集成丝的倾向，在路易体中未被发现。此外，β-突触核蛋白也有抗淀粉样变作用，可抑制α-突触核蛋白聚集和纤维形成，并可能降低其聚集性和毒性。*SNCB*突变可能导致神经退行性变，研究发现DLB患者中存在*SNCB*的Pro123His突变。

*LRRK2*虽然是最常见的PD致病基因，但通过大量临床基因分析，在417例临床DLB患者和355例病理诊断DLB患者中，只有1例携带Gly2019Ser突变，其DLB致病性尚待进一步研究明确。

*GBA*为PD的风险基因，然而在尸检确诊的DLB中，*GBA*突变率高达23%，超过了包括PD在内的其他神经退行性疾病的突变率。研究表明，*GBA*是LBD的风险基因，而不是致病基因。携带*GBA*突变的DLB患者比非携带者有更严重的运动障碍、RBD和认知功能障碍，其发病时间通常更早，且生存期较短。

*MAPT*基因编码的微管相关蛋白tau与AD和PD等神经退行性疾病有关。最近一项研究表明，与对照组相比，H1单倍型DLB的风险更高（2.8% vs 1.0%；OR=2.2），H2单倍型DLB的风险则更低（20.9% vs 23.6%；OR=0.8），这与PD是类似的。

2. AD相关基因　*PSEN1*、*PSEN2*和*APP*的突变通常与家族性AD（familial AD，FAD）相关，但也与DLB等其他疾病相关。*PSEN1*的p.Ala79Val突变和p.Thr440缺失，*PSEN2*的p.Arg71Trp、p.Ala85Val、p.Asp439Ala突变，以及*APP*的p.Val717Ile突变和二倍体突变都见于DLB。

在DLB患者中发现*PSEN1*、*PSEN2*和*APP*突变的原因有很多。首先，AD患者可能被误诊为DLB。其次，在AD病理外，FAD患者也可以出现LBD病理。在FAD患者中，超过60%的患者存在路易体病理改变，约30%的*PSEN1*或*PSEN2*突变携带者存在皮质路易体的病理改变。

*ApoE*有3个等位基因，分别是保护性等位基因*ApoE*的ε2、中性等位基因*ApoE*的ε3与风险性等位基因*ApoE*的ε4。研究表明*ApoE*的ε4携带者出现AD和路易体病理概率均显著提升。与非携带者相比，ε4携带者路易体和AD病理出现率提升13倍，AD病理伴痴呆出现率提升10倍，路易体病理伴痴呆出现率提升6倍。DLB患者*ApoE*的ε4携带者通常生存期更短，而*ApoE*的ε2携带者DLB的发病率更低。

3. 其他　其他基因突变如*PRKN*、*PINK1*、*GRN*、*TREM2*、*CHMP2B*、*CHMP2B*、*PRNP*、*CHCHD2*、*EIF4G1*、*GIGYF2*、*SCARB2*也被认为可能与DLB的发病有关，但需进一步研究以明确。

四、遗传因素对发病机制的启示

基因突变导致LBD，提示相应基因编码的蛋白质产物参与导致LBD的关键性分子通路，这些蛋白质参与了氧化应激、线粒体功能障碍、泛素蛋白酶体系功能障碍、兴奋性氨基酸毒性及细胞凋亡等多种途径，这些途经的缺陷均可导致LBD的发病，不同基因突变的发病机制又有所区别与侧重。随着全基因组测序技术的进一步推广和应用，将会发现越来越多的PD和DLB的致病基因及风险基因。

PD的发病机制涉及最终导致多巴胺能神经元选择性丢失，以及残余神经元细胞中出现α-突触核蛋白阳性的路易体形成的分子途经，氧化应激导致的线粒体功能障碍、内质网应激导致的异常蛋白质折叠、神经炎症、微生物群-肠-脑轴等因素均可制造PD实验细胞或动物模型。

SNCA基因可以编码α-突触核蛋白，α-突触核蛋白聚集可诱导线粒体断裂，并导致钙离子从内质网向线粒体的转移增加，从而导致细胞氧化应激及相关病理改变产生。

LRRK2基因编码由2527个氨基酸组成的多结构域dardarin蛋白。其突变体可增强自身的激酶活性，干扰多巴胺神经元的活性，促进包涵体的早期形成，从而导致线粒体功能失调、自噬-溶酶体途径激活和泛素-蛋白酶体系统异常，进而导致神经元细胞死亡。

PINK1编码的蛋白质具有丝氨酸-苏氨酸激酶活性，在细胞氧化应激过程中有保护线粒体的功能。当线粒体去极化或氧化应激时，PINK1积累并磷酸化激活。激活的PINK1和PRKN一起导致线粒体功能失调、自噬-溶酶体途径激活和泛素-蛋白酶体系统异常。PINK1、PRKN也与核聚变和裂变之间的平衡有关。

DJ-1蛋白被认为是细胞氧化应激的传感器。当细胞氧化应激时，DJ-1蛋白被氧化并随后易位至线粒体。线粒体损伤和对复合物Ⅰ抑制的易感性增加可能导致DJ-1蛋白功能丧失。在细胞模型中，DJ-1蛋白功能丧失与溶酶体活性降低、自噬减少及功能失调线粒体积累有关。这表明DJ-1相关的致病途径与PINK1、PRKN介导线粒体自噬有所联系，是线粒体功能失调的主要细胞降解途径。

GBA基因中的杂合突变是iPD的最常见危险因素。葡糖脑苷脂酶的缺乏会导致线粒体自噬的减少和功能障碍线粒体累积。葡糖脑苷脂酶功能受损可使α-突触核蛋白降解失衡，并且可能使溶酶体过载而进一步使α-突触核蛋白累积。内质网葡糖脑苷脂累积导致未折叠蛋白反应功能障碍，并可扰乱内质网相关的钙离子稳态。

DLB和PD的特征性病理改变均为路易体形成，两者大脑中的路易体并无明显区别。两者间并无绝对界限，却一定程度上存在各自的特点。PD黑质的神经元丢失更为明显，DLB纹状体神经元丢失及路易体沉积更为严重。DLB也有更为广泛而严重的β-淀粉样蛋白（Aβ）沉积等（表22-2）。

在过去的20余年里，LBD遗传基础研究取得了重大进展。通过LBD致病基因及风险基因的研究，以及各种LBD动物模型的建立，极大地加深了我们对LBD发病机制的认识。通过对致病基因蛋白产物相互作用的研究，可以阐明LBD发生的多种致病机制和表观遗传机制（图22-1），包括α-突触核蛋白聚集、线粒体功能异常、氧化应激、多巴胺释放或存储功能受损和突触囊泡循环功能障碍等。SNCA、PRKN、PINK1、DJ-1的功能丧失或再获得的毒性功能可导致氧化损伤、泛素-蛋白酶体系统（UPS）功能障碍和线粒体功能障碍，从而导致LBD的发生。VPS13C的功能缺失可加重PRKN/PINK1依赖的线粒体自噬。

表22-2　基因变异及其对DLB发病机制的影响

基因	编码蛋白	基因变异导致的分子功能与结构的改变
SNCA	α-突触核蛋白	促进α-突触核蛋白的聚集和路易体的形成
SNCB	β-突触核蛋白	抑制α-突触核蛋白聚集和纤维的形成
SNCG	γ-突触核蛋白	与神经退行性变有关
APP	淀粉样蛋白前体	促进淀粉样蛋白的积累及α-突触核蛋白病的形成和发展
PSEN-1	Presenilin-1	导致Aβ42/Aβ40值升高、α-突触核蛋白的Ser129磷酸化增强
MAPT	tau	促进α-突触核蛋白寡聚体与聚集体的形成
GBA	葡糖脑苷脂酶	影响α-突触核蛋白的清除或促进其聚集
ApoE	载脂蛋白E	影响Aβ和（或）α-突触核蛋白聚集

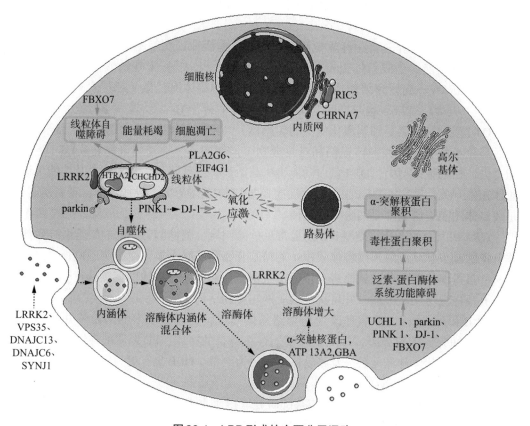

图22-1　LBD形成的主要分子通路

虚线箭头表示正常生理过程在LBD发病过程中出现功能减退或异常，实线箭头表示LBD发病过程中，获得性细胞毒性分子通路导致的路易体形成及细胞死亡。ATP13A2：ATPase-13A2，ATP酶13A2；CHCHD2：coiled-coil-helix-coiled-coil-helix domain containing 2，卷曲-圈状-螺旋-卷曲-圈状-螺旋包含2的功能区；CHRNA7：neuronal nicotinic acetylcholine receptor subunit α7，神经元烟碱乙酰胆碱受体亚基α7；DNAJC6：DNAJ heat shock protein family（Hsp40）member C6，DNAJ热休克蛋白家族（Hsp40）成员C6；EIF4G1：eukaryotic translation initiation factor 4-gamma 1，真核翻译起始因子4-γ1；FBXO7：F-box only protein 7，细胞周期蛋白7；GBA：glucosidase beta acid，β-葡萄糖苷酶；HTRA2：HtrA serine peptidase 2，HtrA丝氨酸多肽酶2；LRRK2：leucine-rich repeat kinase 2，富亮氨酸重复激酶2；PINK1：PTEN-induced putative kinase 1，PTEN诱导激酶1；PLA2G6：phospholipase A2，group Ⅵ，磷脂酶A2第Ⅵ型；RIC3：resistance to inhibitor of cholinesterase 3，抵御胆碱酯酶3抑制剂；SYNJ1：synaptojanin 1，突触小泡磷酸酶1；UCHL1：ubiquitin C-terminal hydrolase，泛素C端水解酶；VPS35：vacuolar protein sorting 35，空泡分选蛋白35

五、总结

随着时间的推移和NGS的应用，医学预测学将越来越多地应用于LBD等神经系统疾病的诊断与预后的判定，越来越多的LBD基因将被发现，新基因的鉴定将进一步促进人们对LBD分子学发病机制的了解，并有助于发现新的LBD诊断及治疗技术。

目前LBD的治疗方式，主要限于对症药物治疗，但这些药物都只能改善症状，不能阻止病情的发展。随着基因检测技术的进步及LBD发病机制的进一步深入，相信新的技术手段，如基因编辑导入多巴胺合成过程中酶类基因，导入抗凋亡蛋白基因及编码神经营养因子的基因，调整基底节环路的功能及与干细胞联合应用，将从分子学层面上彻底治愈LBD，而发现导致LBD的致病基因是实现LBD根治性疗法的关键步骤之一。

（黄　越　曹凌晓　李　伟　赵佳璐）

参 考 文 献

Bersano，A，Markus HS，Quaglini S，et al，2016. Clinical pregenetic screening for stroke monogenic diseases：results from Lombardia GENS registry. Stroke，47（7）：1702-1709.

Chen M L，Wu R M，2018. LRRK 2 gene mutations in the pathophysiology of the ROCO domain and therapeutic targets for Parkinson's disease：a review. Journal of Biomedical Science，25（1）：52.

Fagan E S，Pihlstrøm L，2017. Genetic risk factors for cognitive decline in Parkinson's disease：a review of the literature. European Journal of Neurology，24（4）：561-e20.

Gan-Or Z，Amshalom I，Kilarski L L，et al，2015. Differential effects of severe vs mild GBA mutations on Parkinson disease. Neurology，84（9）：880-887.

Geiger J T，Ding J，Crain B，et al，2016. Next-generation sequencing reveals substantial genetic contribution to dementia with Lewy bodies. Neurobiology of Disease，94：55-62.

Guerreiro R，Ross O A，Kun-Rodrigues C，et al，2018. Investigating the genetic architecture of dementia with Lewy bodies：a two-stage genome-wide association study. The Lancet Neurology，17（1）：64-74.

Heckman M G，Soto-Ortolaza A I，Contreras M Y S，et al，2016. LRRK2 variation and dementia with Lewy bodies. Parkinsonism & Related Disorders，31：98-103.

Kiely A P，Ling H，Asi Y T，et al，2015. Distinct clinical and neuropathological features of G51D SNCA mutation cases compared with SNCA duplication and H50Q mutation. Molecular Neurodegeneration，10：41.

Kim C Y，Alcalay R N，2017. Genetic forms of Parkinson's disease. Seminars in Neurology，37（2）：135-146.

Kosaka K，2014. Latest concept of lewy body disease. Psychiatry Clin Neurosci，68（6）：391-394.

Labbe C，Heckman M G，Lorenzo-Betancor O，et al，2016. MAPT haplotype H1G is associated with increased risk of dementia with Lewy bodies. Alzheimer's & Dementia，12（12）：1297-1304.

Larsen S B，Hanss Z，Kruger R，2018. The genetic architecture of mitochondrial dysfunction in Parkinson's Disease. Cell and Tissue Research，373（1）：21-37.

Lunati A，Lesage S，Brice A，2018. The genetic landscape of Parkinson's disease. Revue Neurologique，174（9）：628-643.

Marras C，Alcalay R N，Caspell-Garcia C，et al，2016. Motor and nonmotor heterogeneity of LR-

RK2-related and idiopathic Parkinson's disease. Movement Disorders, 31 (8): 1192-1202.

Martikainen M H, Paivarinta M, Hietala M, et al, 2015. Clinical and imaging findings in Parkinson disease associated with the A53E SNCA mutation. Neurology Genetics, 1 (4): e27.

Pascale E, Di Battista M E, Rubino A, et al, 2016. Genetic architecture of MAPT gene region in parkinson disease subtypes. Frontiers in Cellular Neuroence, 10: 96.

Postuma R B, Berg D, Stern M, et al, 2015. MDS clinical diagnostic criteria for Parkinson's disease. Movement Disorders: Official Journal of the Movement Disorder Society, 30 (12): 1591-1601.

Sarkar S, Raymick J, Imam S, 2016. Neuroprotective and therapeutic strategies against Parkinson's disease: recent perspectives. International Journal of Molecular Sciences, 17 (6): 904.

Shiner T, Mirelman A, Gana Weisz M, et al, 2016. High frequency of GBA gene mutations in dementia with Lewy bodies among ashkenazi jews. JAMA Neurology, 73 (12): 1448-1453.

Truban D, Hou X, Caulfield T R, et al, 2017. PINK1, parkin, and mitochondrial quality control: what can we learn about parkinson's disease pathobiology? Journal of Parkinson's disease, 7 (1): 13-29.

Vergouw L J M, van Steenoven I, van de Berg W D J, et al, 2017. An update on the genetics of dementia with Lewy bodies. Parkinsonism & Related Disorders, 43: 1-8.

Verstraeten A, Theuns J, Van Broeckhoven C, 2015. Progress in unraveling the genetic etiology of Parkinson disease in a genomic era. Trends in Genetics, 31 (3): 140-149.

Zhang P, Wang Q, Jiao F, et al, 2016. Association of LRRK2 R1628P variant with Parkinson's disease in Ethnic Han-Chinese and subgroup population. Scientific Reports, 6: 35171.

第23章

药物代谢基因检测

药物基因学来源于药理学和遗传学的结合。药物基因检测的目的是根据基因的特点来预测或者解释人们对药物和其他有药理或毒理活性化合物的反应。药物基因学快速发展并扩展到各领域是个体化医疗关键的一部分。将药物处理和反应与整个基因组联系起来的相关工作被称为药物基因组。药物遗传学和药物基因组学可包括人类生殖系突变，如种系突变、体细胞突变（如恶性肿瘤中观察到的突变），基因拷贝数或非人类（如病毒基因组）突变。

目前药物基因学的目标是使患者的遗传基因（基因型）与表现型相关联，尤其是药代动力学（药物处理）和药效学（药物反应）。治疗前进行药物基因学检测能在药物使用之前预测其表现型，预测的表型信息可用于选择患者可能产生反应的特定药物或最佳给药间隔，同时避免或尽量降低药物不良反应的发生率，包括药物过敏。药物不良反应是发病率和死亡率升高的一个主要原因，而许多药物的药效可能还不到50%。所有药品种类中目前可与药物基因信息关联的约占10%。其中一些药物基因组学检测用于临床，旨在确定患者可能有药物不良反应或治疗失败的遗传易感性。然而，药物基因组学临床应用在大多数药物的处方需要更具体的剂量指南。

本章的目标是使临床实验室人员熟悉涉及人类生殖系变异的药物基因检测的概念和实例。本章包括几种多态基因的概述及它们在目前主要医学领域的应用。

第一节 药物代谢基因组学的概念

一、概念

药理学与基因学结合的关键环节包括药物代谢动力学（PK，简称药代动力学或药动学）和药物效应动力学（PD，简称药效动力学或药效学）两方面。药代动力学主要是定量研究药物在生物体内吸收、分布、代谢和排泄规律，侧重于阐明药物的体内过程；药效学主要研究药物对机体的作用、作用规律及作用机制，其内容包括药物与作用靶位之间相互作用所引起的生化、生理学和形态学变化，侧重于解释药物如何与作用靶点发生作用。药物代谢酶和药物靶点基因检测可指导临床针对特定的患者选择合适的药物和给药剂量，实现个体化用药，从而提高药物治疗的有效性和安全性，防止严重药物不良反应的发生。

2006年Clayton基于代谢组学提出了"药物代谢组学"的概念，利用给药前机体的代谢表型来预测给药后的药物反应表型，这样即使不了解动物的基因组信息，也能够根据给药前动物尿液代谢物所包含的信息，预测机体对药物的代谢和毒性反应的差异。药物基因组学（pharmacogenomics，PGx），就是研究不同个体的药物反应（主要指药效和毒性）差异与DNA多态性的关系，即通过DNA序列差异的分析，从基因组水平上深入认识疾病及药物作用的个体差异的机制，指导并优化临床用药。其实质是通过每位患者的基因型来预测药物反应的表型，从而达到个体化治疗的目的；新的疾病基因的发现也将提供新的药物靶点。

二、药物基因组学靶点

药物反应和药物处理取决于许多因素，如药物配方、给药途径、临床状态（如肾功能、肝功能、蛋白质状态）、年龄、性别、基因等。围绕着药物处理和药物反应的许多变量是可衡量的。剂量优化通常是基于患者对药物或组合药物的处理和反应，通过反复试验所得出的最优剂量。药物基因组学检测可以用来理解和预测上述两个主要过程的某些方面，其药理学基础是药代动力学和药效学的综合。

药代动力学描述机体作用于药物的过程：吸收、分布、代谢和排泄。其靶点可能为编码转运蛋白质、代谢酶或药物结合蛋白的基因。药效学涉及对药物的反应，并描述介导这些反应的过程。药效学的靶点可能为编码酶、受体、离子通道或其他信号蛋白的基因。药物基因检测提供的关于预测患者药代动力学和药效学的信息，可以用来预测药物处理和药物反应的特点；通过反复试验将剂量最优化和错误最小化。

临床上使用药物基因检测时，需要理解代谢酶基因突变是如何影响药物反应或药物剂量的。药物代谢可有效灭活底物或增加底物的水溶性，促进其排泄；相反，也可激活底物或前药。

代谢酶催化的反应通常分为第一阶段（phase Ⅰ，Ⅰ相）反应和第二阶段（phase Ⅱ，Ⅱ相）反应。Ⅰ相反应通过引入或脱去一个功能基团，将母体化合物转换为一个极性增高的代谢物。常见的Ⅰ相反应有氧化反应、还原反应和水解反应。大多数Ⅰ相反应是氧化反应，受细胞色素P450（CYP）同工酶调控。CYP基因变异与酶活性、稳定性和（或）底物亲和力的改变相关，能产生有临床意义的表型。除了基因突变，许多CYP同工酶易受表达差异（＞1000倍）和药物之间相互作用的影响，从而改变根据基因组学信息所预测的表型。

Ⅰ相代谢产物常需要额外的修饰，如通过Ⅱ相反应，来达到排出体外的目的。Ⅱ相反应可独立出现，或先于Ⅰ相反应。Ⅱ相酶通常为转移酶，使药物与乙酰基、葡糖醛酸基、氨基酰基或硫酸盐基团结合。许多Ⅱ相酶表现出的基因突变与酶活性、稳定性或底物亲和力改变引起临床上显著的表型差异有关。

迄今为止，大多数药物与基因关系还没得到充分的临床研究，不能用于直接治疗。基于已成功应用的例子，药物基因靶标都有以下一些共同特点：明确特定药物代谢或反应的主要途径，从而为药物选择或避免提供明确的指导；在剂量和血浆药物浓度之间的关系，有重要的临床意义和作用效应；用来预测治疗指数（therapeutic index）窗口狭窄的药物剂量或是指导需要很长一段时间起效的药物剂量。

并非所有的用药指导都需要进行药物基因检测，如以下一些情况就不适用：无可替代治疗药物；出于某种原因，结合基因检测不能明显改善患者护理；简单或更经济可行的检测足以做出处方决定。一些具体的基因-药物关系信息如表23-1所示。虽然这些基因–药物的例子主要应用于肿瘤、精神病学、神经学、传染病、心脏病，但其他医学领域也可能会受益于药物基因组学检测。

表23-1 药物的基因学信息概述

药物	医学相关领域	FDA批准年份	ADR或耐药概率	基因或等位基因	与此基因或等位基因相关的其他药物
巯嘌呤	肿瘤学	2003	1%～10%ADR	*TPMT*	硫唑嘌呤
伊立替康	肿瘤学	2004	30%～40%ADR	*UGT1A1*	拓扑替康
他莫昔芬	肿瘤学	2006	30%耐药	*CYP2D6*	可待因
氟尿嘧啶	肿瘤学	2003	20%ADR	*DYPD*	卡培他滨
卡马西平	精神病学、神经病学	2007	10% ADR	*HLA-B*1502*	苯妥英
华法林	心脏病学	2007	5%～40% ADR	*CYP2C9、VKORC1*	
氯吡格雷	心脏病学	2009	30%耐药	*CYP2C19*	奥美拉唑

注：ADR，药物不良反应

第二节　药物代谢基因检测方法概述

药物基因学检测能在一定程度上预测患者的治疗结果：治疗失败；出现药物不良反应；出现药代动力学改变。基因检测结果能在选择药物、药物剂量和给药频率方面提供帮助，从而促进成功治疗，避免不好的结果（如药物不良反应）。药物基因检测是测定一种表型或和表型相关的基因序列（基因型）。检测表型和基因型的方法都有，重点是基因型方法，目前也更为普遍。当然无论是表现型还是基因型都不能替代临床对药物反应的评价和对治疗药物的监测。

表现型已被广泛应用于测定药代动力学的变异，尤其是在药物代谢和排泄方面。药物代谢表型的测定在严格控制的情况下，可以提供非常有意义的信息。

一、表型测定

表型测定常用的方法是给予一个探针药物，也就是说，这个药与预期治疗药物代谢的酶或路径相同。在给予探针药物后的特定时间留取体液，典型的有尿液和（或）血液。然后测定母体药物和一种或多种药物代谢物的浓度。比较母体与代谢产物的比率，计算代谢比值，如与CYP2D6相关的表型可通过使用上述探针药物法确定，即在给予探针药物后的特定时间留取尿液，分析原体药物和经由CYP2D6产生的代谢产物。

基于探针药物的表型检测，探针化合物须具有以下一些特点：①安全；②易于在目标人群中使用；③相对便宜；④收集标本方便。基于探针药物的表型结果可能很难解释潜在的未被识别或未被记录的混杂因素，如饮食、饮酒或非处方药物、疾病状态、性别和年龄。

表型测定还可以在体外通过测量一种特定代谢酶的活性来进行，这种酶使用外周血红细胞作为整个患者新陈代谢的替代物。例如，一种测量硫嘌呤甲基转移酶（TPMT）活性的常用方法为分离红细胞，裂解细胞；将裂解产物、6-巯基嘌呤（6-MP）和甲基供体（S-腺苷-L-甲硫氨酸）一起于37℃孵育1.5小时；测定甲基化产物6-甲基硫嘌呤（6-MMP）的浓度并与参考值对比。当6-MMP的浓度低时，检测到TPMT活性降低或不足。低TPMT活性的临床意义在于，当患者接受巯嘌呤或硫唑嘌呤治疗时，由于巯嘌呤的累积而导致骨髓抑制的高风险。若患者TPMT活性受损，则这些药物使用时需要剂量更低，同时密切关注临床监视，使毒性风险最小化并确保药物的效力。每个酶的底物与分离的细胞在最合适条件下（温度、时间、辅酶因子、pH等）孵育。反应停止并测定产物，使用如分光光度法、液相色谱分析技术与紫外线或质谱技术检测。

二、基因型测定

检测和评估药物基因变异的第二个主要方法是通过基因分型。虽然基因型测定对预测特异药代动力学和（或）药效学的变异性有着巨大的意义，但也必须清楚地认识到，基因分型的价值在很大程度上依赖于基因型与表型的相关性。举最简单的例子，一个基因型结果将占预期表型的100%。完全明确的基因型–表型关系是罕见的。据估计，TPMT的基因分型在80%～90%的情况下可以可靠地预测表型。然而，围绕硫嘌呤类药物代谢的复杂性还提出了其他可能对这些药物的整体药代动力学起作用的重要基因问题。

当一个好的基因型–表型关联存在时，基因分型检测优于表型，这主要由于基因型测定有以下优势：①比表型测定便宜；②在实验室之间可重复；③不受由特定临床条件所引起个体差异或预期的生理变化使表型复杂化的影响。此外，相较表型检测，基因分型检测对于患者来说侵入性少、耗时少。因此，对于基因型所需要的样本可在任何时间、任何地方收集。以唾液为基础的检测可以产生足够数量和质量的DNA用于大多数基因检测，使得在家庭收集更为简便。

尽管基因分型优于表型分型，但必须认识到基因分型的局限性。例如，一些使用目标扩增的检测容易出现假阴性，因为它们依赖于聚合酶链反应（PCR）产物。由于缺乏对整个基因的测序，目前可用的基因分型技术无法检测到所有可能的变异。基因分型的另一个缺点是，不能准确预测表达蛋白的功能。

第三节　药物代谢基因检测的临床应用

一、药物基因组学在肿瘤的应用

肿瘤分析检测可通过评估多种基因的表达评估某些癌症的预后。一些有预测代谢潜能的药物基因检测可用于肿瘤化疗，因为用于肿瘤的药物需要代谢酶激活，也需要抑制一些药物的活性（如伊立替康），一种关键代谢酶的表达受损或改变可能是导致治疗成功和药物不良反应之间区别的关键。理论上，通过协同治疗前药物基因组学、治疗后药代动力学与药效学可共同确定最佳剂量。

药物基因组学也被应用于风险分层。表23-2中列出一些目标基因和已知的与各种癌症相关的基因。代谢酶通过外源性物质获得或失去活性。例如，N-乙酰转移酶（NAT）1和NAT2的几种酶底物很可能致癌。除了NAT1和NAT2，谷胱甘肽S-转移酶（glutathione S-transferase，GST）是确立外源性暴露引发癌症风险的重要因素。目前至少已确定16种相关GST，并被分成8类。表23-2列出了部分主要成员：α类（GSTA1、GSTA2）、μ类（GSTM1）、π类（GSTP1）和θ类（GSTT1）。例如，GSTM1缺陷特征与肺癌和膀胱癌的高风险相关，但具体的触发或底物尚不清楚。

表23-2 药物基因靶标对癌症风险、选择治疗药物及优化药物剂量非常重要

基因或蛋白靶标	化疗药物	致癌物质
CYP2B6、CYP2C9	环磷酰胺、异环磷酰胺	
CYP2C19、CYP2D6	他莫昔芬	
CYP3A4	环磷酰胺、依托泊苷	黄曲霉素B1
GSTA1、GSTA2	环磷酰胺	异丙苯过氧化氢
GSTM1		黄曲霉素B1环氧化合物
GSTP1	噻替派、环磷酰胺	
GSTT1		环氧乙烷、氯甲烷
HER2/Neu	曲妥珠单抗、拉帕替尼	
NAT2	氨萘非特	对氨基苯甲酸、4-氨基联苯
TPMT	巯嘌呤、硫唑嘌呤	
UGT1A1	伊立替康、尼洛替尼	
UGT2B15	他莫昔芬	

二、药物基因组学在心脏病的应用

急性心血管事件如心肌梗死、肺栓塞和大出血的临床管理，显然不能等基因检测的结果指导治疗决策。然而，在预防心血管疾病的药物剂量临床指导中，药物基因组学的检测得到了有效的应用和施展。典型的例子如下：①预防血栓形成的华法林；②他汀类药物和抗血小板治疗来降低未来冠心病事件的风险；③治疗高血压。药物基因组学检测的引入相当程度上促进了上述心血管疾病的治疗。普鲁卡因胺是一种典型的抗心律失常药物，其代谢主要由N-乙酰化作用（N-acetylation）调节。乙酰化的速率是由基因决定的，基于NAT，与NAT1或NAT2基因突变相关。常通过测定N-乙酰化的代谢物（通常被称为NAPA）来监测原体药物以优化剂量。许多CYP底物在心血管也有应用。例如，氯吡格雷是一种常用的CYP2C19底物。氯吡格雷是一种前体药物，与他莫昔芬和可待因相似，除非代谢激活否则不会发挥作用。事实上，约1/3的患者为氯吡格雷耐药，部分原因是药代动力学变异。药效学变化也可以解释耐药性和毒性。例如，促进他汀类药物吸收和消除的药物转运蛋白可能有药物遗传的影响。由SLCO1B1编码的OATP1B1变

异型和由 *ABCB1* 编码的 ABCB1，与药代动力学变异性和他汀类诱发的肌病相关。

理想情况下，通过药物基因组学的测定来预测药代动力学和药效学变化的关键方面，从而指导治疗。测定药代动力学、药效学关键基因最好的例证是华法林剂量与 CYP2C9 基因型的联系，后者的突变致使华法林失活。*VKORC1* 基因与华法林的抗凝作用有关。另一个基因 *CYP4F2* 与华法林的剂量需求增加相关。

三、药物基因组学在传染性疾病的应用

药物基因组学已经应用于传染病，主要是为了了解生物易感性，研究比较基因组学，并针对药物开发提供支持。关于许多传统传染病的药物基因组，与药代动力学相关的几个靶点是 NAT 的底物：异烟肼、氨苯砜和磺胺类药。尽管不常规做 NAT1 和 NAT2 药物基因检测，但这些基因的突变可能会影响这些药物的代谢和稳态浓度。氯胍浓度受 CYP2C19 变异的影响，且 CYP2C8 与源于阿莫地喹毒性的风险相关。其他药物基因学关联如下：① *CYP2B6* 等位基因和依法韦仑引起的中枢神经系统药物不良反应风险相关；② *UGT1A* 基因变异和严重高胆红素血症与蛋白酶抑制剂相关；③ CYP3A 家族的变异和克拉霉素清除率相关。

第四节　第一阶段药物代谢基因

如前所述，大多数第一阶段反应是氧化反应，并由 CYP 调节。CYP 是含亚铁血红素的酶类，由 CYP 基因的一个超家族合成。根据氨基酸序列的同源性分为家族和亚家族。参与药物代谢的 CYP 主要有 CYP1A2、CYP2B6、CYP2C9、CYP2C19、CYP2D6、CYP2E1 和 CYP3A 的家族，表23-3所示为由 CYP 代谢的底物、抑制剂和诱导剂。所有 CYP 家族表现出的基因变异都可能影响最优处方的临床实践，本节仅讨论药物基因 CYP2D6。CYP 等位基因的分类在国际学术界已经达成共识。简言之，*1 等位基因是正常的强代谢型等位基因，编码一种具有充分酶活性的蛋白质，并表达特定的数量。通常 *1 说明没有检测到等位基因变异。描述所有的等位基因都是 "*" 后面跟着一个数字，也可能用一个字母来描述一个等位基因亚型。亚型尚未被证明影响表型。其他等位基因的数值主要是基于识别的年份，识别越早，等位基因数字越小。本节以一种重要的 CYP 同工酶——CYP2D6 为例进行简要介绍。

表23-3　CYP超家族的代谢药物、抑制剂和诱导剂

CYP1A2	CYP2B6	CYP2C9	CYP2C19	CYP2D6	CYP2E1	CYP3A4/5/7
底物						
阿米替林	安非他酮	塞来昔布	阿米替林	阿米替林	对乙酰氨基酚	阿普唑仑
咖啡因	环磷酰胺	双氯芬酸	卡利普多	安非他明	苯胺	克拉霉素
氯米帕明	依法韦仑	氟伐他汀	西酞普兰	阿立哌唑	苯	环孢素
氯氮平	异环磷酰胺	格列吡嗪	氯霉素	氯米帕明	氯唑沙宗	地西泮
环苯扎林	美沙酮	布洛芬	氯米帕明	可待因	恩氟烷	红霉素

续表

CYP1A2	CYP2B6	CYP2C9	CYP2C19	CYP2D6	CYP2E1	CYP3A4/5/7
氟伏沙明	索拉非尼	厄贝沙坦	氯吡格雷	地昔帕明	乙醇	洛伐他汀
抑制剂						
西咪替丁	噻替派	胺碘酮	氟西汀	安非他酮	双硫仑	克拉霉素
氟喹诺酮	噻氯匹定	氟康唑	氟伏沙明	氟西汀		伊曲康唑
氟伏沙明		异烟肼	酮康唑	帕罗西汀		
噻氯匹定						
诱导剂						
烟草	苯巴比妥	利福平			乙醇	卡马西平
	苯妥英	司可巴比妥			异烟肼	苯巴比妥
	利福平					苯妥英

CYP2D6

CYP2D6，又称异喹胍羟化酶，是已知的Ⅰ相酶，可代谢的药物和环境毒素超过100种。如表23-3所示，CYP2D6的抑制剂中一些是酶底物。当CYP2D6的抑制剂同CYP2D6一起作用时，患者可能出现表型受损。而且，CYP2D6常涉及药物不良反应，是许多研究的课题。CYP2D6的代谢表型具有很好的连续性，从无活性到非常高的活性。为了便于描述，CYP2D6活性分布包含四组，分别为超快速代谢（UM）、强代谢（EM）、中速代谢（IM）和弱代谢（PM）。实际表现型不仅依赖于*CYP2D6*基因，也依赖于以下几方面：①CYP2D6的表达；②药物之间的相互作用对表型的影响；③CYP2D6是否激活或抑制。CYP2D6的药物基因组学和表型检测的应用可以帮助临床用药。CYP2D6药物基因组学的两个临床应用包括他莫昔芬和可待因。

（一）基因型到表现型

CYP2D6代谢率（表现型）和CYP2D6基因型之间的关系已被广泛的研究证实。*CYP2D6*基因包含4408个碱基，位于染色体22q13.2上，靠近两个同源性大于90%的假基因。*CYP2D6*基因中已经发现了90多个等位基因变异。根据预测的表型，通过对酶活性影响对等位基因进行分组。在白种人中，1%～10%基因是UM，5%～10%是PM。仅有1%～3%的非裔美国人和亚洲人是PM，但多数为IM。

CYP2D6表型中最简单的是PM表型，基本上无CYP2D6活性。当遗传2个或更多的PM等位基因，PM表型和预期一致。该基因型预测PM表型的敏感度和特异度估计为100%，预测准确率远超其他表型。其他表型分配主要基于最多的功能表型预测。例如，至少一个功能EM等位基因形成表型，属于正常的范围。当携带超过2个以上的功能EM等位基因时，就分为UM表型；这通常被称为基因复制。PM等位基因的复制对表现型没有影响，IM等位基因的复制可能会也可能不会影响表型。

（二）检测

*CYP2D6*基因分型对基因型检测技术是一种挑战，因为CYP2D6序列中：①假基因的存在；②基因变异的数量多；③基因变异的复杂性；④基因重复和删除。

为了从结构相似的假基因中分离出*CYP2D6*，*CYP2D6*基因分型方案通常采用长PCR或嵌入PCR策略，在PCR的第一步扩增CYP2D6特定区域，在该区域内小核苷酸变化，包括SNP和插入/删除的一个或几个小碱基，然后进行限制片段长度多态性聚合酶链反应（PCR-RFLP）。用于*CYP2D6*基因型测定的技术包括实时PCR和微阵列等。重要的是能辨认出足够数量的变异才便于确定等位基因的分类。例如，*CYP2D6*10*和*CYP2D6*4*等位基因都含有100个C→T变异。每个等位基因额外的独特SNP有助于这两者间的区分，并暗示两个等位基因都存在的可能性。因为基因缺失（*CYP2D6*5*）和重复事件（*CYP2D6*1XN*）完全发生相对普遍，会对表型产生重大影响，所以首选的是可检测并量化的分析技术。

（三）临床应用

1.可待因　通过阿片或吗啡甲基化获得的生物碱，是一种广泛使用的镇痛药物。可待因必须通过由CYP2D6介导的脱甲基反应转换成吗啡，从而产生镇痛作用。因此，CYP2D6 PM不会像CYP2D6 EM那样激活可待因，且按以往经验的标准剂量痛觉可能不会消失。因此临床医生需要为PM人群选择不同的镇痛药。IM很可能比EM需要更高剂量的可待因，且UM可能比EM需要可待因的剂量低。一个典型的EM，只有10%可待因转化为吗啡。对于UM表现型的人，可待因的管理是一个重要的安全问题，因为可产生高于预期浓度的吗啡，导致无意识下过量和阿片类药物毒性的风险。有病例报道，一个62岁UM表现型的人在给予适中剂量的可待因后发生呼吸抑郁和昏迷。吗啡浓度高出超过预期80倍。

2.抗抑郁药　剂量具有挑战性，因为评估疗效需要几周时间，优化剂量可能需要数月的反复试验。目前大部分的抗抑郁药是CYP2D6的底物，也有许多是抑制剂。关于CYP2D6毒性和死亡的病例报告已有发布。第一个是给予一个PM基因型的儿童抗抑郁药氟西汀。氟西汀是一种选择性5-羟色胺再摄取抑制剂（SSRI），去甲基化后形成唯一的活性代谢物诺氟西汀。氟西汀是两种异构体的外消旋混合物。*S*-氟西汀和*S*-诺氟西汀比*R*-异构体能更有效地抑制5-羟色胺再摄取。尽管一些CYP的同工酶参与氟西汀的代谢，但主要还是通过CYP2D6代谢。CYP2D6也被氟西汀和诺氟西汀抑制，导致药物和代谢物在治疗第一周内半衰期延长。因此，CYP2D6 PM人群需要的氟西汀剂量低且最好和另外一种不需要CYP2D6代谢的药物一起使用。

三环类抗抑郁药如去甲替林等也是由CYP2D6代谢的。关于CYP2D6表型和基因型与去甲替林药物浓度和毒性之间的关系已被广泛描述。去甲替林也是阿米替林的一个活性代谢产物，它经CYP2D6羟化后形成无活性代谢物（10-羟-去甲替林）。阿米替林、去甲替林和其他三环类抗抑郁药物治疗指数狭窄，并伴有严重的抗胆碱能药物不良反应，可能危及生命。尽管存在这些问题，这类药物在临床的应用仍然颇有吸引力，因为其反应率高于其他类抗抑郁药而且成本划算。由于高风险和低风险药物不良反应及对阿米替林和去甲替林的反应，CYP2D6基因型常用于治疗前患者分流。

第五节　第二阶段药物代谢基因

如前所述，第二阶段药物反应的酶一般为转移酶，通过乙酰基、葡糖醛酸、氨基或硫酸基团结合药物。Ⅱ相反应可发生在Ⅰ相反应之前或之后或相对独立。这些酶通常不会像CYP那样被诱导或抑制。然而，耗尽底物或转移辅助因子，如谷胱甘肽或乙酰辅酶A，将阻止相应转移酶反应的发生。与Ⅰ相反应的酶类似，合成Ⅱ相酶的基因基于同源性分为家族及亚家族。本节以 N- 乙酰转移酶为例进行简要介绍。

N- 乙酰转移酶

N- 乙酰转移酶（N-acetyltransferase，NAT）是体内重要的Ⅱ相代谢酶，包括NAT1和NAT2，主要存在于肝细胞中，催化乙酰基团从乙酰辅酶A转移到其作用底物芳香胺及肼类物质上，在人体对芳香胺类致癌物的活化和（或）灭活起着重要作用。底物包括药物、致癌物质、毒物和内源性化合物。N- 乙酰转移酶基因多态性是最早识别的药物基因靶标之一。

（一）基因型到表现型

其他NAT底物的研究已经证明表型与所含底物不相关。例如，异烟肼、一些磺酰胺类、氨力农、氨苯砜、普鲁卡因胺、咖啡因、氯硝西泮等芳香胺药物的NAT表型已明确。其他芳香胺底物如 p- 氨基苯甲酸酯（PABA）和 p- 氨基水杨酸钠（PAS）的表型尚未被观察到。叶酸的分解代谢物 p- 氨基苯甲酸谷氨酸酯是唯一的内源性NAT底物。然而，NAT2敲除和NAT1与NAT2双重敲除的老鼠表型未显示异常，暗示这些酶不是发育或功能所必需的。现在公认NAT1基因具有多态性，且非常不稳定，因此比NAT2相关研究难度更大。由于稳定性的差异和底物特异性重叠，NAT的组织定位研究仍具挑战性。现在人们已认识到，NAT1和NAT2在整个消化道、肺、膀胱、输尿管和肝脏中表达。

NAT1 和 NAT2 基因共享87%核苷酸序列和81%氨基酸序列。NATP 是无编码功能的假基因。每个NAT基因都有一个含870bp的无内含子可读框，编码290个氨基酸。NAT1*3 和 NAT2*4 被认为是野生型等位基因，名称源自人群中高频率重复的等位基因。NAT2*5、NAT2*6、NAT2*7、NAT2*13 和 NAT2*14 等位基因被认为是超过99%的慢乙酰化表型的原因。在多数人中 NAT1 等位基因突变最常见的是 NAT1*10，但是表现型 - 基因型的关系还不是很明确。其他人类中较罕见的有 NAT1 等位基因，其产生的酶活性减低且具有潜在临床意义的包括 NAT1*14、NAT1*15、NAT1*17、NAT1*19 和 NAT1*22。

（二）检测

NAT2慢乙酰化在许多人群中很常见，包括约83%埃及人，40%～60%高加索人、欧洲人和非洲裔美国人，10%～30%亚洲人，以及5%加拿大因纽特人。据报道与欧洲人（29%）相比，日本人（62.3%）*NAT1**10的等位基因频率高。影响NAT表现型的变量包括使用的底物或探针药物、年龄、疾病状态、药物、饮食等因素，以及生活方式因素如吸烟或NAT底物的职业暴露。

基因分型结果可以很好地预测NAT表型，NAT2的一致性达90%～100%。采用的方法主要为PCR-RFLP。

（三）临床应用

与CYP和TPMT不同，NAT状态与发生药物不良反应的倾向有关，与疾病风险相关，如类风湿关节炎、系统性红斑狼疮和一些癌症，尤其是膀胱癌、肺癌、胃癌和结直肠癌。NAT底物可与吸烟、一些药物、职业暴露（烹饪、染料和橡胶行业）和一些环境毒物有关。NAT检测可能对于那些暴露于高风险NAT底物或已经产生NAT底物不良反应的人是非常重要的。

基因型和表型的检测方法都未广泛应用于临床。然而，涉及NAT多态性的基因分型或表现型的研究显著影响了NAT底物的药物治疗和药物开发。对导致药物不良反应不同表型差异的认识，可促进其病理机制的进一步研究。例如，异烟肼的神经性不良反应与维生素B$_6$缺乏有关，可通过对所有患者同时使用维生素B$_6$来避免。由于快乙酰化型对常规剂量的反应性较小，因此异烟肼的给药间隔从每周1次改为一周2次。对于普鲁卡因胺，通过监测常规治疗药物原体和代谢物*N*-乙酰普鲁卡因胺测定乙酰化状态，基于原体/代谢物值来调整普鲁卡因胺的剂量，从而进行个体化的治疗。

第六节　病例讨论

病例一：一位35岁有智力问题的非裔美国男性被转到移植诊所进行移植前评估，患者因肾小管硬化而出现终末期肾病（ESRD）。结节性硬化或结节性硬化症（TSC）是一种罕见的常染色体显性遗传病，导致良性肿瘤生长在大脑和其他重要的器官，如肾脏、心脏、皮肤和眼部。

体格检查：面部、躯干和臀部有白色斑点（灰烬斑点），视网膜上有视网膜晶状体瘤，为灰色黄色斑块。眼外运动正常，无眼球震颤。躯干共济失调。在过去的几年中，因为ESRD患者一直在做透析。透析前实验室检测结果：HBsAg、乙型肝炎核心抗体（HBcAb）、丙型肝炎病毒抗体（HCV-Ab）、人类免疫缺陷病毒抗体（HIV-1/2-Ab）、人类嗜T细胞病毒-1抗体（HTLV-1-Ab）、巨细胞病毒抗体（CMV-Ab）、RPR阴性；其余结果见表23-4。

表23-4　患者实验室检测结果

项目	透析前	移植术后	参考范围
血尿素氮（BUN）	89mg/dl	8mg/dl	6～20mg/dl
肌酐（Cr）	9.2mg/dl	1.1mg/dl	0.6～1.2mg/dl
Na	136mmol/L	138mmol/L	133～145mmol/L

续表

项目	透析前	移植术后	参考范围
K	4.9mmol/L	4.5mmol/L	3.5～5.1mmol/L
Cl	109mmol/L	108mmol/L	98～112mmol/L
HCO_3^-	21mmol/L	23mmol/L	21～31mmol/L
葡萄糖	4.5mmol/L	5.7mmol/L	3.9～6.1mmol/L
血红蛋白/血细胞比容	83g/L/25%		130～170g/L/42%～52%
红细胞	12.2×10^3		$(4～10)\times10^3$
血小板	371×10^3		150～350
凝血酶原时间/国际标准比值（INR）	12.6秒/1.2		9.3～12.5秒/0.8～1.2
环孢素（CsA）		683ng/ml	50～200ng/ml

行肾移植手术，给予患者免疫抑制剂［环孢素（cyclosporine A，CsA）700mg，一日2次（bid），泼尼松25mg，一日1次（qd）和吗替麦考酚酯1500mg，bid］，抗生素（磺胺甲噁唑/甲氧苄啶-1，qd），抗病毒药物［阿昔洛韦200mg，一日4次（qid）］，以及抗真菌药物（氟康唑100mg）治疗。后续实验室检测结果见表23-4。根据患者CsA和肌酐水平，肌酐从1.0mg/dl增加到1.4mg/dl，在接下来的1个月，CsA的剂量必须进行调整。CsA剂量和最低浓度如表23-5所示。

表23-5　CsA剂量和最低浓度

CsA 剂量	数值	参考范围
600mg bid	551ng/ml	50～200ng/ml
500mg bid	333ng/ml	50～200ng/ml
300mg bid	191ng/ml	50～200ng/ml

CsA是一个强有力的免疫抑制剂，有着狭窄的治疗指数（疗效和毒性之间的范围）。由于患者体内和不同的患者对CsA吸收、分布和代谢存在广泛的可变性，药品监督管理局规定临床必须监测CsA水平。器官移植患者出现急性器官排斥的一个关键因素是CsA不足，其在慢性排斥反应和移植物衰竭中也发挥重要作用。反之，CsA过量会增加副作用如肾毒性，也会导致移植失败。

患者的新肾脏相对肿胀，由于肌酐的增长（从1.0mg/dl到1.4mg/dl），考虑为肾毒性。在移植后的前几天给予标准剂量的CsA，CsA浓度高出预料，肾毒性可能是由于CsA治疗。因此，CsA剂量需进一步下降到200mg bid。最后，肾移植成功并且工作良好。已有研究表明，CsA药代动力学在大个体间的变异是由于CYP3A4和CYP3A5基因多态性，CsA多是通过这两个基因代谢。经基因检测，患者的CYP3A4/CYP3A5基因型分别是*1B/*1B和*3/*3，与CsA低新陈代谢一致。

在得知CYP3A基因分型结果之前,已经进行了适当的治疗性药物监测(TDM)和CsA剂量的改变,这可能防止了CsA毒性造成的任何永久性损害。从某种意义上说,这种TDM和剂量的变化代表了一种简单的"个体化用药",实验室在其中扮演着重要的角色。这样的个体化医疗在降低毒性和使临床疗效最大化(减少到达治疗浓度所需的时间)方面是极具潜力的。如今,随着对药物反应和代谢异质性遗传基础的了解越来越多,医学界正期待着真正的个体化药物治疗,在这种药物中,基因检测可以帮助预测合适的药物剂量和个人对药物的反应。

病例二:患者男,69岁,既往病史:冠心病、心肌梗死、高脂血症。经皮冠脉介入术(PCI)后,服用辛伐他汀1个月后,逐渐出现四肢无力、持续性疼痛、失眠、心慌等不适症状,检查显示肌酸激酶水平升高,服用辛伐他汀4个月后停用,不适症状基本缓解,但血脂居高不下。患者想问应该服用什么药物既能降低血脂,又不会有肌肉疼痛。思考:应该进行什么基因检测,如何选择他汀类降脂药。

他汀类药物是目前降低低密度脂蛋白(LDL)水平最有效的药物,并能有效降低心脑血管疾病的发病风险。药物转运体OATP1B1(由SLCO1B1基因编码)负责将他汀从血液转运到肝细胞内,对药物清除起重要作用,参与多种药物的代谢。SLCO1B1基因定位于12号染色体,其中388A > G、521T > C是2种常见的单核苷酸多态性位点,可以形成4种单倍型SLCO1B1*1a(388A-521T)、SLCO1B1*1b(388G-521T)、SLCO1B1*5(388A-521C)、SLCO1B1*15(388G-521C)。突变型SLCO1B1基因(521T > C突变)会引起编码的OATP1B1转运蛋白活力减弱,表现为肝摄取药物能力降低,导致他汀类药物血药浓度升高,增加横纹肌溶解症或肌病的发生风险。通常当患者基因型为*1a/*5、*1a/*15、*1b/*15时表现为中度肌病风险,建议使用较低剂量的他汀类药物,用肌痛风险较低的他汀类药物(如氟伐他汀)。当患者基因型为*5/*5、*5/*15、*15/*15时表现为高度肌病风险,建议使用低剂量他汀类药物或换用非他汀类降脂药。

病例三:患者男,65岁,因"左侧肢体无力3天"入院,入院诊断:急性脑梗死;2型糖尿病;心律失常,心房颤动,室性期前收缩,R-R长间歇。入院第3天,临床医师根据CHA2DS2-VASc评分5分,有抗凝指征,选用华法林钠片1.5mg口服,每天1次抗凝治疗。入院第6天查INR为1.03,将华法林剂量调整为3mg口服,每天1次抗凝治疗,第11天和第14天查INR分别为1.31、1.27,故华法林剂量调整为4.5mg口服,每天1次抗凝治疗。入院第16天,因INR上升不明显,将华法林剂量调整为5mg口服,每天1次。因INR控制一直不理想,临床药师建议做华法林药物基因检测,结果回示:CYP2C9 * 3-1075(rs1057910)为野生纯合型,VKORC1-1639(rs9923231)为突变杂合型,临床药师综合受检者年龄、体重、身高、性别和民族因素,根据国际华法林药物基因组联合会(IWPC)推荐的华法林周剂量计算公式,进一步调整该患者华法林维持剂量,该患者华法林维持剂量为4.43mg/d(每周31mg)。建议:患者现华法林用量(5mg/d)已符合维持剂量,不宜再增加用量,待INR达标后,适当调整剂量(4.5mg/d)。医师采纳并执行,患者INR维持在2.0 ~ 3.0。

华法林为一种香豆素类抗凝血药,是目前临床应用最广泛的口服抗凝血药,华法林常用于预防和治疗静脉血栓、肺血栓栓塞、心房颤动和心脏瓣膜置换术所致的血栓并发症。因遗传因素和非遗传因素,华法林的个体差异大,临床需根据患者INR调整剂量,

INR反复检测及华法林剂量调整时间过长导致患者依从性差。遗传基因多态性是导致华法林个体差异大的主要因素，因此对患者进行药物基因检测，结合药物相互作用、患者年龄、体重等计算华法林使用剂量，有利于缩短华法林剂量调整的时间，提高患者的依从性。目前发现与华法林相关的药物有30种，其中CYP2C9和VKORC1的相关研究较多，证据较充分。

（樊 斐 翟燕红 曹 正）

参 考 文 献

宫丽丽，韩菲菲，吕亚丽，等，2018. 案例教学在药物基因组学教学中的应用. 中国临床药理学杂志，34（15）：1916-1918，1922.

黄伊逸，2019. 基于基因检测的华法林个体化用药案例分析. 临床合理用药杂志，12（31）：167-168.

王立峰，钱晓萍，刘宝瑞，2006. 药物遗传学和药物基因组学在肿瘤治疗中的应用. 世界华人消化杂志，14（3）：318-323.

Chou W H, Yan F X, Robbins-Weilert D K, et al, 2003. Comparison of two CYP2D6 genotyping methods and assessment of genotype-phenotype relationships. Clinical Chemistry，49：542-551.

Gopisankar M G，2017. CYP2D6 pharmacogenomics. Egyptian Journal of Medical Human Genetics，18（4）：309-313.

Saba K，Abdul R，2018. Carcinogenic potential of arylamine *N*-acetyltransferase in Asian populations. Journal of Cancer Research & Practice，5（4）：131-135.

Summerscales J E, Josephy P D, 2004. Human acetyl CoA: arylamine *N*-acetyltransferase variants generated by random mutagenesis. Molecular Pharmacology，65：220-226.

Wang C E，Lu K P，Chang Z，et al，2018. Association of CYP3A4*1B genotype with cyclosporin a pharmacokinetics in renal transplant recipients: a meta-analysis. Gene，664（20）：44-49.

第24章

肠道微生态与疾病

第一节　肠道的结构和功能

一、肠道结构

人体消化道是一条连接口腔和肛门的管道，分为上、下消化道两部分。口、咽、食管和胃组成了上消化道，肠道和肛门则组成了下消化道，见图24-1。

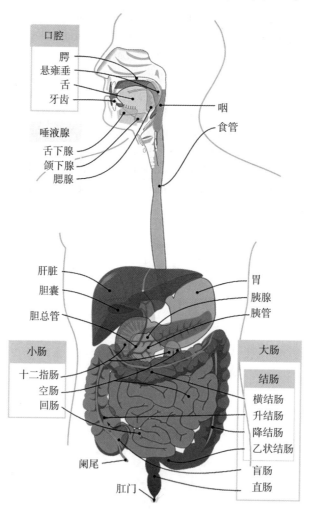

图24-1　消化道结构示意图

肠道指的是从胃幽门至肛门之间的消化管，主要包括小肠、大肠和直肠。小肠主要负责对食物进行消化和吸收，大肠负责对食物残渣进行浓缩，残渣浓缩后形成的粪便则经过直肠和肛门排出体外。

二、肠道功能

作为最长的消化管，肠道发挥着食物中大部分化学消化和营养吸收作用。

（1）食物经胃酸部分分解后，进入小肠进行消化和吸收。小肠全长 4～6m，由于其特殊的环状襞、肠绒毛和微绒毛结构，内表面积可以得到几十倍的扩张，达到约 200m^2，这就给食物的消化和吸收提供了足够的空间。在小肠内，由于消化酶等物质的作用，蛋白质被降解成肽类物质和氨基酸，脂肪被降解为脂肪酸与甘油，糖类被降解为单糖和低聚糖。这些营养物质能够透过小肠壁进入血液，得到充分的吸收。

食物残渣从小肠出来之后，进入大肠做进一步的处理。大肠的长度约为 1.5m，直径约 6.5cm。在大肠内，小肠没有消化的部分糖类可以由大肠中的细菌进行消化。大肠内的细菌还会产生大量的维生素，这些物质也会被吸收进入血液。另外，大肠还负责吸收电解质和大量水分，从而使食物残渣得到浓缩。

浓缩的食物残渣形成粪便并在直肠中积累。粪便积累到一定程度后直肠就会向大脑发出信号，产生便意，最后由肛门排出。

（2）重要的排遗和排泄器官：肠道一方面具有排遗功能，即将食物残渣形成的粪便排出体外；另一方面还有排泄功能，即收集体内一系列生化反应的产物并排出。肠道是最大的排遗和排泄器官。

食物经消化和吸收，形成残渣进入大肠。残渣在大肠内停留的时间较长，一般在 10 余小时。在这一过程中，残渣中的一部分水分被大肠黏膜吸收，同时经大肠细菌的发酵和腐败作用形成粪便。粪便中除食物残渣外，还包括脱落的肠上皮细胞和大量的细菌。此外，机体代谢后的废物，包括由肝排出的胆色素衍生物，以及由血液通过肠壁排至肠腔中的某些金属，如钙、镁、汞等的盐类，也随粪便排至体外。

（3）最大的免疫器官：人体的免疫系统和肠道微生物有着广泛而密切的联系。

在肠道内，由于存在着持久的共生关系，微生物与宿主共同进化出了一套合作机制。通过这种机制，宿主能够将代谢信号传递、微生物识别及免疫反应通路进行整合，以保证机体正常运转；微生物则通过其表面抗原和代谢产物发出关键的分子信号，对免疫组织的成熟和免疫反应的调节十分重要。肠道微生物群能够影响宿主免疫平衡，也能够影响免疫相关疾病的易感性，这些特性使得肠道微生物看起来和免疫器官十分相似。

肠道微生物对免疫系统的调节主要通过两种方式实现：代谢产物和微生物组分。首先，肠道微生物群通过厌氧发酵产生极其多样的代谢产物，如短链脂肪酸（short-chain fatty acid）、胆汁酸芳香烃受体（AHR）等。这种厌氧发酵底物要么来自外源未消化的食物成分，要么来自内源微生物和宿主所产生的化合物。宿主和微生物之间的黏膜界面是由单层上皮细胞组成的，这就允许微生物代谢产物和宿主细胞直接接触，从而影响免疫反应和疾病的发生。其次，肠道微生物对免疫系统的调节还可以通过微生物组分来实现，如多糖 A（polysaccharide A）、甲酰肽及 HBP（D-glycero-β-D-manno-heptose 1,7 bisphosphate）。

（4）在肠黏膜层内，存在着种类繁多的内分泌细胞，分散在其他上皮细胞之间。如前文所述，肠道的内表面积可达数百平方米，分布其中的内分泌细胞的数量也十分巨大，甚至远超人体其他内分泌细胞之和。从这个意义上来说，肠道是人体最大的内分泌器官。

肠道（包括胃部）内分泌细胞丰富多样，这些细胞能够感受胃肠道内的食物和各种化学成分的刺激，促进消化道运动，调节与分泌各种激素，如胰高血糖素样肽-1（GLP-1），是一种肠促胰岛素，主要由回肠内特定类型的分泌细胞产生，该激素能够使胃排空延迟，减少肠蠕动；刺激胰岛素释放，抑制胰高血糖素释放，从而降低血糖。

另外，肠道微生物群能够产生多种具有激素性质的物质，包括短链脂肪酸、神经递质、神经活性化合物的前体、胆汁酸、胆碱代谢物、下丘脑-垂体-肾上腺（HPA）激素及胃肠道（GI）激素等。这些物质能够进入血液和淋巴液等循环体液，在低浓度下就能对远离肠道的目标器官或组织发挥作用。在影响远端器官和系统的能力方面，肠道与内分泌器官相似。

（5）第二大脑：人类的肠神经系统（enteric nervous system）约有5亿个神经元，是脑中神经元数量的1/200、脊髓中神经元的5倍。肠神经系统遍布整个消化管道，从食管开始向下延伸到肛门，起着调节消化活动的作用。

肠道和大脑还能通过多种途径产生联系。

首先，肠道内的细菌产生的短链脂肪酸（SCFA）和肠道激素能够进入循环系统并迁移到中枢神经系统。其次，迷走神经能够在肠道神经元上形成突触，使得肠道-大脑的交流成为可能。再次，脑部产生的压力所诱导的糖皮质激素暴露，会加重肠黏膜屏障功能障碍，引起具有促炎症成分的细菌迁移。这种迁移或直接增加炎症，或通过免疫原应答引起促炎症细胞因子的增加，这些细胞因子会损害血脑屏障和肠黏膜屏障的完整性。最后，细胞因子也能够通过中央淋巴管与大脑直接发生交流。

综上所述，肠道不仅具有自己独立的神经系统，而且与大脑存在着大量直接或间接、单向或双向的交流，这使得肠道看起来就像是人的"第二大脑"。

第二节　肠道菌群的组成和功能

一、肠道菌群的组成

肠道菌群也称肠道微生物群，顾名思义就是生活在我们肠道中的细菌、真菌和病毒等微生物的组合。接下来说的肠道菌群特指肠道细菌，主要由3类细菌组成。

（一）益生菌

益生菌是人体肠道中的有益菌，在宿主能量代谢与生理活动过程中发挥着重要且有益的作用，它们能稳定附着在人体肠道壁上，形成保护层，并分泌有益的物质，比较常见的代表菌类有嗜酸乳杆菌与双歧杆菌等可用于食品添加的健康菌。

（二）中性菌

中性菌又称为条件致病菌，正常情况下其数量在肠道内并不占优势，对人体无害，但在一定条件下（如菌群失调）会诱发人体疾病。这类菌以兼性厌氧菌为主，包括肠球菌、肠杆菌等。

（三）致病菌

致病菌也称病原菌，常常经口摄入，并在经过胃肠道时产生有害物质，扰乱肠道稳态，产生疾病危害，代表性菌类有金黄色葡萄球菌、溶血性链球菌等。

二、肠道菌群的功能

肠道菌群与我们的健康息息相关，从多个方面发挥出其重要功能。

（一）提供能量

众所周知，食草动物主要以植物为生，但是植物本身所能提供的能量很有限，其中还包含很多不被机体消化的高纤维和植物细胞壁成分。为了获得更多的能量，除了反刍以外，这类动物在一定程度上还依赖于肠道微生物的发酵作用。据文献记载，肠道微生物提供的这部分能量达总能量的50%以上。而人类因为肠道微生物获得的额外能量可能达7% ～ 10%。

Wostman等在1983年于 *Laboratory Animal Science* 杂志上发表了一篇研究论文，他们对无菌动物的能量摄入和排出做了研究，证实了肠道菌群能为机体提供额外能量这一观点。研究结果显示，无菌动物排出的能量比正常动物多出了87%，而它们需要比正常动物多摄入30%的食物来维持体重，正是肠道菌群对食物残渣的利用分解，为动物提供了额外的能量，而粪便中所含的剩余能量能反映肠道菌群对食物残渣的利用能力。后续研究表明，粪便中能量的减少与肠道菌群的变化有关；将机体厚壁菌门数量增加了20%，并相应地减少了拟杆菌门数量之后发现，排出粪便中剩余能量值减少了约150kcal。

（二）营养代谢和吸收

肠道菌群在提供额外能量的同时，也一直参与着人体营养代谢和吸收过程。肠道菌群对食物残渣的发酵作用可以帮助宿主对营养物质和能量物质的重吸收；其中，肠道菌群能酵解膳食纤维，产生短链脂肪酸（如乙酸、丙酸和丁酸）被肠壁所吸收，从而进入宿主的代谢循环。短链脂肪酸对宿主的生理有重要的影响，其中丁酸被结肠的上皮细胞吸收，为结肠上皮细胞提供主要的能量，乙酸和丙酸基本上被肝脏吸收。此外，双歧杆菌、乳杆菌等能合成多种人体生长发育所必需的维生素，如B族维生素、K族维生素等。无菌动物如果不人工补给维生素K，会出现凝血异常；肠道菌群还为人体提供蛋白质，合成非必需氨基酸；把不溶性蛋白质转化为可溶性物质；将复杂的多糖转化为单糖供人体吸收；参与酪蛋白水解及氨基酸的脱羟基、脱氨基作用；参与胆汁和胆固醇代谢等，具有重要的代谢生化功能。

（三）促进免疫系统发育和成熟

免疫系统的发育、成熟、运转都离不开肠道菌群。随着这几年基因组学的发展，越来越多的研究支持肠道菌群有助于免疫系统的发育，提高免疫功能这一观点。例如，在2016年 *New England Journal of Medicine* 里的一篇文章中提到，在美国阿米什人和胡特尔人的生活方式和祖先都很相近，但是胡特尔人的后代患哮喘和过敏性疾病的概率比阿米什人高 4～6 倍。究其原因是阿米什人采用传统人工耕作，而胡特尔人使用工业化耕作，前者在早期接触到更多的微生物，通过口鼻进入人体的消化道与人体共生。在后来的实验中，研究人员在患有过敏性哮喘的小鼠鼻内滴入阿米什人家中灰尘的提取物，饲养后结果显示，小鼠体内呼吸道免疫反应相关细胞显著增多。如此在成长早期通过口鼻误入微生物到体内的呼吸系统和消化道系统，导致体内的免疫系统得到训练，而使免疫正常识别能力提高，证明了肠道菌群对免疫系统的正常运作有促进作用。

此外，还有研究表明，肠道菌群可刺激肠道形成更多的淋巴组织，促进免疫系统的发育和成熟，提高免疫球蛋白在血浆和黏膜中的含量，从而抵抗外来的病原菌。

（四）维持平衡抗感染

肠道菌群对宿主具有保护作用。正常菌群在人体某一特定部位黏附、定植和繁殖，形成一层"菌膜屏障"，是抵抗过路菌定植的重要防线，对机体免受外来病原菌的侵袭具有重要的作用。这种定植拮抗作用，可抑制并排斥过路菌群的"入侵"，维护人体与微生物之间的内环境稳定。另外，肠道共生菌不仅能通过竞争营养物质来抑制有害菌在肠道内的繁殖，还能在肠道局部产生一些抑制过路菌生长的抑菌物质。例如，乳酸菌能够分泌乳酸、过氧化氢和细菌素等，而乳酸能对鼠伤寒沙门菌造成很大的损伤。还有研究表明，乳酸杆菌通过分泌乳酸来螯合金属离子等和改变革兰氏阳性菌细胞膜通透性来发挥作用，非解离乳酸还能降低肠道 pH，有效抑制大肠杆菌及梭菌等生长。

（五）影响肿瘤发生发展和疗效

肠道菌群除了能维持机体平衡、抗感染之外，很多研究还发现，它们与癌症和肿瘤之间存在紧密的关系，可影响肿瘤的形成、恶化和治疗过程。

在肿瘤形成和恶化方面，先从病理和分子生物学开始，随着这门学科的发展，科学家逐渐认识到，慢性炎症是诱发癌症的一个重要因素，而肠道菌群失调会导致有害菌增加，其产生的毒素会引起慢性炎症反应。在2012年 *Nature* 杂志上，有研究以相关实验证实了这一观点。炎症反应会刺激肠道上皮细胞产生很多促进肿瘤形成的蛋白，如IL-17C。这些具有生物活性的蛋白分子能抑制肠道上皮细胞的凋亡，进而促进肠道肿瘤的发生。在治疗方面，2005年科研人员曾用一种能治疗结肠癌的药物奥沙利铂进行小鼠实验。他们给患有结肠癌但肠道菌群健康的小鼠注入奥沙利铂后，发现药效良好。接下来，他们给小鼠喂食广谱抗生素，杀灭小鼠肠道里的菌群，再次注入奥沙利铂，结果显示奥沙利铂几乎不再具有治疗效果。

（六）调控内分泌

2016年发表在 *Molecular Metabolism* 杂志上的一篇文章，直接向人们揭示了肠道菌群是如何参与内分泌调节的。脂肪酸具有调节肠道激素的释放、抑制食欲的功能。GLP-1是一种肠促胰岛素激素，能控制胰腺分泌，调节血糖平衡；酪酪肽（PYY）也是一种肠道激素，有调节血糖稳态和有助于减肥的作用，而这两种激素都是由远端小肠和结肠的内分泌细胞L细胞分泌的。该研究表明，肠道菌群可以调控肠道内分泌细胞分泌肠道激素，如PYY、GLP-1等。但肠道菌群通过酵解产生的SCFA又可以通过介导游离脂肪酸受体2（FFAR2）来调节PYY和GLP-1，形成能量平衡的一条负反馈通路，控制机体的食欲。具体说就是当摄食时，肠道菌群酵解，生成SCFA增加，FFAR2被激活，PYY和GLP-1释放增加，宿主的饱腹感增加；酵解生成SCFA减少时，PYY和GLP-1释放减少。此外，SCFA还可通过G蛋白偶联受体41（GPR41）来调节机体的能量平衡，研究发现*GPR41*基因敲除小鼠中PYY的表达显著下降，且肥胖者体内PYY的基础含量比瘦者低。

（七）影响骨密度

肠道菌群不仅能调控肠道活动，还能通过调节免疫系统状态影响骨代谢。这些年相继有无菌小鼠的实验结合人体的试验研究发现：肠道菌群对骨骼的生成及骨代谢具有重要影响。例如，在动物方面，科研人员利用抗生素、有益菌、益生元干预小鼠的肠道菌群结构组成，结果进一步证实了肠道菌群对骨量具有很好的调节作用，这些调节作用主要表现在迅速生长期，如骨量需求较大的青春期，以及骨量丢失明显的妇女更年期。在人体方面，营养不良的问题也会使得儿童存在骨密度低下的问题，如骨瘦如柴的非洲儿童，那为什么营养不良会导致骨骼发育不良呢？2016年*Science*发表的文章给出了答案。科研人员通过构建0～3岁儿童肠道菌群发育模型证明营养不良是儿童肠道菌群失调的主要原因，而肠道菌群失调会导致人体对营养的代谢和吸收，如果人体对营养的利用率低，那自然长不高，也就是会影响骨密度的增加。

（八）调控神经

近年来，科学家们逐渐相信肠道菌群虽然生活在肠道里，但是它们也能给"千里之外"的大脑发送信号，调控神经，并且提出了脑肠轴理论，即肠道菌群可以通过脑肠轴调控宿主行为，而脑肠轴是由免疫、神经内分泌和迷走神经途径构成的，搭建了肠道和大脑之间交流的桥梁。动物研究和临床观测结果表明，肠道菌群通过脑肠轴对宿主的应激反应、焦虑、抑郁和认知功能产生重要影响。虽然我们身体健康有一半的功劳都属于平衡稳定的肠道菌群，但同样不平衡不稳定的肠道菌群也会诱发一些有关肠道和神经的疾病，如在肠道方面，有肠易激综合征、炎性肠病和急慢性腹泻等；在神经方面，有多发性硬化症、阿尔茨海默病和自闭症等。因此，科学家们也开始思考，可以由肠道菌群对宿主神经的调控行为这一途径切入，去更好地研究肠道和神经系统性疾病的发病机制与治疗手段。例如，现代医学开始认识到人体通过补充有益菌，改善和恢复肠道菌群的平衡，也是治疗肠道疾病和精神疾病的安全有效措施之一。

（九）分解毒素

有许多科学研究表明，肠道菌群中有益菌所产生的酶和它的代谢产物及菌体细胞壁成分是很好的解毒剂。譬如，乳酸菌能分泌一些化学物质来抑制霉菌的生长，也能像活性炭一样通过吸附作用来去除肠道和血液中的毒素，抑或是通过降解作用来降低体内的黄曲霉素、玉米赤霉烯酮和亚硝酸盐等霉菌毒素的含量。只要有益菌在体内成为优势菌群，它们就可以与有害菌竞争，分泌多种活菌素来分解有害菌产生的毒素，抑制有害菌的繁殖及其代谢产物毒素的形成，改变肠道环境。例如，有益菌与有害菌竞争，在有限的肠黏膜面积上，谁能更多地定植在肠黏膜上，有益菌在肠黏膜上能够修复肠黏膜，形成一层"生物过滤膜"，促进肠道肠壁的选择性吸收功能，即把对人体有害的毒素和食物提供的多余能量隔离在肠道中，形成粪便排出体外。又如，之前提到的由肠道菌群产生的SCFA，不仅有润滑肠道、促进肠道蠕动和消化吸收的功能，还能酵解食物残渣产生气体，气体充斥于肠道皱襞中，迫使肠道里积存已久的粪便与肠壁分离，从而排出体外，保持干净健康的肠道微生态。除此之外，一些有益菌产生的超氧化物歧化酶（SOD）、过氧化物酶（POX）和过氧化氢酶（CAT）等形成一套清除自由基的酶系统。自由基会加速人体衰老，降低免疫力，从而诱发疾病。我们需要不断地清除人体内的自由基，以保持健康，其中SOD的清除能力最强，是一般清除剂的数倍。

第三节　肠道菌群的建成和影响因素

一、肠道菌群一生中的变化情况

肠道菌群和人是共生的关系，且肠道菌群同人一样也在不断发生变化。首先，普雷沃菌属、不动杆菌属、韦荣球菌属等会在人类刚出生的第一年里短暂出现，而以鼠李糖乳杆菌和加氏乳杆菌为代表的乳酸杆菌属，在出生后的半年达到巅峰水平。然而，细菌的定植有宿主特异性，如一些婴儿体内有拟杆菌属细菌，而一些婴儿基本没有该细菌。

人体的细菌总数和种数在婴儿时期的第一年是最多的。对于婴儿来说，出生的5个月内细菌总数不断上升，在9～10个月时达到顶峰，断奶后细菌数量开始下降；2岁以前细菌数量逐渐下降，在童年期保持稳定。拟杆菌属的一些种属和乳酸杆菌随着年龄增长而增加，而肠球菌和大肠杆菌随着年龄增长而减少，双歧杆菌则基本保持不变。成人时期和儿童时期相比，肠道菌群内梭状芽孢杆菌数量增加，而拟杆菌门和变形菌门的细菌减少。老年时期和成人时期相比，老年人肠道菌群内双歧杆菌数量降低，拟杆菌属数量升高，乳杆菌数量比较少。此外，随着年龄的增长，老年人还会由运动能力、胃肠道营养吸收能力降低和新陈代谢能力减弱而引起便秘等老年病，导致有害菌生长，影响肠道菌群的组成。

二、婴儿肠道菌群的变化情况

婴儿肠道菌群的变化主要受分娩方式、喂养方式、接触到的人或物、抗生素的使用、环境及遗传等多方面因素的影响。其中，分娩方式决定了婴儿出生后最先接触的微生物环境。

从出生开始，婴儿的肠道菌群就会随着接触环境的不同而发生种类和数目的异化。从分娩方式来看，顺产的婴儿，从母亲的阴道自然娩出，就会携带与母亲的阴道微生物种类相似的菌群；而剖宫产的婴儿，他们所携带的菌群来自母亲的体表，就会携带与母亲皮肤上组成相似的菌群，包括多种球菌和杆菌。出生时，婴儿首先接触到的医护环境、衣物包裹还有接触到的其他人，包括医生、父母、亲人等来源的微生物环境，都会进一步影响其肠道菌群的组成。

出生以后，随着时间的推移，婴儿肠道菌群结构和物种丰度会进一步变化。在出生后的前3个月内，原来菌类的消失和新增菌类的出现几乎是以恒定的速度进行着，大大异于成年人稳定的肠道菌群结构和组成。

对婴幼儿个体的跟踪记录则发现，使用抗生素及进食趋于成年人饮食结构的食物等会引发其肠道内菌群结构发生巨大变化。在他们生命的早期，食物是易于消化的母乳或奶粉，肠道菌群组成是与消化此类食物相适应的。另外，菌群结构也会因喂养方式的不同而稍有差别。双歧杆菌是母乳喂养婴儿肠道内的优势菌，而非母乳喂养的婴儿，其肠道菌群组成中双歧杆菌比例相对前者减少，而其他菌类比例增大，总体结构更为复杂。

在出生后的第一年，婴幼儿肠道菌群的组成结构渐趋于成年人，在3岁以前形成与成年人类似的稳定结构。

三、不同人群肠道菌群的异同

2007年底，美国国立卫生研究院（NIH）投入1.15亿美元正式启动"人类微生物组计划"，随后各国纷纷为微生物组学的研究设立了专项计划，对肠道微生物的重视达到了空前的高度。2008年4月，欧盟宣布启动第七框架项目人体肠道元基因组研究计划（MetaHIT），耗资约2770万美元，深圳华大基因研究院作为唯一的非欧盟国家的科研单位加入其中。亚洲乳酸菌学会联盟也发起了"亚洲人肠道菌相与健康研究"计划，将对亚洲北京、首尔、新加坡等12个城市不同人群的肠道微生物组成展开系统的研究。正是在这样的研究热潮下，研究者们近年来获得了肠道微生物的海量数据和信息，从而分析得知了许多重要的结果，其中就有不同人群肠道菌群的异同。

不同人群肠道菌群的共同点：2005年，Eckburg等通过宏基因组研究在 *Science* 上发表文章称，肠道微生物从系统发育的角度出发，可以划分为厚壁菌门、拟杆菌门、变形菌门、放线菌门、疣微菌门、梭杆菌门六大门，其中拟杆菌门和厚壁菌门为主要优势菌群。但在这之前一年，2014年一项大规模的研究在 *Nature* 上发表，研究者对丹麦、法国、意大利、美国和日本的不同年龄、体重、性别及国籍的人肠道菌群进行测序分析后，发现他们的肠道菌群大致可分为三种类型，分别是拟杆菌型、普雷沃菌型及瘤胃球菌型。

不同人群肠道菌群的不同点：宿主的地域、年龄、生理状况、饮食结构等，会导致不同人群个体间不同肠道菌群的相对含量和种类存在着很大差异。在地域方面，2012年一项对来自非洲、南美和美国人群的研究调查显示，来自不同文化和地域的人们在肠道菌群多样性上存在着显著性差异。在年龄方面，笔者小组已经在上文肠道菌群一生的变化中简述过，这里不再赘述。在生理状况方面，2012年发表在 *Cell* 上的一篇文章介绍了对孕妇肠道菌群组成的调查研究，发现肠道菌群的结构组成在女性妊娠前3个月和后3个月的时间段里发生了明显的改变；在妊娠期间，孕妇肠道中的有益菌显著减少，相对的，致病菌的数量显著增加，研究者认为这和妊娠期间激素分泌水平变化及免疫力降低有一定联系。其他类似的研究还显示健康老年人的肠道菌群多样性明显高于长期接受护理的老年人。在饮食结构方面，2010年一项对欧洲儿童（EU）的西方特色饮食及非洲儿童（BU）的非洲农村饮食的肠道微生物研究表明，相比于非洲儿童，欧洲儿童肠道微生物种群中拟杆菌属的数量偏高而厚壁菌属的数量偏低。同年，另一项发表在*Nature*上的研究，对肠道菌群的宏基因组进行数据挖掘发现，日本人的肠道中含有一种特有的微生物菌株，这种菌株能够分泌藻类代谢酶。研究者推测其原因可能是日本人长期生活在海岛上、以海藻类植物为食，最终使能够分泌海洋藻类代谢酶的微生物在肠道里定植。

四、影响肠道菌群的因素

正常情况下，肠道菌群、宿主与外部环境建立起一个动态的平衡，肠道菌群的种类和数量在这种平衡下是相对稳定的，但是会受到遗传、饮食、抗菌药物及生活习惯等多种因素的影响而改变。严重的变化则会引起肠道菌群失调，从而诱发疾病。

（一）遗传

之前在"婴儿肠道菌群的变化情况"中提到过，从母体那里遗传菌群的方式主要有两种：出生时受产道挤压及出生后的母乳喂养。同时，母体的口和皮肤也是婴儿最初能够遗传微生物的重要来源。

日本福井大学的研究人员曾经在*PLoS One*期刊上发表文章说，他们通过人工操纵母鼠肠道菌群，观察其是否对后代健康有影响。结果发现，肠道菌群数量持续偏少的母鼠的后代出生体重平均低12%，活动也少；生产前肠道菌群正常、产后菌群数量低的母鼠的后代虽然出生时体重正常，但不爱活动；产前菌群数量少、产后正常的母鼠的后代活动能力正常。该实验还揭示出，母体肠道菌群与后代发育的关系比人们之前想象的更加重要。

除此之外，不同人的基因构成也会影响肠道菌群组成，即基因遗传也会影响肠道菌群。2016年Julia Goodrich和其同事的研究证明了肠道中某些类型的部分微生物受到人类基因的控制。例如，宿主的免疫和饮食相关基因能控制一些细菌和古细菌，而这些细菌和古细菌是对人体健康十分重要的。在这项研究中研究者还说到，双歧杆菌属的相对含量与乳糖分解酶基因（LCT）的基因位点相关，而LCT是可遗传的，所以双歧杆菌的相对含量又间接受到基因遗传控制。具有乳糖分解酶的个体喝下牛奶后，其产生的酶会分解牛奶中的乳糖，而没有乳糖分解酶的个体喝下牛奶后，肠道中的双歧杆菌会帮助分解乳糖，并可导致其体内双歧杆菌的数量相对增多。然而，在不喝牛奶的人体中，无论是否携带乳糖分解酶基因，他们之间的双歧杆菌相对数量差别不大。在2014年*Cell*的一项研究中，研究人员收集了416对双胞胎的1000份粪便样本，并对其中的微生物进行了基因测序分析，最后从分析结果中研究鉴定出了一种鲜为人知的肠道细菌，这种细菌被称为小克里斯滕森菌（*Christensenella minuta*），且具有高度的可遗传性，普遍存在于身材苗条的人体内。将其移植到小鼠体内之后，这种细菌还能避免小鼠发胖。

（二）饮食

饮食是影响肠道菌群组成的重要因素之一，诸如感染、疾病等其他因素只能暂时性地改变肠道菌群的自然组成，而饮食却能一直影响着肠道菌群的组成结构。之前在"不同人群肠道菌群的异同"中所提到的一项对欧洲儿童的西方特色饮食及非洲儿童的非洲农村饮食的肠道微生物研究即可证实这一观点。将志愿者的饮食从低糖、低脂调整成高糖、高脂的饮食时发现，其肠道中拟杆菌门的细菌数量急剧下降；高脂饮食小鼠肠道中的双歧杆菌数量比正常饮食小鼠的双歧杆菌要少；长期摄入高蛋白高脂肪和低碳水化合物的志愿者，肠道内拟杆菌属的数量较多，普雷沃菌属的数量较少，而摄入低蛋白低脂肪和高碳水化合物饮食的志愿者肠道内细菌的数量恰恰与之相反。虽然配方奶粉喂养的婴儿和母乳喂养的婴儿相比，肠道中含有的双歧杆菌和乳酸杆菌的比例较低，并且会慢慢与母乳喂养婴儿的肠道菌结构相似，但是配方奶粉喂养的婴儿肠道内细菌种类更多，如肠杆菌、肠球菌、双歧杆菌、拟杆菌和梭状芽孢杆菌。另外，在婴儿开始摄入固体食物后，其肠道菌群的组成会第二次发生极大的改变。饮食伴随我们一生，也伴随肠道菌群一生。

（三）抗菌药物

抗菌药物因为有较好的药效使得其被广泛应用，但是最近几年的研究开始逐渐表明，抗菌药物会对肠道菌群产生重要影响，特别是那些不能被胃肠道吸收的抗菌药物会导致肠道菌群失调。这种失调能导致正常肠道菌群中具有抗生素抗性菌株的数量增加，而这些抗性菌株会造成腹泻及其他器官的感染。

早在2005年就有过相关的报道，研究人员发现，人在使用克林霉素治疗拟杆菌感染后的2年，肠道内有几种细菌仍然没有恢复到以前的水平，可见抗生素对肠道菌群损伤的能力之强；紧接着第二年，有研究人员做了类似的研究发现，人在使用广谱抗生素药物环丙沙星治疗后的4周，大多数胃肠道细菌能恢复到治疗前的状态，但是也出现了一样的问题，有几种肠道细菌在6个月之后仍然不能恢复到以前的水平；2年之后Tiihonen等发表在 *British Journal of Nutrition* 的研究发现，非甾体抗炎药的使用不仅会影响老年人的肠道菌群组成，还会降低异丁酸、异戊酸和L-乳酸的含量。2013年Murphy等用万古霉素喂食小鼠，结果发现厚壁菌门和拟杆菌门的细菌数量明显下降，而变形菌门的细菌数量明显增加。同年，O'Sullivan等发表在 *Journal of Antimicrobial Chemotherapy* 的研究称，抗菌药物治疗之后粪便菌群中有9个菌属的细菌数量下降，尤其是双歧杆菌的数量下降十分明显。可见抗生素对肠道菌群的影响巨大，控制抗生素的乱用、滥用不仅可减少抗生素耐药问题，也可减少肠道菌群紊乱所导致的健康问题。

（四）生活习惯（运动、节律等）

目前的文章和理论基本都是阐述肠道菌群对宿主的影响，然而现实生活中，人们的行为也影响着肠道菌群的种类及功能，这方面的影响同样重要。例如，作息时间（生物钟）、运动、饮食结构和饮酒、吸烟等都会对肠道菌群产生一定的影响。

肠道微生物群的结构和功能具有昼夜节律性。睡眠不足、轮班工作和进食太晚等都会扰乱肠道菌群的日常活动，对宿主造成危害。2016年的一项研究发现两晚睡眠剥夺（每晚剥夺约4小时）即可引起肠道菌群的微妙变化，导致一些与体重增加、肥胖、2型糖尿病和脂肪代谢有关的细菌丰度增加。

运动能改变肠道菌群，改善肠道健康。一项研究对19位经常进行体育锻炼的女性和21位不经常锻炼的女性的肠道菌群进行了比较，结果发现经常锻炼的女性肠道中有益菌丰度较高。

压力也会导致肠道菌群的紊乱，使肠道有益菌减少。小鼠不同类型的应激，如母子分离、拥挤和热应激等，都能影响肠道菌群结构，降低肠道菌群多样性，并导致一些潜在的有害菌增加、有益菌减少。一项对23位大学生的肠道菌群研究发现，期末考试压力可导致肠道中有益菌显著减少。美国哥伦比亚大学的一项研究发现，患有慢性疲劳综合征的人往往也患有肠道菌群紊乱。

所以保持良好的生活习惯也对保持肠道菌群的健康至关重要。

第四节　肠道菌群与其他器官的相互作用

人体的各个器官是一个整体，是相互协作、密不可分的，其中肠道是人体内最大的免疫器官，其体内的微生物被称为"第二基因组"，与人类健康息息相关。

早在19世纪末20世纪初，美国科学家提出了"肠脑"的概念，他们认为人有两个大脑，一个是在颅内的大脑，一个是藏在肚子里的"肠脑"，也就是胃肠道内的神经系统即肠神经系统，它的结构十分复杂，是人体消化器官的总开关，可以解析数万种化学成分，并且可以使人免受各种毒素的入侵，所以被科学家称为人的第二个大脑。

肠道与其他器官的关系更为亲密，且肠道中的肠道菌群被科学家称为"一个被遗忘的器官"。其作为数量庞大、种类繁多的微小生命体对人体的健康起到了非常重要的作用。1988年，Wilmore认为"肠是应激时的中心器官"，其后，很多的研究表明，肠道与中枢神经系统、肝、肺、肾、心、皮肤等相关联，并且称之为肠-肝轴、肠-肺轴、肠-脑轴、肠-肾轴、肠-心轴和肠-皮肤轴等。

一、肠-肝轴

肠道和肝脏有着相同的胚胎学起源。在健康状态下，肠黏膜屏障是人体免疫的第一道防线，如果有些致病因子逃逸了肠黏膜免疫防御，肝脏则提供第二道防线，肠道和肝脏中的免疫组织共同参与了机体对食物抗原的免疫耐受和对病原体的清除，所以肝脏和肠道之间有着密切联系。

1998年，Marshall提出了"肠-肝轴"的概念。肠道受损后，会导致肠屏障功能障碍，肠道内细菌和内毒素就会大量进入门静脉系统，肝脏内的某些细胞会被这些内毒素激活，释放出炎性因子；另一方面，肝脏受损后，有些细胞的吞噬能力会下降，免疫蛋白合成减少，血流动力学也会改变，而造成肠道功能受损。肠-肝轴通过各种细胞因子和炎症介质之间相互作用和相互影响，构成了一个复杂的网络结构。

越来越多研究发现肠道与肝病之间存在紧密的关系。科学家近期研究发现肠道菌群与慢性肝病、自发性细菌性腹膜炎（SBP）、门静脉高压、非酒精性脂肪肝、酒精性肝炎、非酒精性肝炎、与肠衰竭相关的肝病和原发性硬化性胆管炎等肝病都有关。

"肠-肝轴"的致病机制和医学临床上的应用研究受到很多国家肝病研究专家的关注。目前众多的研究成果初步证实，肠道菌群失衡与多种肝病的发生发展有着非常密切的相关性，但目前关于肠道菌群对肝病发生发展影响的病理机制尚不完全明确，可能与不同的调节途径和信号传导通路相关。

李兰娟院士团队曾发布了一个特别引人注目的成果，在肝纤维化小鼠模型治疗中应用益生菌的研究结果显示，如果经常服用唾液乳杆菌和戊糖片球菌可以使肠道菌群在一定程度上维持稳定，进而使肠道屏障功能保持正常，发挥正常作用，减轻小鼠肝纤维化的程度。

美国一个研究团队的研究结果显示，利福昔明可以通过调节肠道菌群降低血氨水平及肠道炎性因子水平，进而使肝硬化患者的情况得到好转，整个过程可以不改变肠道菌群的数量。

近年来众多的研究结果表明，如果对肠道菌群的失衡在一定程度上进行早期有效的干预，就可以在某种程度上延缓或阻止肝病的发生和发展。"肠-肝轴"理论为临床肝病治疗提供了新的思路，肝病专家可以从新的角度对肝病进行防御和开展治疗研究。

二、肠-肺轴

肠-肺轴是指肠道与肺部间的相互作用关系。早期科学家经过一系列探索研究发现肠道功能异常和肺部的损害有紧密的内在联系，并且还具有十分明显的特异性。随着现代免疫学特别是黏膜免疫学的深入研究，逐步证实了消化系统和呼吸系统两大黏膜器官组织之间存在密切的联系。

近期科学家对肠道菌群和肺部菌群对肠-肺轴的调节机制进行了相关的研究，发现肺病可以影响肠道菌群的改变，同时肠病也会影响肺部菌群的改变，如果肺和肠道同时患病，则对肺部和肠道菌群具有更显著的影响。

2015年12月，研究者Saurabh-Mehandru发表了一篇重要的研究成果。研究结果表明肠道细菌在调节肺部免疫功能中起着十分重要的作用，同时该研究为理解肠道菌群影响肺部功能的诸多方面也提供了新的思路，进一步说明了肠道菌群与肺部的紧密关系。

2016年10月，科学家对肠道菌群及肺部菌群对肠-肺轴的影响机制开展了更进一步的研究。越来越多的证据表明了胃肠道与呼吸道之间的亲密关系，慢性肠道疾病和肺部疾病都会导致肠道菌群和肺部菌群系统的紊乱失调。肠道菌群和肺部菌群失调也会导致多种肺部疾病，如肺结核、肺孢子菌肺炎、哮喘等。由此看到通过调节肠道菌群，肺部菌群利用肠-肺轴机制可以在一定程度上改善肺病，为肺病的治疗提供新的策略和新的希望。

三、肠-脑轴

肠-脑轴是指胃肠道与大脑之间的互作关系。科学家们研究发现中枢神经系统与肠道神经系统存在双向互作的关系，两个系统相互作用、相互影响。许多参与大脑功能调节的神经肽与神经递质如多巴胺、一氧化碳、5-羟色胺和去甲肾上腺素等先后在肠道中被发现。科学家在一系列相关研究的基础上提出了肠-脑轴的概念。肠-脑轴是大脑和胃肠道相互作用的桥梁，由免疫、内分泌通路和神经通路途径共同参与组成。肠-脑轴通路在调节胃肠道功能和维持人体身体健康方面起着十分重要的作用。

近几年来，肠道微生物的研究非常火热，美国国立精神卫生研究所（NIMH）资助了7项试验型研究，每项都达到100万美元，试验主要以肠道菌群在肠-脑轴中的作用为核心。科学家们在大量的实验研究基础上发现，肠道菌群不仅在人体代谢、免疫和内分泌等生理功能及诸多疾病的发生中发挥着重要的作用，同时还大量参与了肠-脑轴通路，通过调节肠-脑轴通路影响神经系统的正常发育和功能。

肠道菌群可以在一定程度上调节大脑的发育，同时大脑也会影响肠道菌群的构成和活力。例如，抑郁、压力等情绪因素都会通过肠-脑轴对肠道上皮的完整性产生影响，使肠道蠕动发生改变，产生分泌物和黏蛋白，从而使肠道环境发生改变，引起肠道菌群的构成及活力的变化。

越来越多的研究表明，肠道菌群失衡会通过调节肠-脑轴通路引起人类的诸多疾病。目前已知包括肠易激综合征（IBS）在内的功能性肠病的发生往往受到肠-脑轴调节功能失衡的影响。如今，更多的研究结果揭示了肠道菌群对肠-脑轴调节功能的改变，这种改变很可能作为一种潜在的脑功能失调的病理生理机制，并且这些改变参与了自闭症、帕金森病、情绪行为失控及慢性疼痛等中枢神经系统疾病的发生发展。

四、肠-肾轴

肠-肾轴是指胃肠道和肾脏之间的相互作用。近年来越来越多的研究发现，肠-肾轴只要有一方发生变化都会通过代谢、免疫炎症、肠道黏膜和肠道菌群等诸多方面来影响另一个方向的功能，从而可能会引起各种疾病。

肠-肾轴失调会导致肠道菌群发生改变且可能引发肾病，也就是说肠道菌群与肾病是双向互作关系。肠-肾轴的相互作用更多是肠道菌群与肾病之间的关系。肾病患者的肠道菌群构成会发生改变，同时调节肠道菌群的构成也会影响肾病。近期许多研究逐渐关注肠道菌群与肾脏生理学之间的关联，特别是肠道菌群代谢产生的短链脂肪酸、毒素对肾脏的影响。

2016年Sampaio-Maia发表了一篇综述，揭示了慢性肾病与肠道菌群的关系。在慢性肾病（CKD）中，肠道菌群失调是心血管疾病（CV）风险和CKD发生的一个非传统的风险因素，在CKD患者的肠道菌群中，双歧杆菌科和乳酸杆菌科的丰度较低，而肠杆菌科丰度较高。由此得出CKD患者中存在肠道菌群失调且其在CKD病理生理学机制中（特别是在CV相关风险中）起到重要的作用。但是肠道菌群和肾病发病的相关性及背后的机制还不完善，有待科学家进一步的研究。

越来越多研究表明，通过调节肠道菌群可以不同程度影响肾病，如尿毒症、肾脏损伤及肥胖和肾结石等一系列疾病，为肾病研究提供新的方法。

五、肠-心轴

肠-心轴是指肠道与心脏之间的互作关系。近期一些研究报道称心脏与肠道菌群有着密切的关系。

食品中卵磷脂的三种代谢产物包括胆碱（B族维生素的成员）、氧化三甲胺（trimethylamine-*N*-oxide，TMAO）和三甲胺（胆碱代谢物），如果人体内这三种代谢物水平越高，则患心血管疾病的风险也越高。克利夫兰医学中心的研究人员做了很多相关的试验，研究结果表明，人们食用红肉以后，在肠道菌群的作用下，释放出来的化学物质在肝脏中很快转化成TMAO，它进入血液后能增加罹患心脏病的风险，并且食肉者会比纯食素者风险更高。但是目前科学家还不清楚血液中TMAO水平和心脏病风险的具体关系。它们之间是否存在真正的因果关系还需科学家进一步证实。

在前期研究的基础上，科学家对此进一步研究得出了新的结论。如果能在某种程度上对肠道菌群进行有效的干预，则可能预防动脉硬化的发生。在他们的这项研究中，科学家给实验小鼠长期服用左旋肉碱，改变小鼠体内肠道菌群成分，使其血液中的TMAO升高，并发生动脉硬化。然后，科学家筛选得到抑制TMAO的化合物3,3-二甲基丁醇（3,3-dimethyl-1-butanol，DMB），并把DMB喂给小鼠食用，最后发现DMB可以使小鼠体内TMAO的水平显著降低，从而抑制了动脉斑块的形成，并且没有任何毒副作用。

2016年3月，研究人员进一步研究证实了TMAO的另一个功能。TMAO可以直接影响血小板的功能，增加血栓发生的概率，这很可能是TMAO与心脏病发作和发生脑卒中风险之间潜在的互作机制。这些研究结果说明特异的膳食营养成分、血小板功能、肠道菌群和血栓形成风险之间在某种程度上存在一定的相关性。

尽管在人体内，肠道菌群与心血管疾病的因果关系和病理生理学机制尚不明确，但一些研究已经发现，目前临床治疗中可以通过某些干预手段影响肠道菌群，从而改善疾病。

六、肠-皮肤轴

肠-皮肤轴是指胃肠道与皮肤间的互作。皮肤是人体最大的器官，它覆盖于人体的表面，与人体所处的外界环境直接接触，能够保护人体免受外界各种因素的影响。在日常生活中，皮肤疾病的发生和很多因素有关，如卫生和遗传等。皮肤器官不是独立存在的，它和人体的其他系统和器官有着十分密切的联系。近几年来很多科学研究表明，肠道菌群失调可以从某种程度上影响皮肤疾病的发生和发展，与皮肤疾病有着紧密的联系。

科学家研究发现肠道菌群失调可能会引发过敏性皮肤病，如过敏性湿疹、过敏性紫癜等。肠道菌群与诱导免疫耐受、抑制过敏性疾病发生有着紧密的联系，并起到非常重要的作用。有些科学家认为由于现在家庭成员较少且儿童感染发生率降低，因而儿童早期接触微生物的机会也随之减少，导致缺少微生物刺激，免疫系统发展会倾向于过敏应答。婴儿在出生时肠道菌群定植模式发生改变，以及过度卫生的生活方式都可能在一定程度上降低调节性T细胞的活性。当调节性T细胞功能正常时，它可以调节Th1/Th2之间的平衡，如果它的功能发生破坏，将导致人体免疫耐受功能异常。因此，肠道菌群失调和生活方式过度卫生是近年来过敏性皮肤疾病发病并呈上升趋势的两个重要原因。

还有些科学家认为正常肠道菌群成员中含有建立肠道相关淋巴组织（GALT）早期发育的刺激物，可激发Th1型免疫应答。肠道的益生菌可以起到抗过敏的作用。它可以通过刺激分泌某种白细胞介素、转化生长因子β抑制Th2诱导的过敏反应，还可以诱导产生口服免疫耐受，促进IgA分泌，进而增强黏膜防御机制。另外，他们还发现过敏性疾病发生率增加与生活方式和饮食习惯改变有关，进而引起肠道菌群结构发生变化。

继续探索胃肠道与皮肤疾病之间的关系及作用机制，可以为今后的临床治疗提供更多和更可靠的依据，促进人类健康，减少各种疾病的发生，延长人类寿命。

第五节　肠道菌群与健康和疾病的关系

人肠道菌群由多达上千种微生物组成，基因数量更是超过宿主基因数的百倍，可为宿主提供多种重要的酶和丰富的代谢途径，并调节人体免疫系统，在人体健康和疾病的发生和发展过程中发挥着重要的作用。已有研究表明，包括肥胖、糖尿病、癌症和自闭症等在内的超过50多种疾病都与肠道菌群失调相关。

一、菌群与营养吸收和合成

前文提到肠道菌群会参与食物的分解，给人体提供能量和营养物质，在这部分将更深入探讨肠道菌群与人体营养和健康的关系。

（一）肠道菌群与营养不良

营养不良是全球儿童健康的一大问题，有后遗症且难以治疗。为了揭示营养不良对肠道微生物的影响，来自美国西雅图华盛顿大学的Jeffrey Gordon研究小组，对马拉维的新生儿进行为期3年的跟踪随访。他们首先找出与生长发育相关的肠道细菌，这些细菌包括在婴幼儿期富集的长双歧杆菌（*Bifidobacterium longum*）和在儿童期富集的普拉梭菌（*Faecalibacterium prausnitzii*）。将这些菌群的丰度变化特征与新生儿营养状态相关联，发现与健康小孩相比较，营养不良的小孩更倾向于富集婴幼儿时期的细菌。当把营养不良小孩的粪便移植到无菌小鼠体内，在同样的饲养环境下，移植了营养不良小孩粪便的小鼠显现出发育不良，包括骨骼形态异常和肝脏、大脑及肌肉代谢异常。令人惊讶的是，当把移植了营养不良小孩粪便的小鼠，与移植了健康小孩粪便的小鼠放在一起饲养时，小鼠发育不良有明显改善，并且检测到细菌的转移，使得移植了营养不良小孩的小鼠获得生长发育的有益菌，这些菌包括活泼瘤胃球菌（*Ruminococcus gnavus*）和共生梭菌（*Clostridium symbiosum*）。这些研究为治疗和研究小儿营养不良提供了新的靶标和方式。

（二）肠道菌群与营养过剩

西式饮食含有丰富的蛋白质、胆固醇和油脂等营养物质，被认为是营养过剩的饮食。截至目前，有许多研究探索西式饮食对肠道菌群和人体健康的影响。当摄入过多的红肉时，会给肠道微生物提供大量左旋肉碱，有利于普雷沃菌的生长，这些细菌可以将左旋肉碱转化成三甲胺（TMA），三甲胺透过肠黏膜进入血液，在肝脏中被氧化成氧化三甲胺（TMAO），血液中TMAO的含量升高会导致罹患心血管疾病的风险增高。饮食中饱和脂肪酸和不饱和脂肪酸的比例会对肠道微生物产生影响。工业化进程中的加工食品往往含有过多的饱和脂肪酸，当摄入这些食品时，牛胆酸成分高于甘氨酸，会提高条件致病菌如沃氏嗜胆菌（*Bilophila wadsworthia*）的含量。胆固醇的代谢也会影响肠道菌群，Walt等发现，增加胆固醇的摄入会降低Coriobacteriaceae 和 Erysipelotrichaceae的含量，缺少这些细菌可能会降低机体对致病菌的抵制能力。

来自德国的研究小组做了一个有趣的研究。他们深入坦桑尼亚的原始部落，收集靠狩猎和采集生活的哈扎人粪便进行分析和研究。与生活在现代化社会中的人群相比，哈扎人的肠道菌群更丰富、多样性更高。哈扎人肠道富集普雷沃菌（*Prevotella*）、密螺旋体菌（*Treponema*）和拟杆菌（*Bacteroidetes*），这些细菌很可能增强哈扎人对纤维性食物的消化和营养吸收能力。随着人类文明的进步，相对于哈扎人，人类饮食已经有了翻天覆地的变化。富足的食物让人们摄入了比实际需要更多的营养，并且这些差异会改变我们的肠道菌群。究竟这些改变对我们的影响有多大，仍是一个值得研究的问题。

人体的节律，特别是进食时间，会对人体的激素分泌有显著影响，并且这也会影响肠道菌群。然而，近期以色列一个小组的研究发现，肠道菌群调节小鼠的分子节律。肠道菌群表现出昼夜振荡的规律，这一规律影响人体血清的代谢物水平，并且会影响肠上皮细胞和肝脏细胞基因的转录水平。当用抗生素处理肠道微生物，扰乱肠道菌群的节律时，会影响宿主血清代谢物水平、肠上皮细胞和肝脏细胞的转录水平。为了验证这一变化与抗生素的影响无关，研究人员将抗生素处理过的小鼠粪便移植到无菌小鼠肠道中，结果重现了此前的规律。现代人的生活节奏快，饮食随意，就餐时间不稳定等，都可能通过影响肠道菌群而影响整个机体的生理代谢水平。

二、菌群与消化道类疾病

与肠道菌群关系最密切的疾病是消化道类疾病。肠道菌群失调最典型的症状就是便秘。当发生肠道菌群失调时，肠道内细菌的菌种、数量及各种菌之间的比例均发生改变，一方面有益细菌数目减少，食物进入肠道后消化吸收能力降低；另一方面有害细菌大量繁殖，肠道内腐败代谢物堆积，进一步形成毒素堆积；消化的残渣包裹肠壁，阻碍营养吸收，造成代谢功能紊乱，从而形成便秘。

而腹泻是肠道菌群失调的另一个极端。肠道菌群失调导致腹泻的可能机制如下。

（1）正常情况下，肠道内以革兰氏阳性杆菌为主的某些菌群如双歧杆菌等，可竞争性与肠黏膜细胞结合形成生物学屏障，阻止病原菌的入侵。一旦肠道菌群失调，致病菌及其释放的毒素直接侵袭肠黏膜，造成肠黏膜屏障受损、通透性增加、局部抗感染性分泌型IgA分泌减少，导致肠道致病菌及其抗原易透过肠黏膜，通过激活肥大细胞脱颗粒，释放组胺、5-羟色胺、前列腺素、类胰蛋白酶等活性物质，进而增强平滑肌收缩和肠道蠕动，导致腹泻发生。

（2）正常情况下，由于胃酸作用及小肠蠕动，细菌通常不易定植。当发生萎缩性胃炎及长期应用抑酸剂时，胃酸过低可造成结肠内厌氧菌群上移至小肠定植，致使小肠内细菌过度生长。小肠内过度滋生的细菌通过发酵肠道底物产生氢气、甲烷、二氧化碳等气体，可导致腹胀；同时肠腔内结合胆汁酸盐水解生成的游离胆汁酸增多，而肠腔内缺乏胆盐，影响甘油单酯和脂肪酸的吸收，进而引起腹泻。

除了便秘或腹泻以外，已有研究表明，一些严重的肠道疾病甚至肠癌也与肠道菌群失调有关。

肠易激综合征（irritable bowel syndrome，IBS）是一组持续或间歇发作，以腹痛、腹胀、排便习惯和（或）大便性状改变为临床表现，但是缺乏胃肠道结构和生化异常的肠道功能紊乱性疾病。精神、饮食和寒冷等因素可诱使其症状复发或加重。越来越多的研究开始关注肠道菌群与IBS的关系。近期一项研究表明，肠道菌群与IBS患者的肠脑症状可能存在一定的关联，将IBS患者的肠道菌群移植到无菌小鼠体内，无菌小鼠会出现IBS样症状，包括精神状态的改变（如焦虑）等。

炎性肠病（IBD）包括克罗恩病（CD）和溃疡性结肠炎（UC），目前多被认为是一类消化系统慢性自身免疫性疾病。随着我国社会经济水平的提高和人群饮食习惯的改变，IBD在我国的发病率亦逐年上升。研究表明，IBD患者的肠道菌群与健康人相比表现出明显不同：如某些拟杆菌类和大肠杆菌等异常增加，而双歧杆菌和乳杆菌类减少。

结直肠癌和肠道菌群的关联分析发现，结直肠癌、癌前病变和健康人群的肠道菌群存在明显差异。结直肠癌患者中一些厌氧口腔菌如 *Fusobacterium* spp. 和 *Parvimonas micra* 丰度增加；氨基酸发酵或胆汁酸代谢产生致癌物质功能增强，产短链脂肪酸功能下降；正常情况下人肠道菌群处于一个相对平衡的状态，产肠毒素的有害菌群丰度较低；一旦生活方式或饮食习惯发生改变（如红肉摄入量增加或水果、蔬菜及纤维摄入量减少），有害菌群的丰度或毒素产量就会发生变化，造成肠道菌群功能紊乱、肠道屏障功能受损，最终导致癌变概率增加。

三、菌群与免疫训练和稳态维持

近年来，随着科学家们研究的不断深入，越来越多的研究证据将机体的免疫系统与肠道菌群联系起来，然而人们并不清楚免疫系统和机体肠道菌群有着怎样的关联。

美国麻省总医院、MIT布罗德研究所、哈佛大学和荷兰两个医学中心的研究人员进行了一项研究，阐述了健康人体内肠道菌群的差异性是如何影响免疫应答的。研究人员对500名健康志愿者的血液和粪便样本进行检测，希望找到对病原体免疫应答的个体差异；来自每名参与者的免疫细胞都暴露于三种细菌刺激物——共生细菌脆弱拟杆菌，常见病原体金黄色葡萄球菌（*S.aureus*）和大肠杆菌（*E.coli*）产生的一种毒性物质，以及两种念珠菌属真菌，通过检测细胞因子水平来评价应答情况；通过研究参与者的免疫应答与微生物群体之间的可能关系，研究人员发现了微生物群体及其功能与免疫应答之间相互作用的清晰模式，其中一些相互作用依赖于特定病原体，有一些依赖于细胞因子，还有的相互作用同时依赖于两者。

此外，已有研究发现，多种免疫性疾病与肠道菌群失调相关。在婴儿肠道微生物群落结构中发现球形梭菌和脆弱拟杆菌都与哮喘预测指数显著相关。

类风湿关节炎（RA）与人肠道微生物组的相关性研究发现，RA患者的口腔和肠道均出现菌群失调的情况。嗜血杆菌（*Haemophilus* sp.）在RA患者中呈现相对缺失的状态，并且其丰度与RA自身免疫抗体的滴度成反比。而唾液乳杆菌（*Lactobacillus salivarius*）在RA患者的牙菌斑、唾液和粪便中均显著富集，尤其是在病情程度高的患者中表现得尤为明显。RA患者经过治疗后，菌群失调情况会得到部分恢复。

除此之外，肠道菌群与其他自身免疫性疾病如银屑病、强直性脊柱炎和多发性硬化等的关联也广受关注，对这些疾病的大量研究也正在进行中。

四、菌群与代谢性疾病

人肠道菌群参与机体维生素K的合成、糖苷类药物的代谢等多种代谢过程。多项研究结果表明，肠道菌群可能是影响机体代谢性疾病病理生理的因素之一，通过调节肠道菌群来预防或治疗代谢性疾病可能会有良好的应用前景。

（一）肥胖

肥胖是一种世界范围内威胁人类健康的公共卫生问题，一般认为不合理的饮食会破坏肠道菌群结构，引起全身性的、低度的慢性炎症，进而导致脂肪过度积累而引起肥胖。肥胖是造成糖尿病、冠心病等疾病的主要诱因，也会提高患者结肠癌发生率和重症甲型流感的易感性。

早期研究发现，肥胖患者的肠道菌群物种多样性降低，厚壁菌门/拟杆菌门（Firmicutes/Bacteroidetes）比例升高。对丹麦人群研究发现，一方面，肥胖人群肠道菌群基因数目更少，丰度更低；另一方面，肠道菌群基因丰度低的群体往往会出现高体脂、胰岛素抵抗、血脂异常和炎症等生理指标；此外，肠道菌群基因丰度更高的肥胖个体一段时间内体重增加更明显。

除了整体基因丰度的差异以外，特定种类细菌丰度也发生了明显的变化。肠道菌群基因丰度低的群体中丁酸盐产生菌，如 *F.prausnitzii*、*Butyrivibrio* spp. 和 *R.inulinivorans*，以及 *Akkermansia* spp. 和产甲烷古菌 *Methanobrevibacter smithii* 丰度降低，而拟杆菌属（*Bacteroides* spp.）和活泼瘤胃球菌（*Ruminococcus gnavus*）丰度更高。

此外，还可以根据肠道菌群的差异推测对肥胖进行干预的预后情况，在一项针对法国人群的研究中，研究者发现，总体来看一段时间的饮食控制会导致肠道菌群基因丰度增高，相关的体脂、胆固醇和炎症水平降低。然而直至干预结束，肠道菌群基因丰度低的群体比丰度高的群体在相关生理指标水平上依然比较高。

肠道菌群不仅与单纯性肥胖相关，研究发现肠道菌群失调在一种染色体缺陷导致的遗传性肥胖症——普拉德–威利综合征的发生、发展中具有关键的推动作用，通过营养治疗改变菌群可以有效控制患儿食欲，降低体重，改善他们的整体健康状况。

（二）1型糖尿病和2型糖尿病

1型糖尿病和2型糖尿病都与肠道菌群相关。

2型糖尿病（type 2 diabetes mellitus，T2DM）是一种由遗传和环境因素共同作用而引起的复杂内分泌疾病。其病因和发病机制较复杂，目前认为属于多基因、多因素的异质性疾病。肠道菌群在T2DM发生发展过程中的作用也受到了越来越多的关注。

研究发现，健康人群和T2DM患者在肠道菌群结构和功能上有较大的差异。健康人肠道菌群中富含促进有益代谢产物（如SCFA或维生素）生成的菌群。SCFA经肠道上皮细胞吸收，与受体结合诱导调节性T细胞（Treg）的分化，进而抑制炎症反应，促进组织损伤修复，有利于维持肠道的完整性和能量平衡。SCFA也可以促进GLP-1和PYY的分泌，从而调节血糖平衡并控制食物摄取。T2DM患者肠道中这些菌群和功能的丰富程度明显少于正常人。

T2DM患者肠道菌群的改变与代谢紊乱和炎症相关，如H₂S和LPS生成的增加会刺激炎症反应。经二甲双胍治疗的T2DM患者肠道菌群结构得到改善，*Intestinibacter* spp.物种丰度下降，*Enterobacteriaceae* spp.（如*E.coli*）物种丰度增加，*E.coli*丰度的增加可能与GLP-1分泌增加有关。

此外，对胰岛素抵抗患者的研究发现，胰岛素抵抗相关的代谢紊乱是由肠道菌群改变引起的。在胰岛素抵抗患者的肠道菌群中，*Prevotella copri*和普通拟杆菌（*Bacteroides vulgatus*）丰度增加，导致支链氨基酸合成增加，这也是胰岛素抵抗的主要血清学代谢特点。

1型糖尿病（T1DM）的发病机制是在遗传易感性的基础上，由环境因素启动、T淋巴细胞介导的以胰岛B细胞损伤为主要特征的器官特异性自身免疫性疾病。肠道菌群可能通过扰乱肠道免疫应答及破坏肠黏膜屏障影响T1DM。

Murri等首次报道T1DM人群肠道菌群构成与健康人群不同；通过研究16例T1DM患儿及16名健康儿童的粪便菌群发现两组肠道菌群的双歧杆菌属、乳杆菌属、梭菌属及厚壁菌门与乳杆菌门的比值有明显差异；并且糖尿病患儿肠道中与保持肠道完整性相关的产丁酸盐细菌（如乳杆菌属及双歧杆菌属）数量明显下降；同时发现双歧杆菌属、乳杆菌属的数量及厚壁菌门/乳杆菌门值与血糖水平呈负相关，而梭菌属的数量与血糖水平呈正相关。在一项墨西哥的人群研究中发现，新发T1DM患儿肠道中拟杆菌属增多，与正常对照组相比，普雷沃菌属、巨单胞菌、氨基酸球菌属比例明显下降；应用胰岛素治疗2年后的T1DM患儿肠道菌群丰度则介于新发糖尿病患儿和正常对照组之间。综上所述，T1DM人群的肠道菌群发生了显著变化，有益菌比例降低，菌种多样性减少，药物治疗在改善病情的同时也可以使肠道菌群结构及功能趋于正常，这提示肠道菌群可能参与了自身免疫性糖尿病的发生。

（三）心脑血管病

近年来，全球范围内心血管疾病的发病率和死亡率持续上升，严重威胁人类健康。关于肠道菌群与疾病的相关性研究不断涌现，肠道菌群在人类健康中的作用也越来越得到人们关注。

2015年Yang等报道了肠道菌群失调与高血压可能相关，研究发现原发性高血压患者的血压水平和肠道菌群改变相关，高血压患者肠道菌群丰富性及多样性降低，患者的菌群丰度、均匀度明显不同，粪便菌群的变异程度大，这些变化伴随着酯类和丁酸产生细菌减少而发生，大鼠实验研究发现自发性高血压大鼠粪便中分泌乳酸的菌群显著增加，如链球菌和乳杆菌较多，产生丁酸盐的菌群显著减少。使用米诺环素治疗除了减缓血压升高，还可以通过降低厚壁菌门与拟杆菌门比例，从而使高血压个体的肠道菌群再平衡。增加肠道微生物多样性，产乳酸和产丁酸盐的微生物也随之增加。在长期血管紧张素Ⅱ输注的大鼠模型中，也发现类似改变。

肠道菌群参与了脂质磷脂酰胆碱（lipid phosphatidylcholine）和氧化三甲胺（TMAO）的代谢过程，而磷脂酰胆碱和它的三种代谢产物即血浆胆碱、TMAO和甜菜碱与心血管疾病的发生存在明显的相关性。

意大利最新研究显示，慢性心力衰竭患者可能存在致病性肠道菌群过度生长及肠道通透性增加，而这与其心力衰竭严重程度有关。

Feng等研究发现冠心病（coronary heart disease，CHD）患者发生了严重的代谢紊乱和肠道菌群紊乱。

五、菌群与肝脏疾病

肝脏是结肠和小肠静脉70%血流经门静脉流入的第一个肠外器官，因而易受到血流中肠腔细菌产物的影响。正常情况下，少量的有毒细菌产物抵达肝脏，但由于肝脏免疫系统对其耐受，可免受其危害，这种现象在医学上被称为"肝耐受"（liver tolerance）。然而，当人体存在肝脏疾病时，这种耐受性被打破，肝功能降低，炎性反应被激活，再加上肠源性等因素的介导，使肝脏类疾病进一步加剧。因此，了解肠道菌群与肝脏类疾病的关系，可为临床预防和治疗此类疾病提供重要的借鉴依据和参考价值。

（一）肠道菌群与肝硬化

肝硬化是慢性肝病的终末期，其改变了血流动力学，以肝纤维化、肝细胞结节状再生及肝实质性结构紊乱为特征，长期发展会引起肝衰竭。Guarner等研究表明，肠道菌群移位所引起的细菌感染是肝硬化失代偿期的并发症，且与宿主免疫缺陷、肠黏膜屏蔽渗透性增高及肠细菌过度生长相关。Seki等研究结果显示，肠道菌群来源的脂多糖及Toll样受体（Toll-like receptor，TLR）是模式识别受体，可以识别病原相关分子、信号转导分子及髓样分化因子88（myeloid differentiation factor 88，MyD88），激活干扰素调节因子（interferon regulatory factor，IRF），从而引发肝硬化的内在免疫反应，加速肝硬化的进程。但目前肠道菌群与肝硬化之间的关系尚不明确，需要进一步研究。

（二）肠道菌群与肝癌

近年来，肝癌发病率逐年增加，环境因素、感染因素、病毒性肝炎及化学和毒性致癌物都与其有关。最近一项科学研究表明，肝螺旋菌科（Spirllaceae）可协助黄曲霉素诱导大鼠肝细胞癌变。另一项人体试验研究显示，在肝脏中发现螺旋菌属（*Spirillum*）的同时，其在肠道中的含量也大大增加。这些研究表明细菌及其代谢产物可能在肝细胞癌变进程中扮演着重要的角色，但由于目前肠道菌群与肝癌的相关研究较少，后续还需大量动物实验及临床试验加以验证。

（三）肠道菌群与酒精肝

在酗酒人群中，约30%的人后期会发展为酒精性脂肪肝，且肠源性细菌产物中的内毒素是诱发酒精肝的主要协同因素。Yan等研究显示，持续乙醇溶液灌胃的动物酗酒模型在造模后1周、3周，脂多糖水平上升，厚壁菌门中的一些菌操纵子减少；而疣微菌门、拟杆菌门及一些未知菌的操纵子增多。Mutlu等研究表明，与健康组比较，酗酒组拥有低丰度的拟杆菌门及高丰度的变形菌门（Proteobacteria），且肠道菌群改变的同时还伴随着血液中内毒素含量的升高。

（四）肠道菌群与脂肪肝

Musso等研究表明，肠道菌群失衡会引起肝甘油三酯水平倍增，且伴随着固醇调节元件结合蛋白1（sterol regulatory element binding protein-1，SREBP-1）mRNA水平升高，这两者还对肝脏脂肪重新合成的脂肪酶起正向调节作用。但目前关于脂肪肝患者与肠道菌群之间的关系研究较少，大部分都聚焦于和脂肪肝有重要关联的肥胖研究上，Turnbaugh等研究表明肥胖患者肠道厚壁菌门增加而拟杆菌门减少。肠道菌群对脂肪肝患者的影响可能是通过其次级代谢产物来实现的，但详细机制还需要通过大规模动物实验和临床试验进一步验证。

肠道菌群与肝脏的生理功能、代谢路径及网络息息相关，决定了其在机体营养、免疫与代谢中的作用。近年来，随着对肠道菌群研究的重视，加上基因芯片、指纹图谱及宏基因组技术的发展，可以对肝病患者肠道菌群结构及代谢产物进行监测，从而为疾病的早期预测提供参考依据，同时也能为临床治疗提供理论依据。

六、菌群与肺部疾病

目前，已有研究表明肠道微生物在肺部疾病的"肠-肺轴"中发挥了重要作用，菌群失调后可能会导致免疫应答变化和慢性肺病（如哮喘等）的发生。虽然肠道菌群与肺部疾病之间的作用机制尚不明确，但越来越多的新证据暗示可能存在通过调节肠道微生物治疗肺部疾病的方式。

哮喘是一种常见的慢性病，影响着全球超过3亿人口。加拿大英属哥伦比亚大学B.Brett Finlay领导的团队对319名儿童的肠道菌群进行了研究，发现哮喘患儿在出生后的最初100天内表现出了短暂的肠道菌群失调。与对照组相比，患儿在3月龄时，肠道内的毛螺菌属（Lachnospira）、韦荣球菌属（Veillonella）、柔嫩梭菌属（Faecalibacterium）和罗氏菌属（Rothia）相对含量明显减少。此外，在幼年时期若出现脆弱拟杆菌及厌氧菌总体含量上升、大肠杆菌含量下降或菌群多样性下降，亦可能增加患哮喘的风险。而在成年人群中，Arancha Hevia及其同事发现哮喘患者的肠道菌群多样性虽与健康对照相比无显著性差异，但会呈现比较明显的物种特异性。目前对于肠道微生物如何影响哮喘发生有几种可能的解释，如脆弱拟杆菌产生的荚膜多糖PSA可以通过引起IL-10介导的T细胞反应降低小鼠产生哮喘的可能性，幽门螺杆菌（H.pylori）可通过中性粒细胞活化蛋白直接激活调节性T细胞，从而调节免疫应答，防止哮喘发生等。

慢性阻塞性肺疾病（chronic obstructive pulmonary disease，COPD）是一种破坏性的肺部疾病，患病人数多，病死率高，发病原因多与吸烟有关。目前虽暂无COPD与肠道菌群的直接研究，但对吸烟者和不吸烟者的肠道微生物进行比较可以发现，吸烟者的肠道菌群中含有更多的拟杆菌和普雷沃菌。同时，吸烟可以导致病原微生物清除减弱、胃内容物酸化，甚至直接吸入香烟内细菌，改变细菌胞外多糖结构，影响细菌毒性和等，从而引起肠道菌群失调。尽管缺乏肠道微生物与COPD之间关系的直接证据、环境因素与肠道微生物仍可能共同作用或在不同时期影响着COPD的发生和发展，如环境刺激引发生态失调，从而推动疾病进程。荷兰乌得勒支大学的K. A. T. Verheijden等曾对COPD小鼠模型进行益生菌灌胃处理，发现短双歧杆菌（Bifidobacterium breve）和鼠李糖乳杆菌（Lactobacillus rhamnosus）可以有效延缓小鼠模型的肺部病理进程。此外，COPD患者常伴随肠屏障功能障碍，而肠道菌群可以通过产生SCFA调节肠屏障功能。

对于其他肺部疾病，如感染性肺炎，与肠道菌群也有关联。Tim J. Schuijt 等发现肠道菌群可以增强宿主对肺炎球菌肺炎的抵抗力并影响TNF-α和IL-10水平。同时 Lee-Wei Chen 等在更早就发现肠道菌群可以通过Toll样受体通路增强宿主对大肠杆菌肺炎的抵抗力。

七、菌群与精神类疾病

肠道菌群可以通过血脑屏障影响人体中枢神经系统，与多种神经和精神类疾病相关。

（一）菌群与自闭症

自闭症是一类神经发育障碍疾病，近年来其发病率不断上升，90%以上的患者均受到不同程度的腹泻、便秘及腹痛等失调症状的困扰。Finegold 等研究表明，相比正常儿童，自闭症儿童肠道中拟杆菌门丰度高而厚壁菌门丰度低。De Angelis 等则在自闭症儿童的肠道菌群中发现八叠球菌（*Sarcina*）、喜热菌（*Caloramator*）、梭状芽孢杆菌（*Clostridium*）显著增加，而优杆菌（Eubacteriaceae）、双歧杆菌（*Bifidobacterium*）显著减少。Parracho 等通过荧光原位杂交技术分析粪便样品，发现自闭症儿童粪便中溶组织梭状芽孢杆菌（*Clostridium histolyticum*）的含量均显著高于未患病兄弟姐妹及无血缘关系的其他正常儿童。Martirosian 等则在自闭症儿童的肠道中检测到产气荚膜梭菌（*Clostridium perfringens*）丰度显著增加。肠道是人体消化吸收的第一大器官，其菌群与中枢神经系统存在着紧密联系，通过分泌活性物质、调控免疫反应，调控宿主精神状况及其外在行为，在自闭症儿童发病中扮演着重要的角色。

（二）菌群与抑郁症

抑郁症是一种常见的精神障碍类疾病，影响了全球15%以上的人。已有研究表明，在重度抑郁症患者的肠道中，肠道菌群的组成与健康人群不同，其厚壁菌门、放线菌门及拟杆菌门丰度增加。无菌小鼠移植重度抑郁患者的肠道菌群后，与移植健康人肠道菌群的小鼠相比，前者表现出类似抑郁的行为；同时在表现出抑郁的小鼠个体中，菌群基因与碳水化合物及氨基酸相关的代谢活动受到扰动。此外，Kelly 及其同事通过对大鼠进行粪菌移植，发现移植了抑郁症患者肠道菌群的大鼠相比于无菌大鼠更易展现出快感丧失、焦虑等抑郁症症状。肠道菌群还可以与其他因素，如饮食等间接相互作用，影响抑郁症的发生。有学者认为通过改善饮食来调节肠道菌群，可能成为预防和治疗抑郁症的有效手段。

（三）菌群与老年性痴呆

老年性痴呆也称阿尔茨海默病（Alzheimer disease，AD），是一种神经系统退行性疾病。不规则淀粉样蛋白的产生、折叠和堆积被认为是神经系统退行性疾病的一个特征，而淀粉样蛋白是人肠道细菌分泌的一种主要副产物，特别是那些革兰氏阳性菌，让人们猜测到细菌分泌的淀粉样蛋白与人体中枢神经系统的病变有很大关系。拟杆菌门是人体内最大的革兰氏阳性菌门，正常条件下，该类菌对人体无害，但是它们可以分泌大量的促炎症因子，包括磷脂多糖和蛋白水解多肽，这些物质的富集会引起人体的炎症反应。例如，脆弱拟杆菌分泌的脂多糖能到达人体血液，并且被TLR2、TLR4和CD14细胞受体识别，这些都是AD患者中发现的促炎症蛋白。研究还发现，脂多糖在人体脑细胞中会引起促炎症转录因子NF-κB复合物的分泌，NF-κB被认为是引起感染性神经退化的物质。

（四）菌群与精神分裂症

精神疾病是一种极其复杂的疾病，病因尚不清楚。一系列的全基因组关联分析发现了108个与精神类疾病相关的遗传位点，但这些位点只能解释7%的精神分裂患病风险。肠道微生物的研究为理解精神分裂的发病机制提供了新方向。过去20多年，大量研究表明，精神分裂患者的免疫系统功能有别于正常人，并且免疫疾病和精神分裂症共有多个风险因子；流行病学资料也显示精神分裂症与自身免疫性疾病有很强的关联。肠道菌群的异常会引起肠炎等免疫疾病，影响肠–脑轴的互作与肠黏膜的通透性，如饮食改变导致一些关键细菌的变化，降低谷氨酸分解能力，引起自身免疫反应，这些都会增加精神分裂症的患病风险。目前只有极少数研究直接探索肠道微生物与精神分裂症的关系，但肠道微生物与其他精神类疾病的研究提示这将是一个值得探索的新方向。

第六节　肠道菌群与精准医学

一、肠道菌群：被忽视的"器官"

近年来，人体微生物组学蓬勃发展，大量的研究和发现使我们不得不重新认识肠道菌群这个以往被忽视的群体。肠道菌群作为机体不可分割的"器官"，在宿主的生理活动中发挥着重要的作用，其作用主要表现在以下几个方面。

（一）促进食物消化和营养吸收

早期研究中，研究者更多关注的是肠道菌群在消化和营养吸收中的作用。肠道菌群可以分泌一系列的酶来协助人类消化植物中的纤维素和半纤维素类多糖，为机体提供能量。还可以通过发酵作用产生短链脂肪酸和多种维生素供机体利用，如B族、K族维生素，生物素，烟酸和叶酸等，并利用蛋白质残渣合成必需氨基酸，如天冬氨酸、苯丙氨酸、缬氨酸和苏氨酸等，同时参与糖类和蛋白质的代谢，还能促进铁、镁、锌等矿物元素的吸收，促进亚油酸吸收、胆酸脱羟基和脱饱和、胆固醇向类固醇转化等。这些营养物质对人类的健康有着重要作用，一旦缺少便会导致多种疾病的发生。

（二）生物屏障和免疫调节作用

肠道菌群可通过自身屏蔽和机体免疫系统调节作用，阻止病原菌侵入人体。肠道内壁是人体与外界环境接触面积最大的区域，肠道菌群在肠道中形成重要的生物屏障，维护肠道生态平衡，抵御外来致病菌的侵害。

一旦病原突破机体屏障进入体内，肠道菌群也可以在被动防御过程中发挥作用。肠道黏膜淋巴组织是人类重要的免疫细胞群，其所含免疫活性细胞数量占人体免疫细胞总数的70%左右，与呼吸道、泌尿生殖道等黏膜下组织中的免疫细胞共同组成黏膜相关淋巴组织（MALT），主要功能是将外来有害菌的抗原经过处理后，呈递给免疫活性细胞（T、B细胞），激发免疫应答，其中最重要的保护性应答产物是分泌型IgA。肠道菌群可刺激机体在肠道形成更多的淋巴组织，并增加免疫球蛋白在血浆和肠黏膜中的水平，使免疫系统处于一种适度的活跃状态，对入侵体内的病原菌保持有效的免疫作用。而肠道菌群失调，则可能造成免疫系统的过度活跃，导致自身免疫病的发生。

（三）代谢和神经系统调节作用

肠道菌群代谢产物还可以直接作用于肠黏膜和肠神经系统（ENS）及其他胃肠道远端器官，并参与机体的代谢调控系统，这一功能更类似于人体的内分泌器官。例如，肠道菌群代谢碳水化合物产生短链脂肪酸（如丁酸盐、丙酸盐等），后者不仅是人体重要的能量来源，还参与宿主消化系统调节功能。通过益生元（如菊粉）调节肠道菌群会观察到宿主激素水平（如GLP-1、PYY、胃饥饿素和瘦素）的变化，进一步说明肠道菌群可以影响人体代谢功能。此外，调节肠道菌群结构可调节血液中人体必需氨基酸色氨酸的含量，后者是重要神经递质5-羟色胺（血清素）的前体。肠道菌群可调控下丘脑-垂体-肾上腺轴，机制尚不明确。动物实验结果显示，无菌动物对精神压力反应强烈，而当向无菌动物体内移植入某些特定菌群以后，其对精神压力的反应即恢复正常水平，说明肠道菌群在神经调节中也发挥着重要的作用。

毫不夸张地说，肠道菌群是我们体内一个尚未被充分认识的"器官"，而对其结构和功能的研究，将对人体健康和疾病预防治疗具有重要的意义。

二、菌群与疾病的筛查、检测和诊断

精准医学是目前医学和相关组学研究领域最热门的话题，其中最受关注的话题包括肿瘤学、心血管疾病、疾病相关生物标志物（biomarker）、人类基因组学、转录组学及蛋白质组学等。随着人体微生物组学研究的发展，越来越多的研究者开始致力于研究肠道菌群在精准医学中的作用。

本章第五节介绍了肠道菌群与健康和疾病的关系。肠道菌群在营养吸收、免疫和药物代谢中发挥着重要的作用，并和多种疾病如消化道类疾病、代谢类疾病、肝脏疾病、肺部疾病甚至精神类疾病的发生都有密切的关联。相关疾病的发生往往伴随着肠道菌群的群落结构、基因或功能的改变，明确肠道菌群相关标志物与疾病的关联将使我们有希望通过分析肠道菌群来进行疾病的筛查、检测和诊断。有的肠道菌群标志物往往先于临床症状出现，可达到早发现、早预防的目的，如对于结直肠癌和类风湿关节炎，肠道菌群检测比常规的筛查方法效果更好。

目前已有多项研究报道了可用于相关疾病筛查的肠道菌群标志物。由于不同人群肠道菌群差异巨大，同一种疾病在不同人群的研究往往会得到不同的疾病筛选标志物。例如，在肠道菌群与2型糖尿病研究中，研究者筛选到50个基因可以很好地区分中国糖尿病患者和健康人群；而在瑞典人群研究中筛选得到50个宏基因组基因簇（MGC）作为疾病筛查标志物。在肠道菌群与结直肠癌研究中，筛选得到22个可用作法国人群结直肠癌的筛查标志物；15个宏基因组连锁群（MLG）可有效区分奥地利结直肠癌患者和健康人群，另外，有10个MLG可用于区分晚期腺瘤患者和健康人群。在肠道菌群与类风湿关节炎的研究中，筛选到8个MLG可用作中国人群类风湿关节炎的筛查标志物。在肠道菌群与肥胖的研究中，筛选得到9个物种可作为丹麦人群肥胖的筛查标志物；另外，发现6个肠道菌群物种用于法国肥胖患者的筛查。在肠道菌群与肝硬化研究中得到15个基因作为中国人群肝硬化疾病的筛查标志物。更多更深入的研究还在继续中，研究者希望能得到与疾病强相关的肠道菌群标志物，并尽量减少候选标志物的个数。

此外，专家认为肠道菌群标志物联合microRNA及现有的临床标志物或其他风险因子将有利于提高疾病预测的精确度。2014年，密歇根大学研究者报道，大肠癌、癌前病变和结肠健康者三类人的肠道菌群存在明显不同。肠道菌群结合其他风险因子如年龄、种族、体型及BMI，可以提高大肠癌的预测准确度。

三、菌群与疾病的干预、治疗和监控

目前研究已发现肠道菌群与消化道类疾病、代谢类疾病、肝脏疾病、肺部疾病甚至精神类疾病的发生都有密切的关联，相关疾病的发生往往伴随着肠道菌群的群落结构、基因或功能的改变。这些肠道菌群标志物不仅可用于疾病的筛查、检测和诊断，针对相关标志物的饮食干预或者菌群移植也可以作为疾病治疗的手段。

人类利用人新鲜粪便或者发酵的粪水中的物质治病，至少有近2000年的历史，最早将粪便用于治疗的是中国，粪便入药是从1000多年前的中药"黄龙汤"开始的，最早的英文文献记载案例是1958年美国医生用粪水挽救感染垂死的患者。用粪便菌群移植治疗由艰难梭菌引起的顽固性腹泻更是成为2013年世界注目的十大科技进展，并被纳入美国艰难梭菌感染治疗指南，用于第三次复发的治疗。更多疾病的肠道菌群相关治疗还在探索中。

得克萨斯大学休斯敦健康科学中心的研究人员发现，调节性T细胞缺陷会通过改变肠道中细菌的类型而引起炎症和自身免疫性疾病。而补充丢失的肠道细菌，或恢复一个关键的代谢产物肌苷，有助于治疗一种致命的儿童罕见自身免疫性疾病——IPEX综合征。

我国知名微生态研究专家赵立平教授通过饮食调节自身肠道菌群成功达到了控制体重的目的。另外，他在用中药制剂治疗2型糖尿病的研究中发现，传统中药制剂葛根芩连汤（GQD）在缓解2型糖尿病症状之前，首先起到调节患者肠道菌群的作用，其中一种重要的人类肠道菌群共生菌的丰度更是随GQD剂量增加而增加，说明GQD很可能是通过调节肠道菌群发挥2型糖尿病治疗作用的。

另外，有一项研究发现二甲双胍治疗可以改善患者肠道菌群；而患者肠道菌群的改善可以增加产短链脂肪酸菌的含量，后者可能会通过丁酸或丙酸等短链脂肪酸的合成刺激肠道糖异生（IGN），增加机体胰岛素敏感性，进而起到降低血糖的作用。Shin等研究发现给高脂饲养的小鼠口服艾克曼菌（*Akkermansia*），可获得与二甲双胍相似的改善糖代谢及降低脂肪组织炎症的作用。

除了直接用于疾病的治疗，肠道菌群标志物还可用来监测疾病治疗效果，并指导优化治疗方案。例如，在使用抗风湿药物（DMARD）的过程中，持续监测相关的肠道菌群基因标志物可指导优化治疗方案。

以肠道菌群标志物作为药物靶点进行药物研发更是为复杂疾病的治疗带来了新的

思路。例如，2015年*Cell*杂志发表的一项研究中首次提出采用干扰肠道菌代谢活性的药物调节肠道菌群来治疗心脏病。研究者以肠道菌群为靶标筛选得到能够抑制三甲胺产生的化合物3,3-二甲基丁醇（3,3-dimethyl-1-butanol，DMB），并通过小鼠动脉硬化模型，发现DMB治疗能够显著降低小鼠的TMAO水平，抑制动脉斑块形成。与降胆固醇药物不同，DMB以肠道菌群分子通路为靶标，可能为治疗心血管和代谢疾病的提供全新的策略。

四、菌群与"治未病"

综合目前肠道菌群与健康和疾病的研究结果，除了将菌群研究结果用于疾病诊断和治疗之外，研究者们还试图寻找一些肠道菌群菌种/基因作为人体健康的"晴雨表"，倡导整个人类共同关注肠道菌群健康，真正达到"治未病"的目的。

目前已经发现的与人体健康相关的主要肠道菌群如下。

（1）产短链脂肪酸菌：在肠道菌群与2型糖尿病、肥胖和结直肠癌的研究中都发现，产短链脂肪酸菌（如*R. inulinivorans*和*F. prausnitzii*）是在健康人群中明显富集的菌群。

（2）拟杆菌属：是人肠道中丰度最高的菌群，既包括与健康相关的菌群，也包括与某些疾病相关的菌群；而且在顺产和母乳喂养的婴儿肠道中含量相对较高。这类菌一方面帮助消化植物糖原，对宿主有好处；另一方面，该类菌也会利用宿主糖原，并产生毒素，这些因素可能会导致结直肠癌的发生。

（3）乳酸杆菌/双歧杆菌：通常认为乳杆菌属和双歧杆菌属主要包含有益菌种，有利于机体免疫系统的形成，抑制其他有害菌群的生长。同样也有例外情况：如唾液乳杆菌（*Lactobacillus salivarius*）和齿双歧杆菌（*Bifidobacterium dentium*）被发现在RA患者的肠道菌群中含量较高。这些与健康相关的菌群通常情况下在健康人群中含量较高，结合其他指标，可能可以通过关注这些"健康"菌群来初步判断人体的健康状态。

除了关注特定菌种以外，我们还可以关注肠道菌群的功能，预防肠道菌群紊乱导致的疾病发生。相对来说，肠道菌群基因功能与健康的关系往往更为明确。一般情况下，肠道菌群氧耐受功能及硫酸盐/亚硫酸盐还原功能增强往往标志着肠道菌群紊乱的发生。而产甲烷和产短链脂肪酸往往是健康菌群的标志性功能。在饮食富含反式淀粉的人群中，发酵淀粉产生氢气并最终反应生成甲烷是肠道菌群的主要功能，而在肠道菌群较少的人群中，这一代谢功能也受到了限制。短链脂肪酸如丁酸盐（有时也包括丙酸盐）的产生与健康肠道菌群相关联，这些代谢功能为肠道上皮细胞提供能量，维持健康的肠道环境；另外，短链脂肪酸也可以通过抑制组氨酸的脱乙酰作用，诱导调节性T细胞的分化，促进组织损伤修复，抑制炎症反应，对机体健康产生有益作用。

对于普通群体或整个人类来说，关注肠道菌群与健康和疾病的关系，警惕肠道菌群危险信号，可及早干预，抑制疾病的发生。另外，关注饮食、生活方式及不同成长阶段的表型信息与人体微生物的关联，也可用于指导人类选择最佳的生活方式，抑制或延迟疾病的发生。有研究标明，良好的作息习惯、健康饮食（低脂高纤）和适量运动都有利于维持肠道菌群平衡状态。

第七节　肠道菌群：中医药理论和实践现代化的桥梁

一、中医药现代化存在的问题和困难

中医学是我国人民数千年来与疾病斗争实践经验的总结，是中华民族优秀传统文化的瑰宝，也是人类文明的遗产之一。然而，在经济和科技高速发展的今天，中医药的发展面临很多的现实困难和难题。

（一）中医诊断技术的局限性

传统的中医诊断方法主要是依靠望、闻、问、切四种主要诊断技术来获取临床资料，经过临床医师辨证分析后进行治疗，存在主观性和局限性缺陷，缺乏标准化和规范化。要想突破此瓶颈，实现中医在诊断技术上的现代化，需要充分利用现代科技手段和成果，借助现代科技使得中医固有的四诊系统实现信息标准化；此外，还要充分引入现代医学的检测方法，如CT、MRI等影像学技术，PCR、流式细胞术等生化分析技术，DNA、RNA、蛋白等高通量测序及质谱分析技术等，建立传统与现代相结合的"双轨式"的诊断体系，利用现代科技弥补四诊的不足，使得对病症的定位、定性及定量更加精准规范，诊断的结果也更加科学准确。

（二）中医理论发展的局限性

"医哲结合"是中医理论的一大显著特点。传统中医以"辨证施治"为诊疗特色，综合了"阴阳五行""天人合一"的学说和整体思辨观念。然而，中医学基础理论重哲理轻医理、重经验轻理论、重归纳轻分析的特点，导致其很难发展成为现代的科学理论。现在，要改变这种不良现状，需要在充分发挥中医整体观念和辨证论治的基础上，综合运用当代生物学、基因组学、数理科学和信息科学提供的新理论、新技术及新方法，揭示证候、方剂、经络这三大核心问题的科学内涵，增强理论依据，提升中医理论的国际认可度。

（三）中药作用机制研究的瓶颈

中药学是中医学里最靓丽、最具生命力的部分，是中医学的核心，也是中医理论与临床实践之间的桥梁。正是因为中药具有治病救人的临床功效，中医学才能够在千百年的历史变革中流传下来。然而，时至今日，科技水平高速发展，药学研究不断进步，中药学却并没有趁此东风与时俱进。其核心理论仍然停留在《神农本草经》《本草纲目》等早期中药学专著的水平。各种"方剂"的治疗效果，很难说清是某一种或几种有效成分的功效，还是按"君臣佐使""四气五味"等理论配伍后的综合功效。这些现象困扰着中药的临床应用范围，限制了中药产品的市场化和国际化，冲击着中药学的理论与前途，是中医中药现代化的难点问题。因此，结合现代分子生物学手段，挖掘中医药作用机制，是中药学研究现代化的必经之路。

综合以上几方面，中医发展至今，面临多方面尖锐的问题和刻不容缓的危机。这些

危机阻碍了中医的发展，也是中医现代化必须要突破的重点和难点。后面将介绍肠道菌群研究的飞速发展，为进一步规范中医诊断、丰富中医理论内涵、解析中药作用机制，提供了新的思路和证据链。

二、中医药与肠道菌群的研究进展

目前，一种新的观点开始受到重视：很多慢性病的发生发展与肠道菌群结构失调有密切关系，不同证候体征可能对应不同的肠道菌群组成，中药有可能是通过改善肠道菌群结构来发挥疗效的。已有多项研究支持这些设想，为中医理论和中药作用机制研究的现代化提供了新思路。

（一）小檗碱：消灭"坏细菌"，催生"好细菌"

小檗碱（berberine）又称黄连素，在传统用药中其药物成分不会进入血液循环，但却具有确切的临床疗效。小檗碱对多种病原菌（如溶血性链球菌、金黄色葡萄球菌、志贺菌等）具有抗菌作用，还可用于防治长期高脂饮食导致的代谢性损伤。应用新一代高通量测序技术，研究人员证实小檗碱可以非常显著地改变动物的肠道菌群结构。有268种肠道细菌会受到小檗碱调节影响，这其中包含了175种有害菌属，在小檗碱作用下其生长受到抑制、比例下调甚至消失；另外93种益生菌则呈现比例上调的趋势。这项研究提示，小檗碱一方面可以减少肠道菌群产生毒性代谢分子，降低其诱发的系统炎症反应，进而改善代谢性疾病的发生和延缓其进展；另一方面，增加益生菌产生的代谢分子，具有免疫调节作用。小檗碱双向调节肠道菌群的研究，为阐述苦寒类中药的作用机制、揭示其分子机制，提供了新的线索。

（二）葛根芩连汤

葛根芩连汤是一种来自张仲景《伤寒论》的经方，具有解表清里的功效，临床常用于治疗急性肠炎、细菌性痢疾、肠伤寒、胃肠型感冒等，也可降低血糖治疗糖尿病。2014年10月，国际微生物生态学会会刊（*ISME Journal*）在线发表了中国中医科学院仝小林团队与上海交通大学赵立平团队合作研究的论文，证实中药复方葛根芩连汤可通过调节肠道菌群结构降低血糖，改善糖尿病的临床效果。该论文对葛根芩连汤治疗糖尿病做了安慰剂、随机双盲临床治疗试验，证实该方剂具有降低空腹血糖（fasting blood-glucose）和糖化血红蛋白（HbA1c）的效果。研究进一步证实了，葛根芩连汤的疗效与服用者肠道菌群结构变化呈现显著正相关；并且菌群结构显著变化先于临床症状显著改善出现，提示药物治疗首先作用在肠道菌群，通过对肠道菌群结构的调整达成症状改善的效果。这项研究一方面证实了中药复方葛根芩连汤的临床疗效，另一方面也阐明了中药的作用途径。

（三）赤芝

赤芝是灵芝的是一种，也是诸多灵芝品种中药效最好的种类之一。灵芝可以药食两用，不仅作为药物被国家药典收载，还是国家批准的新资源食品。赤芝有效成分对多种疾病，如心脑血管疾病、消化道疾病、神经内分泌疾病、呼吸系统疾病、代谢性疾病、肿瘤、衰老等，均具有预防或治疗效果。2015年，来自我国台湾长庚大学的研究人员通过动物实验首次发现灵芝能够调节小鼠肠道菌群生态，改善肥胖的效果；这一科研成果在国际权威学术期刊 *Nature Communication* 在线发表。在这项研究中，研究人员将赤芝水提取物（water extract of *Ganoderma lucidum* mycelium，WEGL）添加到高脂饮食诱导的肥胖小鼠食物中，发现这些肥胖小鼠呈现出体重减轻、炎症改善、胰岛素敏感性增加等表型改变，并且这些小鼠的小肠屏障的完整度得以维持，肠道菌群生态紊乱得到逆转，体内代谢性内毒素水平也显著降低。该研究首次证实了赤芝在治疗肥胖和相关代谢性疾病上的有效性，并提出了相应的分子机制。

除了上面介绍的几种单复方中药，还有诸如大黄、三七、独参汤、连梅颗粒等多种中药已被研究证实能通过促进益生菌增殖、抑制有害菌生长、调节肠道菌群组成达成临床治疗效果。因此，肠道菌群研究为我们深入理解中医药的作用机制、实现中医现代化提供了新思路。

三、基于肠道菌群的研究思路和方法

（一）探讨中医理论的物质基础

人体在生长发育过程中，通过先天遗传和后天获得共同作用，形成一种相对稳定的固有特质，即中医理论中的"体质"概念。中医体质综合了形态结构、生理功能、心理状态等各个方面，是中医基础理论的重要组成部分。我国第一部指导和规范中医体质研究及应用的文件《中医体质分类与判定》于2009年4月正式发布。该标准将人体体质分为9种类型，包括平和质、气虚质、阳虚质、阴虚质、痰湿质、湿热质、血瘀质、气郁质和特禀质。然而，这些体质分型的物质基础或者分子基础，还有待进一步探讨。近年来，肠道菌群的诸多科学研究已经表明，不同人群中肠道菌群的种类、数量、功能等存在着显著的个体差异。人体健康状况发生变化，体内的肠道菌群组成就会发生变化；反之，肠道菌群组成改变也会影响人体的健康状况。因此，通过对各组典型体质人群进行肠道菌群测序及分析，将有机会获得各类证候体质的分子基础，为中医体质的分子分型提供新的科学证据。

（二）研究中药的作用机制

中药成分众多，除含具有直接医疗价值的有效成分外，还含有蛋白质、多糖、维生素、微量元素等多重营养成分，其成分之多、作用之复杂给中药作用机制研究带来了困难。由于中药主要是口服给药的方式，药物有效成分进入小肠后将与肠道菌群发生相互作用，这为经由肠道菌群结构改变阐明中药作用机制提供了有益线索。越来越多的研究证实中药具有改善肠道菌群组成、调节肠道微生物代谢的效果，并且发挥重要作用的肠道微生物及代谢产物靶点不同，临床作用效果也将呈现明显差异。具体来说，一方面，中药可能改变肠道菌群的组成，改善肠道菌群失调的状况，进而缓解疾病症状；另一方面，肠道菌群可能将中药中的化学成分转化为有不同生物活性、毒性及不同生物利用度的代谢产物，也可能介导中药不同成分之间的相互作用。因此，肠道菌群研究为阐述中医药作用机制、解决中医药现代化的问题提供了新的思路。

正如我国微生物学界的奠基人魏曦所说，"中医的四诊八纲是从整体出发，探讨人体平衡和失调的转化机制，并通过中药使失调恢复平衡"；"微生态学很可能成为打开中医奥秘大门的一把金钥匙"。因此，基于肠道菌群研究探讨中医体质理论的分子基础，探讨中药达成临床疗效的作用机制，将成为推进中医药现代化的一个有效途径。

第八节　肠道菌群未来展望

一、肠道菌群重要性日益受关注

从出生开始，我们接触的食物、空气及周边环境都存在大量微生物，微生物开始在人体皮肤、口腔、肠道、生殖道里定植。其中，约80%的人体共生微生物分布在肠道。肠道是人体最重要的内环境，存在多达上千种微生物，主要包括厚壁菌门、拟杆菌门、变形菌门和放线菌门等，其中厚壁菌门和拟杆菌门占总数的90%以上。这些微生物互相制约、互相依存，形成一种相对稳定的肠道菌群结构。肠道菌群在人体健康中扮演着重要的角色，参与消化食物、能量代谢、免疫调节、病原菌抑制等生理过程。一旦机体内外环境发生变化、肠道菌群失衡，将可能引起多种疾病，包括代谢类疾病（如肥胖、2型糖尿病等）、消化道疾病（如肠易激综合征、炎性肠病等）、心脑血管疾病（如动脉粥样硬化和血栓等）、免疫性疾病（如类风湿关节炎等）和神经性疾病（如帕金森症、自闭症等）。

从以上各方面可以看出，肠道菌群像是一个影响到机体各个方面的"器官"，这个"器官"的正常与否，对人体的健康程度有重要影响，而我们对它的了解才刚刚起步。研究不同发育状态、不同疾病、不同治疗过程中肠道菌群结构和功能特征，对疾病早期诊断、治疗干预和预后监控及个性化营养具有重要的意义。

二、各国加大肠道菌群研究投入

许多现象如疾病的易感性、药物反应及敏感性等，无法全部用人体基因的差异来解释。而肠道菌群正是影响人体疾病发生和进展的最重要内环境因素。为此，欧美各国都加大了肠道菌群方向的科研投入。

（一）美国和欧盟启动的HMP计划

2007年12，美国NIH宣布正式启动"人类微生物组计划"（Human Microbiome Project，HMP），又称"人类元基因组计划"。该计划由美国主导，国际人类微生物组联盟协调，参与国家包括多个欧盟国家、中国、日本等；计划首阶段为期5年，投入1.15亿美元。该计划将使用新一代DNA测序仪对5个人体部位（包括胃肠道、口腔、鼻腔、女性生殖道和皮肤）的共生微生物进行测序研究，绘制人体不同器官（或部位）的共生微生物元基因组图谱，解析微生物菌群结构和功能变化对人类健康的影响。

（二）欧盟Meta HIT计划

2008年1月，欧盟委员会宣布启动"人类肠道宏基因组计划"（Metagenomics of the Human Intestinal Tract，MetaHIT）。MetaHIT计划是由欧盟第七框架计划（FP7）资助的

子项目之一，耗资约2770万美元。该项目的合作伙伴包括来自8个国家学术界和工业界的13个成员。MetaHIT计划的目的是研究人类肠道中的所有微生物群落，进而了解人类肠道中细菌的物种分布，并探讨肠道微生物与人的肥胖、糖尿病、肠炎等疾病的关系。深圳华大基因研究院承担了MetaHIT计划中的200多个欧洲人肠道微生物样品的测序及后续生物信息分析工作，开发了一系列具有针对性的生物信息学分析方法，包括测序数据进行组装、注释、群落多态性研究和基因功能分类等。

（三）美国NMI计划

2016年5月，美国科学和技术政策办公室（Office of Science and Technology Policy，OSTP）与联邦机构、私营基金管理机构一同宣布启动"国家微生物组计划"（National Microbiome Initiative，NMI）。这是奥巴马政府继脑科学计划、精准医学、抗癌"登月"之后推出的又一个重大国家科研计划。美国政府以往每年会投入3亿美元在微生物研究上，NMI计划启动后将会在此基础再增长1.21亿美元，同时投资者及科研机构会跟进4亿美元的资助。NMI计划涉及众多部门，包括美国能源部、农业部、航空航天局、美国国家科学基金会、NIH等。各部门分别公布了相应的研究方向，构成NMI的研究系统。NMI计划关注以下几个主要方面：支持跨学科研究，解决不同生态系统微生物的基本问题；开发平台技术，促进对不同生态系统中微生物组的认识及知识的积累，并提高微生物数据的访问；通过公民科学、公众参与等方式扩大微生物的影响力等。

（四）MGP计划

MetaGenoPolis（MGP）是一个由法国未来投资计划（French Initiative Future Investments）启动的研究项目。MGP计划集肠道菌医疗、科研和生产于一体，通过定量和功能宏基因组学技术，探讨人类肠道微生物对健康和疾病的影响。

（五）医院微生物计划

医院微生物（Hospital Microbiome）计划将在美国芝加哥的一家私人医院和德国的美国陆军医疗中心进行，通过对两家医院的外表面、空气、水体和人体相关微生物群落进行研究，了解患者和医院工作人员进出医院对其微生物菌落的影响。

除了以上提到的，还有SkinDeep Microbiome计划、加拿大的Microbiome计划等。赵立平教授也曾发表文章《关于尽快启动"中华民族人体微生物组计划"的建议》，文章中提到："我们应该利用中华民族遗传背景、生活方式和养生保健经验丰富多样的优势，把大规模的样本资源和现代组学技术和大数据技术结合，建立中华民族典型人群的健康与疾病微生物组标准数据库和菌种库；建立以微生物组结构和功能动态为核心的人体健康监测新技术；开发可以调节微生物组改善健康的药食同源食品、药品、益生元、益生菌以及可以重构健康微生物组的菌群移植等新产品和新技术；为预防疾病、改善中国民众健康、推动中国传统医药升级换代和走向世界作出独特的贡献。"

三、科研领域将保持快速进展

近些年来各大权威学术期刊，如*Nature*、*Science*、*Cell*及其子刊，发表了一系列肠道菌群相关的重磅研究文章（图24-2）。研究领域全面涵盖营养代谢性疾病、免疫性疾病、心血管疾病、消化道疾病、呼吸道疾病、神经及精神类疾病、肿瘤等，分别从不同的角度揭示了肠道微生物组在人类健康和疾病中发挥的至关重要的作用。肠道菌群研究已经成为科研界最火爆的领域之一。

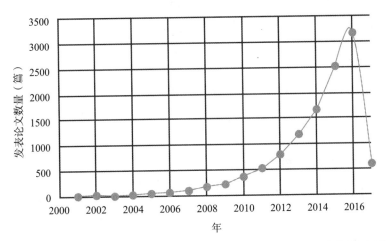

图24-2 以"gut microbiota"为关键词在Pubmed上检索的文章数量示意图
时间范围为2000年至2017年2月20日

四、社会资本热衷肠道菌群投资

肠道菌群研究如火如荼地开展，不仅在科学领域掀起一股热潮，也引来诸多社会资本在肠道微生物产业领域注资布局。作为人体基因组的有效补充，肠道微生物组被称为人体的"第二基因组"，预计在整个二代测序分子诊断的市场规模中，微生物基因组的市场规模将达百亿以上。目前社会资本青睐的微生物行业主要应用领域有3个：一是微生物检测，包括不同部位、不同时期的微生物检测及健康指导；二是粪菌移植和粪便银行等；三是应用微生物及其代谢物靶点、微生物制剂等进行微生态治疗。3个主要的产业化应用领域皆处于起步阶段。

（一）Seres Therapeutics

Seres Therapeutics在2010年成立于剑桥，经历了四轮融资累计超过1.3亿美元，于2014年6月成为首个上市的微生物组学公司。目前该公司有两种药正在美国做临床测试，一种用于治疗复发性艰难梭菌感染，另一种用于治疗溃疡性结肠炎。2016年，Seres又与梅奥诊所合作开展原发性硬化性胆管炎、非酒精性脂肪肝等肝脏疾病相关的微生态治疗。

（二）Second Genome

Second Genome成立于2010年，2014年首轮融资1150万美元。Second Genome致力于研究微生物在预防、干预和监控疾病发生及进展中的具体机制。目前，Second Genome的顾问团队拥有10余名全美最顶尖的微生物研究人员，已与辉瑞和强生旗下的杨森制药及梅奥诊所建立了稳定的合作。

（三）MicroBiome therapeutics

MicroBiome专注于通过对人体微生物组的干预来提高人们的健康水平。当前研究重点集中在肥胖和糖尿病，其所开发的新药NM504主要用于治疗肠道菌群失衡引起的糖尿病与糖代谢紊乱。该药物计划于2017年提交审批。

（四）Vedanta Biosciences

Vedanta专注于开发针对自身免疫性疾病和炎性疾病的微生物调节剂。目前其所开发的针对炎性疾病的一个候选药物已在进行临床前试验。2016年，Vedanta获得5000万美元融资。

（五）Assembly biosciences

Assembly biosciences于2014年上市，专注于开发调控肠道菌群的口服药物及治疗HBV感染的口服药物。目前该公司药物开发已进入临床试验阶段。

（六）Metabiomics

Metabiomics公司成立于2011年，是BioSpherex LLC公司的全资子公司，专注于人类微生物组研究在转化医学中的应用，尤其是胃肠疾病和自身免疫性疾病的早期诊断。

（七）Rebiotix

Rebiotix成立于2011年，专注于通过对人体自身肠道微生物的调控来实现疾病的治疗。目前，其开发的治疗复发性艰难梭菌感染的药物已经开始临床试验。

（八）MaaT Pharma

MaaT是一家成立于2014年底的法国生物技术公司，致力于治疗由肠道微生物失衡所引起的疾病。MaaT开发了全球首个自体微生物疗法，也是全球第一家关注白血病与骨关节治疗引起肠道微生物失衡的公司。2016年3月，MaaT Pharma获得1000万欧元A轮融资。

（九）Open Biome

Open Biome成立于2012年，是美国唯一一家独立的、非营利性"粪便银行"。Open biome致力于收集和检测粪便、扩大粪菌移植的安全性与人类肠道微生物研究的促进工作，为多家医院提供健康粪便样本用于粪菌移植。

（十）量化健康

量化健康（QuantiHealth）成立于2014年，专注于人体微生态研究，向客户提供基于人体微生态的个性健康指导。2016年6月20日，量化健康与云健康（CloudHealth Genomics）达成合作，将开发推广一系列肠道菌群基因检测产品。2015年10月，量化健康获得2000万人民币的Pre-A轮融资。

（十一）锐翌基因

锐翌基因专注于微生物宏基因组研究，提供相关科研技术服务及微生物宏基因组健康检测服务。2016年4月，锐翌基因与武汉未来组达成合作协议，开发基于最新三代测序平台——Sequel的宏基因组测序和分析流程，拓展三代测序技术在宏基因组学研究领域的应用。2016年10月，锐翌生物获得了4000万元Pre-A轮融资。

（十二）谱元科技

谱元科技成立于2014年，专注于微生物临床检测、微生态健康管理评估、微生态营养等领域。公司目前已经开发出病原微生物检测、婴幼儿营养检测、肠道健康评估等检测产品，拥有7项自主知识产权。谱元科技已完成首轮融资，目前公司估值近2亿。

五、产业也将加速研发和转化

肠道菌群作为人体最重要的内环境，与人体营养、发育、健康及疾病状况息息相关。通过检测肠道菌群诊断、干预、监控人体健康，通过补充益生菌和益生元改善肠道功能，是健康产业发展的一片新的蓝海。

1.基于新一代测序的肠道菌群检测产品　微生物的传统研究手段是利用体外培养和分离培养，分析单独菌株或菌群的生理功能。但是很多种类的肠道菌群只能在人体内生存而不能被体外培养，因此用传统手段检测肠道菌群如此复杂的结构有一定困难。随着测序技术的进步，宏基因组测序和分析技术的不断发展，使得人们把肠道微生态作为一个整体，对它所包含的所有物种、基因、通路进行分析，从而鉴定其中与营养吸收、免疫、代谢、疾病易感性及药物敏感性相关的微生物群体。通过肠道菌群检测，可以深层次地探究肠道菌群和人体健康的关系，实现基于肠道菌群组成特征的疾病早期诊断、精准治疗、预后监控等，以及实现个性化营养干预。基于新一代测序的肠道菌群检测产品开发，是精准医疗热潮下的一个转化方向。

2.益生菌产品　肠道菌群失衡意味着益生菌比例下调及有害病原菌的过度生长。因此，通过补充益生菌或补充促进益生菌生长的物质，可以达到调节肠道菌群、改善健康的目的。目前，最常作为益生菌的包括乳酸杆菌、双歧杆菌等。

由于肠道菌群与健康、营养、疾病之间的相关性越来越清晰，补充益生菌也开始日益受到消费者的重视。特别是在宏基因组研究的大好背景下，益生菌功能性产品的研究和开发都进入了快速发展的阶段。新一代高通量的基因组、转录组、蛋白组和代谢组测序技术的飞速进展和广泛应用，为评价和筛选益生菌提供了新的工具。因此，益生菌产品的开发和推广前景不可估量。

3.益生元产品　益生元（prebiotic）是一种膳食补充剂，可以完整进入肠道，选择性地促进一种或几种益生菌的生长，同时被发酵产生短链脂肪酸（主要是乳酸、丙酸和丁酸等），对人体健康产生有益的影响。目前，认可度较高的益生元物质包括低聚半乳糖（GOS）、菊粉（inulin）、低聚果糖（FOS）、低聚乳果糖（LACT）等。

益生元产品和益生菌产品的本质区别在于，益生菌产品是直接补充活体益生菌，而益生元是促进已有益生菌的生长。益生元产品克服了益生菌产品的三个缺点：①益生菌活菌在空气中易死亡，难以保存；②益生菌在进入肠道前要经过胃酸、胆汁，难以存活；③益生菌即使能够进入人体肠道，受宿主遗传背景、食物、生活习惯、健康等方面的影响，也难以大量繁殖及定植。但是，尽管有以上优势，益生元产品开发及推广也存在限制因素，如益生元作用机制还有待进一步研究阐述；益生元产品开发相关的生产工艺、生产成本、原材料、配方、产量、质控等亟待优化等。

（尹　烨　方晓东）

参 考 文 献

Abdollahi-Roodsaz S, Abramson S B, Scher J U, 2016. The metabolic role of the gut microbiota in health and rheumatic disease: mechanisms and interventions. Nature Reviews Rheumatology, 12 (8): 446-455.

Al Khodor S, Shatat I F, 2017. Gut microbiome and kidney disease: a bidirectional relationship. Pediatric Nephrology, 32 (6): 921-931.

Arvans D, Jung Y C, Antonopoulos D, et al, 2016. Oxalobacter formigenes-derived bioactive factors stimulate oxalate transport by intestinal epithelial cells. Journal of the American Society of Nephrology, 28 (3): 876-887.

Blanton L V, Barratt M J, Charbonneau M R, et al, 2016. Childhood undernutrition, the gut microbiota, and microbiota-directed therapeutics. Science, 352 (6293): 1533.

Blanton L V, Charbonneau M R, Salih T, et al, 2016. Gut bacteria that prevent growth impairments transmitted by microbiota from malnourished children. Science, 351 (6275). pii: aad3311.

Collins S M, 2016. The intestinal microbiota in the irritable bowel syndrome. International Review of Neurobiology, 131: 247-261.

Devlin A S, Marcobal A, Dodd D, et al, 2016. Modulation of a circulating uremic solute via rational genetic manipulation of the gut microbiota. Cell Host & Microbe, 20 (6): 709-715.

Dinan T G, Cryan J F, 2017. Gut-brain axis in 2016: brain-gut-microbiota axis-mood, metabolism and behaviour. Nature Reviews Gastroenterology & Hepatology, 14 (2): 69-70.

Fang W, Wei C, 2016. The effect on gut microbiota structure of primarily diagnosed type 2 diabetes patients intervened by sancai lianmei particle and acarbose: a randomized controlled trial. Journal of Clinical Trials, 6: 3.

Feng Q, Liang S, Jia H, 2015. Gut microbiome development along the colorectal adenoma-carcinoma sequence. Zeitschrift für Gastroenterologie, 6: 6528.

Feng Q, Liu Z, Zhong S, et al, 2016. Integrated metabolomics and metagenomics analysis of plasma and urine identified microbial metabolites associated with coronary heart disease. Scientific Reports, 6: 22525.

Francesca P, Sandra S C, Elio I, et al, 2016. Role of gut microbiota and nutrients in amyloid formation and pathogenesis of Alzheimer disease. Nutrition Reviews, 74 (10): 624-634.

Goodrich J K, Davenport E R, Waters J L, et al, 2016. Cross-species comparisons of host genetic associations with the microbiome. Science, 352 (6285): 532.

Greiner T U, Bäckhed F, 2016. Microbial regulation of GLP-1 and L-cell biology. Molecular Metabolism, 5 (9): 753-758.

He B，Hoang T K，Wang T，2017. Resetting microbiota by Lactobacillus reuteri inhibits T reg deficiency induced autoimmunity via adenosine A2A receptors. Journal of Experimental Medicine，214（1）：107-123.

He Y，Wen Q，Yao F F，et al，2017. Gut-lung axis: the microbial contributions and clinical implications. Critical Reviews in Microbiology，43（1）：81-95.

Hevia A，Milani C，López P，et al，2016. Allergic patients with long-term asthma display low levels of *Bifidobacterium adolescentis*. PloS One，11（2）：e0147809.

Huffnagle G B，Dickson R P，Lukacs N W，2016. The respiratory tract microbiome and lung inflammation: a two-way street. Mucosal Immunol，10（2）：299-306.

Kelly J R，Borre Y，O'Brien C，et al，2016. Transferring the blues: Depression-associated gut microbiota induces neurobehavioural changes in the rat. Journal of Psychiatric Research，82：109-118.

Khan N，Vidyarthi A，Nadeem S，et al，2016. Alteration in the gut microbiota provokes susceptibility to tuberculosis. Frontiers in Immunology，7：529.

Lukiw W J，2016. *Bacteroides fragilis* lipopolysaccharide and inflammatory signaling in Alzheimer's disease. Frontiers in Microbiology，7：1544.

Mackos A R，Varaljay V A，Maltz R，et al，2016. Role of the intestinal microbiota in host responses to stressor exposure. International Review of Neurobiology，131：1-19.

Pascal V，Pozuelo M，Borruel N，et al，2017. A microbial signature for Crohn's disease. Gut，66（5）：813-822.

Pasini E，Aquilani R，Testa C，et al，2016. Pathogenic gut flora in patients with chronic heart failure. JACC Heart Fail，4（3）：220-227.

Pedersen H K，Gudmundsdottir V，Nielsen H B，et al，2016. Human gut microbes impact host serum metabolome and insulin sensitivity. Nature，535（7612）：376-381.

Pluznick J L，2016. Gut microbiota in renal physiology: focus on short-chain fatty acids and their receptors. Kidney International，90（6）：1191-1198.

Ruane D，Chorny A，Lee H，et al，2016. Microbiota regulate the ability of lung dendritic cells to induce IgA class-switch recombination and generate protective gastrointestinal immune responses. Journal of Experimental Medicine，213（1）：53-73.

Sampaio-Maia B，Simões-Silva L，Pestana M，et al，2016. The role of the gut microbiome on chronic kidney disease. Advances in Applied Microbiology，96：65-94.

Sampson T R，Debelius J W，Thron T，et al，2016. Gut microbiota regulate motor deficits and neuroinflammation in a model of Parkinson's disease. Cell，167（6）：1469-1480 e12.

Samuelson D R，Charles T P，de la Rua N M，et al，2016. Analysis of the intestinal microbial community and inferred functional capacities during the host response to Pneumocystis pneumonia. Experimental Lung Research，42（8/10）：425-439.

Schirmer M，Smeekens S P，Vlamakis H，et al，2016. Linking the human gut microbiome to inflammatory cytokine production capacity. Cell，167（7）：1897.

Schroeder B O，Backhed F，2016. Signals from the gut microbiota to distant organs in physiology and disease. Nature Medicine，22（10）：1079-1089.

Schuijt T J，Lankelma J M，Scicluna B P，et al，2016. The gut microbiota plays a protective role in the host defence against pneumococcal pneumonia. Gut，65（4）：575-583.

Skye S M，Hazen S L，2016. Microbial modulation of a uremic toxin. Cell Host Microbe，20（6）：691-692.

Stein M M, Hrusch C L, Gozdz J, et al, 2016. Innate immunity and asthma risk in amish and hutterite farm children. New England Journal of Medicine, 375（5）: 411.

Sullivan A, Hunt E, MacSharry J, et al, 2016. The microbiome and the pathophysiology of Asthma'. Respiratory Research, 17（1）: 163.

Tap J, Derrien M, Törnblom H, et al, 2017. Identification of an intestinal microbiota signature associated with severity of irritable bowel syndrome. Gastroenterology, 152（1）: 111-123 e8.

Thaiss C A, Levy M, Korem T, et al, 2016. Microbiota diurnal rhythmicity programs host transcriptome oscillations. Cell, 167（6）: 1495-1510. e12.

Tilg H, Grander C, Moschen A R, 2016. How does the microbiome affect liver disease? Clinical Liver Disease, 8（5）: 123-126.

Wang J, Jia H, 2016. Metagenome-wide association studies: fine-mining the microbiome. Nature Reviews Microbiology, 14（8）: 508-522.

Xiao J, Xiao J C, Chen H M, et al, 2016. Qualitatively and quantitatively investigating the regulation of intestinal microbiota on the metabolism of panax notoginseng saponins. Journal of Ethnopharmacology, 194: 324-336.

Xu J, Chen H B, Li S L, 2017. Understanding the molecular mechanisms of the interplay between herbal medicines and gut microbiota. Medicinal Research Reviews, 37（5）: 1140-1185.

Yu J, Feng Q, Wong S H, et al, 2017. Metagenomic analysis of faecal microbiome as a tool towards targeted non-invasive biomarkers for colorectal cancer. Gut, 66（1）: 70-78.

Zheng P, Zeng B, Zhou C, et al, 2016. Gut microbiome remodeling induces depressive-like behaviors through a pathway mediated by the host's metabolism. Molecular Psychiatry, 21（6）: 786-796.

Zhou S S, Xu J, Zhu H, et al, 2016. Gut microbiota-involved mechanisms in enhancing systemic exposure of ginsenosides by coexisting polysaccharides in ginseng decoction. Scientific Reports, 6: 22474.

Zhu W, Gregory J C, Org E, et al, 2016. Gut microbial metabolite TMAO enhances platelet hyperreactivity and thrombosis risk. Cell, 165（1）: 111-124.

第25章

肿瘤基因检测与预测

第一节　肿瘤驱动基因突变

一、肿瘤与驱动型基因突变

肿瘤是机体在各种致瘤因素作用下，局部组织的细胞在基因水平上失去了对其生长的正常调控，导致细胞异常增生而形成的新生物。肿瘤是基因疾病，其生物学基础是基因的异常。研究表明，肿瘤的发生是多基因、多步骤突变的结果。不同基因的突变与不同强度的突变形成了不同的肿瘤。

与肿瘤相关的基因变异可以分成两大类：基因突变和基因扩增。

1.基因突变　通常指组成基因的碱基排列顺序发生变化。基因突变常会导致基因功能的加强、减弱甚至完全丧失。根据突变发生的细胞类型，突变又可以分为体细胞突变（somatic mutation）和生殖细胞突变（germline mutation），体细胞突变是不遗传的，而生殖细胞突变是可以遗传的，目前所检测的 *EGFR*、*ALK*、*ROS1*、*KRAS* 等基因突变均属于体细胞突变；根据碱基的具体变异形式，基因突变又可以分为以下几种类型。

（1）点突变（point mutation）：一种碱基被另外一种碱基替代，如 *EGFR* T790M 突变。

（2）缺失（deletion）：基因中核苷酸片段发生丢失。

（3）插入（insertion）：基因中插入了一段新的核酸序列。

（4）基因重排（gene rearrangement）或基因融合（gene fusion）：两个基因发生断裂，核酸片段互相调换位置，形成新的基因，称为融合基因。

2.基因扩增　是指特定基因的拷贝数大量增加的现象，拷贝数的增加往往会导致该基因编码蛋白质的大量表达。

原癌基因和抑癌基因的突变和扩增常会导致肿瘤的发生，肿瘤治疗过程中出现的耐药现象也常与基因突变或基因扩增有着密切的关系。

二、肿瘤驱动基因图谱

目前已发现多种肿瘤驱动基因突变，如 *EGFR*、*KRAS*、*NRAS*、*BRAF*、*PIK3CA* 等基因突变；*ALK*、*ROS1*、*RET* 等基因重排；*HER2*（*ERBB2*）、*c-MET*、*FGFR1* 等基因扩增。以肺癌为例，肺癌是世界范围内恶性肿瘤中威胁人类健康的头号杀手；我国每年新增的肺癌患者已超过50万例，每年死于肺癌的人数超过40万例，肺癌严重危害了国人的健康。据研究结果显示，在非小细胞肺癌患者（non-small cell lung cancer，NSCLC）中已发现了 10 多种驱动基因，包括 *EGFR*、*ALK*、*KRAS*、*HER2*、*BRAF*、*PIK3CA*、*AKT1*、*MEK1*、*NRAS*、*ROS1*、*RET* 和 *MET* 等。据研究报道，肺癌中驱动基因突变图谱见图 25-1 ～图 25-3。

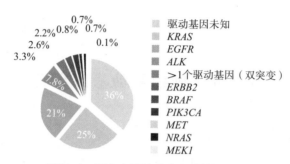

图 25-1　西方人的肺腺癌驱动基因图谱

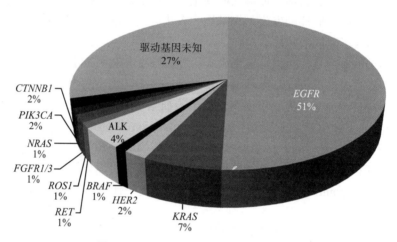

图 25-2　中国人的肺腺癌驱动基因图谱

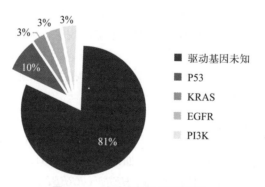

图 25-3　肺鳞癌驱动基因图谱

第二节　肿瘤基因突变检测与预测

一、肿瘤基因突变检测与肿瘤治疗和预测

基因检测已广泛应用于肿瘤的早期筛查、用药指导及预后判断等，成为指导肿瘤预防、治疗和控制的重要手段。

以 *BRCA1* 和 *BRCA2* 基因突变的检测为例。研究表明，携带 *BRCA1* 或 *BRCA2* 基因突变者患乳腺癌和卵巢癌的风险分别是 50% ～ 85% 和 10% ～ 45%，携带 *BRCA1/2* 两个基因突变的女性患乳腺癌和卵巢癌的风险分别在 80% 和 40% 以上，因此，*BRCA1/2* 已成为女性乳腺癌和卵巢癌早期筛查的重要检测指标之一。此外，*BRCA1/2* 基因突变也是乳腺癌和卵巢癌患者用药指导的依据。研究表明，*BRCA1* 基因或 *BRCA2* 基因突变的晚期卵巢癌患者可从多腺苷二磷酸核糖聚合酶（PARP）抑制剂的靶向治疗中显著获益，*BRCA1* 基因或 *BRCA2* 基因突变的肿瘤对于 DNA 损伤类化疗药物（铂类和蒽环类）更为敏感，而对于促微管聚合类化疗药物（紫杉类）则无效。在新辅助治疗的临床研究中发现，*BRCA1* 基因突变患者对顺铂治疗的病理完全缓解率（pCR）达 83%，而对紫杉类药物治疗的 pCR 仅为 8%。此外，有研究表明含有 *BRCA1* 基因和 *BRCA2* 基因突变的乳腺癌和卵巢癌患者更容易出现多发病灶和复发转移，而 *BRCA1/2* 基因突变也与卵巢癌患者无进展生存期（PFS）与总生存期（OS）有一定相关性，可作为预后的预测指标之一。

由此可见，准确检测肿瘤相关基因突变状态，在肿瘤的预防诊断、治疗方案的选择和治疗效果的预测等方面均具有十分重要的意义。

二、肿瘤基因检测技术

肿瘤基因检测对象有 DNA 和 RNA。DNA 水平的变异涉及的检测方法包括以扩增受阻突变系统（amplification refractory mutation system，ARMS）为代表的荧光 PCR 技术、第一代测序技术、第二代测序技术（NGS）、荧光原位杂交（fluorescence *in situ* hybridization，FISH）技术等；RNA 水平的变异常用的技术为荧光 PCR 技术；蛋白水平的常用检测技术为免疫组化（IHC）。

点突变、缺失突变和插入突变的基因变异的检测方法大多与荧光 PCR 技术相关，如 *EGFR*、*KRAS* 检测。市场上主流的该类突变的检测技术在荧光 PCR 的基础上，与其他突变检测技术相结合，如 Taqman 荧光 PCR 方法、高分辨率溶解曲线法、ARMS 法。其中 ARMS 方法具有高灵敏度和高特异性，操作方便，结果易于判读，得到了众多临床单位和医生的认可，成为主流的该类基因变异类型的检测技术。

融合基因的检测方法包括三种：FISH、RT-PCR 和 IHC，分别在 DNA、RNA 和蛋白水平进行检测，如 *EML4-ALK* 融合基因的检测，这三种方法各有优缺点。FISH 检测需由经验丰富的病理医生来完成，具有一定的主观性，同时检测成本昂贵、操作复杂，因此较难作为临床常规筛选方法；IHC 是一种操作时间更短、成本更低、工作量更小的检测方法，与 FISH 产品也具有较高的一致性，但昂贵的自动化检测仪器限制了其在我国的临床应用；RT-PCR 以 RNA 为检测对象，是最准确、最直接的融合基因检测方法，但

由于RNA易受RNA酶（RNase）的影响而降解，且由于临床常见FFPE样本在福尔马林处理过程中会造成核酸交联和片段化，因此RT-PCR对于样本质量有较高的要求。RT-PCR是检测融合基因灵敏度最高的方法，操作简单，易于掌握，目前已经在中国临床市场得到广泛的应用。由于目前肿瘤个体化用药前需要检测的靶点相对有限，而PCR既可以在DNA水平上检测单碱基突变、插入、缺失等基因突变，亦可以在RNA水平上检测融合基因，因此，PCR成为我国肿瘤个体化诊断领域应用最广泛的技术。

目前被临床广泛接受的基因扩增检测方法主要包括FISH和IHC。与FISH方法相比，IHC检测方法更加方便、快捷，但其容易产生不确定的检测结果，该类样本还必须使用FISH进行再一次验证，因此FISH是检测基因扩增的金标准方法。

数字PCR（digital PCR）是一种核酸分子绝对定量技术。相对于荧光PCR，该检测方式具有更加出色的灵敏度，尤其是对复杂背景下稀有突变的检测。尽管已有文章报道数字PCR技术在EGFR血液检测方面有很好的临床应用价值，但是仍需要更多临床数据的支持。

测序方法是检测基因变异最直接的方法，如EGFR突变、ALK融合基因等均可以采用测序方法进行检测。市场常见的测序方法包括第一代测序技术和第二代测序技术，第一代测序技术是一种成熟的技术平台，但是该技术检测灵敏度仅为15%，与ARMS 1%的检测灵敏度相比差距较大，不被临床客户所接受；第二代测序技术（NGS）是目前非常热门的检测技术，该技术可以在一次实验中检测多个样本的数十个甚至数百个基因，具有很高的通量，与荧光PCR检测相比，NGS仪器价格高昂，检测成本高、操作时间长，对环境和技术人员的要求更高，目前仅在一些有条件的中心实验室进行临床应用，大规模的普及应用仍存在一定挑战。

总之，随着技术的不断发展进步，新的检测技术也在不断涌现并逐渐取代传统技术进入临床应用，希望这些新技术的引入能对肿瘤基因精准检测和肿瘤疾病的控制发挥重要作用，为广大肿瘤患者带来福音。

第三节 基因检测在肿瘤诊疗中的临床意义

近年来随着对肿瘤基因组研究的深入，对肿瘤的研究也进入基因和分子的层面。第二代测序技术（NGS）是一种革命性的技术，因为它提供了一种以往其他技术无法实现的高通量基因变异检测方法。针对不同肿瘤的NGS检测发现了大量和肿瘤相关的基因变异，对于这些基因变异的研究可以提供用药指导及疗效预测。

一、肺癌

肺癌是患病率和死亡率均较高的恶性肿瘤之一，主要由非小细胞肺癌（NSCLC）和小细胞肺癌（small cell lung cancer，SCLC）组成，其中NSCLC约占肺癌80%。NSCLC是由一系列基因亚型和临床亚型组成的一类疾病。在肿瘤基因图谱计划（Cancer Genome Atlas，TCGA）等多个国际肿瘤基因组协作组织的大力推动下，现已发现至少13个与NSCLC发生发展密切相关的驱动基因（如EGFR、ALK、ATK、BRAF、HER2、KRAS、MEK、MET、NRAS、PIK3CA、RET、ROS1）。与肺腺癌相比，肺鳞癌驱动基因研究进展缓慢，目前已明确的主要驱动基因包括*FGFRI*、*DDR2*和*PIK3CA*等。SCLC与NSCLC在病理分型和分子分型上均存在较大差异。目前已明确的SCLC基因靶点较少，主要包括*TP53*、*RB1*、*PTEN*及*NOTCH*通路等。

在过去的10年中，肺癌治疗领域取得的最重要进展就是驱动基因的鉴定及小分子酪氨酸激酶抑制剂（tyrosine kinase inhibitor，TKI）类药物的开发。基因检测和靶向药物正将肺癌临床诊疗从以实证为主的治疗决策转向以机制为基础的生物标志物治疗决策，并深刻影响着患者的临床结局。从2009年起始，以吉非替尼（gefitinib）、厄洛替尼（erlotinib）及克唑替尼（crizotinib）为代表的TKI类药物开启了NSCLC中*EGFR*、*ALK*靶向治疗的新纪元，随后NCCN逐步明确*ROS1*、*MET*、*RET*、*BRAF*、*HER2*和*KRAS*在NSCLC诊疗中的作用和意义，至2017年美国国立综合癌症网络（National Comprehensive Cancer Network，NCCN）非小细胞肺癌临床指南V3版的更新，进一步阐明NSCLC在治疗前应常规检测*EGFR*、*ALK*、*ROS1*三个基因状态，同时NCCN指南还推荐检测除了这三个常规检测基因外的包括*MET*、*RET*、*BRAF*、*HER2*等在内的基因状态。《中国间变性淋巴瘤激酶（ALK）阳性非小细胞肺癌诊疗指南》也提出，在患者允许下，推荐*ROS1*、*ALK*和*EGFR*同时检测。可见，NSCLC的临床诊疗已进入了*EGFR*突变、*ALK*融合、*ROS1*融合联合检测的新时代，而包括*NTRK*、*PIK3CA*、*MAP2K1*、*NRAS*等其他多个驱动基因在肺癌靶向治疗中的尝试也已在进行中。在过去的2年，PD-1/PD-L1免疫检查点抑制剂在肺癌治疗中取得了多项突破性进展。因其疗效显著优于多西他赛等传统化疗，故2016年美国FDA批准帕博利珠单抗（pembrolizumab）用于转移性NSCLC患者（PD-L1＞50%）一线治疗，纳武利尤单抗（nivolumab）和阿特珠单抗（atezolizumab）用于进展后转移性NSCLC患者的一线后续治疗。

当TKI靶向治疗和PD-1/PD-L1免疫治疗在晚期肺癌治疗中取得成功的同时，已有多项针对早期肺癌患者的基因筛查及靶向治疗临床试验已经启动。最近一项名为ALCHEMIST（Adjuvant Lung Cancer Enrichment Marker Identification and Sequencing Trial）的临床研究将入组6000～8000名手术完全切除的肺腺癌患者，并对每一例肿瘤标本将进行*EGFR*、*ALK*基因检测。存在基因变异的患者将进入该试验的TKI临床治疗组，获得相应的治疗；无基因变异的患者则进入PD-1免疫治疗组。另一项临床研究，晚期肺鳞状细胞癌主要协议（Advanced Squamous Cell Carcinoma Lung Master Protocol）每年将对近千名晚期肺鳞癌患者的组织进行基因测序，获得鳞癌的多种基因改变。该协议将促使多个针对肺鳞癌的新靶向药物随机Ⅱ期临床研究在这个临床研究的框架内同时开展。这两个临床研究的设计将使更多的患者被纳入试验，并获得与他们肿瘤基因变异相对应的靶向治疗，且使其他临床研究有效快速地展开。同时，这两项临床研究也可能发现更多未知的潜在驱动基因，为肺癌药物研发提供新的靶点。

NGS技术为肺癌精准治疗带来了更广阔的应用空间。NGS技术不但可以同时检测SNV、Indels、CNV及融合重排等多种基因变异形式，而且还可以发现常规基因检测方法无法检测到的其他基因变异。一项研究对常规基因（*EGFR*、*ERBB2*、*KRAS*、*NRAS*、*BRAF*、*MAP2K1*、*PIK3CA*、*AKT1*、*ALK*、*ROS1*、*RET*）检测阴性的NSCLC患者，重新进行NGS检测，结果发现65%的患者存在可获益基因变异，且有26%患者的基因变异有对应的NCCN推荐靶向药物。

现阶段，肺癌靶向治疗的一个主要挑战就是患者通常在用药1～2年出现耐药现象。因此，明确耐药分子机制及耐药时间对于NSCLC患者耐药后治疗决策的制订至关重要。基因检测，尤其是以循环肿瘤DNA（circulating tumor DNA，ctDNA）为代表的液体活检基因检测技术为肺癌复发、耐药检测的有效手段。液体活检可在无法获得组织样本的情况下检测血液中游离肿瘤DNA，以确定耐药基因变异及监测肿瘤基因动态变化。Jacob J. Chabon等通过ctDNA监测NSCLC患者血液中 *EGFR* 基因动态变化，发现耐药突变并为后续治疗决策提供有利依据。但液体活检是组织基因检测的有利补充，现阶段仍无法替代组织基因检测。鉴于在肺癌中液体活检与组织检测的吻合度仅约为70%，因此《中国非小细胞肺癌患者表皮生长因子受体基因变异检测专家共识（2016版）》中指出，当液体活检结果为阴性时，仍建议患者取活检标本再次检测。

基因检测在肺癌诊疗过程中不仅可以明确治疗靶点指导用药，还可以对靶向治疗效果起到提示及预测作用。*KRAS* 是RAS GTP酶家族成员，可以通过 Ras/Raf信号通路促进细胞分化。在NSCLC中 *KRAS* 突变比例为15%～20%。虽然目前尚无获批的 *KRAS* 靶向药物应用于临床，但 *KRAS* 被认为是提示化疗和靶向治疗效果不佳的预测因子。因此，NCCN指南中也建议NSCLC患者可进行 *KRAS* 基因检测。*TP53* 是一个抑癌基因，与细胞生长、增殖和损伤修复相关。*TP53* 突变广泛存在于多种肿瘤（约40%）中，其在NSCLC中突变频率为30%～40%。尽管目前没有获批的 *TP53* 靶向药物，但有研究表明 *TP53* 突变可提示NSCLC患者对VEGF/VEGFR抑制剂更敏感。近期的一项研究进一步明确 *TP53* 第8号外显子突变与 *EGFR* 第19号外显子缺失患者EGFR-TKI疗效较差相关。因此，*TP53* 基因检测有望为EGFR-TKI治疗提供疗效预测参考依据。在PD-1/L1的免疫治疗中，PD-L1蛋白表达与治疗缓解密切相关，但其预测作用相对有限。为了提高疗效预测能力，筛选能够获益更多的患者群体，David等利用NGS多基因检测结果计算每位NSCLC患者的肿瘤突变负荷（tumor mutational burden，TMB），并以TMB为预测标志物预测NSCLC患者接受抗PD-1免疫治疗的效果。

二、结直肠癌

在全球范围内，结直肠癌（colorectal cancer，CRC）每年影响超过100万名男性和女性，并导致超过50%的死亡人数。随着近年来对癌症发生和发展的分子机制研究，以及化疗、放疗和靶向治疗的最新进展不断出现，现在临床上更容易通过基因检测来确定每个结直肠癌患者自身的生物标志物，选择最合适的策略来治疗和管理肠癌患者。临床上一些前瞻性和回顾性研究证实：在临床实践中使用生物标志物是帮助患者选择最佳药物的标准，如化疗药物氟尿嘧啶（5-Fu）、奥沙利铂、伊立替康和新的靶向药物西妥昔单抗、帕尼单抗和贝伐单抗等。

生物标志物的鉴定对于Ⅱ期肠癌患者尤为重要。在这些患者中，有20%存在复发的风险，所以需要进行辅助治疗来降低复发率。而在选择辅助治疗策略时，会利用免疫组化、基因检测等技术来确定生物标志物，进行个性化的治疗。最近几年的研究发现微卫星不稳定性（microsatellite instability，MSI）、染色体18q杂合子缺失（18qLOH）及 *TP53*、*KRAS*、*BRAF*、*NRAS*、*PIK3CA* 突变等成为明确的需要检测的生物标志物。

抗*EGFR*的策略是临床上常用的治疗和管理晚期转移性结直肠患者的方法之一。最早在不对患者进行筛选时，抗*EGFR*治疗的应答率只有10%～20%。随着越来越多的临床研究和分析发现，*KRAS*基因的状态可以预测或确定患者是否可以使用西妥昔单抗或帕尼单抗来达到临床获益。临床研究显示西妥昔单抗和帕尼单抗只在*KRAS*野生型的患者中发生响应。*KRAS*常见的突变发生在12号染色体短臂的12位密码子或者13位密码子，CRYSTAL和OPUS两个临床研究表明如果患者存在*KRAS*突变，奥沙利铂或伊立替康的临床效果不亚于西妥昔单抗分别联合奥沙利铂或伊立替康的方案。有意思的是，即使是*KRAS*两个不同位点的突变也有着不同的临床意义。在两项研究中发现：使用西妥昔单抗对存在*KRAS* G13D突变的患者的临床获益比*KRAS*其他位点突变的效果要好，甚至与野生型*KRAS*相似。除了*KRAS*外，*BRAF*、*PIK3CA*和*NRAS*等相关下游基因的突变同样也会对抗*EGFR*的策略产生影响。

另一个基因检测技术在结直肠癌中的应用是确定患者的MSI程度。MSI是指微卫星染色体中编码或非编码序列的改变，如重复序列的插入或者缺失造成了微卫星长度的改变。微卫星不稳定性可分为微卫星不稳定性高（MSI-H）和微卫星不稳定性低（MSI-L），缺乏MSI的肿瘤细胞则被称为微卫星稳定（MSS）。在一些针对Ⅱ期和Ⅲ期的结直肠癌患者回顾性研究中发现，MSI-H是一个总生存期（overall survival，OS）和疾病无进展期（progression-free survival，PFS）的预测因子。MSI-H的患者相对于MSH-L和MSS患者，存在更低的淋巴结转移率及远端转移率。目前在WHO的黏液性结直肠的分类中明确说明，MSI-H提示预后较好，而MSI-L和MSS则提示预后较差。然而对于化疗MSI-H的患者却显示了不同的结果。最近多项临床试验的综合分析显示：在接受5-Fu化疗的Ⅱ期MSI-H结直肠癌患者展现了明显偏低的5年生存率。而在MSI-L和MSS的Ⅱ期结直肠癌患者中，5-Fu化疗方案也显示出了好的治疗效果。MSI-H患者对于5-Fu的抗性也在一些体外研究中被证实了。总之这些针对结直肠癌患者中MSI的研究表明，不同程度的MSI是一个预后及5-Fu化疗方案的预测因子。另外，针对伊立替康和奥沙利铂方案与MSI的相关性研究也正在进行中。

此外，对患者*TP53*基因状态的检测也具有一定的临床意义。在50%～70%的结直肠癌患者中存在*TP53*突变且和预后差相关。一个包括超过3500名结直肠癌患者的大型分析证实，对于*TP53*基因突变的患者，接受辅助的化疗比只接受手术治疗展现了更好的总生存。

以上的这些研究进一步说明了基因检测技术的应用在结直肠癌中的临床意义。

三、胃癌

胃癌是全球第五大常见的恶性肿瘤。虽然近年来胃癌的发病率和死亡率总体呈下降趋势，但胃癌仍是发展中国家癌症相关死亡的主要原因。尽管进展期胃癌的诊断和治疗在不断进步，但胃癌患者的预后仍然不佳，部分原因是早期诊断率低。

过去胃癌主要以组织学为基础进行分类，大多数病理分类为腺癌，可分为肠型和弥漫型两个主要亚型。这种组织学分类把胃癌患者分为2个不同的类型，从而根据生物学行为和预后的差别对临床治疗策略进行指导。但最近随着对分子生物学研究的深入，分子靶向治疗在肿瘤治疗中得到了广泛的应用。胃癌目前还没有建立明确的分子分型用于指导临床用药。不过从很多研究中，研究人员已经确定了一些胃癌的驱动基因如 *ErbB2/HER2*。根据这一发现，确认一定比例的胃癌患者是 *HER2* 阳性，所以应用曲妥珠单抗进行治疗的临床试验获得了成功，曲妥珠单抗也被批准在晚期或转移性胃癌患者中使用。雷莫芦单抗（ramucirumab）是一个单克隆抗体（VEGFR-2 受体拮抗剂），在 2014 年被 FDA 批准单药或联合紫杉醇用于既往含氟尿嘧啶或含铂化疗方案治疗后病情进展的晚期或转移性胃癌和胃食管结合部腺癌患者的治疗。这也是第一个在胃癌获得成功的靶向血管内皮生长因子受体（vascular endothelial growth factor receptor，VEGFR）的治疗策略。此外，由恒瑞医药开发的 VEGFR-2 的小分子抑制剂阿帕替尼在 2014 年 12 月也被国家食品药品监督管理总局批准在国内上市，适用于既往至少接受过 2 种系统化疗后进展或复发的晚期胃腺癌或胃食管结合部腺癌患者。然而，许多其他靶向药物在胃癌的疗效仍然未知。

由于技术的限制，以前驱动基因的研究很少能提供一个整体的胃癌分子分型的组成，因为大多数研究都集中在少数选定的基因。近来，NGS 的发展使研究人员可以系统地筛选癌症基因组中的所有遗传变异及确定新的基因改变。一些应用 NGS 进行胃癌分子标志物的研究已经开始了。该技术进一步揭示了复杂的胃癌基因组的变化，包括疾病初期的和进展期的，以及一些与临床应用相关的基因，并建立了分子分型来指导靶向治疗。例如，1 例晚期胃癌患者经过化疗后疾病进展，通过对活检肿瘤组织进行 NGS 检测，发现 *PIK3CA* 的突变导致了 PI3K/AKT/mTOR 通路的异常活化。依据这个结果，应用 mTOR 的抑制剂依维莫司使患者得到了部分缓解。

应用基因检测技术除了可以发现驱动癌症发生发展的基本情况或信号通路异常变异情况，选择针对性的药物进行临床治疗之外，还可以检测到一些与预测患者预后相关的基因变异。例如，*MYC* 的扩增和过表达与癌症的发生发展关系密切，但有研究显示 *MYC* 的下调与胃癌的预后差密切相关，可能是临床预后预测的一个标志物。另一项研究显示 *p16* 的高度甲基化与胃癌的预后相关，也可能是一个预测的标志物。当然某些驱动基因的变异也与胃癌的预后相关，如肝细胞生长因子受体 *MET*。研究已经证实 *MET* 的扩增或高表达在肾癌等实体瘤中发挥了作用。在胃癌中发现约有 20% 的肿瘤样本存在 *MET* 的扩增，并且和患者的预后差相关，也提示了 *MET* 的变异可能成为一个预测预后的标志物。以上这些关于基因变异与临床预后的相关性研究为临床医师提供了帮助。

四、肝胆肿瘤

我国是原发性肝癌的高发地区之一，据统计全球每年新增肝癌患者约 74.9 万，其中我国 40.2 万，占全球总数的 54%。肝癌发病率和死亡率高居中国恶性肿瘤第三位和第二位。胆道肿瘤的发病率在肝胆系统中仅次于肝癌，其发病率呈逐年上升的趋势。随着对肿瘤基础研究的深入，肝胆肿瘤的基因图谱已基本明确，而且有关靶向治疗选择和对预后预测因子的研究也取得了很多进展。

肝癌是一种分子发病机制较为复杂的实体瘤，其发生发展涉及多条信号通路的失调，主要包括 MAPK 通路、PI3K/AKT/mTOR 通路、IL-6/JAK/STAT 通路、Wnt-β/catenin 通路及 TGFβ 通路等。通过对 243 例肝癌患者进行全外显子检测发现，每例患者平均有 30～40 个突变，其中 5～8 种可能是驱动变异，28% 的肝癌患者具有 FDA 批准靶向药物针对的基因变异，86%的患者基因变异均有相关的靶向药物临床Ⅰ期和Ⅱ期试验正在进行中。

手术治疗是肝癌患者有效的治疗方式，但目前有手术机会的患者仅占20%。因此，对于高风险的患病人群进行早期诊断有重要的临床意义。有研究发现，*TERT*基因突变发生在肝硬化肝癌患者癌前病变（不典型增生）的比例更高，未来随访该基因变异的高风险人群结合影像学检查能否提高肝癌手术率和生存率，需要前瞻性研究的探讨。另外，由于术后5年复发率高达60%～80%，从基因角度探索影响术后复发的研究也是学者关注的热点，且结论各有不同，Ahn等发现*RB*基因是早期肝癌患者复发快、预后差的独立因素。Akihiro等发现*TP53*基因变异导致复发快，可能原因是肝癌异质性、入组人群差异等。

晚期肝癌治疗中，索拉非尼作为第一个和唯一系统治疗肝癌的靶向药物并未满足临床需求。许多研究致力于研究改善晚期肝癌患者临床结局的靶向药物如舒尼替尼、厄洛替尼等，在与索拉非尼的头对头比较Ⅲ期临床研究中均以失败告终。2016年公布的Ⅱ期临床试验头对头比较多韦替尼和索拉非尼的研究同样未达到研究终点，即PFS和OS均无获益优势，但亚组分析发现*VEGFR*和*HGFR*扩增的患者与野生型患者相比，多韦替尼和索拉非尼治疗均获益更多，提示*VEGFR*和*HGFR*可能是多靶点抑制剂索拉非尼和多韦替尼的有效作用靶点。此外，研究发现其他通路如PI3K/AKT/mTOR通路变异的肝癌患者经mTOR抑制剂依维莫司、西罗莫司治疗有临床获益，期待未来大规模的临床试验验证，为肝癌患者寻找更多的靶向治疗手段。

由于肝癌异质性和多条细胞通路影响肝癌的发生发展，因此单个靶向药物从作用机制上不足以抑制肿瘤，如目前被认为治疗肝癌最有效的多靶点抑制剂索拉非尼仅延长了患者3个月OS，因此部分学者开始关注靶向药物联合治疗，并且已经在临床试验中尝试，包括靶向治疗联合化疗、两种或多种靶向联合、靶向治疗联合经导管动脉栓塞化疗（TACE）、靶向治疗联合射频消融等。结果发现靶向治疗联合化疗可增强抗肿瘤疗效，而且用量可适当减少以减轻副作用，研究以化疗联合受体酪氨酸激酶抑制剂（receptor tyrosine kinase inhibitor，RTKI）和血管生成抑制单克隆抗体。而多种靶向联合的试验结果显示对晚期肝癌患者采用索拉非尼联合其他靶向药物治疗并未显示出索拉非尼单药优势，可能原因是入组患者并未区分基因变异情况，期待未来更明确生物标志物入组患者的临床试验。局部TACE联合抗血管生成靶向治疗中晚期肝癌患者似乎是可行的策略。这种方法已被证明具有好的耐受性，但是其组合疗效应该进一步核实。

五、女性肿瘤

乳腺癌和卵巢癌是常见的女性肿瘤类型，其中乳腺癌是中国女性最常见的癌症，从2000年至2015年，乳腺癌的发病率及死亡率逐年上升，截至2015年乳腺癌的死亡率上升至第四位，发病率一直位于女性癌症之首。卵巢癌是恶性程度极高的肿瘤之一，在中国女性肿瘤中死亡率排第七位。卵巢癌早期不易发现，确诊时大部分患者已经处于肿瘤晚期，这导致卵巢癌的预后极差，5年生存率仅为31%。

乳腺癌是一种高度异质性的疾病，不同的乳腺癌亚型具有不同的分子学特征、预后及治疗策略。从临床的角度出发，乳腺癌主要分为三个亚型：激素受体阳性（ER、PR

阳性），HER2阳性及三阴性乳腺癌。针对激素受体阳性和HER2阳性的乳腺癌，临床上已分别有针对ER的内分泌治疗和针对HER2的抗HER2靶向治疗。即使是同一种乳腺癌亚型，对于同一个治疗方案也会表现出临床差异。随着人类对乳腺癌基因组学特征的深入了解，更多的乳腺癌驱动基因被发现，有助于有针对性地开展临床治疗，避免过度治疗和无效治疗，真正提升患者的生存质量。

用NGS方法鉴定乳腺癌中特异的分子变异，可得出乳腺癌基因组突变图谱。在乳腺癌的所有亚型中，*TP53*和*PIK3CA*突变频率最高（突变频率可达30%～40%），其次是*ERBB2*、*FGFR1*和*CCND1*的扩增，突变频率为10%～20%。其他突变频率较低，但与临床治疗密切相关，包括*PTEN*突变和缺失，以及*AKT1*、*RB1*、*BRCA1*、*BRCA2*等基因突变。测序分析还揭示了可能与乳腺癌临床治疗相关的突变基因，如*KRAS*、*MAP2K4*、*MAP3K1*、*CDKN2A*、*CDKN1B*、*NF1*、*SF3B1*、*GATA3*、*AKT2*等。最新的基因组研究结果发现，*PIK3CA*与乳腺癌患者的低存活率相关，这有助于解释为何靶向*PIK3CA*的药物仅对部分患者有效。另一篇对560名乳腺癌患者的研究揭示了93个可能与乳腺癌相关的驱动基因及12种碱基替换、6种基因重排和2种插入/缺失的分子特征，并绘制了乳腺癌基因组突变的过程。

基于乳腺癌突变图谱的靶向治疗正在改善乳腺癌治疗的结果。针对*CCND1*、*CDKN2A*、*CDKN2B*、*CDK4/6*的细胞周期蛋白依赖性激酶抑制剂帕博西林的使用，已经证明在转移性激素受体阳性乳腺癌的一线治疗中无进展生存实质性的改善；针对*HER2*扩增的新药研发正在推进HER2阳性乳腺癌的治疗；对于HER2阳性或内分泌治疗的原发耐药，如PI3K/AKT/mTOR通路的异常激活和内分泌治疗后的继发性耐药，如*ESR1*突变的确定，为高效使用药物、合理调整治疗方案提供了分子依据。

2004年研究者对卵巢癌进行了重新分类，分为Ⅰ型和Ⅱ型肿瘤。Ⅰ型为低级别卵巢癌，包含子宫内膜样、黏液性和透明细胞卵巢癌，主要存在*BRAF*、*KRAS*、*ERBB2*和*PTEN*及微卫星不稳定性的突变。低级别卵巢癌主要表现为对化疗药物和激素治疗不敏感；透明细胞卵巢癌和子宫内膜样卵巢癌存在高频的*ARID1A*突变，对化疗不敏感；黏液性卵巢癌通常可以在早期确诊，100%存在*KRAS*突变和高频率的*ERBB2*扩增。Ⅱ型卵巢癌包括高级别浆液性和癌肉瘤，主要为*TP53*、*BRCA1*和*BRCA2*突变。综合几百个Ⅱ型卵巢癌基因组分析结果，*TP53*突变频率高达96%以上，*BRCA1*和*BRCA2*的突变频率为22%（包含遗传变异和体细胞突变），其他7个基因突变频率低，但在复发性卵巢癌中起着重要的作用，如*NF1*、*RB1*和*CDK12*等；同时，*BRCA1*、*BRCA2*和*CCNE1*对卵巢癌预后生存产生重要影响。

卵巢癌基因组研究的成果为临床治疗提供了分子基础。最新的Ⅱ期临床试验结果表明：对携带*TP53*突变的难治型卵巢癌患者给予WEE1抑制剂AZD1775联合化疗，患者有临床获益；约50%发生DNA同源重组修复损伤的Ⅱ型卵巢癌患者可能对铂类化疗敏感，并从PARP抑制剂的治疗中获益；常见的RB、PI3K/RAS、NOTCH和FOXM1信号通路的异常也为患者提供了更多的治疗机会。

通过鉴定乳腺癌、卵巢癌中基因的突变或信号通路的异常，并监测癌症进化过程中发生的基因组变化，可指导临床治疗，提升患者临床获益。

六、总结

综上所述，虽然在不同肿瘤类型中基因检测临床应用的发展阶段不尽相同，但基因变异在肿瘤治疗领域的临床应用显得越来越重要。基因检测在肿瘤诊疗中的意义不仅仅限于鉴定驱动基因及用药指导，同时还可为肿瘤精准治疗过程中疗效预测与复发监测提供及时准确的信息，在节省有限医疗资源的前提下，为肿瘤患者赢取宝贵的治疗时间及更多的治疗机会。相信随着基因检测技术的进步和肿瘤相关信号通路研究的深入，基因检测能够为肿瘤患者带来更多的获益。

（宋庆涛 王 凯 赵 丹）

参 考 文 献

André F, Hurvitz S, Fasolo A, et al, 2016. Molecular alterations and everolimus efficacy in human epidermal growth factor receptor 2-overexpressing metastatic breast cancers: combined exploratory biomarker analysis from BOLERO-1 and BOLERO-3. Journal of Clinical Oncology, 34 (18): 2115-2124.

Borghaei H, Paz-Ares L, Horn L, et al, 2015. Nivolumab versus docetaxel in advanced nonsquamous non-small-cell lung cancer. New England Journal of Medicine, 373 (17): 1627-1639.

Canale M, Petracci E, Delmonte A, et al, 2017. Impact of TP53 mutations on outcome in EGFR-mutated patients treated with first-line tyrosine kinase inhibitors. Clinical Cancer Research, 23 (9): 2195-2202.

Cancer Genome Atlas Research Network, 2014. Comprehensive molecular profiling of lung adenocarcinoma. Nature, 511 (7511): 543-550.

Chabon J J, Simmons A D, Lovejoy A F, et al, 2016. Circulating tumour DNA profiling reveals heterogeneity of EGFR inhibitor resistance mechanisms in lung cancer patients. Nature Communications, 7 (1): 1-15.

Chen W, Zheng R, Baade P D, et al, 2016. Cancer statistics in China, 2015. CA: A Cancer Journal for Clinicians, 66 (2): 115-132.

Cheng A L, Thongprasert S, Lim H Y, et al, 2016. Randomized, open-label phase 2 study comparing frontline dovitinib versus sorafenib in patients with advanced hepatocellular carcinoma. Hepatology, 64 (3): 774-784.

Dholaria B, Hammond W, Shreders A, et al, 2016. Emerging therapeutic agents for lung cancer. Journal of Hematology & Oncology, 9 (1): 138.

Drilon A, Wang L, Arcila M E, et al, 2015. Broad, hybrid capture-based next-generation sequencing identifies actionable genomic alterations in lung adenocarcinomas otherwise negative for such alterations by other genomic testing approaches. Clinical Cancer Research, 21 (16): 3631-3639.

Fehrenbacher L, Spira A, Ballinger M, et al, 2016. Atezolizumab versus docetaxel for patients with previously treated non-small-cell lung cancer (POPLAR): a multicentre, open-label, phase 2 randomised controlled trial. The Lancet, 387 (10030): 1837-1846.

Finn R S, Martin M, Rugo H S, et al, 2016. Palbociclib and letrozole in advanced breast cancer. New England Journal of Medicine, 375 (20): 1925-1936.

Fujimoto A, Furuta M, Totoki Y, et al, 2016. Whole-genome mutational landscape and characterization of noncoding and structural mutations in liver cancer. Nature Genetics, 48 (5): 500.

George J, Lim J S, Jang S J, et al, 2015. Comprehensive genomic profiles of small cell lung cancer. Nature, 524 (7563): 47-53.

Govindan R, Mandrekar S J, Gerber D E, et al, 2015. ALCHEMIST trials: a golden opportunity to transform outcomes in early-stage non-small cell lung cancer. Clinical Cancer Research, 21 (24): 5439-5444.

Hadi A A, El Hindawi A, Hareedy A, et al, 2016. Her2/neu protein expression and oncogene amplification in gastric carcinoma with clinico-pathological correlation in egyptian patients. Open Access Macedonian Journal of Medical Sciences, 4 (4): 535.

Herbst R S, Gandara D R, Hirsch F R, et al, 2015. Lung master protocol (Lung-MAP) —a biomarker-driven protocol for accelerating development of therapies for squamous cell lung cancer: SWOG S1400. Clinical Cancer Research, 21 (7): 1514-1524.

Jeselsohn R, Buchwalter G, De Angelis C, et al, 2015. ESR1 mutations—a mechanism for acquired endocrine resistance in breast cancer. Nature Reviews Clinical Oncology, 12 (10): 573.

Leijen S, van Geel R M J M, Sonke G S, et al, 2016. Phase II study of WEE1 inhibitor AZD1775 plus carboplatin in patients with TP53-mutated ovarian cancer refractory or resistant to first-line therapy within 3 months. Journal of Clinical Oncology, 34 (36): 4354-4361.

Li J, Qin S, Xu J, et al, 2016. Randomized, double-blind, placebo-controlled phase III trial of apatinib in patients with chemotherapy-refractory advanced or metastatic adenocarcinoma of the stomach or gastroesophageal junction. Journal of Clinical Oncology, 34 (13): 1448-1454.

Lin J, Wu L, Bai X, et al, 2016. Combination treatment including targeted therapy for advanced hepatocellular carcinoma. Oncotarget, 7 (43): 71036.

Morganella S, Alexandrov L B, Glodzik D, et al, 2016. The topography of mutational processes in breast cancer genomes. Nature Communications, 7 (1): 1-11.

Nik-Zainal S, Davies H, Staaf J, et al, 2016. Landscape of somatic mutations in 560 breast cancer whole-genome sequences. Nature, 534 (7605): 47-54.

Park J H, Ryu M H, Park Y S, et al, 2015. Successful control of heavily pretreated metastatic gastric cancer with the mTOR inhibitor everolimus (RAD001) in a patient with PIK3CA mutation and pS6 over-expression. BMC Cancer, 15 (1): 119.

Pereira B, Chin S F, Rueda O M, et al, 2016. The somatic mutation profiles of 2, 433 breast cancers refine their genomic and transcriptomic landscapes. Nature Communications, 7 (1): 1-16.

Reck M, Rodríguez-Abreu D, Robinson A G, et al, 2016. Pembrolizumab versus chemotherapy for PD-L1-positive non-small-cell lung cancer. New England Journal of Medicine, 375 (19): 1823-1833.

Schulze K, Imbeaud S, Letouzé E, et al, 2015. Exome sequencing of hepatocellular carcinomas identifies new mutational signatures and potential therapeutic targets. Nature Genetics, 47 (5): 505.

Spigel D R, Schrock A B, Fabrizio D, et al, 2016. Total mutation burden (TMB) in lung cancer (LC) and relationship with response to PD-1/PD-L1 targeted therapies. Journal of Clinical Oncology, 34 (Suppl 16): 9017.

第26章

中医疾病预测的理论与实践

第一节 导 论

一、什么是预测和疾病预测

（一）预测的基本概念

对所研究的事物、现象或事件的历史情况及现在状况收集资料信息，采用科学理论和方法，推测和估计未来的发展趋势、状态和可能出现的情况。

（二）疾病预测的基本概念

疾病预测是通过收集人体蕴含的及表现出来的各种信息，分析判断人体可能发生的疾病情况及其相关因素，并设法阻断它的发展或逆转不良趋势，使疾病泯灭在发作之前。

（三）疾病预测的主要内容

研究未病、已病的征兆、转归、发展趋势规律，预测常见病，包括传染病、流行病、地方病的传播、流行和分布趋势，做到未病先防、有病早治、既病防变。

二、疾病预测的信息来源

（一）预测与象数理

象：物质及其现象；数：物质及现象的数据信息；理：对现象与数据的解释和理解，或由此形成的理论。

物质和现象都含有一定的信息，物质和现象的某些信息大多可以用数来表达，表达物质或现象的数都可以找到一定的理论来解释或阐释。所以，古人说，象数理三位一体。

（二）疾病预测的信息来源

人体异常现象：异常体态体型、声音色泽、行为语言、局部或结构异常。

人体异常感觉：疼痛、眩晕、恶心、麻木、食欲缺乏等自觉不适的感觉陈述，并通过检查发现异常，如异常物质、异常结构、异常现象、异常过程等。

产生疾病的相关因素：当某些因素影响人体时，人体会产生相应的疾病。因此，对产生疾病的相关因素进行研究，也是预测疾病的重要方法。

三、疾病预测与知常达变

预测疾病的前提是知常达变。我们需要了解人体生命的基本常态；了解人类在时间进程中不同年龄阶段、不同性别的常态，还要了解人体生命功能的常态。

（一）人体生命的基本常态

《素问·六微旨大论》指出："出入废则神机化灭，升降息则气立孤危。故非出入，则无以生长壮老已；非升降，则无以生长化收藏。是以升降出入，无器不有。""升降出入，无器不有"是生命的基本常态。用现代术语说，就是人体与外界环境的物质交换表现为"出入"；人体气血和脏腑功能对物质的代谢表现为"升降"。当然，这个现代解释是很勉强的，因为这个解释只表达出"升降出入"与"神机气立"的相互关系，没有体现出中国古人的生命观。

（二）在时间跨度中人体生命的常态

对于人类在时间跨度中不同年龄阶段表现出来的生命常态，《素问·上古天真论》中有明确的表述。

对于女性来说："女子七岁，肾气盛，齿更发长。二七而天癸至，任脉通，太冲脉盛，月事以时下，故有子。三七，肾气平均，故真牙生而长极。四七，筋骨坚，发长极，身体盛壮。五七，阳明脉衰，面始焦，发始堕。六七，三阳脉衰于上，面皆焦，发始白。七七，任脉虚，太冲脉衰少，天癸竭，地道不通，故形坏而无子也。"

对于男性来说："丈夫八岁，肾气实，发长齿更。二八，肾气盛，天癸至，精气溢泻，阴阳和，故能有子。三八，肾气平均，筋骨劲强，故真牙生而长极。四八，筋骨隆盛，肌肉满壮。五八，肾气衰，发堕齿槁。六八，阳气衰竭于上，面焦，发鬓斑白。七八，肝气衰，筋不能动。天癸竭，精少，肾脏衰，形体皆极。八八，则齿发去。肾者主水，受五脏六腑之精而藏之，故五脏盛，乃能泻。"

（三）人体生命功能的常态

中医对人体生命功能常态的了解主要体现在中医对机体（脏腑经络、气血津液、四肢百骸、五官九窍等）正常生理功能的认识及相关理论。这是中医对人体生命规律的把握，是预测疾病、防治疾病的基础，其中，中医疾病预测的理论体系主要包括以下三方面：藏象理论是中医诊治预测疾病的理论基础；全息理论是中医疾病预测分析的工具；五运六气理论是中医疾病预测的理论向导。我们将分别进行重点介绍。

第二节　中医基本理论简介

一、藏象理论——中医诊治预测疾病的基础

（一）藏象学包括的内容

藏象学是对人体内在功能的系统认识，包括五脏系统、经络系统、精气神系统和藏

象整体（内在整体与内外的整体关系）。

（二）藏象释义

"藏"是指隐藏在活人体内的脏腑器官；"象"，一是指内脏的形态，二是指内脏的生理功能、病理变化反映于外的现象。象是藏的外在反映；藏是象的内在本质。有诸内必形诸外。

（三）藏象理论基本概念

藏象理论是以人体以五脏为中心，以经络为联络通道，以精气为物质基础，以形神活动为认识依据，强调天人相应观点、整体系统及关于人体生理功能活动规律的医学理论。

二、藏象理论的主要内容

（一）藏象理论的基本特点

藏象理论的基本特点有三个方面，分别是五脏是生命活动的根本，活体生命现象是认识内脏功能的依据，藏象是对整体功能的分类概括。

（二）五脏系统功能概述

1.肝系统　肝位于横膈之下，胁肋之内；肝属木，为阴中之少阳，称为"将军之官"；肝藏血，主疏泄，主动，主升，体阴而用阳；肝与胆互为表里，在体合筋，其华在爪，气应于胁，开窍于目，以泪为液，在志为怒，于神藏魂；外与自然界之春生风气、青色、酸味相应。

2.心系统　心居于胸腔之中，隔膜之上，有心包络卫护于外；心属火，为阳中之太阳，心主血，藏神；主宰生命活动，称为"君主之官"；心与小肠互为表里，在体合脉，其华在面，气应虚里，开窍于舌，以汗为液，在志为喜；外与自然界之夏生热（火）气、赤色、苦味相应。

3.脾系统　脾位于隔膜之下，居于中焦；脾属土，为阴中之至阴，主运化水谷精微；为人身气血生化之源，称为"仓廪之官"，为后天之本；脾内与胃为表里，在体合肌肉与四肢，其华在唇，其应在大腹，开窍于口，以涎为液，在志为思，于神藏意；外与自然界之长夏湿气、黄色、甘味相应。

4.肺系统　肺位于胸腔之中，隔膜之下，与气道相连，以喉为门户，脏腑之中，位置最高，覆盖它脏，为五脏华盖；肺属金，为阳中之少阴，主一身之气，司呼吸，宣发肃降，通调水道，朝百脉，协助心君治理调节，称为"相傅之官"；肺与大肠为表里，外合皮毛，气应于胸膺，开窍于鼻，以涕为液，在志为悲，于神藏魄；外与自然界之秋收燥气、白色、辛味相应。

5.肾系统　肾位于腰部，脊柱两旁各一；肾属水，为阴中之少阴，肾藏精，藏先天之精，为先天之本；肾主生长、发育、生殖及水液代谢，称为"作强之官"；肾与膀胱互为表里，与脑、髓、脊、女子胞、三焦等脏腑组织密切相关，在体合骨，其华在发，气应于腰，开窍于耳及二阴，以唾为液，在志为恐，于神藏志；外与自然界之冬藏寒气、黑色、咸味相应。

6.**五脏系统生理特性** 肝主生发，喜调达而恶抑郁；肝为刚脏，体阴而用阳。心为阳脏而恶热。脾气主升，以升为健；脾喜燥而恶湿，得阳始运。肺为娇脏，不耐寒热；肺气宣发肃降。肾主蛰藏（封藏、闭藏）；肾为水火之脏（表26-1）。

表26-1 五脏生理特性

五脏	生理特性
心	阳脏主阳气，与夏气通应
肺	肺为华盖与外界相通，肺为娇脏不耐寒热，肺与秋气相应
脾	脾喜燥恶湿，气机升降之枢，与长夏相应
肝	肝为刚脏体阴用阳，喜条达恶抑郁，肝与春气相应
肾	肾为阴阳之根，封藏固摄之本，肾与冬气相应

五脏的在志、在液、在体、在窍归纳及五行属性归类见表26-2和表26-3。

表26-2 五脏的在志、在液、在体、在窍

五脏	在志	在液	在体	其华	在窍
肝	怒	泪	筋	爪	目
心	喜	汗	脉	面	舌
脾	思	涎	肌肉	唇	口
肺	悲忧	涕	皮	毛	鼻
肾	惊恐	唾	骨	发	耳、二阴

表26-3 五行属性归类

自然界							五行	人体						
五音	五味	五色	五化	五气	五方	季节		脏	腑	五官	五体	五志	五声	变动
角	酸	青	生	风	东	春	木	肝	胆	目	筋	怒	呼	握
徵	苦	赤	长	暑	南	夏	火	心	小肠	舌	脉	喜	笑	忧
宫	甘	黄	化	湿	中	长夏	土	脾	胃	口	肉	思	歌	哕
商	辛	白	收	燥	西	秋	金	肺	大肠	鼻	皮	悲	哭	咳
羽	咸	黑	藏	寒	北	冬	水	肾	膀胱	耳、二阴	骨	恐	呻	栗

（三）经络学说概述

1.**经络学说的基本概念** 经络学说是研究人体经络生理功能、病理变化及其与脏腑相互关系的理论；经络是运行全身气血、联络脏腑肢节，沟通上下内外的通道，是经脉

与络脉的统称；经有路径之意，经脉是经络系统中纵行的主干，循行深处；络有网络之意，络脉是经脉的分支，网络全身，循行较浅。

2.经络系统的特点和分类　经络由经脉和络脉组成，内连属于脏腑，外联络子筋肉、皮肤。

经络的特点：内属于脏腑，外络于肢节。

经络的分类：经脉分为十二正经和奇经八脉两类，还有十二经别、经筋、皮部。络脉有别络、浮络和孙络之称。

3.经络系统的组成和作用　经络由十二正经、奇经八脉、十二经别、十二经筋、十二皮部及络脉等组成（图26-1）。

（1）十二正经：即手足三阴经和手足三阳经，是气血运行的主要通道。

（2）奇经八脉：即督、任、冲、带、阴跷、阳跷、阴维、阳维，有统率、联络和调节十二经脉的作用。

（3）十二经别：加强十二经脉中相为表里的两经之间的联系，通达某些正经未循行到的器官和形体部位，补正经之不足。

（4）经筋和皮部：是十二经脉与筋肉和体表的连属部分。

（5）十二经筋：是人体十二经脉之气"结、聚、散、络"于筋肉、关节的体系，是十二经脉的附属部分；经筋有联缀四肢百骸、主司关节运动的作用。

（6）十二皮部：把全身皮肤分为十二个部分，分属于十二经脉，即十二皮部。十二皮部是十二经脉的功能活动反映于体表的部位，是经络之气的散布所在。

（7）络脉：有别络、浮络和孙络之分；别络是主要和较大的络脉，十二经脉与督脉、任脉各有一支别络，加上脾之大络，为十五别络，是加强相为表里的两条经脉之间在体表的联系。浮络是循行于人体浅表部位而常浮现的络脉。孙络是最细小的络脉，有"溢奇邪、通荣卫"的作用。

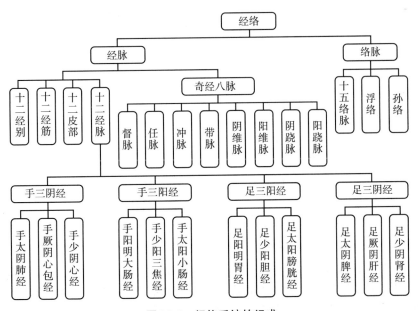

图26-1　经络系统的组成

4.十二经脉的特点　有起止、循行部位、交接顺序；在肢体的分布走向上有规律；同体内脏腑有直接的络属关系。

十二经脉与奇经八脉的关系：人之气血常行于十二经脉，其诸经满溢则流入奇经。

5.十二经别的特点　从十二经脉别出的经脉；起自四肢，循行于体腔脏腑深部；上出于颈项前部；阳经的经别从本经别出而循行体内后，仍回到本经；阴经的经别从本经别出而循行体内后，与相为表里的阳经结合。

6.十二经脉名称分类　见表26-4。

表26-4　十二经脉名称分类

阴经（属脏）	阳经（属腑）		循行部位：阴经循于内侧，阳经循于外侧
手太阴肺经	手阳明大肠经		前缘
手厥阴心包经	手少阳三焦经	上肢	中线
手少阴心经	手太阳小肠经		后缘
足太阴脾经	足阳明胃经		前缘
足厥阴肝经	足少阳胆经	下肢	中线
足少阴肾经	足太阳膀胱经		后缘

7.十二经脉循行走向与交接规律　手三阴经从胸走手；手三阳经从手走头；足三阳经从头走足；足三阴经从足走腹（胸）。

8.十二经脉的起止穴位　中府肺经出少商，少商别络注商阳。商阳大肠迎香上，香接承泣至胃旁。头维下降至兑穴，兑传隐白至脾乡。最终脾络名大包，大包再接极泉场。泉贯少冲心部井，少泽相连即小肠。上达听宫睛明会，膀胱下达至阴旁。至阴斜出涌泉底，肾脉还归俞府藏。俞府天池横络截，三焦宛转丝竹扬。丝竹更贯瞳子髎，胆经下入窍阴方。窍阴横亘大敦井，敦上期门肝脉当。期门历遍还中府，经络周流仔细详。

9.经络系统阴阳五行对合表　见表26-5。

10.十二经气血流注次序图　见图26-2。

11.十二经脉的生理功能　十二经脉沟通表里上下，联系脏腑器官，通行气血，发挥濡养脏腑组织、感应传导的作用，可以调节人体各部位功能平衡。

12.奇经八脉的生理特点　奇经八脉与脏腑无直接络属关系；奇经八脉之间无表里配合关系；奇经八脉的分布不像十二经脉分布遍及全身，人体的上肢无奇经八脉的分布；其走向也与十二经脉不同，除带脉外，余者皆由下而上地循行。

13.奇经八脉的循行及生理功能

（1）督的含义："督"有"总督""统率"的含义。其生理功能包括以下几点。①调节阳经气血：行于背部正中，与手、足三阳经及阳维脉交会，是阳脉之督纲，对全身阳经的气血起调节作用，故称为"阳脉之海"。②反映脑、髓和肾的功能：督脉循行于脊柱里，上行入颅脑，并从脊柱内分出属肾。肾生髓，脑为髓海。督脉与脑、髓和肾的功能活动密切相关。③与男子性功能有关：督脉起于脐下，且循行经过阴器，联络肾，故督气的盛衰可影响精室的生理功能。如督脉经气虚衰，可产生阳痿、早泄、精冷不育等病症。

表 26-5　经络系统阴阳五行对合表

手三阴	手太阴	肺经	金	大肠经	手阳明	手三阳
		络脉（列缺）		（偏厉）络脉		
		经别	合	经别		
		经筋		经筋		
	手少阴	心经	火	小肠经	手太阳	
		络脉（通里）		（支正）络脉		
		经别	合	经别		
		经筋		经筋		
	手厥阴	心包经	相火	三焦经	手少阳	
		络脉（内关）		（外关）络脉		
		经别	合	经别		
		经筋		经筋		
足三阴	足太阴	脾经	土	胃经	足阳明	足三阳
		络脉（公孙）		（丰隆）络脉		
		经别	合	经别		
		经筋		经筋		
	足少阴	肾经	水	膀胱经	足太阳	
		络脉（大钟）		（飞扬）络脉		
		经别	合	经别		
		经筋		经筋		
	足厥阴	肝经	木	胆经	足少阳	
		络脉（蠡沟）		（光明）络脉		
		经别	合	经别		
		经筋		经筋		
奇经（阴）	任脉				督脉	奇经（阳）
	任络脉（鸠尾）				（长强）督络脉	
	冲脉				带脉	
	阴跷				阳跷	
	阴维				阳维	

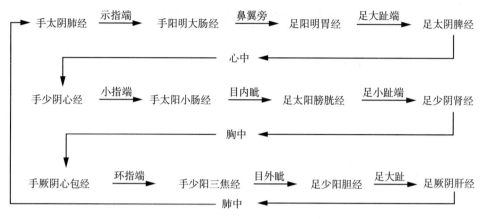

图26-2　十二经气血流注次序

（2）任的含义："任"有"担任""妊养"的含义。其生理功能包括以下几点。①调节阴经气血：任脉行于腹面正中线，多次与足三阴经及阴维脉交会，能加强阴经之间的相互联系，调节一身阴经的气血，故称为"阴脉之海"。②调节月经，妊养胎儿：任脉起于胞中。任，含妊养之义。任脉能调节月经，促进女子生殖功能，与女子妊娠相关，为生养之本，故称"任主胞胎"。

（3）冲的含义："冲"有"要冲"的含义。其生理功能包括以下几点。①调节十二经气血：冲脉贯穿全身，通受十二经之气血，是总领诸经气血之要冲。脏腑气血充盛有余，冲脉能加以容纳和储存；而脏腑经络气血不足，冲脉能予以渗灌补充，维持各脏腑器官正常生理活动的需要。因冲脉可以调节十二经之气血，故称为"十二经脉之海"。②与女子月经及孕育功能有关：女子月经来潮及孕育功能皆以血为基础，而冲脉起于胞中，为"十二经脉之海"，又称"血海"，因此，女子月经来潮及妊娠都与冲脉气血的盛衰关系密切。

（4）带脉起于季胁，斜向下行至带脉穴，绕身一周。到腹面的带脉下垂到少腹。带脉围腰一周，状如束带，以约束纵行诸经，调节脉气，使之通畅而不下陷，故有"诸脉皆属于带"的说法。带脉又主司妇女带下。

（5）跷的含义："跷"有"跷捷""轻健"之意。其生理功能包括以下几点。①主司下肢运动：跷脉从下肢内、外侧分别上行于头面，具有交通一身之气和调节肢体肌肉运动的功能，主要可使下肢运动灵活跷健。②司眼睑开合：由于阴阳跷脉交会于目内眦，故学者认为跷脉具有濡养眼目和司眼睑开合而影响寤寐的作用。

（6）维的含义："维"有"维系""维络"之义。《难经·二十八难》说："阳维、阴维者，维络于身，溢蓄，不能环流灌溉诸经者也。"阳维脉具有维系、联络全身阳经的作用；阴维脉具有维系、联络全身阴经的作用。在正常情况下，阴维脉、阳维脉互相维系，对气血盛衰起调节溢蓄作用，而不参与环流。

14.十二经别的名称及循行

（1）经别：即别行的正经，分布于胸腹和头部，沟通表里两经，加强与脏腑联系，包括在十二经脉范围以内的经脉。

（2）循行：从四肢开始，入内脏，再上至头颈浅部，而表里相合。其"离、合、出、入"的部位，与十二经的循行通路有关系，但在循行的顺逆方向上，与十二经脉的循行有区别。

15.十二经别的离合及生理功能

（1）十二经别与正经不同之处：十二经别在循行上具有"离、合、出、入"特点；每一条经别都是从其所属的正经分出，称为"离"；进入胸腹腔，称为"入"；于头颈部出来，称为"出"；又与表里经脉相合，称为"合"。手足三阴三阳共组成六对，称为"六合"。

（2）生理功能：十二经别加强了十二经脉中表里两经的联系、十二经脉对头面的联系、四肢与体内向心性联系，以及十二经脉的主治范围。

16.十二经腧穴精简表　见表26-6。

表26-6　十二经腧穴精简表

	肺经	大肠经	胃经	脾经	心经	小肠经	膀胱经	肾经	心包经	三焦经	胆经	肝经
穴数（个）	11	20	45	21	9	19	67	27	9	23	44	14
起穴	中府	商阳	承泣	隐白	极泉	少泽	睛明	涌泉	天池	关冲	瞳子髎	大敦
止穴	少商	迎香	厉兑	大包	少冲	听宫	至阴	俞府	中冲	耳门	足窍阴	期门
井穴	少商	商阳	厉兑	隐白	少冲	少泽	至阴	涌泉	中冲	关冲	足窍阴	大敦
荥穴	鱼际	二间	内庭	大都	少府	前谷	足通谷	然谷	劳宫	液门	侠溪	行间
俞穴	太渊	三间	陷谷	太白	神门	后溪	束骨	太溪	大陵	中渚	足临泣	太冲
经穴	经渠	阳溪	解溪	商丘	灵道	阳谷	昆仑	复溜	间使	支沟	阳辅	中封
合穴	尺泽	曲池	足三里	阴陵泉	少海	小海	委中	阴谷	曲泽	天井	阳陵泉	曲泉

17.十二经别络的名称及循行

（1）别络：从经脉中分出的分支，是本经别走邻经的联络路线，大多分布于体表。

（2）别络的循行：在十五络脉中，十二经脉的络脉都是从四肢肘、膝以下分出，络于相互表里的阴阳两经之间，从阳走阴或从阴走阳，为十二经在四肢互相传注的纽带。任脉之络脉分布在腹部，络于冲脉；督脉之络脉分布在背部，除别走太阳之外，并能联络任脉和足少阴经脉；脾之大络分布在侧部，能总统阴阳诸络。这三者在躯干部发挥联络作用，从而加强了人体前、后、侧的统一联系。

18.十二经别络的名称及生理功能

（1）络脉自经脉的一定穴位别出之后，就以分出之处的穴名而定名，如手太阴经的络脉，自列缺别出，因此这支络脉的络穴就名为"列缺"。十二络穴名称见表26-7。

（2）络脉的生理功能：灌渗气血以濡养全身，加强了十二经脉中相为表里的两条经脉之间的联系。

表26-7 十二络穴名称

肺经	大肠经	胃经	脾经	心经	小肠经	膀胱经	肾经	心包经	三焦经	胆经	肝经
列缺	偏厉	丰隆	公孙	通里	支正	飞扬	大钟	内关	外关	光明	蠡沟

19.十二经筋的名称、循行及作用　经筋，是附属于十二经脉的筋肉系统。十二经的经气濡养筋肉骨节的体系，是附属于十二经脉的筋膜系统，是经脉经气在人体四肢百骸、骨骼筋肉之间运行的另一径路。

十二经筋的作用主要是约束骨骼，有利于关节的屈伸运动，古人云，十二经筋"宗筋主束骨而利关节也"。

20.十二经筋的名称、循行及作用　经筋一般都分布在浅部，从四肢末端走向头身，多结聚在关节和骨骼附近；有的进入胸腹腔，但不属络脏腑。其分布同十二经脉在体表的循行部位基本一致，但其循行走向不尽相同。手足三阳的经筋分布于肢体的外侧；手足三阴的经筋分布于肢体的内侧，有的还进入胸腹腔。

21.十二皮部的名称、循行及功能　皮部是指体表的皮肤按经络的分布部位分区。"皮者，脉之部也"。十二经脉及其所属络脉，在体表有一定的分布范围，与之相应，全身的皮肤也就划分为十二个部分，称十二皮部。

皮部就是十二经脉及其所属络脉在皮表的分区，也是十二经脉之气的散布所在。皮部是十二经脉功能活动反映于体表的部位，是机体卫外的屏障。经气散于皮部有卫外抗邪的作用。

（四）气血津液神系统（精气神）概述

1.概念

（1）气：为充养于机体的一种活力很强的精微物质，是构成人体结构形态最基本的物质元素，是维持人体生命活动的物质基础。

（2）血：是循行与脉内富有营养作用的赤色液体。

（3）津液：为机体内一切正常水液的总称。

（4）神：是人体生命活动的总体现，包括精神意识思维活动，神的产生及功能活动，依赖于气、血、津液的化生和滋养，而神又主导这些物质活动的全过程。

2.气血津液与脏腑的关系

（1）气血津液的生成和输布，依赖于脏腑、经络等组织器官协调的功能活动，而这些物质在体内进行有规律的运动变化，由此产生了一系列的脏腑功能活动。气血津液既是脏腑功能活动的物质基础，也是脏腑功能活动的产物。

（2）气血津液与神的关系：神的产生及功能活动，依赖于气、血、津液的化生和滋养；气血津液是神的活动的物质基础，而神又主导着这些物质活动的全过程。

（3）气的化生：气的来源和生成有先天和后天两个方面。先天之气禀受于父母之精，依赖于肾中先天之精的不断滋生化育；后天之气源于饮食物中的营养物质，即水谷精微，以及存在于自然界中的清气。后天水谷之气，依赖于脾胃的运化功能才能摄取和化生；自然界之清气，则靠肺的呼吸功能才能吸入。

（4）气的功能：推动作用、温煦作用、防御作用、固摄作用、气化作用、营养作用。

3.气的运动形式

（1）气的运动，称为"气机"。气机一是体内物质的相互转化运动；二是在体内物质的相互转化过程中，脏腑的功能活动的趋向及相互协调关系。

（2）升降出入是气的基本运动形式。

（3）气的升降运动规律：一般是心肺在上，在上者宜降；肝肾在下，在下者宜升；脾胃居中焦，为升降之枢纽；肺气肃降，肝气升发，共同维持气机条畅，使气血得以上下贯通；心阳须下济肾阳，以温肾水；肾阴须上滋心阴而制心火，以达"心肾相交"。脾气主升，胃气主降，共同完成饮食物的腐熟受纳、消化吸收、输布和排泄。

4.气的分类

（1）元气（原气）：是人体诸气中最重要、最基本的气，是生命活动的原动力。

（2）宗气：是积于胸中之气。是一身之气运行输布的出发点。"宗"，有"汇总"之意。

（3）营气（荣气）：是行于脉中，富有营养作用的气。"营"，有"营养""营运"之意。

（4）卫气：是运行于脉外之气，是人体阳气的一部分。"卫"，有"卫护""保卫"之意。

5.元气的化生输布和作用

（1）元气化生：以先天之精为基础，又赖后天之精的培育。

（2）元气输布：元气化生之后，借三焦之道，循行全身，内至五脏六腑，外达肌肤腠理，无处不到，作用于机体各部分。

（3）元气功能：推动和温煦功能。元气能促进人体的生长发育、激发脏腑经络等组织器官的生理功能。

6.宗气的化生输布和作用

（1）宗气化生：主要来源是水谷精微和自然界的清气，经脾胃受纳腐熟和吸收的水谷精气，上输于肺，与肺吸入的清气在胸中结合而成。

（2）宗气输布：宗气聚集于胸中，经肺的宣发，出咽喉，贯心脉，随肺的肃降，蓄于丹田，并由气街入足阳明经，从而布散全身。

（3）宗气功能：促进协调肺的呼吸运动。推动和调节心搏的强弱、节律的快慢和气血的运行，喉的发声、鼻的嗅觉、肢体的寒暖、活动能力均与宗气盛衰有关。

7.营气的化生输布和作用

（1）营气化生：由脾胃运化的水谷精微化生而来，是水谷精微中精专而清柔的部分。

（2）营气输布：其循行于脉内，成为血液的组成部分，循脉上下，按十四经脉依次循行，周流全身。

（3）营气功能：化生血液，营养全身。

8.卫气的化生输布和作用

（1）卫气化生：主要由水谷之悍气化生。

（2）卫气输布：卫气之性剽悍滑疾，善于游走穿透，不受脉道的约束而行于脉外，内而熏于膏肓，散于胸腹之中；外而循于皮肤，布于分肉之间。卫气昼行于阳，夜行于阴，常从足少阴之分间，行于五脏六腑。

（3）卫气功能：温养脏腑，润泽皮毛；护卫肌表，抵御外邪；启闭汗孔，调节体温；出阳则寤，入阴则寐。

9.气的构用示意图　见图26-3。

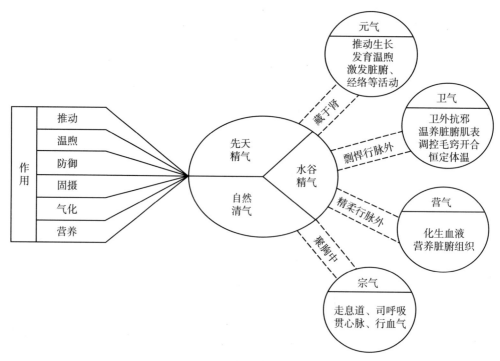

图26-3　气的构用示意图

10.血的化生、功能和运行

（1）血的化生：有两个途径，即水谷精微化生和髓化生。

（2）血的功能：濡养全身，寓神养神，化生经水、乳汁。

（3）血的运行：以脉为通道，以气为动力，在各脏腑的协同作用下完成。脉的约束、引导，气的推动、固摄，心、肺、肝、脾等脏的协同作用，以及寒热、情志等因素的影响。

11.血的构用示意图　见图26-4。

12.津液的化生、输布和功能

（1）津液的化生：源于饮食水谷，通过胃、脾、小肠、大肠的共同作用而化生，营血渗出脉外也可转化为津液。胃纳脾运，小肠分清，营血转化。

（2）津液的输布：主要通过脾的转输、肺的宣降和肾的蒸腾作用而实现。津液的输布还与三焦、肝等脏腑的功能活动有关。

（3）津液的功能：滋养濡养；补充血液；调节机体的阴阳平衡。

13.津液的构用示意图　见图26-5。

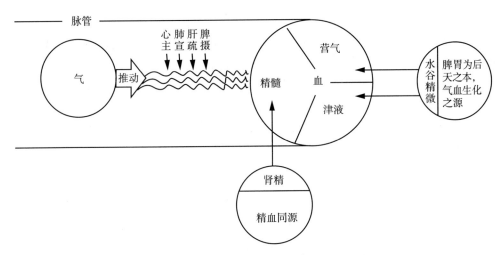

图26-4 血的构用示意图

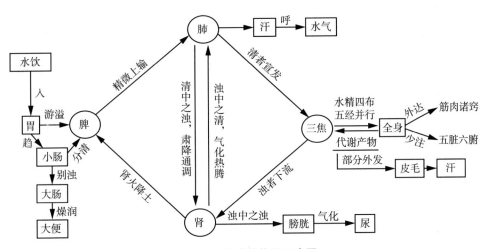

图26-5 津液的构用示意图

14.气血津液关系图 见图26-6。

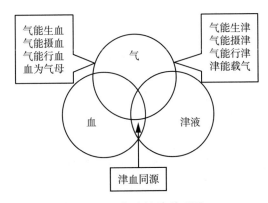

图26-6 气血津液关系图

15.神的生成、神情与五脏

（1）神的生成：生之来谓之精，两精相搏谓之神。神以精为物质基础，成于先天，赖后天水谷精微之充养化育，在生活环境中发展完善。

（2）神情：神，即神志活动，如神、魂、魄、意、志；情，是情志反映，如喜、怒、悲、忧思、惊恐等。

（3）神情与五脏：五神属于五脏；五志主于五脏。五神的活动分属于五脏；五神由五脏的精气化生。五脏精气是情志活动的物质基础，七情反映五脏的生理和病理；情志活动又对人体脏腑产生重要影响。

（五）藏象整体

1.五脏的平衡协调

（1）五脏是整体功能活动的中心。肝、心、脾、肺、肾各主一个系统，即以一脏为中心，由里而外，由人体而自然，形成一个多层次的纵向的整体功能活动的系统。

（2）五脏关系的平衡：存在着两套自行调节的机制。一套是在生理状态下相生相克的机制，相生是指一脏对另一脏具有促进、助长和资生的作用；相克是指一脏对另一脏具有抑制、制约的作用。另一套是在病理状态下的胜复机制。

2.五脏功能的配合　五脏在完成人体精神气血津液的化生、输布等功能过程中相互配合，相互影响。

（1）肝与心的关系：心主血，肝藏血，均与血有关，心主神明，肝主疏泄，主谋虑，共同调节人体精神情志。①在血液方面，心主血，是一身血液运行的枢纽；肝藏血，担负着储藏血液和调节血液的生理功能。②在精神方面，心主血藏神，肝藏血而条畅情志。

（2）肝与脾的关系：肝主疏泄，脾主运化；肝藏血，脾统血。肝与脾的关系主要表现为消化方面疏泄与运化，血液方面藏血与统血的关系。①在消化方面，脾属土，主运化水谷，脾气升发，精微上输，其与胃主受纳、腐熟水谷，胃气下降、糟粕下行相辅相成，共同完成饮食的消化、吸收和精微的输布。中焦能保持气机的通畅协调，有赖于肝气的疏泄。②在血液方面，脾气健运，血液化源充足，则肝有所藏；肝血充盛，则肝气调达，才能保障脾之健运，从而使脾行使其统血的功能。

（3）肝与肺的关系：肝木属阳主升发，疏泄气机，藏血；肺金属阴，主肃降，统领一身之气。肝与肺的关系，主要表现在气机升降和气血运行方面。①气机升降：肺居膈上，其气肃降；肝居膈下，其气升发，升降协调，从而保持气机的流畅。②气血运行：肝藏血，调节全身之血；肺主气，治理一身之气。肺主治节，则气为血帅，肝血得以调理；肝主疏泄，则气机畅达，肺气得以宣降。

（4）肝与肾的关系：肝木属阳，肾水属阴；肝藏血，肾藏精；肝主疏泄，肾主闭藏。肝肾之间存在着特殊的互滋互用、相辅相成的关系。①乙癸同源：肾藏阴精为水脏，肾阴滋养肝阴，使肝阳不致上亢，从而保持肝体阴而用阳的生理常态。②精血互滋：肝藏血，肾藏精，两者均依赖水谷精微的滋生化育。精生血，血化精，两者相互滋生转化，称为精血同源。③疏藏互用：疏泄使肾精藏而不闭，开合有度；封藏制约肝气疏泄而不太过。

（5）心与脾的关系：心主血，脾统血。心脾在血液的化生和运行方面发挥着相辅相成的作用。①在血的化生方面：血由水谷精微所化生，在此过程中，脾主运化水谷而为气血生化之源；心主血脉化赤以生血，心脾协同完成血的化生。②在血的运行方面：血在脉中运行，既赖心气的推动，又赖脾气的统摄，其主以行，其统以约，使血液循经运行而不溢于脉外。

（6）心与肺的关系：心肺同居上焦，心主血，肺主气，心与肺主要反映气与血的关系。在血的运行方面，心主血脉，其运行，也必须依赖肺气的推动，肺纳入的清气，必须得到血的运载，才能敷布全身。

（7）心与肾的关系：心居膈上为阳，五行属火；肾居膈下为阴，五行属水，心肾之间的联系，反映为人体上下、阴阳、水火平衡协调，互制互用的关系。心火下降和肾水上升达到水火相互依存、相互为用，这种过程称为水火既济、心肾相交。

（8）脾与肺的关系：脾主运化，为气血生化之源；肺司呼吸，主一身之气；脾气健运，则津液上输；肺气肃降，则水道通利。脾肺关系，主要表现在气的生成和津液的输布方面。①在气的生成方面：肺主气，脾益气；清气与水谷精微之气相合而成宗气。脾所化生的水谷精气，依赖肺的宣发肃降而输布全身；肺所主的宗气，依靠脾所运化的水谷精微来充养。②在水液代谢方面：脾主运化水液，肺主宣降水道。水谷化生的津液由脾上输于肺，通过肺的宣发肃降功能，布散全身，下输于膀胱。

（9）脾与肾的关系：脾为后天之本，肾为先天之本，先天促后天，后天资先天，两者相互资生、相互促进。①先后天相互资生：脾主运化水谷精微，充养先天肾精；肾所藏精，蕴命门真火，脾的运化依赖脾阳，脾阳需要肾阳的温煦作用。②在水液代谢方面：脾主运化水液，肾主蒸腾和气化水液，肾赖脾之运，脾赖肾之温，脾肾在水液代谢中分工协作。

（10）肺与肾的关系：肺主呼气，肾主纳气。肺为水之上源，肾为主水之脏。肺肾的关系主要反映了呼吸和水液代谢两个方面。①在呼吸方面：肺为气之主，肾为气之根；呼吸过程必须有肾的纳气才能完成。②在水液代谢方面：肺居高位，承受由脾上输的津液，一方面经肺气宣发，津液随卫气由里达外，发布周身体表，由玄腑外泄则为汗；另一方面经肺气肃降，使津液由三焦水道下行至肾和膀胱。肾居下位，为水脏，肾阳气化则所归水液之清者升腾上肺，浊者由膀胱排出体外。两者一上一下，升降相因，相互为用。③在阴液方面：金水相生，肺保清宁之体，赖肾水之滋养。

3.脏与腑的密切联系

（1）脏与腑的关系：可概括为阴阳表里配合关系。

（2）脏腑的表里配合所包含的内在联系：组织联系有两种，一是经脉的络属关系，二是直接关联。

（3）生理功能联系有4个方面：一是脏腑总体功能是相反相成，脏主藏，藏而不可闭塞，腑主泻，泻而不可滑脱。二是脏腑功能的互依互促，如肺主肃降，大肠主传导，互相促进。三是脏腑性能的平衡协调，如燥湿相济，升降相因。四是脏腑功能共济为用，如肝之疏泄，胆之通利，有利于脾胃之受纳运化。

4.腑与腑的密切配合

（1）六腑各具生理功能，分属五脏为中心的各系统之中，但六腑不是孤立的，而是相互协调，密切配合的。这种联系与配合反映在它们具有相同的总体功能和生理过程的连续性，以及具有共同的生理特性等方面。

（2）六腑的总体功能是"传化物"，胃、小肠、大肠、三焦、膀胱是直接担负"化水谷而行津液"生理功能的主要器官。

（3）六腑共同的生理特性是"以通为用"，下行为顺，更实更虚，依次递送。

5.人身的整体联系

（1）人身是有关有机的整体，体现在人身整体的系统结构，人身功能的整体配合，人身局部的整体投影等方面。

（2）人身整体的系统结构：藏象是一个整体系统，它以肝、心、脾、肺、肾五脏为中心，以十二经脉等为联系通道，以精、气、血、津液为物质，分别配以胆、小肠、胃、大肠、膀胱五腑，以及五体、五华、五官、五液、五神、五志等，组成有关多层次的由五脏系统组成的功能整体，从而形成一个独特的人体生命系统结构。五脏是这个系统结构功能的核心，也是保持机体内环境协调与平衡的核心。五脏通过既相互资生，又相互制约的生克关系，保持其本身相反相成的动态平衡，同时也协调了各脏腑之间的相对稳定状态。

（3）人身是一个有机的整体，体现在人身整体的系统结构，人身功能的整体配合，人身局部的整体投影等方面。

（4）精气血津液与五脏系统密切联系，精气血津液是维持五脏系统功能活动的物质基础，五脏系统的协调作用保证了精气血津液在人体内的正常代谢过程。

（5）经络是人身整体结构的联络网路，运行气血，传导信息，使人体系统的所有要素都联结在一起，形成一个有机整体。

（6）人身功能的整体配合：人体是以五脏为中心，通过经络，把六腑、五体、五官、九窍、四肢百骸等全身组织器官联系成有机的整体，并通过精、气、血、津液的作用，来完成机体的统一功能活动。因此，人身的任何功能都是脏腑组织器官整体配合的结果。

（7）语言：生于心，发于肺，根于肾；言为心声。

（8）呼吸：诸气者，皆属于肺；脾转输精气于肺；心主血脉；肝条畅气机；肾主纳气。

（9）运动：脾主四肢；肾主骨；肝为罢极之本；心主神明。

（10）消化：胃腐熟水谷；脾转输精微；小肠分清泌浊；"大肠者，传道之官，变化出焉"。

（11）视觉："肝气通于目，肝和则目能辨无色矣""目者，心使也""五脏六腑之精气，皆上注于目而为之精。精之窠为眼，骨之精为瞳子，筋之精为黑眼，血之精为络，其窠气之精为白眼，肌肉之精为约束，裹撷筋骨血气之精而与脉并为系，上属于脑，后出于项中。"

（12）听觉：肾气通于耳，肾和则能耳闻五音矣；精脱者耳聋。

第三节 全息理论

一、全息理论的概念

全息理论的概念：人身的任何生理活动不仅要靠各脏腑组织发挥自己的功能，而且需要多个脏腑组织器官的协调作用和整体配合。

各局部的组织器官，也与整体有着普遍而密切的联系。机体脏腑组织器官的生理病理变化，能够不同程度地反映到这些局部组织器官的特定位区上。通过这些局部组织器官，可以观察和了解人身整体的情况。因此，各相对独立的局部或部分组织器官，都是整体的一个缩影。即，人身的某一局部或部分，常具有全身缩影的特征。

二、人身局部的整体缩影

（一）面部

十二经脉，三百六十五络，其血气皆上于面而走空窍（图26-7）。

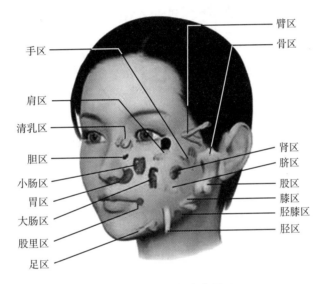

图26-7 面部全息图

（二）舌部

舌与人身五脏六腑都有密切的联系。手少阴心经之别络系舌本，足厥阴肝经之脉络于舌本，足太阴脾经连舌本，散舌下，足少阴肾经之脉挟舌本，足太阳膀胱经的经筋分支结于舌本，手少阳经筋分支从下颌角处进入，联系舌本（图26-8）。

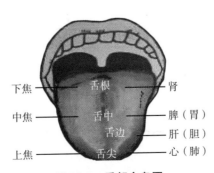

图26-8 舌部全息图

（三）耳廓

十二经脉，三百六十五络，其别气走于耳而为听。耳与人体整个生理病理活动息息相关。耳廓穴位呈胚胎倒影式分布（图26-9）。

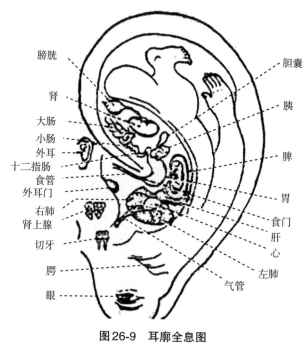

图26-9 耳廓全息图

（四）前臂

前臂是人体上肢的一部分，它同样是整体的一个缩影（图26-10）。

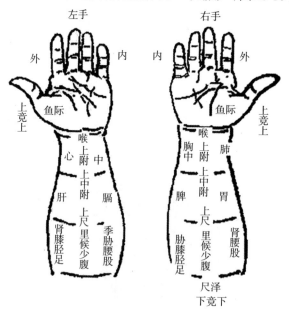

图26-10 前臂全息图

（五）寸口

寸口居前臂桡侧近腕处，属前臂之局部，是常用切脉断病的部位。其之所以能够反映五脏六腑的病变，是寸口通过脏腑经络的联系，使脉象具有全身缩影的缘故。

（六）掌骨

手掌骨骼的局部也同样存在着人身整体缩影现象。第二掌骨的穴位分布恰似一个人体的缩影（图26-11）。

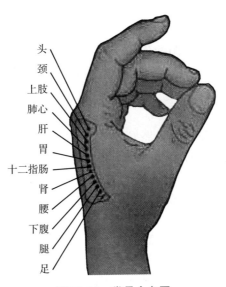

头
颈
上肢
肺心
肝
胃
十二指肠
肾
腰
下腹
腿
足

图26-11　掌骨全息图

全身其他肢节上，不论是长的胫骨，还是短的指骨，也都有相同的穴位排布规律。

（七）人体与自然相应

人与天地相参也，与日月相应也。五脏与四时相应。

阴阳依自然消长：平旦人气生，日中阳气隆，日西而阳气已虚，气门乃闭。春夏养阳，秋冬养阴。

气血随日月盛衰。

色脉合天时变易：色以应日，脉以应月，色之变化，以应四时之脉。

第四节　五运六气理论

一、五运六气理论的基本概念

（一）基本概念

五运六气是关于自然界节律性变化的理论。

自然界节律性变化的根基是天体的运动。天道—气候—物候—证候（病候）。运气理论指出：万象产生于天象，"候之所始　道之所生"。

（二）常见的自然界节律性变化

1.日周期　表现为地球的自转——昼夜变化（日地关系的体现）；人有昼行夜寐活动规律，人体内激素的分泌也呈现昼夜变化的特点；坐地日行八万里，巡天遥看一千河。

2.月周期　表现为月亮绕地球的运动——晦朔弦望变化（日月地三者关系的体现）；朔望月的盈亏周期对地球生态万物的影响巨大；共振与潮汐等；春江潮水连海平，海上明月共潮生。

3.年周期　表现为地球绕太阳的公转——四季变化（日地关系的体现）；四季变化对自然界动植物及人都有明显的影响；秋风起兮白云飞，草木黄落兮雁南归。

（三）自然界节律性变化的常与变

1.自然界节律性变化的常态　自然界节律性变化表现为昼夜变化；晦朔弦望变化；四季变化是自然界节律性变化的常态。

2.自然界节律性变化的动态规律　五运六气理论是在研究一年的常态的自然界节律性变化的基础上，探讨影响常态变化的因素，并总结出了六十年为一变化周期。六十年的变化周期可用天干地支为历法计时工具来表达。

3.影响自然界常态节律变化的因素

（1）日、月、地三者的相互位置影响地球的节律性变化。

（2）五大行星的运动：木星为岁星，火星为荧惑星，土星为镇星，金星为太白星，水星为辰星。《气交变大论》云："夫子之言岁候不及，其太过而上应五星……帝曰：其应奈何？岐伯曰：各从其气化也。"

（3）正是由于五星的影响，以及日、月、地三者相对位置的周期变化，使每年的潮起潮落、冬去春来有了不同，此谓"年年岁岁花相似，岁岁年年人不同"。

4.五运六气的气化理论　五运六气的核心是气化理论，它认为物候是气候的反映，气化是物化的基础，生命产生于气化。

气化，包括大自然的气化现象，以及动植物及人体脏腑的气化过程。运气理论认为，大自然中风寒暑湿燥火六气的变化是形成气化的关键。

一年中，运气气化特点是春生—夏长—长夏化—秋收—冬藏。

六十年中，由于日月五星与地球的相对位置不同，其每一时段的运气气化强弱不同。

二、五运六气理论的基础推演

（一）天干地支与运气推演

1.十天干推演大运（一年之运）的太过或不及　阳干：甲丙戊庚壬；阴干：乙丁己辛癸（表26-8）。阳干之年为太过之年，阴干之年为不及之年。如甲子（寅、辰、午、申、戌）年是土运太过之年；己丑（卯、巳、未、酉、亥）年是土运不及之年。

表26-8 十天干与五行

十天干	甲	乙	丙	丁	戊	己	庚	辛	壬	癸
五行	土	金	水	木	火	土	金	水	木	火

2.十天干推演客运的排序

（1）十天干决定了客运的排序。每年的主运相同：初运，木；二运，火；三运，土；四运，金；终运，水。

（2）以甲子年为例：甲子年的大运为土运太过之年，故其初运，起于土（图26-12）。

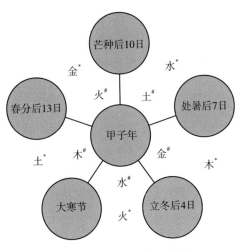

图26-12 甲子年客运排序

#.主运；*.客运

3.十二地支推演司天及在泉

（1）阳支：子寅辰午申戌；阴支：丑卯巳未酉亥。司天决定了上半年气化特点，在泉决定了下半年气化特点。例如，己丑年：丑未太阴湿土司天，则太阳寒水在泉；庚戌年：辰戌太阳寒水司天，则太阴湿土在泉。

（2）司天在泉的推算

巳亥厥阴风木（1阴）—寅申少阳相火（1阳）。

子午少阴君火（2阴）—卯酉阳明燥金（2阳）。

丑未太阴湿土（3阴）—辰戌太阳寒水（3阳）。

4.十二地支推演客气的排序

（1）十二地支决定了客气的排序。每年的主气相同：初之气，厥阴风木；二之气，少阴君火；三之气，少阳相火；四之气，太阴湿土；五之气，阳明燥金；终之气，太阳寒水。

（2）以甲子年为例：子午少阴君火司天，阳明燥金在泉，故其三之气为君火，六之气为燥金，其他按三阳三阴顺序推（图26-13）。

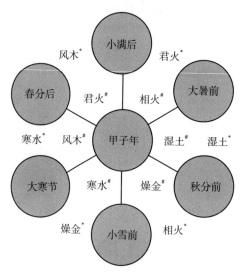

图26-13 甲子年客气排序

#.主气；*.客气

（二）气化特点分析

（1）根据天干地支，可分析年运（大运）与岁气（司天在泉之气）。

（2）根据干支配合，可分析同化、从化、异化及化平气的关系。

（3）根据主运与客运、主气与客气，可分析小阶段的气化特点。

三、五运六气理论的应用

（一）司岁备物——运气理论在动植物学中的应用

1.司岁备物的基本内涵　植物的种植与生长、动物的发育与繁殖都和气象密切相关。无论是植物的生长枯荣，还是动物的发育衰亡，都对六气六化极为敏感。

根据大运及每年的五运六气进行气化分析，可知该年是平气之年，还是太过或不及之年，进一步判断该年对哪些动植物有利及对哪些动植物不利，从而趋利避害，司岁备物。

2.司岁备物的推演

（1）自然事物的五行分类：见表26-9。

表26-9　自然事物的五行分类

	木	火	土	金	水
谷	麻	麦	稷	稻	豆
果	李	杏	枣	桃	栗
虫	毛	羽	倮	介	鳞
畜	犬	马	牛	鸡	彘
病候	里急支满	瞤瘛	痞	咳	厥

（2）司岁备物的规律：①不及之年，植物类的气化是所胜之气与所不胜之气兼化；动物类的是本气与所不胜之气兼化。②太过之年，无论是植物类，还是动物类的气化，都是本气与所不胜之气齐化。③平气之年，动植物都是同者盛之（受助），异者衰之（受抑）。

（3）司岁备物举例：如己丑年。己为土运不及之年，而丑为太阴湿土司天，太阳寒水在泉，岁支之气也为土，故运气同化，为太乙天符之年。己丑年本是土不及，由于司天之助，使土不及成为土运平气之年，再由于岁支之气助之太过，故己丑年可能土运太过，本气及所不胜之气易病，即脾土肝木易病；年底土气太过，使所胜之气（水）易受郁，郁久而发，出现水病为患。故己丑年我们的草药房对治疗脾湿、肝郁、水邪为患的药物，如藿香、佩兰、半夏、茯苓、豆蔻、厚朴、柴胡、郁金、桂枝、白术等药物要适当多准备些。己丑年适合养的牲畜为犬和牛；适合种的果树为枣树与李子树等。

（二）疫病预测——运气理论在传染病学中的应用

1.疫病与外感病的区别 外感病不具传染性，由时令之气引发；疫病具传染性，由"非时之气"引发，即五运六气理论中的客气或胜复之气引发。

2.疫病发生的原因，以及不同的年份，疫病会发生在不同阶段的原因 疫病发生的原因主要是少阴君火和少阳相火被寒凉湿（太阳寒水、阳明燥金、太阴湿土）三气郁遏所致。不同的年份，在不同的六气阶段，根据阳气被抑的程度不同等情况，疫病就有可能发生，并且发生的程度不同。另外，气候应寒反温，或应热反凉，有非时之气，则易发生疫病。

《黄帝内经》中疫病常发的阶段：六十甲子中，卯酉阳明燥金十年：二之气、终之气多发；寅申少阳相火十年：初之气多发；丑未太阴湿土十年：二之气多发；子午少阴君火十年：五之气多发；辰戌太阳寒水十年：初之气多发巳亥厥阴风木十年：终之气多发。

《黄帝内经》中提到的"疠大行"：一是阳明司天的二之气的主气是少阴君火，客气是少阳相火，为臣临君位逆的异常变化；二是太阴司天的二之气的主客气都是少阴君火，是"一气两君"的异常变化。2021年就是太阴湿土司天，故2021年二之气应加强疫病防范。

根据《黄帝内经》记载，太阴湿土司天之年的二之气（阴历3～4月）可能会发生的气候-病候（包括疫病）特点如下。①气象特点：多阴雨风冷，易发水灾；②疫病特点及定位：温疠大行，灾五宫，湿盛、土郁、土发肾疫，所以2021年要预防以肾为主要损害的传染病。

（三）疫病预测——运气理论与病毒学研究

病毒的繁殖与突变是造成疫病传播的重要因素。病毒在一定的气候条件下才能生存繁殖，在特定的气候条件下才会发生基因突变并进行传播。

有学者根据运气理论对SARS病毒进行研究，判断其有喜温、怕热而恶寒的特点，为2001年（辛巳）暖冬的产物，在2002年（壬午）冬季的南方发生变异并传播，当北京等北方地区进入2003年（癸亥）二之气（3月22日～5月22日）时，该病毒的传播从迅猛发病（3月22日～4月22日）逐渐走向平稳衰减（4月23日～5月23日）；北京小汤山医院收治最后一批院外感染入院病人的时间正是5月22日。当气候进入三之气后，SARS病毒存在的条件就失去了，其传播也就迅速停止下来。

SARS过后，全球仍恐慌，担心2004年春季SARS会卷土重来，因此投入巨资研究疫苗等。有学者根据五运六气理论预测，SRAS今后20多年不会来。但类似SARS的疫情，不仅古代有、现代有，在未来的2033年（癸丑）、2063年（癸未）等也可能会有。

另外，根据运气理论，客气的周期是6年，每隔6年就会出现一次相火在泉的暖冬气候和一次主、客君火加临，因此每隔5～6年或10～12年就可能出现一次全球性流感大流行。

（四）运气理论在中医临床中的应用之一——中医体质学

1.人体体质与气化

（1）人体的运气气化特点是建立在藏象法时基础上的，即春应肝，主生；夏应心，主长；长夏应脾，主化；秋应肺，主收；冬应肾，主藏。

（2）人在胎孕期及出生时的五运六气气化特点决定了人的体质倾向性，也就是决定了人体未来发病的弱势脏腑器官组织所在。

（3）出生后运气周期性变化则通常决定了何时发病。

2.五运六气与人体体质分析

（1）以胎孕期的十天干为基础的"运气学说病理定位律"。

以胎孕期的天干为病理定位的依据，其规律为所胜的脏器成为致病的主要矛盾方面，所不胜的脏器成为病理定位的内脏。

例如，胎孕期主要在甲年的：该年土运太过即脾土运化太过，会克水侮木，使肾肝易病；胎孕期主要在己年的，该年土运不及即脾土运化不及，使克脾之脏肝气化太过，本脏脾更虚，易出现肝脾受病。

（2）以出生时的干支为基础的"阴阳盛衰体质论"。

出生时的天干与地支均是以长化为主的，其体质偏于阳盛阴衰；反之，均以收藏为主的，其体质偏于阴盛阳衰；干支中，既有长化又有收藏的，其体质相对阴阳平衡。

例如，甲申年上半年出生的人，甲为土运太过之年，其脾土运化太过；申为少阳相火司天，故其易出现中焦脾胃及肝胆湿热蕴结，久则耗伤胃津肝血，出现阳盛阴衰之病候。

（3）以出生时的干支为基础的"病位病性论"。

出生时的天干阴阳特性会反映到人体，其相对应的脏腑呈现或强或弱的特性，故曰：天干应病位。

出生时的地支五行特性也会反映到人体，其相对应的脏腑功能特性会反映出不同的生化特性，故曰：地支应病性。

例如，甲戌年12月出生的人，甲为土运太过之年，其脾土运化太过；戌为太阳寒水司天，太阴湿土在泉，故其易出现中焦脾胃寒湿阻滞，气机不利等证候，久则出现阴盛阳衰之病候。

（4）按照病位病性论，人体生化趋势有三大类。①寒湿相遭型：病性偏寒偏下；

②燥热相临型：病性偏燥偏中；③风火相值型：病性偏热偏上。

3.人体体质分析及临床治疗实例

病例：杜某，女，25岁1983（癸亥）年下半年出生。2009年3月6日就诊。

主诉：月经前腹泻反复发作2月余。

病史：近2个月月经前4～5天出现腹痛、呕吐，随后大便溏稀，4～6次/日，伴肠鸣、纳呆。

舌脉：舌尖红，舌质暗，苔薄白少津；脉滑。

分析：火运不及之年出生，该年为厥阴风木司天，下半年少阳相火在泉；故其体质特点为：火不及于下，风热于上，中焦脾虚。

处方：炒焦白术各15g，党参12g，茯苓15g，山药30g，炙甘草6g——补益中焦。

鹿角霜10g，威灵仙15g——温补下焦之火。

金银花10g，醋柴胡6g，白芍18g，炒枳壳6g——清风热，调肝气。

病人7剂而愈，经至未作。

结束语

医学研究的对象：人及人体的常态及病态。

中西医学的互补性：西医，局部的、物化的、结构的、内在联系的、分析的；中医，整体的、气化的、功能的、内外联系的、综合的。

现代中国的医学工作者，要有勇气融汇中西医，对医学发展做出我们的贡献。

最后用南怀瑾先生的对联互勉：海纳百川，龙奋风雷开宇宙；天容万象，鹏飞窅冥启东西。

（李 游 高 明）

第27章

中医医学预测学

第一节 中医体质分型

一、体质分类理论体系

(一)体质的基本概念

体质,有身体素质、形体质量、个体特质等多种含义。体,指身体、形体、个体;质,指素质、质量、性质。中医体质是指在人体生命过程中,在先天禀赋和后天获得的基础上形成的形态结构、生理功能和心理状态方面综合的、相对稳定的固有特质,是人类在生长、发育过程中形成的与自然、社会环境相适应的人体个性特征。体质表现为结构、功能、代谢及对外界刺激反应等方面的个体差异性,对某些病因和疾病的易感性,以及疾病传变转归具有倾向性。它具有个体差异性、群类趋同性、相对稳定性和动态可变性等特点。这种体质特点或隐或现地体现在健康和疾病过程之中。

(二)体质的四个基本原理

生命过程论、形神构成论、环境制约论、禀赋遗传论四个基本原理构筑了中医体质理论体系的坚固基石。

1. 生命过程论 体质是一种按时相展开的生命过程。中医体质学认为,体质是一个随着个体发育的不同阶段而不断演变的生命过程。在个体发育过程中,体质的发展经历了"稚阴稚阳"(幼年)、"气血渐充"(青年)、"阴阳充盛"(壮年)和"五脏衰弱"(老年)等不同的体质阶段,从而反映出个体体质发展的时相性或阶段性。《灵枢·天年》曾对个体体质的演变进行了详细的论述,在个体体质发展的不同阶段中,论述较多的是小儿体质和老年体质。

关于小儿体质的特征,宋·钱乙在《小儿药证直诀·变蒸》中指出小儿"五脏六腑,成而未全",《小儿药证直诀·原序》亦指出小儿"脏腑柔弱,易虚易实,易寒易热。"清·吴鞠通认为"小儿稚阳未充,稚阴未长者也"(《温病条辨》)。小儿体质的这一特性,使得小儿在发病和病变趋势上都表现出不同的特点。在临床上,小儿外感诸证,既容易从阳化热,化火生风,迅即出现高热、惊厥等症,又常引起阴竭阳脱,出现虚脱的证候。关于老年体质的特性,《素问·上古天真论》认为,人年老以后,由于肾阴肾阳的虚衰,逐渐出现了一些衰老的征象。男子六八,面容逐渐憔悴,鬓发开始发白;七八,脏腑功能衰退,筋脉活动不灵;八八,牙齿头发脱落,筋骨懈惰,身重乏力，生殖功能退化。女子到七七以后则生殖功能减退，直到月经绝止，形体虚弱而无生殖能力。

以上说明，个体在其自身的发育过程中要经历不同的体质阶段，因而同一个体由于其发育水平和程度的变化，将表现出不同的体质特性。"生命过程论"的基本观点是：第一，体质是一种按时相展开的，与机体发育同步的生命过程。第二，体质发展的过程表现为若干阶段，幼年（稚阴稚阳）→青年（气血渐盛）→壮年（气血充盛）→老年（五脏气衰）。其中每个阶段的体质特性也有相应的差异，这些不同的体质阶段依机体发育的程序相互连续，共同构成个体体质发展的全过程。第三，不同个体的体质发展过程，由于先天禀赋的不同而表现出个体间的差异性，其中影响较大的因素是性别差异、某些生理缺陷与遗传性特禀体质。

2. 形神构成论 体质是特定躯体素质与一定心理素质的综合体。形神构成论是中医"形神统一"思想在中医体质学说中的具体体现，其基本内涵是：①体质是特定躯体素质（包括形态和功能两个方面）与相关心理素质的综合体；②构成体质的躯体素质和心理素质之间的联系是稳定性与变异性的统一；③体质分型或人群个体差异性的研究应当注意到躯体－心理的相关性。

《灵枢·阴阳二十五人》对体质分型的方法充分体现了"形神构成论"的思想。任何一种体质都是由躯体因素和心理因素两方面构成的。例如，木型体质由图27-1所示的几方面因素构成。

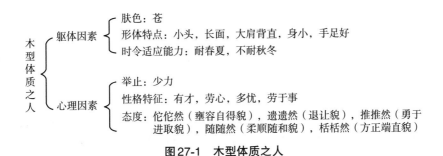

图27-1 木型体质之人

其他各型体质也是如此，因此，我们认为中医所研究的体质是特定躯体素质与相关心理素质的综合体。在个体体质的构成因素中，躯体素质与心理素质的关系，《灵枢·阴阳二十五人》对此给予了很独特的回答。第一，中医认为躯体素质与心理素质之间的联系具有相对的特异性，也就是说，某种特定的躯体素质总是表现为某种特定的心理倾向，如具有"圆面、大头、美肩背、大腹、美股胫、小手足、多肉、上下相称"等躯体素质的土型之人，多表现为"安心、好利人、不喜权势、善附人"等心理素质。第二，人的心理特征不仅与躯体素质有关，而且与不同个体的生活经历和其所处的社会文化环境有着密切的联系，因此同种躯体素质可以表现为不同的心理特征。这就是体质构成因素中躯体素质与心理素质之间相互联系的变异性，所以，《灵枢·阴阳二十五人》指出，每一种躯体素质与五种不同的心理倾向相关，木、火、土、金、水五种类型的躯体素质共有25种心理类型，故称"二十五人"。

总之，中医体质学认为，体质包括了躯体素质和心理素质两方面因素，两者都是在先天禀赋的基础上，与后天各种因素相互作用而逐渐形成的，因此在体质构成因素中，躯体素质与心理素质之间存在着相对稳定的特异性联系。同时，由于人们生活经历和社会文化环境的差异，躯体素质和心理素质的形成与变化又存在着一定的不一致性，从而表现出躯体素质与心理素质之间关系的变异性。《灵枢·阴阳二十五人》对体质类型的划分方法较好地体现了"形神统一"的思想，是中医体质学说的一个突出特色。

3.环境制约论　环境对体质的形成与发展始终起着重要的制约作用。在个体体质的发展过程中，生活条件、饮食构成、地理环境、季节变化及社会文化因素都可产生一定的制约性影响，有时甚至可起到决定性的作用。

（1）生活条件及饮食构成的影响：一般说来，生活条件优越的人，体力劳动较少，因而体质虚弱，腠理疏松，易患各种外感性疾病。同时，由于其多饮食膏粱厚味，油腻腥膻，又易积湿生痰，而成痰湿或湿热型体质，因而要在治疗此类患者主症的同时，配合化痰祛湿或清化湿热的药物，以照顾其体质的特性。生活条件比较艰苦的人，体力劳动较多，因此体质强壮，腠理紧密，不易患外感性疾病。由于其饮食粗粝，饥饱不时，故多损及脾胃，而致元气虚弱，在治疗这类病人时，也要考虑到其体质的这个特点。值得指出的是，随着社会的进步和人们生活水平的提高，当代人类的体质也发生了相应的变化，并在此基础上产生了肥胖症、糖尿病、冠心病、原发性高血压等"文明病""富贵病"，因此，今天我们进一步研究生活条件和饮食构成的变化对当代人类体质的影响，将对上述疾病的防治和人类保健起到重要的作用。

（2）地理环境对人群体质的影响：《素问·异法方宜论》记载："东方之域，天地之所始生也，鱼盐之地，海滨傍水，其民食鱼而嗜咸，皆安其处，美其食，鱼者使人热中，盐者胜血，故其民皆黑色疏理，其病皆为痈疡，其治宜砭石，故砭石者，亦从东方来。西方者，金玉之域，沙石之处，天地之所收引也，其民陵居而多风，水土刚强，其民不衣而褐荐，其民华食而脂肥。故邪不能伤其形体，其病生于内，其治宜毒药，故毒药者，亦从西方来。北方者，天地所闭藏之域也，其地高陵居，风寒冰冽，其民乐野处而乳食，藏寒生满病，其治宜灸焫。故灸焫者，亦从北方来。南方者，天地所长养，阳之所盛处也，其地下，水土弱，雾露之所聚也，其民嗜酸而食胕。故其民皆致理而赤色，其病挛痹，其治宜微针。故九针者，亦从南方来。中央者，其地平以湿，天地所以生万物也众。其民食杂而不劳，故其病多痿厥寒热，其治宜导引按跷，故导引按跷者，亦从中央出也。"这段记载说明，由于地理环境的不同，人们受着不同的水土条件、气候类型、饮食构成、居住条件、生活方式的影响，从而在生理上形成了不同的生态型体质。孙思邈在《备急千金要方·论治病略例第三》中指出："凡用药皆随土地所宜，江南岭表，其地暑湿，其人肌肤薄脆，腠理开疏，用药轻省。关中河北，土地刚燥，其人皮肤坚硬，腠理闭塞，用药重复。"从现代医学地理学的角度看，地球在自身漫长的演化过程中，逐渐形成了地壳元素分布的不均匀性。由于人类及生物体内的元素丰度曲线与地壳元素丰度曲线是一致的，因此，地壳元素分布的不均匀性便在一定程度上控制和影响了全球各地区人类和生物生态明显的地区性差异，而且在一些地区还有许多地方性疾病和某些疾病的高发现象。所以，地壳元素分布的不均匀性可能是形成各种生态型体质的重要原因。此外，季节变迁或宗教、民俗等社会文化因素对人类体质的形成和发展也有着明显的制约作用。

4.禀赋遗传论 禀赋遗传是决定体质形成和发展的主要内在因素。毫无疑问，体质差异、个体体质的形成在很大程度上是由遗传决定的，不同个体的体质特征分别具有各自不同的遗传背景，这种由遗传背景决定的体质差异，是维持个体体质特征相对稳定性的一个重要因素。

中医体质学认为，先天禀赋的不同则决定了体质差异的存在。如《灵枢·寿夭刚柔》曰："人之生也，有刚有柔，有弱有强，有短有长，有阴有阳"，即说明了人类的这种体质差异与遗传差异之间的关系。汉代王充在《论衡·气寿篇第四》中曾指出："夫禀气渥则其体强……禀赋薄则其体弱"；先天禀赋的差异，除了导致个体在形态结构方面的"长、短、肥、瘦、大、小"差异和功能方面的强弱差异外，更重要的是表现在个体阴阳气血质与量的差异方面，而先天禀赋对体质差异影响的作用方式即通过气血阴阳的差异表现出来的，因此体质差异的本质即在于这种由禀赋所决定的体内阴阳气血多少的不同。如《黄帝内经》对各类体质的论述，不同体质的差异无不表现在阴阳气血方面。"人生有形，不离阴阳"（《素问·宝命全形论》），"人之所有者，血与气耳"（《素问·调经论》）。因此，形成不同体质差异特征的一个重要方面（内在因素）就是由这种先天气血方面的差异决定的，而各种体质类型的差异特征，也无不是这种先天气血差异方面的反映和表现，即所谓"二十五人之形，血气之所生"，如"其肥而泽者，血气有余；肥而不泽者，气有余，血不足；瘦而无泽者，气血俱不足"（《灵枢·阴阳二十五人》），又如《灵枢·逆顺肥瘦》中对不同体质特征的论述，同样也反映了这种气血方面的差异，即"年质壮大，血气充盈，肤革坚固，因加以邪，刺此者，深而留之，此肥人也""瘦人者，皮薄色少，肉廉廉然，薄唇轻言，其血清气滑""其端正敦厚者，其血气和调""婴儿者，其肉脆血少气弱"，即肥壮人气血充盈，瘦人血清气滑，肥瘦适中之人，血气和调，婴儿则血少气弱。可以说，个体的气血差异，是先天禀赋因素在体质差异方面的一个重要表现。在阴阳方面，若先天禀赋充足，则体质无偏，即属平和质；若先天禀赋不足，则视其不足的表现，导致各种体质类型的出现，或偏阴不足，或阳不足，或气血不足等，出现"素体阴虚者""素体阳虚"或"素体气血俱不足者"。这种先天禀赋差异的存在，成为各种体质形成和发展变化的一个重要内在因素，若禀赋阴不足者，一般多发展为"瘦长型"的"阴虚质"，禀赋阳不足者，则又成为肥胖型的"痰湿质"的潜在因素。因此，先天禀赋的差异是导致体质差异的重要内在条件。

（三）体质的三个关键科学问题

进行中医体质研究，必须探明中医体质学的理论内涵。通过多年的临床观察和实践，王琦等凝练出"体质可分论""体病相关论""体质可调论"，成为体质研究的总体框架，这也是中医精准医学的重要理论指导。

1.体质可分论 体质的形成与先天和后天的多种因素相关。遗传因素的多样性与后天因素的复杂性使个体体质存在明显的差异。一方面，即使是同一个体，在不同的生命阶段其体质特点也是动态可变的，所以体质具有明显的个体差异性，呈现其多态性特征。另一方面，处于同一社会背景，同一地方区域，或饮食起居比较相同的人群，其遗传背景和外界条件类同，使特定人群的体质形成群体生命现象的共同特征，从而又表现了群体的趋同性，不同时代的人群也呈现不同体质的特点。个体差异性与群体趋同性是相互统一的，没有个体的差异性就无"体"可辨；没有群体的趋同性就无"类"可分，因此两者形成了"体质可分论"的理论基础。

中医学认为，形神相关，阴阳、气血、津液是生命的物质基础，而体质现象即阴阳、气血、津液盛衰变化的反应状态，因而能从中医体质学角度进行分类，并由此建立分类系统，包括生物差异因子系统、个体遗传差异因子系统、个体心理差异因子系统及自然社会适应差异因子系统；发现并提出平和质、气虚质、阳虚质、阴虚质、痰湿质、湿热质、血瘀质、气郁质、特禀质9种体质类型及其形成的概念系统，反映了不同人群的个体特征。王琦等设计编制了中医体质量表和中医体质分类与判定标准，以此作为客观的分类工具，在全国范围进行了21 948例流行病学调查，结果证实人群中确实存在这9种体质类型，其中平和质占32.75%，偏颇体质中排在前4位的依次为气虚质、湿热质、阴虚质、气郁质。

2.体病相关论　不同个体的体质特征分别具有各自不同的遗传背景，它与许多特定疾病的产生有密切关系。体质状态反映正气强弱，决定发病与否，由于受先天因素或后天因素的影响，个体体质的差异性对某些致病因素有着易感性，或对某些疾病有着易罹性、倾向性，形成某些（类）疾病发生的背景或基础，如研究发现痰湿体质与高脂血症、高血压、冠心病、糖尿病、脑卒中密切相关，慢性前列腺炎患者的体质类型以湿热质、气郁质多见。"要知易风为病者，表气素虚；易寒为病者，阳气素弱""肥人多中风，瘦人易痨嗽"等观点，反映了体质与疾病的相关性；体质状态也是预测疾病发展、转归、预后的重要依据；不同地域人群的体质特点与一定的疾病谱相关，因而产生发病差异。

3.体质可调论　体质既禀成于先天，亦关系于后天。体质的稳定性由相似的遗传背景形成，年龄、性别等因素也可使体质表现出一定的稳定性。然而，体质的稳定性是相对的，由于每一个个体在生长壮老的生命过程中，受环境、精神、营养、锻炼、疾病等内外环境中诸多因素的影响，体质发生变化，从而使得体质只具有相对的稳定性，同时还具有动态可变性。这种特征是体质可调的理论基础。

药物及有关治疗方法可纠正机体阴阳、气血、津液失衡，是体质可调的实践基础。针对痰湿体质创制的化痰祛湿方能减少体内脂肪积聚，改变脂质代谢，降低血液黏稠度，改善痰湿体质，使病理性脂肪肝得到逆转，并能防止肝纤维性变。针对特禀体质的过敏康胶囊可降低小鼠抗原特异性IgE，抑制致敏小鼠肥大细胞组胺的释放，对过敏性疾病的治疗与预防复发有良好作用，证实干预体质可改善体质偏颇。

重视不同体质对疾病与证候的内在联系及对方药等治疗应答反应的差异，是实施个体化诊疗、贯彻"因人制宜"思想的具体实践；根据不同体质类型或状态，或益其气，或补其阴，或温其阳，或利其湿，或开其郁，或疏其血，以调整机体的阴阳动静、失衡倾向，体现"以人为本""治病求本"的治疗原则；及早发现、干预体质的偏颇状态，进行病因预防、临床前期预防、临床预防，实现调质拒邪、调质防病及调质防变，以实践中医"治未病"。

（四）体质在预防医学领域的作用

1.实现个体预防思想　中医体质学蕴涵丰富的预防医学内容，提倡科学、积极主动的预防思想，主张和重视对个体体质状态的辨析，是辨体预防学术思想特色和个体预防的优势所在。通过对体质状态的分析，调整人体所处的偏颇状态，以预防疾病的发生，减轻病变程度。通过调理体质，治病求本，可以提高疗效，缩短疗程，促使疾病向好的预后发展。在中医体质学中，对偏颇体质的调理可采用多种方式，如食疗、方药、养生保健方法等。预防医学是未来医学发展的重要领域，而体质与疾病的发生有明显的相关性，通过改善体质可以预防相关疾病的发生。所以，中医体质学的发展对个体预防具有指导作用。

2. 突出对疑难病的预防　随着疾病谱的改变，非感染性疾病、慢性病、多因素疾病、心身疾病等疾病越来越多。对于这类疾病，预防重于治疗，一旦疾病形成，如高血压、肿瘤、糖尿病等，只能从症状上缓解、控制，很难治愈。重视根据自身体质进行预防，通过改善体质、调整功能状态，是预防疾病发生的最佳方法。

3. 开展亚健康状态的调整　亚健康是医学研究的新领域。中医体质学的发展，为病前状态的预防提供了理论基础和指导。通过体质的调整、优化，可干预亚健康，预防疾病的发生、发展。在生理情况下，针对各种体质及早采取相应的措施，纠正某些不良的倾向性，改善和扭转这种病理体质，减少这种易发某类疾病的倾向，从而预防疾病，或减轻病变程度，缩短疗程，并使病情变化趋向好的预后。偏颇体质的人，体内阴阳气血已经失调，但尚未发展成疾病，处于病与未病之间。在亚健康状态下，根据各种体质类型进行辨体防治，针对体质特征选择用药，本着"急则治其症，缓则治其体"的原则，或两者兼顾，则可获得准确、全面和有效的治疗。

二、体质辨识的传统方法

（一）体质辨识的概念和工具

中医体质辨识是以人的体质为认知对象，从体质状态及不同体质分类的特性，把握其健康与疾病的整体要素与个体差异，制订防治原则，选择相应的治疗、预防、养生方法，从而进行"因人制宜"的干预。

中医体质量表和中医体质分类与判定标准的研制实现了体质理论向实践的转化，而三个体质辨识技术，又拓宽了体质研究应用的领域。

1. 中医体质量表及判定标准

（1）体质类型的界定和亚量表的设定：体质分类是中医体质学研究的基础和核心内容。要对中医体质类型进行科学评价和分类，首先需要确定中医体质的类型，对中医体质类型的概念框架进行严格的界定。

关于中医体质类型，从古至今有各种不同的分类。如中医学古代有二十五型的分类。现代研究者对体质分类研究主要以人体生命活动的物质基础——阴阳、气血津液的盛衰虚实变化为主，以临床应用为目的，因此是一种体质病理分类法。比较有代表性的分类有匡调元的6分法、母国光的9分法、何裕民的6分法、田代华的12分法、胡文俊的4分法、王琦的9分法等。其中王琦的9分法较为成熟，9分法包括平和质、气虚质、阳虚质、阴虚质、痰湿质、湿热质、血瘀质、气郁质、特禀质9种基本类型，平和质之外的8种体质类型均为偏颇体质。以9分法为编制量表的结构框架，将中医体质量表设定为平和质（A型）、气虚质（B型）、阳虚质（C型）、阴虚质（D型）、痰湿质（E型）、湿热质（F型）、血瘀质（G型）、气郁质（H型）、特禀质（I型）9个亚量表。

（2）中医体质量表的编制过程：自2004年3月开始，经过2年多的时间，按照研究目的的确定—体质类型概念框架的建立—条目的收集和条目库的形成—条目的精选—问题的形成—预调查—调查和测评的过程，从充分体现中医体质类型内涵入手，以中医体质理论为指导，严格按照量表编制的方法和程序，编制出性能良好、可以对体质类型进行科学评价的测量工具——中医体质量表。

1）体质类型概念内涵的分解。体质类型的概念内涵主要包括形体特征、心理特征、病理反应状态、发病倾向、适应能力等方面的内容，这一点是编制中医体质量表的基础。因此，研究中力求使量表符合体质的概念框架，力求从体质类型概念内涵所包括的形体特征、心理特征、病理反应状态、发病倾向、适应能力等方面，抽取反映各种类型的体质特征的具有代表性、特异性的问题，作为量表构成的基本内容。

2）条目库的形成。在充分理解体质类型概念内涵的基础上，基于中医体质专家的研究和临床经验、相关文献检索、焦点小组讨论（中医体质专家和研究生，临床流行病学、心理测量学及统计学专家），整理做成了103项目的条目库（item pool）。条目库的问题包括了9种体质类型的特征性的问题（9种体质类型的条目库）。

3）精选条目和量表的初步形成。①精选条目：经2次专题小组（中医体质专家和研究生，临床流行病学、心理测量学及统计学专家）讨论，对条目库中的备选指标进行取舍和提出评价意见，形成适于自评的中医体质量表的初选条目78条。②问题的形成：将精选的条目形成问题形式，如将"疲乏"这个问题做成了"您容易疲乏吗"这样的具体问题形式。③条目的形式：量表的条目形式使用了已被国际上大多数学者认可，并得到了广泛应用的5阶段（1～5）的Likert Scale等级评价形式。如"您容易疲乏吗？"，从"1根本不，2很少，3有时，4经常，5总是"5阶段评价，选择一个最吻合的答案。④条目的组合：将筛选的9种不同体质类型条目，打乱顺序，按照同类项目排列在一起的方法重新组合，组成一个综合的量表。⑤计分方法：量表条目采用1～5分5段计分法，每个条目原始最低分是1分，最高分是5分，大多数条目为1～5分正向计分，少数条目以5～1分逆向计分。另外，有部分条目在两种体质类型中计分，如"您容易疲乏吗"在平和质（逆向计分）和气虚质（正向计分）两个亚量表中计分。各个亚量表是先计算原始分数，再换算为转化分数，转化分数＝（实际得分－该亚量表可能的最低得分）/该亚量表可能的最高得分与最低得分之差×100。各个亚量表的转化分数为0～100分，分数越高，该体质倾向越明显。关于测定期间考虑到体质具有相对稳定的特性，测定期间设定为1年。

4）预调查和条目分析。①第1次预调查：应用初步形成的78个问题的量表，2004年4月对团队熟知的13个专业人员进行了访谈，然后针对访谈中提出的"问题太多；有些问题用词太专业；有些问题重复；有些问题表述不清"等，对量表进行了删除、合并、补充、修订，削减为69个问题。②第2次预调查：应用修改的69个问题的量表，2004年5月在由十余个单位专家参加的中医体质分类论证会上，征求专家意见，针对专家提出的"问卷词语的运用应注意避免对被访者产生不良刺激；所描述的症状表现宜中性化些；所选条目代表性宜进一步考虑"等意见，进一步对量表进行了修改，形成67个条目的量表。③第3次预调查：于2004年5～6月在云南彝族人群，以及云南大学和北京中医药大学大学生中进行了429人的调查，此次调查除了质的评价外，还针对条目进行了量的评价。通过分析削减了一些像"喜凉饮食"等判别性、独立性较差的条目，增加了一些较多人认为重要的条目，形成了66个条目的量表。④第4次预调查和条目分析：应用66个条目的量表，于2004年9～10月和2005年3月再次在北京对458人进行了调查。应用亚量表内条目间相关分析（Spearman 相关系数）和条目-亚量表相关系数（item-subtotal correlation）对条目进行统计学分析，依据统计结构删除或合并相应条目。最终将66个条目的量表削减为60个。

（3）判定标准的建立：在基于中医体质量表科学评价结果的基础上，经专家多次讨论论证，大样本流行病学调查和统计分析，制订了中医体质分类与判定标准，将平和质的判定结果分为"是""基本是"和"否"，将偏颇体质的判定结果分为"是""倾向是"和"否"。具体来说，各体质类型的判定依据中医体质量表计分结果的转化分数进行。平和质的判定标准：8种偏颇体质转化分均＜30分，且平和质转化分≥60分时，判定为"是"；8种偏颇体质转化分均＜40分，且平和质转化分≥60分时，判定为"基本是"，否则判定为"否"。8种偏颇体质的判定标准：偏颇体质转化分≥40分，判定为"是"；偏颇体质转化分为30～39分，判定为"倾向是"；偏颇体质转化分＜30分，判定为"否"。

（4）判定标准的使用方法：回答中医体质量表或中医体质分类与判定表中的全部问题，计算原始分及转化分，即原始分=各个条目分值相加，转化分数=[（原始分-可能的最低分）/（可能的最高分-可能的最低分）]×100，然后依照判定标准（表27-1）即可判定所属中医体质类型。

表27-1　9种基本中医体质类型判定标准表

体质类型	条件	判定结果
平和质	转化分≥60分	是
	其他8种体质转化分均＜30分	
	转化分≥60分	基本是
	其他8种体质转化分均＜40分	
	不满足上述条件者	否
偏颇体质	转化分≥40分	是
	转化分30～39分	倾向是
	转化分＜30分	否

例1：某人各体质类型转化分如下。平和质75分，气虚质56分，阳虚质27分，阴虚质25分，痰湿质12分，湿热质15分，血瘀质20分，气郁质18分，特禀质10分。根据判定标准，虽然平和质转化分≥60分，但其他8种体质转化分并未全部＜40分，其中气虚质转化分≥40分，故此人不能判定为平和质，而应判定为是气虚质。

例2：某人各体质类型转化分如下。平和质75分，气虚质16分，阳虚质27分，阴虚质25分，痰湿质32分，湿热质25分，血瘀质10分，气郁质18分，特禀质10分。根据判定标准，平和质转化分≥60分，且其他8种体质转化分均<40分，可判定为基本是平和质，同时痰湿质转化分在30～39分，可判定为有痰湿质倾向，故此人最终体质判定结果为基本是平和质，有痰湿质倾向。

2. 兼夹体质的判定　兼夹体质，是指同一机体同时具有两种以上体质特征的体质状态。在实际生活与医疗实践中，虽然可以发现较为典型的某种体质，但多数人的体质特征是不典型的。现实中平和质人数并不太多，而同时具备2种或2种以上的体质特征，即兼夹体质者为多，也就是多数情况下人们所显现出的通常是兼夹体质。而在众多的体质问题中，有关兼夹体质一直未能有较好的综合判定方法。因此，建立科学而可行的方法判定兼夹体质具有重要意义。

雷达图（radar chart）是一种能对多变量资料进行综合分析的图形，是一种数据表征的技术，适合于在二维平面上直观、形象地反映多个指标的变动规律。具体制作方法为：若有 N 个维度的评价指标，则将整个圆（360°）作 N 等分，每个等分位置画一条半径，构造成 N 个数轴。然后，在每一单向轴（每个评价指标）上根据水平级数进行等分（如五分制、百分制等）。对每个样本来说，分别将 N 个观察值点映射到相应轴的位置上去，连接起来，就成了这个样本的雷达图。在兼夹体质判断中，需要对多种信息进行综合分析，做出体质的辨析。雷达图可用作多指标的数量比较和描述，故对兼夹体质的判定具有重要价值。

兼夹体质判定的雷达图分析方法：第一，应用体质研究课题组开发的中医体质量表对个体进行调查，计算出平和质、气虚质、阴虚质、阳虚质、痰湿质、湿热质、血瘀质、气郁质、特禀质9种体质类型的得分；第二，根据中医体质分类判定标准判定个体体质类型是属于平和质还是偏颇体质；第三，如判定为偏颇体质，进一步应用雷达图帮助我们直观地表达其气虚质、阳虚质、阴虚质、痰湿质、湿热质、血瘀质、气郁质、特禀质8种偏颇体质的指标和相应的得分水平。在雷达图上，偏颇体质倾向较强者具有较长的射线段。图27-2就是描述了两个不同个体在8种偏颇体质的分析中表现出来的总体情况。

兼夹体质综合评价雷达图的优势：在体质辨识中，如果分别评价每一个指标，则难以抓住综合特征。作为综合评价各指标的一种手段，以各指标为轴的简单易制的放射

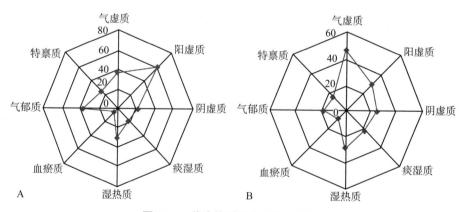

图27-2　兼夹体质综合评价雷达图

A.某阳虚质病人兼夹体质雷达图；B.某气虚质病人兼夹体质雷达图

状雷达图，不仅可以评价每一种体质，同时可以从图形直观的形态上对体质辨析结果做出综合评价，对体质辨识分析具有较大帮助。而且，通过叠加干预前后不同时期的雷达图，可以直接判断出体质偏颇的干预结果。

3.三维中医体质模型 中医体质辨识所面临的不仅仅是专家、学者，如何让更广泛的人群了解体质概念，自觉运用体质理念进行体质养生、预防，是我们的一项工程性课题。因此，运用现代信息技术、多媒体技术、计算机图形学等可视化手段建立直观、准确、细致的表现人体体质综合外部特征的人体模型，将每一种体质的所有典型外部特征在唯一模型上进行了集中展示，而且运用交互手段实现用户与模型的演示对话功能具有重要意义。为此，研究人员基于9种体质类型，利用多媒体技术、计算机图形学等，研制了三维中医体质模型，实现了对体质外部细节特征的视觉描述与动态展现，为体质特征模型化及体质健康推广的普及化提供了视觉手段。图27-3为9种体质三维模型图示。

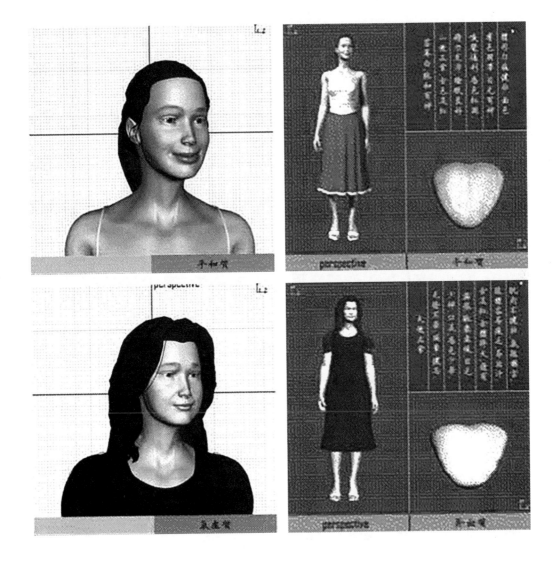

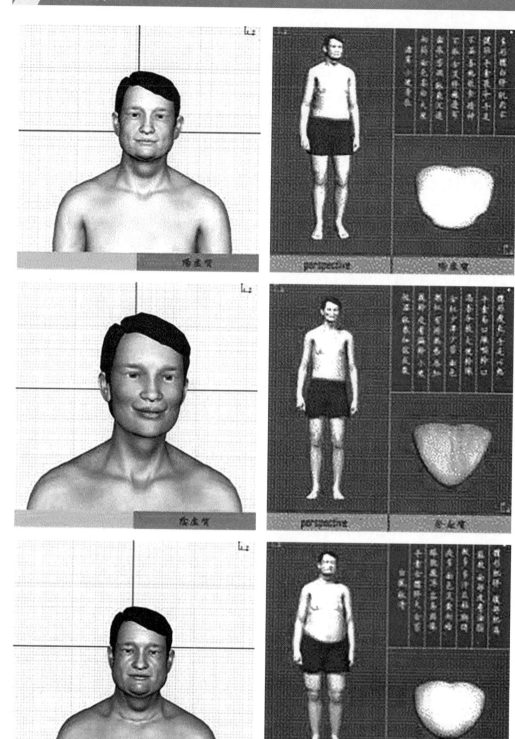

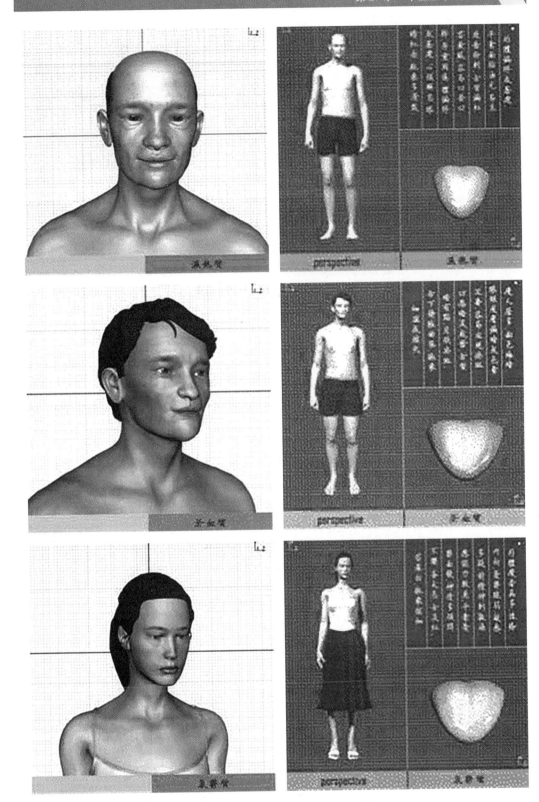

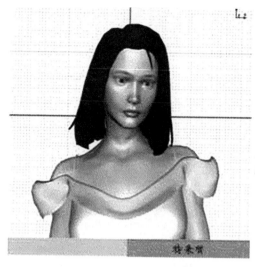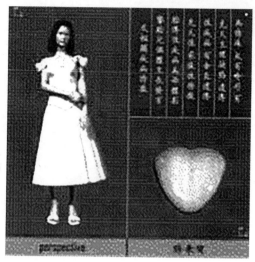

图27-3　9种体质的三维模型图

（二）中医体质判定计算机自修正系统

中医体质学建设正处于飞速上升阶段，大量源数据随量表的广泛应用而迅速膨胀，如何加快数据的处理速度，使时刻都在产生的海量数据得到有效利用，就成为我们所关注的焦点。利用现代技术手段，将中医体质学研究与数据库技术、人工神经网络技术相结合，建立体质信息资源的可视化设计，以及探索体质评判复杂数据集的权重判定网络，可为进一步阐明中医体质的物质基础和科学内涵，提供可扩展研究手段，为拓宽中医基础研究口径，丰富生命科学奠定坚实的基础。"中医体质评判计算机自修正系统"针对体质量表的原始信息群，实现体质信息存储访问与可视化统计分析和体质参数修正两大功能，共7个模块（图27-4）。不仅具有基本的数据库存储及统计功能，操作方便、显示直观，而且与其他数据库软件最大的区别是：用户可利用获取的统计数据，对体质与

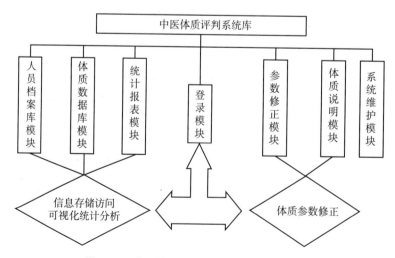

图27-4　中医体质评判的计算机自修正系统

症状、体征进行定量分析，并实时优化体质评估的权重参数，以达到改善评估性能与有效性的目的，防止评估系统因参数原始设置的合理性估计不足而发生数据崩溃的恶劣场面。

综上，中医体质辨识，是以人的体质为认知对象，从体质状态及不同体质分类的特性，把握其健康与疾病的整体要素与个体差异，制订防治原则，选择相应的治疗、预防、养生方法，从而进行"因人制宜"的干预措施。体质辨识需要科学评价体质和能对其进行科学分类的辨识方法和技术。中医体质量表、中医体质分类判定标准、兼夹体质判定的雷达图、三维中医体质模型和中医体质评判的计算机自修正系统，对于个体体质类型的辨识具有较强的可操作性；对于研究一般人群的中医体质分布规律、不同人群体质类型的分布特征、体质与疾病的相关性、体质健康管理、辨体论治等，具有广泛而重要的实际应用价值。

三、体质三级预防理念

预防，就是采取一定的措施，防止疾病的发生与发展。哈佛公共卫生学院疾病预防中心的研究表明，自20世纪70年代中期以来，美国开始重视注意行为和环境对人类健康的影响，开展以"合理膳食、适量运动、戒烟限酒、心理平衡"为基石的健康教育，使高血压发病率下降55%、脑卒中下降75%、糖尿病减少50%、肿瘤减少1/3，使美国人均预期寿命延长10年，而用于这方面的费用仅为同一时间医疗费用的1/10。由此可见，"治未病"绝不是现有医学的延伸，而是有着全新的内涵和广阔的领域。当代医学模式的特征是从治疗扩大到预防，整个卫生事业纳入到预防的轨道。而体质在预防医学中的意义尤为重要。为此，王琦等提出体质三级预防学说，从调体拒邪、调体防病和调体防变三个演进层次体现了改善体质在预防疾病中的作用，为中医从人群角度预防疾病提供可能的方法与途径。

（一）一级预防

一级预防也称病因预防，是针对致病因素的预防措施。个体体质的特殊性，通常导致机体对某种致病因子的易感性。特殊体质与相应病邪之间存在同气相求现象。如痰湿体质易感湿邪，易患痰湿为患的疾病如眩晕、胸痹、痰饮等。因此，对于具有偏颇体质而未发病的人群，应采取相应的措施避免致病因子对人体的侵袭，积极改善特殊体质，增强自身的抵抗力，从而实现对特殊人群的病因预防，阻止相关疾病的发生。

（二）二级预防

二级预防也就是临床前期预防，即在疾病的临床前期做好早期发现、早期诊断、早期治疗的"三早"预防措施。早期发现的具体方法有普查（筛检）、定期健康检查、高危人群重点项目检查等。中医体质学说为疾病的二级预防提供了简便的筛检措施和确立高危人群的方法。

（三）三级预防

三级预防即临床预防。对已患某些疾病者，及时治疗，防止恶化。注意患者的体质差异有利于确定证候的变化趋向。证具有变化的特征，证的变化趋向是由体质决定的。随着疾病的发展，证候始终不会脱离体质这根轴线，终归受体质制约。因此在疾病的发展过程中，应时时注意体质对证候的制约与影响，从而掌握证候的转变规律，更好地为治疗服务。

在治疗中注意积极改善患者的偏颇体质，可以从根本上改善证候，治愈疾病。在证候消失、疾病痊愈的同时，由于患者的偏颇体质得到了纠正，消除了证发生的基础，使机体增强了对致病因子的抵抗力，预防疾病的复发。

四、中医特色预测医学——中医未病学

中医治未病是指遵循道法自然、平衡阴阳的基本原则，通过未病先防、欲病早治、既病防变、病愈防复等措施，防止疾病发生与发展的干预方法，是中医预防保健的重要内容。了解每个人属于什么类型的体质，并从改善体质着手来维护健康，是当今最富魅力、最具前景的"治未病"新领域，也是中医体质学展示特色和优势的关键所在。

（一）体质可分是治未病的抓手

"世界上没有两片完全相同的树叶"，也"没有完全相同的两个人"。个体差异历来是生命科学所关注的话题，同时也是该领域的核心和难点。王琦教授创立中医体质学，将中国人体质分为9种，并构建中医体质分类与判定标准，作为治未病工具在全国推广使用。

（二）体病相关是治未病的依据

不同个体的体质特征分别具有各自不同的遗传背景，它与许多特定疾病的产生有密切关系。体质状态反应正气强弱，决定发病与否，由于受先天因素或后天因素的影响，个体体质的差异性对某些致病因素有着易感性，或对某些疾病有着易罹性、倾向性，形成某些（类）疾病发生的背景或基础。如研究发现痰湿体质与高脂血症、高血压病、冠心病、糖尿病、脑卒中密切相关，慢性前列腺炎患者的体质类型以湿热质、气郁质多见。辨别疾病易感人群，改善体质状态，有助于对有发病倾向的主要体质类型人群早发现并及时进行干预治疗，降低发病率，提高人们的健康水平。

（三）体质可调是治未病的手段

体质的稳定性是相对的，由于每一个体在生长壮老的生命过程中，因受环境、精神、营养、锻炼、疾病等内外环境中诸多因素的影响，而使体质发生变化，从而使得体质既具有相对的稳定性，同时具有动态可变性。这种特征是体质可调的理论基础。通过药物或生活方式干预，调整体质偏颇状态，预防相关疾病的发生，是实施"治未病"健康工程的重要手段。

第二节　基于分子检测的体质辨识方法

如前所述，体质是由形态结构、生理功能和心理特征三个要素构成的，遗传因素和

后天生活环境均能影响体质的形成与变化。传统的中医望闻问切法及中医9种基本体质分类量表，对于体质的辨识起到了关键的作用，然而传统的辨识手段也有一定的限制，例如，主观性强、不易量化等缺点。因此，现代生物学的手段也被越来越多地应该用到体质辨识领域，并取得了一定的进展。

一、基于基因组学的体质研究

研究者们一直致力于阐释体质学说的分子基础，在基因组层面，单核苷酸多态性位点（SNP）是目前最常见的遗传多态形式，已被证实和许多特定疾病尤其是复杂性疾病具有明显相关性。

吴艳瑞等收集了233例样本，包括平和质、阳虚质、阴虚质和痰湿质四组，运用聚合酶链反应－限制性酶切片段长度多态性（PCR-RFLP）分析技术，对 *PPARD*、*PPARG* 和 *APM1* 三个基因上的总共23个SNP位点进行了检测和分析，以平和质作为对照，确定了 PPARD rs2267669 和 rs2076167，APM1 rs7627128 和 rs1063539 与阳虚体质相关，PPARG Pro12Ala 与阴虚体质相关，PPARD rs2076167、APM1 rs266729 和 rs7627128 与痰湿体质相关，为不同体质的遗传差异提供了依据。以往的研究显示PPARG Pro12Ala 可以影响脂肪组织中甘油三酯的脂解并与肥胖相关，它也可能是阴虚体质的生物标志物。

王琦等选择了6例典型痰湿质和6例平和质为受试对象，利用Affymetrix GeneChip Mapping 500K array检测受试者的基因组DNA，筛选与痰湿体质相关的SNP。通过与平和质比较，筛选出痰湿体质5个相关功能基因共6个SNP位点，分别为PRKCDBP rs4237775、FADS3 rs174455、PLEKHA3 rs2303536 和 rs9967820、ABCA1 rs4149268、PPARGC1A rs16873516。进一步对相关基因进行功能分析，发现痰湿体质相关差异基因主要涉及酶活性、固醇类运载体活性等功能，这些基因参与细胞内糖异生途径、脂肪酸生物合成途径、胆固醇代谢过程、脂肪酸氧化作用、棕色脂肪细胞分化、细胞内葡萄糖调节作用、体温调节作用等人体内重要的生物学过程，说明痰湿体质基因水平总体表现为代谢功能紊乱的特点。

姚实林等将30例阳虚体质和30例平和体质纳为受试对象，提取外周血白细胞基因组DNA，采用Affymetrix Genome-wide human SNP6.0芯片进行了全基因组关联分析（GWAS），共发现42个SNPs与阳虚体质显著关联（$P < 10^{-4}$），而这些SNPs与超过20个基因相关。其中rs36405和rs36403与 *RGS6* 基因接近、rs961689、rs723859、rs1391873、rs12290410、rs11606431 和 rs904462 均 与 *mGluR5* 基 因 接 近；rs9376115、rs6934889、rs9321512、rs7769840、rs4896156 和 rs2327647 与 *GAPDHL19* 基 因 接 近，rs4917014、rs17634369 和 rs11185603 则接近 *IKZF1* 基因。该研究提示阳虚体质可能具有遗传倾向，*RGS6* 多态性和G蛋白偶联信号通路相关，*mGluR5* 和记忆相关，*GAPDHL19* 与异常的能量代谢相关，*IKZF1* 等基因则和免疫功能相关，这些分子的改变可能是阳虚质生物特征形成的原因。

二、基于转录组学的体质研究

由于体质受环境因素影响较大，体质可调，因此通过转录组学的研究极有可能发现与体质相关的生物标志物。目前8种偏颇体质均有报道以平和体质为对照进行了基因表达谱的研究，而研究热点集中在阳虚和痰湿体质，代表性的研究如下所述。

（一）阳虚和阴虚体质的转录组学研究

王琦等选择了8例典型阳虚体质和6例典型平和体质为受试对象，利用Affymetrix U133 2.0芯片对受试对象的外周血单个核细胞进行了基因表达谱检测，发现阳虚体质与平和质比较，共有785个上调基因和954个下调基因。表达上调的基因主要为炎症相关基因、cAMP反应元件结合蛋白基因 *CREB* 及cAMP反应元件调节蛋白基因 *CREM* 等，表达下调的基因主要是与遗传信息传递相关的基因及亚甲基四氢叶酸还原酶基因 *MTHFR* 等。其中甲状腺激素受体β（TRβ）和其他关键的核受体共激活子SRC1、SRC3表达下调，可能导致机体产热障碍，为阳虚体质的不耐冷提供了分子机制的解释。该研究提示阳虚体质与下丘脑-垂体-甲状腺功能减退具有一定关联性，在遗传信息传递方面的能力呈下降状态。

Yu等选择了12例阳虚体质、12例阴虚体质和8例平和体质为受试对象，采用Affymetrix U133 2.0芯片对受试对象的外周血单个核细胞进行了基因表达谱检测，利用165个特征基因可以将三组样品分开，准确度可达95%。这证实体质学说的生物学基础，体质是精确可分的。

（二）痰湿体质的转录组学研究

Gong等选择3例痰湿质、2例非痰湿体质、3例平和体质为受试对象，使用Affymetrix人类基因组U133A芯片进行全基因组表达谱实验，数据用GCOSv1.2分析。发现在痰湿组和非痰湿组之间的共168个差异表达基因，选择三组中均具有差异表达的100个基因进行聚类分析，能够将样本进行分类。痰湿组有4个上调基因：*COPS8*、*GNPDA1*、*CD52* 和 *ARPC3*，以及6个下调基因：*GSPT2*、*CACNB2*、*FLJ20584*、*UXS1*、*IL21R* 和 *TNPO*。上调基因 *GNPDA1* 编码葡萄糖-6-磷酸脱氢酶，下调基因 *CACNB2* 编码β2亚基类型的电压门控钙通道，阐述了痰湿质的基因组学特征。

李玲孺等将19例典型痰湿体质和17例典型平和体质纳为受试对象，利用人类基因组U133 Affymetrix plus 2.0表达谱芯片对比痰湿体质与平和体质外周血单个核细胞全基因组表达谱，采用非监督聚类法，根据所有探针的表达值，可以将36个样品分为两个组，与宏观体质量表分类几乎完全吻合，仅有6例出现分类错误。在FDR＜0.05且FC≥1.5条件下，共获得355个差异基因，与平和质相比，痰湿质共有189个上调基因和166个下调基因，差异基因的聚类分析显示痰湿和平和质能明显分开（图27-5）。GO注释和通路富集分析显示，上调基因富集在吞噬体、ECM-受体相互作用、黏着斑、造血细胞谱系、疟疾和线粒体中脂肪酸延长链等通路中，下调基因富集在脂肪细胞因子信号通路、胰岛素信号通路、PPAR信号通路和肥大性心肌病等信号通路。通过对原始样品和独立样品（15例痰湿vs15例平和）进行qRT-PCR验证，发现 *ELOVL7*、*PRKAR1A*、*SOCS3*、*ACSL4*、*CLU* 及 *ABCG1* 六个基因在痰湿体质中表达与平和体质相比存在显著差异。痰湿体质呈现代谢紊乱和动脉硬化高风险的分子特征，上述六个基因可能起到了关键作用。

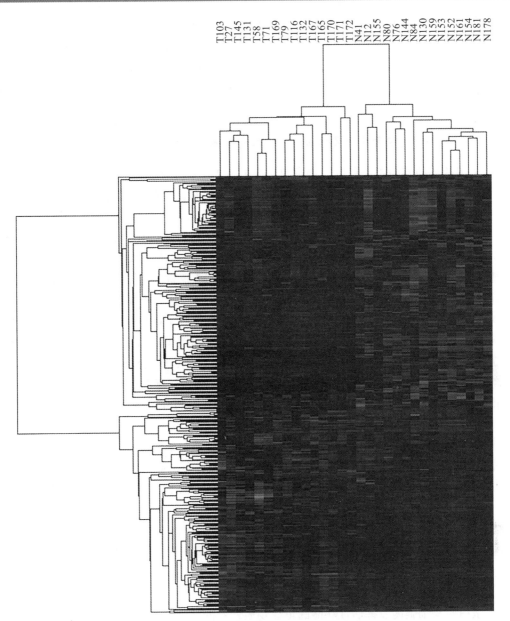

图27-5 基于差异表达基因的30例样品的聚类分析图

T：痰湿，N：平和

（三）特禀体质的转录组学研究

王济等对特禀质及平和质外周血中的全基因的表达谱进行比较研究后，发现了特禀质的特征性基因表达谱。与平和体质相比，特禀质有86个基因表达上调、111个基因表达下调。在所有的差异基因中，发现低聚果糖（*FOS*）和白介素-16（IL-16）基因的表达上调，以前的研究表明，*FOS*基因与过敏性哮喘密切相关。*FOS*基因可能是特禀体质的特异性表达基因。此外，*FOS*的差异表达主要存在于中枢神经系统中，研究人员建立了*FOS*和实验对象心理状况之间的关系，显示特禀质的*FOS*基因的差异表达可能影响其心理状况。IL-16是嗜酸性粒细胞（Eos）的趋化和诱导分子，一些研究发现Eos存在于患有慢性结核间隔和息肉患者的鼻组织和黏液中，IL-16在过敏反应中起免疫调节作用。以前的研究表明，IL16-295启动子的多态性可能与其对变应原的易感性有关。此外，IL-4和P38 MAPK信号通路的相关差异表达基因也与过敏有关。因此，这些途径可能在过敏性疾病的发生中具有调节作用。

（四）9种体质联合的转录组学研究和其他生物标志物

上述的体质转录组学研究，通常只进行1～2种体质与平和质的对比，得到某种体质与平和质相比的特征基因表达谱。如能同时实现9种体质的联合转录组学分析，同时找到各种体质间的分子差异，将大大推进体质的精准识别。为此笔者所在的研究团队开展了预实验，选择了北京地区典型体质样本共90例（每种体质10例，共9种体质），提取PBMC细胞总RNA，采用博奥晶芯lncRNA＋mRNA v4.0表达谱芯片进行检测，获取了气虚质、阳虚质、阴虚质、痰湿质、湿热质、血瘀质、特禀质、气郁质和平和质9种体质的特征性mRNA和lncRNA表达谱。利用生物信息学方法构建分析模型，通过层次分析法，初步实现了9种体质在分子水平的分类。预实验的成功提示我们可以进一步扩大样品量，进行大规模样品的检测和分类研究，如能获得每种体质特异的生物标志物，将来可能开发出应用型体质分类芯片，将进一步促进体质的精准识别，作为体质量表的有力补充。

除了mRNA，其他形式的生物标志物与体质的关系也逐渐引起重视。Chen等采集了5例阳虚质，5例阴虚质和5例平和质的唾液样品，对其中的miRNA进行了谱学分析。总共筛选到81个阳虚质差异表达的miRNA和98个阴虚质差异表达的miRNA，通过对miRNA的靶标进行预测和通路富集分析，发现甲状腺激素信号通路与阳虚质和阴虚质均相关。多种生物标志物的发现，不仅能够作为体质辨识的工具，也可作为体质调理的指标，通过各种药膳、药方对偏颇体质进行调理，实时监测生物标志物的变化，可以为调理的有效性提供保障。

此外，多平台联合检测成为目前研究的趋势，除了关注mRNA、lncRNA的表达变化，还可将肠道菌群、血液代谢组学、尿液代谢组等其他组学平台联合使用，采用多维度的生物标志物对9种体质进行精确辨识，进一步提高辨识的准确性。

三、基于蛋白组学的体质研究

蛋白质是细胞内发挥活性功能的重要物质，不同体质人群之间在蛋白质水平上很可能存在相关的功能性蛋白或小分子物质，直接导致了不同体质症状的形成，或为不同体质的发展奠定了分子基础。目前涉及的体质蛋白水平研究包括免疫学方法检测、细胞因子检测等。

（一）血清蛋白水平分子特征检测

余涛等采用蛋白质谱技术，通过对痰湿超重、肥胖、平和对照组的血清蛋白水平差异变化分析，研究了中医痰湿体质的病理特征。通过双向凝胶电泳结果，肥胖痰湿质者与正常对照组相比，共发现5个差异显著的蛋白质点，经基质辅助激光解析电离飞行时间质谱鉴定出3种差异蛋白质，分别为DNA依赖性蛋白激酶催化亚单位、FBW1A、LARGE。痰湿体质者血清蛋白中存在LARGE高表达及DNA依赖性蛋白激酶催化亚单位、FBW1A的低表达，提示肥胖痰湿质者存在血清蛋白质组学的特征性差异表达。

党红蕾等以平和质作为对照，利用Quantibody Human Cytokine Antibody Array 9000细胞因子芯片分析了阳虚体质外周血细胞中特征性的细胞因子，以1.5倍表达值变化作为限制条件，共筛选出119个差异基因，其中，瘦素（leptin）、巨噬细胞迁移抑制因子（MIF）、白介素（IL-5、IL-7、IL-10、IL-13）、巨噬细胞集落刺激因子（M-CSF）、脑源性神经营养因子（BDNF）表达显著增高。进一步分析阳虚体质表达上调的细胞因子功能发现，瘦素细胞因子可能与阳虚体质成因相关，其编码的蛋白通过瘦素受体起作用，可抑制食物摄取和能量代谢，从而控制脂肪细胞量，这与阳虚体质者"虚寒"的诸多表现密切相关。同时，阳虚体质者免疫相关细胞因子，如巨噬细胞迁移抑制因子（MIF）、巨噬细胞集落刺激因子（M-CSF）和多种白介素（IL-5、IL-7、IL-10、IL-13）表达上调，这些细胞因子与细胞免疫调节和炎症相关，MIF能够参与巨噬细胞糖皮质激素样抗炎作用，白介素控制B细胞、T细胞和巨噬细胞的产生分化和抗体产生，提示阳虚体质内免疫反应比平和体质更活跃。GO通路中涉及脑源性神经营养因子（BDNF）的基因表达上调，能够维持纹状体神经元功能，可能是阳虚体质性格特征内向、精神不振、睡眠偏多的内在基础。GO通路和KEGG通路均涉及粒细胞-巨噬细胞集落刺激因子（GM-CSF）增加，该因子在免疫应答或炎症介质刺激过程中直接产生，说明阳虚体质与免疫或炎症过程存在必然联系，可能与阳虚体质成因及其发病倾向性相关。

王琦等按阳虚质和平和质的诊断标准筛选出60例阳虚质和50例平和质，采用酶联免疫吸附测定（ELISA）法测定阳虚质及平和质血清皮质酮、皮质醇、促肾上腺皮质激素（ACTH）、环腺苷酸（cAMP）、环鸟苷酸（cGMP）、游离三碘甲状腺原氨酸（FT_3）、游离甲状腺素（FT_4）、促甲状腺素（TSH）、白介素-1β（IL-1β）和白介素-2（IL-2）水平，计算cAMP/cGMP值，对阳虚质与平和质上述指标之间的差异进行分析发现，与平和质比较，阳虚质血清皮质酮、cAMP/cGMP值、IL-1β和TSH含量较高，而血清皮质醇、ACTH、cGMP及FT4含量则较低。阳虚质与下丘脑-垂体-肾上腺轴、下丘脑-垂体-甲状腺轴功能减退，以及环核苷酸系统和免疫功能紊乱具有一定的关联性。

王琦等利用50例平和质和60例阴虚质为研究对象，采集血液样本，分离血清后，使用ELISA方法检测皮质酮（CS）、皮质醇、嗜热刺激激素（TSH）、游离三碘甲状腺原氨酸（FT_3）和游离甲状腺素（FT_4），以及肾上腺皮质营养激素（ACTH）、环状腺苷一磷酸（cAMP）、环鸟苷单磷酸（cGMP）、IL-1β和IL-2在两种体质间的分布情况。结果发现，阴虚体质组皮质醇、ACTH含量低于平和组、cGMP含量显著低于平和组、FT_3高于平和组、FT_4低于平和组，差异具有统计学意义。进一步分析相关蛋白功能发现，ACTH是维持肾上腺功能的一个重要激素，它可以刺激CS和皮质醇的分泌，ACTH会诱导肾上腺皮质分泌减少，引起无力、糖和蛋白质代谢失常，以及电解质平衡失调等情况。cGMP是生物体中信息转移和细胞代谢调节的必需物质，阴虚体质组cGMP降低可以极大地影响细胞功能，而FT_3和FT_4进入细胞与受体结合，以影响蛋白质合成和调节代谢，这为阴虚质与平和质的症状不同提供了分子水平的解释。

（二）免疫遗传学特征检测

人类白细胞抗原（HLA）是人类重要的免疫遗传标志之一，和疾病发生和发展的遗传倾向相关。HLA具有复杂的多态性和连锁不平衡现象，与中医体质学说有许多共性。骆斌等以41例肥胖痰湿体质和50例正常人样本为研究对象，采用免疫遗传学技术对HLA进行检测，并进行痰湿体质与HLA的关联分析，提示痰湿体质与HLA-A$_{11}$和HLA-B$_{40}$有关联。该研究初步提示痰湿体质存在免疫遗传学基础，然而由于实验规模的限制，检测位点较少，尚不能提供更多的体质与HLA之间的关联信息。

四、基于代谢组学的体质研究

由于不同体质个体差异的形成是由遗传和环境共同作用的结果，而代谢组学是生物体生理生化状态的直接体现，因此，代谢组学研究有助于找到不同体质差异存在的客观依据和产生机制。

李英帅等采集了阳虚体质及平和体质各30人的血清及尿液样品，采用基于磁共振的代谢组学方法，分析了阳虚组和平和组血清和尿液中的内源性代谢差异。结果表明，阳虚质血清中乳酸、极低密度脂蛋白（VLDL）/低密度脂蛋白（LDL）、N-乙酰糖蛋白、脂肪酸及不饱和脂肪酸的含量降低，谷氨酰胺、葡萄糖、磷脂酰胆碱及高密度脂蛋白的含量增多；尿液中肌酐的含量降低，乳酸、二甲胺、柠檬酸及马尿酸的含量增多。

阳虚质乳酸和柠檬酸含量增高、肌酐生成减少，说明阳虚体质存在有氧代谢和无氧酵解失衡，出现能量代谢紊乱，和中医学认为阳虚以"虚"为主要特征、能量代谢水平偏低一致。阳虚质存在脂代谢紊乱，表现为总的血脂较低，特别是VLDL和脂肪酸含量较低，从另一个角度说明了其能量代谢水平偏低，且由于脂肪储备不足，容易出现畏寒，这可能是阳虚质不耐寒冷的机制之一。不饱和脂肪酸含量的减少与饮食有一定关系，阳虚质由于脾胃之阳不振，失于温煦、腐熟，故脾胃功能较弱，饮食不易消化，说明其营养摄入不足。另外，阳虚质也存在糖代谢紊乱，影响着总体的能量状况。阳虚体质代谢组学潜在生物分子标志物的发现，为阳虚体质个体差异提供了新的依据。阳虚体质与平和体质存在能量代谢、脂代谢、糖代谢的差异及相关脏腑功能的改变。

综上所述，目前关于体质的分子水平研究已覆盖了基因组学、转录组学、蛋白组学和代谢组学等各个方面，研究热点主要在痰湿、阳虚、阴虚三个体质上，这些研究从不同方面阐释了体质的形成机制或生物特点，丰富了体质学说的内容，也为体质的精准辨识提供了手段，并可产生一系列重要的生物标志物，作为监测体质变化或体质调理的重要靶标。未来，对体质的深入研究还可包括对不同体质肠道菌群的研究，以及联合多种平台对9种体质进行同时辨识等方面，以期对体质学说形成更加丰富和深刻的认识。

（谢 兰 李玲孺 党红蕾 程 京 王 琦）

第三节 中医眼象无影成像技术与人体健康分析

一、中医眼象健康分析背景

人体是一个由经络血脉交织连接传递营养物质、气血贯通的复杂有机体，任何一个地方发生障碍，则必然引起其他地方的连锁反应，出现不同程度的不适与病变，因此可以通过察颜、观色诊断人体的脏腑疾病。2000多年前《黄帝内经》提出的"有诸形于内，必形于外"的理论正是对察颜、观色诊断人体脏腑疾病的生动写照，并通过大量临床实践验证了人体内部出现生理、病理变化，在身体外部会有相应的征象体现，从而建立了"望、闻、问、切"的诊察身体外在征象的中医理论体系方法，为人体生理病理预测、实现"治未病"的健康分析理念提供了理论与实践经验基础。眼象诊断理论将白睛分为17个区域，每一个区域对应着不同的内脏，通过观测白睛中血脉、斑、雾等特征有无异常，就可以得出相应内脏的健康状况，如内脏（肺、脾、肝等）发生病变，眼睛中与该内脏对应部分的区域的特征就会发生改变。

《灵枢·邪气脏腑病形》提出："十二经脉，三百六十五络，其血气皆上于面而走空窍，其精阳气上走于目而为之睛"，诊察眼部疼痛，有红色的血脉从上向下行的，属于太阳经病；从下向上行的，属于阳明经病；从目外向内行的，属于少阳经病，说明眼睛通过经络与全身保持着有机的联系，人眼是内脏健康状况的缩影。经过历代中医专家的继承与创新，曹洪欣教授、郑德良教授、彭静山教授、王今觉教授等分别从不同角度对眼象与全身疾病的相关性进行了论述，逐渐形成了完整的眼象诊察疾病理论体系。少数民族医学也通过观察眼睛诊察疾病，以壮医为代表的民族医学主要是通过观察患者眼睛的神、色、干、涩等及血管的变化来诊断全身的疾病。

现代医学从微观上认识眼睛的精细结构（图27-6）。通过解剖确定巩膜（即白睛）是眼睛最外层的纤维膜，巩膜下面是脉络膜，睫状神经从视神经周围的巩膜部穿过巩膜，巩膜上同时分布着丰富的血管。巩膜部分透过球结膜可见其下白色的巩膜及分布清晰的血管，仔细观测同样会发现球结膜上也有许多小血管。临床实践表明，眼睛精细结构的形态、色泽和血管分布均可以反映身体脏腑的病变。徐锦堂等报道国内外微循环研究动态，应用荧光血管造影研究结膜与血管的微循环，发现微循环的改变早于眼底视网

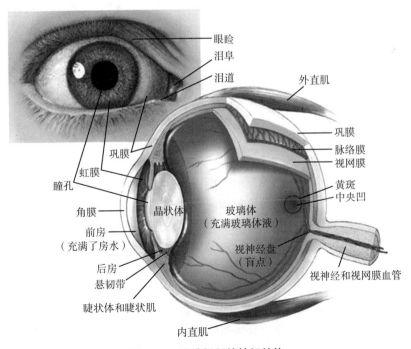

图27-6　眼睛解剖的精细结构

膜血管的改变。微循环是指微动脉和微静脉之间的血液循环,是血液与组织细胞进行物质交换的场所,观测白睛微循环的改变,可以为心脑血管、肾病、糖尿病的发病机制、病情进展等提供重要依据。

眼象作为中医望诊的重要征象,在人体健康状态风险评估与疾病预测诊断中具有重要意义,现代研究表明,眼睛与全身性脏腑疾病的关系极其密切(图27-7)。白睛可分成17个区域,每一区域分别对应不同的内脏器官,眼象特征的变化会动态反映内脏器官的健康状况。每当身体健康状况出现问题,一定是脏腑器官病变所引起,必然引起眼睛的血脉、颜色、几何形态等变化,同样,眼部的异常表现又可以反映全身脏腑病变及其严重程度。如图27-7所示,白睛在眼象测量中非常方便,并且其形态、色泽和血脉分布具有代表性。结合当今信息科学的数字化技术对白睛进行成像检测,实现中医眼象信息的数字化,可以使眼象诊断更加精准、科学。同时,通过将眼象诊断用于"治未病"健康预测,可以更好地发挥眼象在健康医疗实践中的作用,使眼象健康预测变得可视化、直观、可靠。此外,借助眼象生理病理临床实践应用还可进一步验证中医眼象健康分析的有效性与可靠性。

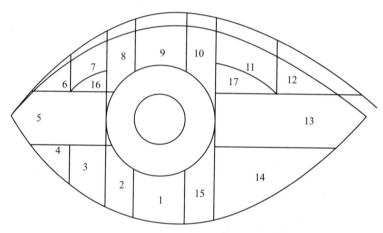

图27-7 眼象分区与脏腑对应结构图示

1.胃;2.脾;3.大肠;4.小肠;5.心;6.乳腺;7.肺;8.肾;9.膀胱;10.肾;11.女子胞,男子外肾;12.肝;13.胆;14.肝;15.脾;16.脑、骨之颈臂及相应之髓;17.骨之腰骶腿足及相应之髓部

目前常用的临床眼象检测方法是眼球宽场照明成像方法。但是,由于眼球的特殊结构对有限距离的光源有着强烈的反射,所以通过宽场照明成像方法获得的眼象图像会有大面积的光源反射像,这种光源反射像通常会对眼睛精细结构的形态、色泽和血管分布的检测结果产生严重干扰(图27-8A)。为了解决这一问题,Gullstrand在1911年发明了裂隙灯显微镜,通过裂隙灯发出的窄带光,医师可以通过窄带区域观察患者的眼球结构,这样能够避免光源的反射像叠加到眼球上的检测区域(图27-8B)。但是这种成像方法还需要附加的窄带光扫描才能观测到整个眼球的结构,同时为了获得眼球的全景图,还需要将扫描成像后的图像进行拼接。因此,非常有必要探讨一些新的技术与方法来实现眼球无反射像干扰的成像检测,获得高质量、无反射光影的眼象白睛形态、色泽和血脉分布的完整图像,以便进行中医眼象健康分析,实现人体健康状态风险评估与疾病诊

断预测等。

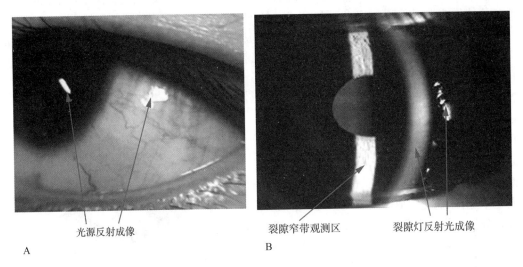

图27-8 眼球宽场照明成像与裂隙灯照明成像
A.宽场照明成像；B.裂隙灯照明成像

二、眼象无影成像原理

为了解决宽场照明成像方法在眼球表面存在的漫反射的问题和裂隙显微成像需要进行光照扫描，然后拼图才能获得眼睛完整图像的问题，结合眼球的特殊结构，清华大学黄国亮教授等发明了一种眼象白睛无影成像方法（图27-9A），利用该技术可以实现眼球白睛的宽场无影成像，获得高质量、无反射光干扰的眼象白睛的形态、色泽和血脉分布的宽场图像。在图27-9B中，采用点光源发散或准直平行照明使眼球反射像聚成小点，并使光源从眼球的一侧沿眼睛观察方向逆光斜入射照亮眼球，入射角度与眼睛法线夹角≥60°，眼睛尽可能看向光源外侧的方向指示标志，如"右"字，让光源的反射像点定位于

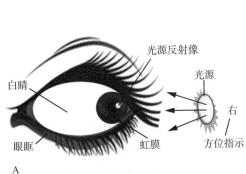

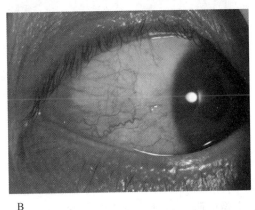

图27-9 眼象白睛无影成像原理示意图
A.眼象白睛无影成像方法；B.眼睛白睛无影成像右视图

眼睛虹膜范围内，这样即可实现对眼睛白睛的逆向斜入射无影照明成像，从而解决光源反射像对眼睛精细结构的形态、色泽和血管分布带来严重干扰的问题，图27-9A是眼睛白睛无影成像右视图照片，很明显眼睛白睛部分清晰，再无光源反射像的干扰影响。

为了实现对眼睛白睛充分暴露的无影全景成像，采用左、右、上、下四方位照明，如图27-10所示，通过转动眼球获取眼睛白睛无影成像的左、右、上、下四方位视图，这样就可以实现对眼睛完整白睛的全景成像。在图27-10中，光源光源分布在眼眶对角线的左、右、上、下四个方向（S1、S2、S3、S4），可以独立控制从左、右、上、下四个方向分别顺序照亮眼球，根据光源的照明方位，眼睛瞳孔顺序向左、右、上、下四个方向转动看方位指示标志（B1、B2、B3、B4），尽量达到每个方向的眼眶边缘，始终保持沿眼睛观察方向逆光照亮眼球，光源反射像成点状，Img1定位在眼睛虹膜范围内。

用手进一步翻开眼睑，让白睛暴露充分到根部，有利于眼睛白睛图像拍摄和后续眼象特征分析，如图27-11所示，是

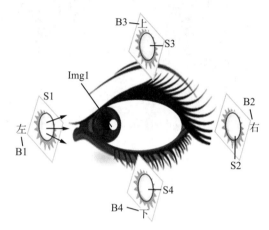

图27-10　四个方向独立控制的光源分布结构

从左、右、上、下四个方向独立控制光源拍摄的眼睛白睛图像，图27-11A是独立控制"左"方向光源（图27-10中S1）照明拍摄的眼睛左视白睛图像，图27-11B是独立控制"右"方向光源（图27-10中S2）照明拍摄的眼睛右视白睛图像，图27-11C是独立控制"上"方向光源（图27-10中S3）照明拍摄的眼睛上视白睛图像，图27-11D是独立控制"下"方向光源（图27-10中S4）照明拍摄的眼睛下视白睛图像。

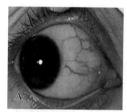
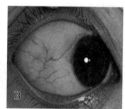
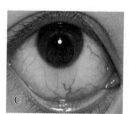
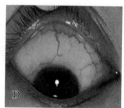

图27-11　四方位白睛无影成像检测的实际结果图示
A.左视图；B.右视图；C.上视图；D.下视图

三、眼象无影成像系统

基于上面的眼象白睛无影成像方法，清华大学与博奥生物集团有限公司联合开发了一种能实现眼睛白睛无影成像的检测技术方法，结构灵巧，可以快速进行眼象白睛无影成像的眼象健康成像仪（图27-12）。眼象健康成像仪的基本工作原理如图27-13，包括照明与方位指示光源（S1→S4，左、右、上、下），眼眶定位脸谱，成像镜头，CCD探测器，供电与自动控制单元，数字图像处理器（如计算机及图像采集与特征分析软

件等）。

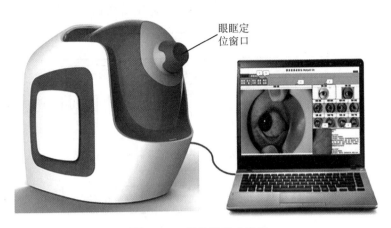

图 27-12　眼象健康成像仪

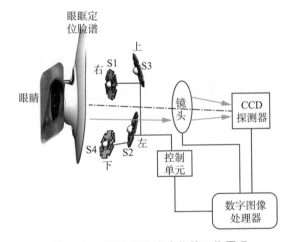

图 27-13　眼象健康成像仪的工作原理

　　眼象健康成像仪的内部基本组成包括照明与方位指示光源、眼睛定位脸谱、成像镜头、CCD 探测器、供电与自动控制器、图像显示与存储处理器，以及图像采集与特征分析软件等。该仪器基于眼象白睛无影成像方法，以眼睛为在体成像检测窗口，根据眼睛瞳孔的位置变化，供电与自动控制器调整照明与方位指示光源的斜入射方位，实现对眼睛白睛的宽场无影在体成像，并进行数字图像处理，分析眼象特征与人体健康的对应关系，预测人体脏腑生理病理状况。

　　仪器对应的图像采集与特征分析软件功能模块（图 27-14）包括光源与对焦控制、图像采集与特征分析、眼象特征与人体健康关系数据库等功能模块。眼象健康成像仪的图像采集与特征分析软件主界面如图 27-15 所示。

　　图像采集与特征分析软件安装在图像显示与存储处理器上，产生指令控制光源沿眼睛观察方向逆光照亮眼球、控制成像镜头自动对焦、控制 CCD 探测器采集白睛图像，并对所采集的白睛图像进行眼睛白睛的颜色、血脉和局部形态（斑、点、丘、带、岗、泡、雾等）变化的特征分析，然后与眼象特征与人体健康关系数据库进行比较，预测人体生理病理健康状况。眼象健康成像仪的软硬件集成系统基本组成的拓扑关系如图27-16所示。根据文献和前人中医眼象分析经验，以及后续临床实践应用获取大量白睛

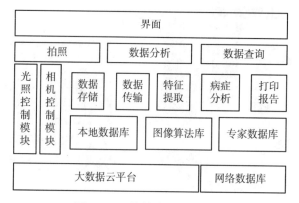

图 27-14　软件功能模块图示

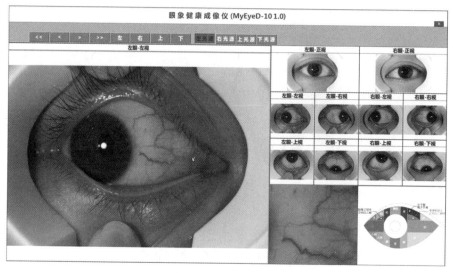

图 27-15　软件主界面图示

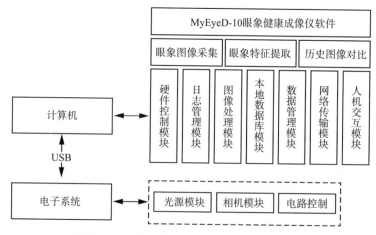

图 27-16　软硬件系统基本组成的拓扑关系

眼象图像，通过提取眼象健康关联特征信息（如颜色、血脉和局部形态变化等），建立眼象特征分析历史图像和健康关联特征信息数据库。新采集的眼象图像通过白睛分割、血管提取、斑块提取及颜色提取等操作，获得眼象特征变化信息（图27-17），然后与历史图像、健康关联特征信息数据库进行比较，实现对人体健康状况的综合分析。

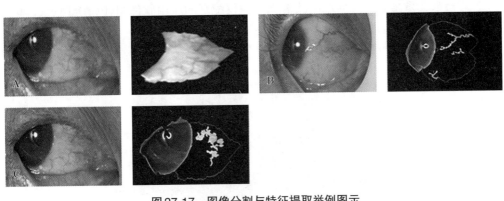

图27-17 图像分割与特征提取举例图示
A.白睛分割图；B.血管提取图；C.斑块提取图

四、中医眼象人体健康分析

（一）中医眼象无影成像图像采集

眼象健康成像仪放置在配套升降桌上（图27-18），调整升降桌高度，使眼象健康成像仪的眼眶定位孔与人眼高度基本一致，然后在眼眶定位孔左右凸起部位装上一次性卫生防护套，即可用眼象健康成像仪对受试者的人眼进行中医眼象无影成像图像采集。

打开眼象健康成像仪后背板的电源开关，待仪器的LED状态灯显示绿色，表示初始化和系统自检完毕。然后按照下面的流程操作进行眼象图像采集。

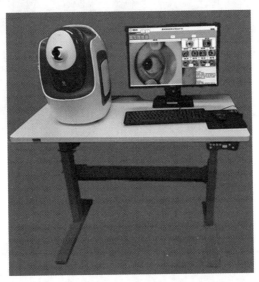

图27-18 中医眼象无影成像图像采集试验平台

1. 受试者到位坐直

（1）受试者身体坐正。

（2）调整升降桌至合适高度，保持受试者眼睛高度与眼象健康成像仪的眼眶定位孔基本一致。

2. 启动眼象采集软件　启动眼象健康成像仪配套的应用软件MyEyeD-10.exe，单击软件初始页面中的"拍照"按钮（图27-19）。

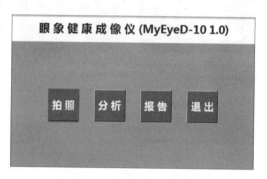

图27-19　软件进入初始界面

3. 手动拍照

（1）单击软件初始页面中的"拍照"按钮进入拍照功能界面（图27-20），录入受试者基本信息后，然后可选择手动模式进入眼象图像采集界面，即可进入信息录入界面录入受试者详细信息（图27-21）。

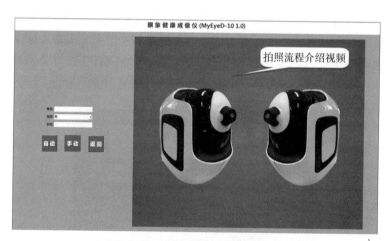

图27-20　眼象图像采集功能界面

（2）在拍照功能界面中单击"手动"按钮进入手动模式，点击增加，进入眼象图像采集界面（图27-22）。

（3）软件接收到相机实时画面后即可开始采集受试者眼象图像。使用鼠标左键依次单击各个图像窗口内空白区域来分别拍摄对应的眼象图像；拍摄期间，请等待所拍摄图像在对应图像窗口内正常显示后再继续拍摄下一张图像；在拍摄各个眼象图像前，请使用鼠标左键单击软件界面上部的光源控制按钮来配合拍照，详细操作介绍请参考"眼象

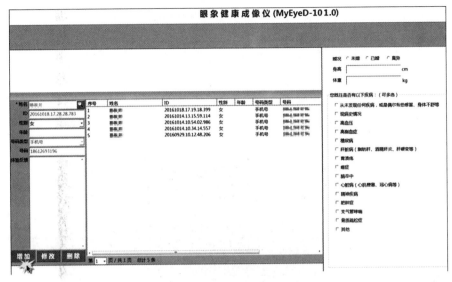

图 27-21　受试者信息录入界面

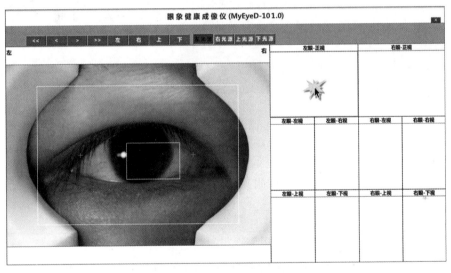

图 27-22　图像采集界面

图像采集流程"。

（4）在手动拍照模式下，软件操作人员需提示受试者：眼睛轻轻贴紧仪器脸谱、眼睛平直、正视前方、眼睛尽量睁开，准备开始进行拍摄采集眼象图。

（5）受试者本身可以通过仪器内部下方的镜子调整头部位置，使自身眼睛居中，保持眼角线水平，从而定位眼睛，一般从下面反射镜观察，眼角线位于反射镜窗口下方1/3的位置处。

4.眼象图像采集顺序与注意事项

（1）软件操作人员按照左眼正视、左眼左视、左眼右视、左眼上视、左眼下视、右眼正视、右眼左视、右眼右视、右眼上视、右眼下视这样的顺序采集共10张眼象图像。

（2）采集正视和左视图像时，鼠标左键单击软件上部"左光源"按钮开启左光源。

（3）采集右视图像时，鼠标左键单击"右光源"按钮开启右光源。

（4）采集上视图像时，鼠标左键单击"上光源"按钮开启上光源。

（5）采集下视图像时，鼠标左键单击"下光源"按钮开启下光源。

5.眼象图像采集

（1）受试者眼睛依提示正确定位后，软件操作人员分别采集5个方位左右眼共10张眼象图像（图27-23），需要注意，在采集图像过程中，对焦框应该聚焦在眼睛白睛有眼象特征区域，避免聚焦在睫毛或眼睑部位，影响白睛清晰度。

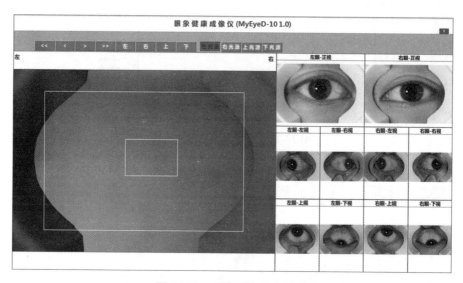

图27-23 图像采集完成界面

（2）在采集眼象图像过程中，可通过软件删除不满意的图像后补拍对应的眼象图。删除操作为：鼠标光标放在需删除的眼象图区域，按键盘上删除键可删除当前光标所在区域内的眼象图（图27-24）。

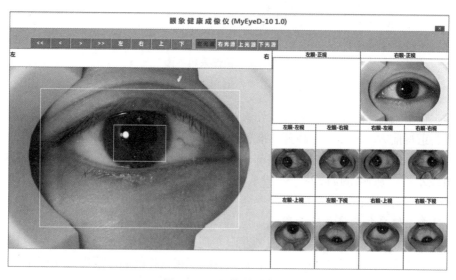

图27-24 图像补拍界面

6.浏览眼象图像

（1）在采集眼象图像过程中，可使用鼠标右键在缩略图像和放大图像之间进行切换，具体操作为：鼠标右键单击缩略图显示放大图像覆盖相机实时画面或鼠标右键单击放大图像恢复相机实时画面（图27-25）。

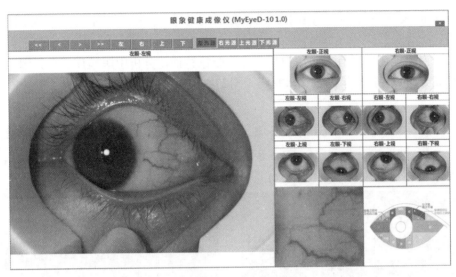

图27-25　浏览眼象界面

（2）局部放大图片，将鼠标光标放在选中图片上方文字区会出现放大镜图标，鼠标左键单击该图标后，移动鼠标光标可放大显示所选图片的局部（图27-26）。

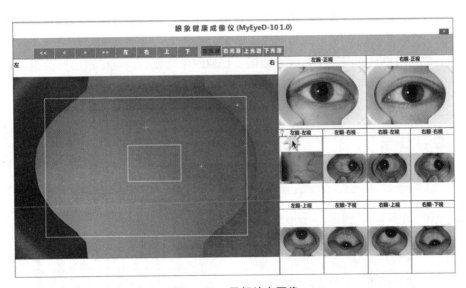

图27-26　局部放大图像

（3）在手动补拍眼象图像时，请注意切换开启对应的光源。

（4）点击右上角关闭按钮返回软件初始页面。

（二）中医眼象图像特征分析

单击软件初始页面中"分析"按钮进入眼象特征分析界面，可供专家进行眼象特征分析处理操作（图27-27）。

1.权限设置

（1）进入分析界面，有3种登录权限，分别是专家、管理员、个人用户（图27-28）。

（2）专家能浏览所有人眼象数据、提取眼象特征、分析中医病症、出具浏览报告、进行病症分析。专家登录需要输入密码（图27-28）。

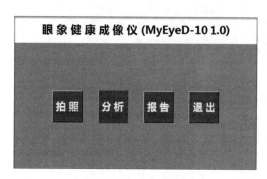

图27-27　初始页面

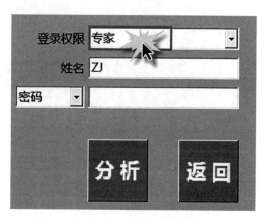

图27-28　权限设置界面

（3）管理员能浏览所有人眼象数据、提取眼象特征、浏览已被出具的报告，但不能分析中医病症。管理员登录也需要密码（图27-29）。

（4）个人用户只能浏览个人眼象数据、提取眼象特征、浏览已被出具的报告，但不能分析中医病症。个人用户登录信息同图像采集时录入的信息相同（图27-30）。

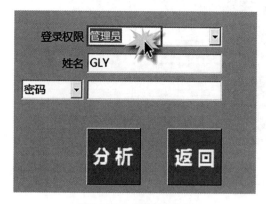

图27-29　管理员登录

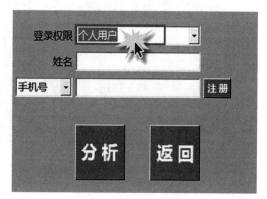

图27-30　个人登录

2.导入图像

（1）单击"导入图像"按钮，调出图像数据列表（图27-31），导入图像操作按钮、列表主要功能如表27-2所示。

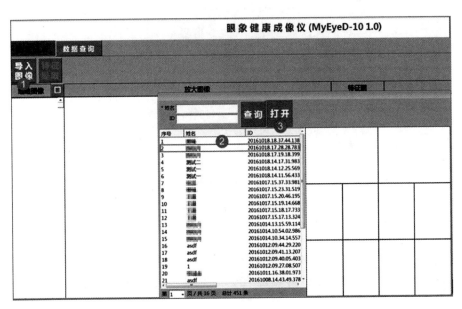

图27-31　导入图像

表27-2　导入图像操作按钮、列表主要功能

编号	名称	类型	功能
1	导入图像	按钮	调出图像数据列表，以便导入指定图像
2	数据列表	列表	鼠标左键点选列表项后，右侧同步显示选中项图像
3	打开	按钮	导入数据列表中当前选取项的图像

（2）在数据库所有人中选中要进行病症分析的眼象数据。

（3）单击"打开"，可以按照姓名或ID查询指定的眼象数据。

3.特征提取　首先全选缩略图像（单击界面左侧缩略图像列表顶部右侧的小方格按钮），第二步单击"特征提取"按钮（图27-32），系统即自动完成当前白睛图像的眼象特征提取，并存入后台数据库中。请注意以下界面是以专家权限登录，在管理员或个人用户权限下没有"综合结果"按钮及相应功能。特征提取操作按钮、选择框主要功能如表27-3所示。

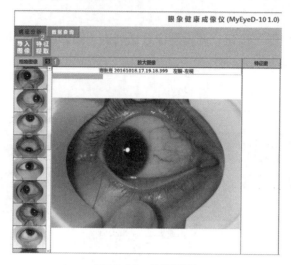

图27-32 特征提取

表27-3 特征提取操作按钮、选择框主要功能

编号	名称	类型	功　能
1	缩略图像	选择框	对缩略图像进行全选，以便特征提取
2	特征提取	按钮	自动提取眼象特征

4.特征提取结束　单击"特征提取"按钮并等待特征提取功能进度条消失后，经软件分析并提取的眼象特征信息自动显示至右侧文本框中（图27-33）。系统将大量自动提取的眼象特征在后台数据库中存储，并进行分类管理，为后续眼象健康分析提供依据。

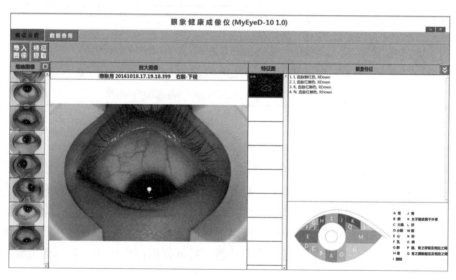

图27-33 提取结束

5.数据查询

（1）历史数据查询

1）通过姓名或ID及两者的组合等方式，可对已记录的历史数据进行查询，并以列

表的形式进行显示（图27-34）。

2）高级查询：单击"查询"，出现高级查询页面，单击选中"高级查询"复选框，可选取"数据采集时间段"根据指定时间段进行高级查询（图27-35）。

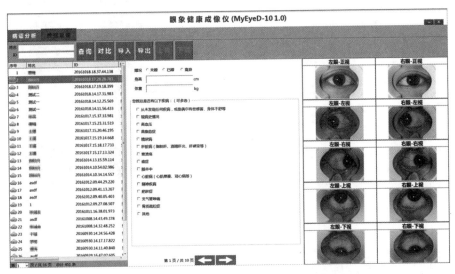

图27-34　数据查询

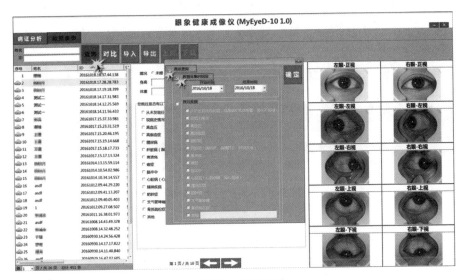

图27-35　高级查询

（2）历史数据比对

1）如图27-36所示，选中要进行对比的眼象数据后，单击"对比"按钮，对比结果如图27-37所示。

2）使用对比功能时，需要注意最多只能选择5个数据进行对比。

3）滚动鼠标可放大或缩小图像，单击"放大镜"可局部放大眼象图片（图27-37）。

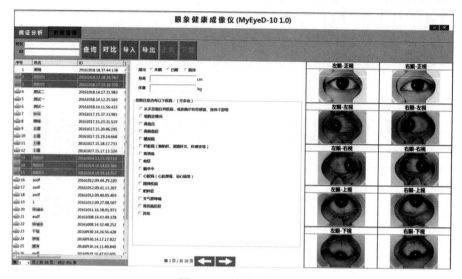

图27-36　数据对比

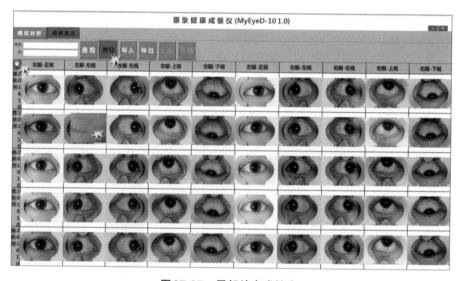

图27-37　局部放大或缩小

4）管理员同专家一样可以查询、对比数据库中所有数据；个人用户只能查询、对比个人不同时间段的眼象图片数据。

（3）导入备份数据

1）如图27-38所示，单击"导入"，选中要导入的数据，单击"打开"按钮，进行导入，导入功能选择框的主要功能如表27-4所示，被导入数据的文件后缀为.mzd。

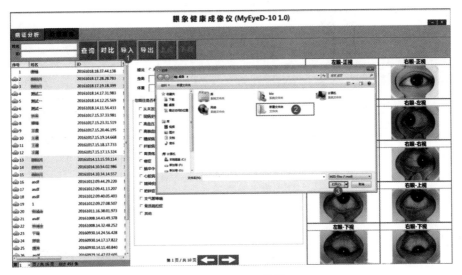

图27-38 导入数据

表27-4 导入功能选择框主要功能

编号	名称	类型	功能
1	导入	按钮	导入指定文件
2	需要导入的文件	文件	需要导入的相关文件
3	打开	按钮	导入选取的文件

2）导入需要一定的时间，当系统进入导入时（图27-39），请耐心等待。

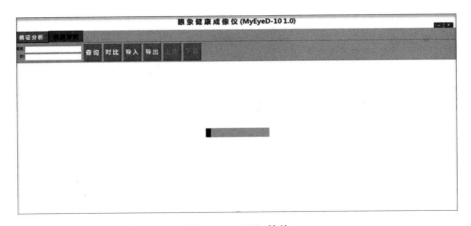

图27-39 导入等待

（4）导出备份数据

1）全部导出：如图27-40所示，单击"导出"按钮，设置导出数据的文件名，保存。

2）导出需要一定的时间，当系统进入导出时（图27-41），请耐心等待。

（5）上传、下载数据

1）未联网状态，"上传""下载"按钮图标上文字颜色为灰色（图27-42）。

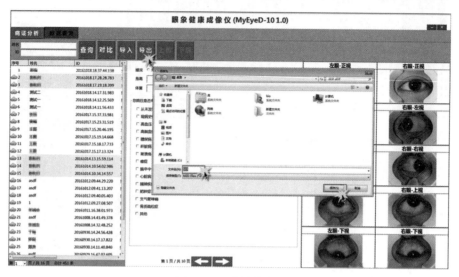

图27-40 导出数据

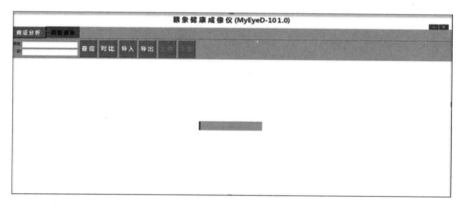

图27-41 导出等待

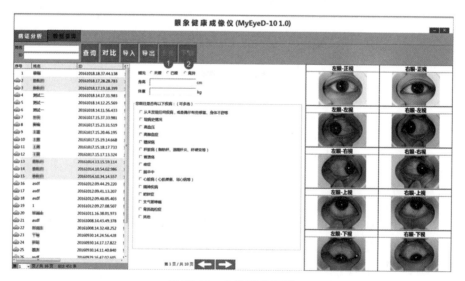

图27-42 上传下载界面

2）联网状态，"上传""下载"按钮图标上文字颜色为白色。

3）单击右上角"关闭"按钮，返回软件初始界面。

4）所有权限下，只要正常联网，都为自动上传数据，仅专家权限可手动上传。

6.退出软件 返回初始界面，单击"退出"关闭眼象健康成像仪应用软件（图27-19）。

（三）中医眼象特征与人体健康分析应用举例

利用上面的眼象白睛无影成像方法和眼象健康成像仪，可以自动获取人体眼睛白睛的眼象特征，并进一步利用眼象健康成像仪后台存储的眼象特征大数据库，可以为后续眼象人体健康分析提供参考依据。下面举例说明中医眼象特征在人体健康分析预测中的应用。

1.白睛中斑的眼象特征与人体健康分析 斑是一种不隆起于白睛表面的圆形、椭圆形或不规则形状的色片。斑形成的主要原因是内脏发生某种病变引起血液循环减慢，血液从血脉当中渗出，因为内脏与白睛有着紧密的联系，所以在白睛表面对应内脏区域，血脉中的血液向外渗出，形成斑片。斑常见为黄色。按照其形状和排列方式不同，斑大致有条斑、点斑、絮斑等。白睛表面的斑通常对应以湿热、郁热、血瘀为主的内脏病症。同时，上述病症所处病理变化阶段不同，斑也会呈现出不同的颜色、形状和排列方式。下面结合几个例子进行具体分析。

（1）黄色斑：是白睛表面黄色的斑片。黄色斑形成的原因是内脏存在湿热病变，阻碍血液循环，血液从血脉中渗出。因为内脏与白睛有着紧密的联系，所以在白睛表面对应内脏的区域，血脉中血液循环受阻，血液从血脉中渗出，在白睛表面形成黄色斑片。黄色斑主要对应以湿热为主的病症，如肝炎、胃炎、胆囊炎、糖尿病等。

如图27-43所示，黄色斑出现在白睛表面对应胃部的区域，表明被测人员伴有由胃部湿热血瘀导致的胃炎症状，临床常见腹部酸痛、胀痛等表现。

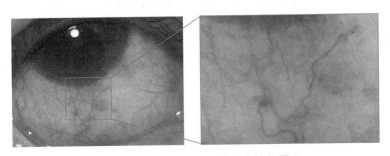

图27-43 白睛中黄色斑的眼象特征图示

（2）黄条斑：是白睛表面的黄色条状斑。黄条斑形成的原因是内脏存在长期的郁热病变，长期阻碍血液循环，使得大量血液从血管中渗出。因为内脏与白睛有着紧密的联系，所以在白睛表面对应内脏区域，血脉中血液循环长期受阻，大量血液从血脉当中渗出，时间较长形成了颜色较深的黄色条状斑。斑片面积的大小也反映了疾病的严重程度，一般斑片面积越大，表明病症越严重。黄条斑主要对应以郁热为主的病症，如肝炎、胆囊炎、肺炎、糖尿病等。

如图27-44所示，黄条斑出现在白睛表面对应胆囊的区域，表明被测人员伴有由胆囊郁热导致的胆囊炎症状，情况严重时还会导致胆结石等。

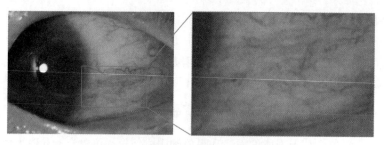

图27-44　白睛中黄条斑的眼象特征图示

（3）黄点斑：是白睛表面的黄色点状斑。黄点斑形成的原因是内脏存在长期的湿热病变，长期阻碍血液循环，大量血液从血脉中渗出。因为内脏和白睛有着紧密的联系，所以在白睛表面对应内脏区域，血脉中血液循环长期受阻，大量血液从血脉当中渗出，形成黄色的细密点斑。黄点斑主要对应以湿热血瘀为主的病症，如肝炎、胆囊炎、静脉瓣炎等。

如图27-45所示，黄点斑出现在白睛表面对应胆囊的区域，表明被测人员伴有由胆囊湿热血瘀导致的胆囊炎症状或结石等。

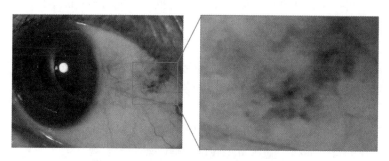

图27-45　白睛中黄点斑的眼象特征图示

（4）黄絮斑：是白睛表面的黄色絮状斑。黄絮斑形成的原因是内脏存在湿热病变，阻碍血液循环，导致血液从血脉中渗出。因为内脏和白睛有着紧密的联系，所以在白睛表面对应内脏区域，血脉中血液循环受阻，血液从血脉当中渗出，形成黄色絮状斑片。黄絮斑主要对应以湿热郁热为主的病症，如胃炎、糖尿病、尿道炎、膀胱炎等。

如图27-46所示，黄絮斑出现在白睛表面对应胃部的区域，表明被测人员伴有由胃部郁热血瘀导致的胃炎症状，临床常见有胃部酸痛等表现。

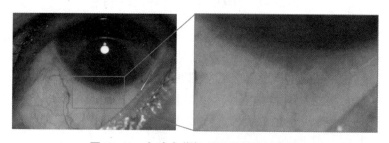

图27-46　白睛中黄絮斑的眼象特征图示

（5）褐色斑：是白睛表面的黄褐色斑片。褐色斑形成的原因是内脏长期存在湿热病变，长期阻碍血液循环，大量血液从血脉中渗出。因为内脏和白睛有着紧密的联系，所以在白睛表面对应内脏区域，血脉当中血液循环长期受阻，大量血液从血脉中渗出，在白睛表面形成了褐色斑片。褐色斑主要对应以湿热为主的疾病，如肝炎、胆囊炎、糖尿病等。

　　如图27-47所示，褐色斑出现在了白睛表面对应胆囊的区域，表明被测人员伴有由胆囊湿热导致的胆囊炎症状或结石等。

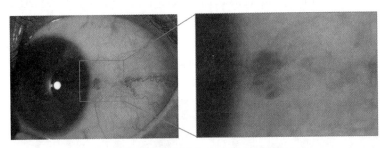

图27-47　白睛中褐色斑的眼象特征图示

　　2.白睛中点的眼象特征与人体健康分析　"点"是一种不隆起于白睛表面的尺寸较小的圆形色点，主要有两种表现：一种是白睛表面位于血脉末端的圆点，另一种是白睛表面单独的圆点，不与血脉相连。形成"点"的主要原因是，内脏发生某种病变引起气滞血瘀，会影响到血脉中的血液循环。因为内脏与白睛存在着紧密的联系，所以白睛表面对应内脏区域的血脉会发生循环受阻，血脉末端管壁膨胀，形成圆形色点。而白睛表面看似单独的圆点，实际上在眼睛内部同样与血脉相连，只是在白睛表面无法看到与圆点相连的血脉，而表现为"孤立"的圆点。根据"点"的颜色不同，主要有黯色点、灰色点、红色点、青色点等。白睛表面的"点"通常对应以气滞血瘀、湿邪、热邪、寒邪为主的病症。同时，上述病症病理所处变化阶段不同，"点"也会呈现出不同的颜色。下面结合几个例子进行具体分析。

　　（1）黯色点：是白睛表面的黯色圆点。黯色点出现的原因是内脏发生气滞血瘀，血脉中的血液循环受阻。因为内脏与白睛有着紧密的联系，所以白睛表面对应内脏的区域的血脉末端膨大，血液瘀滞，血中红细胞含氧量降低，故血脉颜色变黯。黯色点主要对应以气滞血瘀为主的病症。

　　如图27-48所示，黯色点出现在白睛表面对应肾的区域，表明被测人员伴有由肾血瘀气滞引起的肾炎症状或肾结石等。

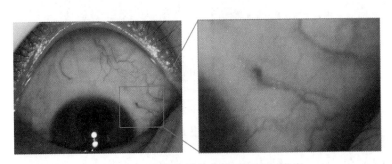

图27-48　白睛中黯色点的眼象特征图示

（2）灰色点：是白睛表面的灰色圆点。相比黯色点，灰色点的形成原因是内脏发生程度轻微的气滞血瘀，血脉发生轻微的循环受阻。因为内脏与白睛有着紧密的联系，所以白睛表面对应内脏区域的血脉中红细胞含氧量降低，同时血液中的白细胞增多，血脉管壁出现轻微水肿，故血脉颜色略显黯淡，呈现灰色。灰色点主要对应以气滞、气虚为主的病症，如肾炎、膀胱炎、胃肠炎等。当灰色点在白睛表面与血脉相连时，主要对应以气滞为主的病症；当灰色点在白睛表面单独出现时，主要对应以气虚为主的病症。

如图27-49所示，灰色点出现在白睛表面对应膀胱的区域，表明被测人员伴有由膀胱血瘀气滞引起的膀胱炎症状，临床常见小腹胀痛、尿急、尿频、尿热等表现。

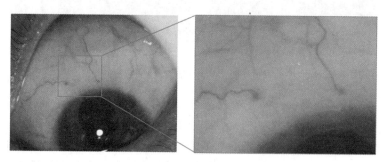

图27-49　白睛中灰色点的眼象特征图示

（3）红色点：是白睛表面的红色圆点，其红色较正常血脉颜色略深。红色点的形成原因是内脏患有热邪，致血液循环加快，但是热邪会影响末梢血脉的气化功能，使血脉的运行阻力加大，导致血瘀，血脉中"营"气相对增多，"营"气增多会表现为血脉红色加深。同时，由于血脉气化的阻力加大，引起血脉管壁膨胀，在管壁张力的作用下，血脉末端会出现圆形膨大。因为内脏与白睛有着紧密的联系，所以在白睛表面对应内脏的区域就会呈现较血脉颜色略深的红色圆点。红色点主要对应以血瘀热为主的病症，如患有高血压的患者常见红色点。

如图27-50所示，红色点出现在了白睛表面对应心脏的区域，表明被测人员伴有由心脏血瘀热邪导致的高血压的症状。

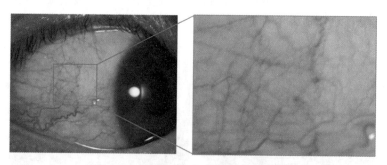

图27-50　白睛中红色点的眼象特征图示

（4）红黯色点：是白睛表面的红色黯点。红黯色点在形成时，是在红色点形成原理的基础上，由于内脏发生的气滞血瘀状况更加严重，导致血脉颜色变黯。因为内脏与白睛有着紧密的联系，所以在白睛表面对应内脏区域的血脉颜色呈现红黯色。红黯色点主要对应以血热和血瘀为主的病症，如内伤病、囊肿和急性热病等。

如图27-51所示，红黯色点出现在白睛表面对应膀胱的区域，表明被测人员伴有由膀胱长期血瘀气滞引起的急性膀胱炎症状，临床常见严重小腹胀痛、尿急、尿频、尿热等表现。

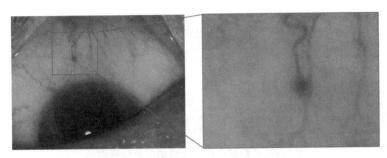

图27-51　白睛中红黯色点的眼象特征图示

（5）青色点：是白睛表面的青色圆点。青色点形成的原因是内脏发生气滞血瘀，血液凝涩，因为内脏与白睛有着紧密的联系，所以在白睛表面对应内脏区域的血脉末端变为青色。青色点主要对应气滞血瘀疼痛为主的病症。

如图27-52所示，青色点出现在了白睛表面对应膀胱的区域，表明被测人员伴有由膀胱血瘀疼痛引起的膀胱炎症状，临床常见小腹胀痛、尿急、尿频、尿热等表现。

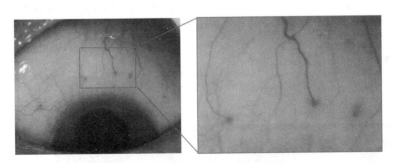

图27-52　白睛中青色点的眼象特征图示

3.白睛中血脉异常的眼象特征与人体健康分析　健康人的白睛颜色润白，表面通常光滑，呈蛋白色，一般在白睛表面有短小、红色、光泽的血脉，而当人体健康状况出现异常的时候，白睛表面的血脉会出现相应的特征变化，根据这些特征，我们能够大致分析出人体的身体状况。下面结合几个例子进行具体分析。

（1）血脉颜色特征：人体正常的白睛血脉颜色为红色，当人体出现病症时，白睛颜色会发生变化，呈现出多种白睛血脉颜色，如鲜红色、淡粉色、灰色、紫色、蓝色等颜色，这里举出1例紫色血脉加以说明。

形成白睛血脉紫色的主要解剖组织基础为血液成分改变，血氧分压、血氧容量等较正常，但细胞生物氧化过程受损，静动脉中的血氧含量减少，从而使血脉颜色红中带黯，成了紫色。从西医角度来看，紫色血管属于循环性缺氧与组织性缺氧共同形成的复合型缺氧。在临床上，此种眼象主热盛候证。

如图27-53所示，在白睛对应的膀胱部位血脉颜色呈现紫色，可诊断为膀胱实热证，由膀胱痰气郁结、血瘀形成，临床常见小腹胀痛、尿急、尿频、尿热等症状。西医诊断的急性膀胱炎、尿道炎、膀胱结石等病可见到此类眼象。

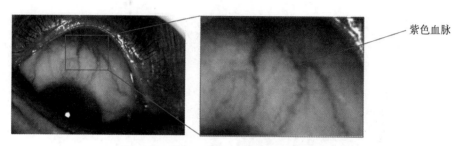

紫色血脉

图27-53　白睛中血脉紫色的眼象特征图示

（2）血脉线性特征：白睛血脉的线性特征包括直线、曲线、迁曲、交叉等，血脉形态与临床病证间存在着密切联系，当人体健康出现问题时，白睛血脉的形态也会发生各种变化，这里举出1例"迁曲"特征加以说明。

白睛血脉迁曲的临床特征：白睛血脉出现反复多次细小曲折。形成此种眼象的主要原理为：血脉中气滞血瘀导致疼痛，使血脉发生拘挛，从而呈现出迁曲形态，随着病证的不断变化，血脉也随之发生相应的变化，形成各种弯曲状态。由于脏腑和白睛之间紧密的经络联系，白睛上与之相对应的部位也发生相应的迁曲状态。其临床上主痛证，多主血瘀气滞痛证。一般来说，此时应当根据血脉颜色、形态等特征进一步辨别具体症状，切勿盲目使用镇痛药。

如图27-54所示，在白睛对应的胆部出现迁曲眼象，可初步诊断为胆气滞血瘀证，多为胆囊炎或胆结石等。

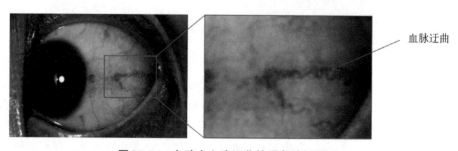

血脉迁曲

图27-54　白睛中血脉迁曲的眼象特征图示

（3）血脉图形特征：白睛血脉除了线性特征外，还会出现一些复杂的图形特征，如结花、结网、顶珠、垂露等。这里列举1例"结网"特征加以说明（图27-55）。

导致形成血脉"结网"的主要解剖组织基础为球结膜的小动脉和小静脉之间存在着密集的微细网状分支，但是平时并不会显露出来，当外周血脉循行压力增高时，这些微

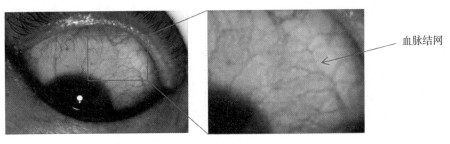

图27-55 白睛中血脉结网的眼象特征图示

小的血脉因张力加大而膨胀起来,在白睛部位形成了网状的血管网络。其主要原理为:脏腑出现病症时,脏腑气血受病症影响,导致脏腑血气不顺,使得白睛上与之对应的部位呈现密集的细网状分布,称为"结网"。其临床意义多主脏腑的气血郁结,内风蕴积证。

（4）血脉粗细特征:白睛血脉的粗细是指观察到白睛血脉的直径,大者为"粗",小者为"细"。当我们观察白睛时可以认为是观察到的白睛上血脉的宽窄。正常的白睛血脉直径为0.2～0.4mm,大于此者则为粗,其主要解剖学基础为白睛血脉长期充盈,从而慢慢变粗。当脏腑患病时,正邪相争,气血旺盛,使得白睛上与之对应的血脉增粗,观察上则血脉变宽。在临床上主气滞血瘀证,且以气滞为主;主里证,主病势亢盛。这里列举1例血脉粗的特征加以说明。

如图27-56所示,在白睛的肾部位血脉粗、浮,主肾阴虚兼血瘀证,此眼象表示肾阴虚腰痛证,多因劳倦过度损伤肾阴。临床常见隐隐腰痛、头晕、耳鸣、咽干等症状。

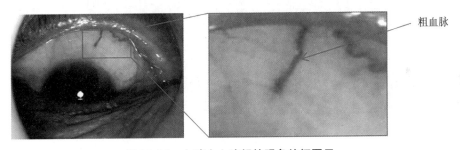

图27-56 白睛中血脉粗的眼象特征图示

（5）血脉根支特征:一般将白睛血脉从穹窿部发出的地方称为"根",而白睛的末端称为"支",两者之间的部位称为"干",三者共同构成了完整的白睛血脉。而其"根"的特征,如无根、根虚等,则表征了某些病症。形成此眼象的解剖组织基础为血脉在根部的深处穿行,而在距角膜缘2～4mm处穿入巩膜,因此会在白睛上出现突兀"无根"的血脉。出现此特征,多由于脏腑罹患虚证,气血虚乏,不能使血脉充盈。使得白睛对应部位的血脉无法充盈,形成血脉无根。在临床上,此病症主虚证,可为气虚、血虚等证。这里列举1例"无根"特征加以说明。

如图27-57所示,在白睛的肝部位血脉娇红色、粗、无根,此眼象主肝气虚热证,临床常见面目干黑、视物不明、口苦、精神不安等症状。

4.白睛颜色异常的眼象特征与人体健康分析 白睛属于外眼,由球结膜、巩膜,以

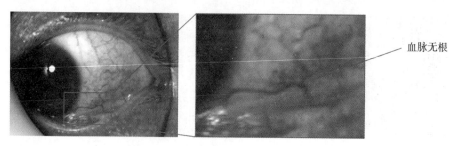

图 27-57　白睛中血脉无根的眼象特征图示

血脉无根

及球结膜和巩膜之间的筋膜构成。球结膜和筋膜都是透明的，因此白睛的颜色主要是巩膜的颜色。巩膜由大量的胶原纤维及少量的弹性纤维从横编织而成。胶原纤维在正常情况下呈现白色，因此正常情况下白睛显示巩膜的白色。这里所说的白睛颜色指的就是观察到的巩膜显示的颜色，即白睛的底色。当人体出现病理变化时，白睛底色可以呈现多种颜色，如苍白色、黄色、红色、蓝色等。以下选取黄色和红色的特征加以说明。

（1）白睛底色黄色：其主要解剖组织基础为正常血液中的血清胆红素低于 1mg/dl，而当血清中的总胆红素浓度升高，使得含量接近 2mg/dl 时，则在临床上可以显示巩膜呈现出黄色（图 27-58）。其主要是由于内湿或外湿病邪侵犯，阻滞了肝胆气机，影响了肝胆的疏泄，使胆液进入了血液，使得巩膜被染成了黄色，使得白睛呈现出黄色。因此在临床上，白睛黄色主湿邪郁热证，常见于西医学诊断的胆汁淤积性黄疸或急性溶血性黄疸等肝胆性疾病中。

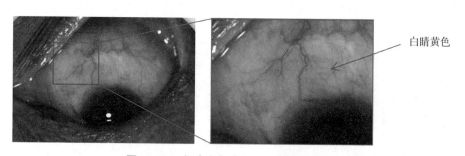

图 27-58　白睛底色黄色的眼象特征图示

白睛黄色

（2）白睛底色红色：特征为白睛底色呈现红色，红色分布较为均匀，不隆起于巩膜表面（图 27-59）。其主要解剖学基础为白睛中的极微小的毛细血管充血，使颜色变红，并且由于鲜血从毛细血管中渗出，而使得球结膜筋膜和球结膜表现为较均匀的红色。其

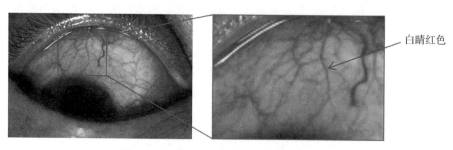

图 27-59　白睛底色红色的眼象特征图示

白睛红色

主要是由于邪盛而正亦盛，使得血流过速，实热亢盛。在临床上主热证，在西医学中多见于一些细菌感染或病毒感染的疾病。

5.白睛中的其他异常眼象特征与人体健康分析　当人体罹患疾病时，除了上述提到白睛上的斑、点、血脉、底色等这些不隆起于白睛表面的特征外，还有一些可能出现高出于白睛表面的特征，临床上比较常见的有"结""包""丘""岛"等特征。以上均是白睛上的特征，瞳孔周围的灰色环也是人体病理变化的重要眼象。以下选取特征"丘"及"灰色环"来加以说明。

（1）白睛表面的丘：丘的临床形态特征为高于白睛表面的圆形或不规则不透明的较大隆起。如当饮食失当或者脏腑功能失调时，可使体内蕴积较重的湿痰，导致湿痰、瘀血蕴阻于血脉。通过经络作用在白睛表面出现湿痰、瘀血堆积，并隆起于白睛表面，形成"丘"。一般临床上多由于饮食失当导致，多代表阴寒证候。西医学诊断的高脂血症、高黏度学症等可出现此眼象。

如图27-60所示，在白睛对应的心脏部位出现了黄色的丘，主心湿痰郁热证，临床常见头昏、头晕、面热、耳鸣、烦躁等症状，高血压、高血脂等症可见此眼象。

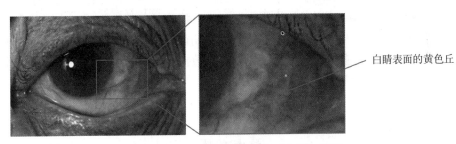

白睛表面的黄色丘

图27-60　白睛表面黄色丘的眼象特征图示

（2）瞳孔周围的灰色环：瞳孔周围的灰色环是奇恒之腑"脑"病理变化的重要眼象。其形态特征为在弥散的自然光线下，环绕瞳孔周围的灰色圆环（图27-61）。当痰湿潴留血脉之内，阻滞气机运行时，形成瘀血兼痰湿阻滞状态，瘀血色黯使得颜色变灰。在临床上主脑气虚夹痰证。

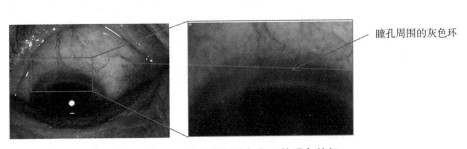

瞳孔周围的灰色环

图27-61　瞳孔周围的灰色环的眼象特征

五、中医眼象健康预测展望

中医是中华民族独有的人体健康实践典著，描述了几千年以来民间广泛流传的察颜、观色诊断人体疾病的经验，建立了望、闻、问、切诊察身体的中医理论体系方法，2000多年前的《黄帝内经》就是其中的杰出代表之一，"有诸形于内，必形于外"，生动描述了人体脏腑疾病与身体外部表象的对应的辨证关系，是透过人体外在表象洞悉预测生理病理变化，实现"治未病"的健康分析理念的重要实践经验。中医名家王今觉先生结合自己从医50多年的实践经验，编著《望目辨证诊断学》一书，收录了1000多张珍贵的第一手眼象彩色图像，证明眼象特征与人体健康存在一定对应关系。

清华大学与博奥生物集团有限公司联合，在发明眼象白睛无影成像方法和开发眼象健康成像仪的过程中，也进行了眼象特征与人体健康对应关系的大量临床实践验证，获得了几百幅有价值的眼象特征图像，并建立了白睛眼象特征与人体健康对应关系的云端大数据库，为中医眼象健康分析奠定了平台技术基础。随着眼象健康成像仪的推广与应用，云端大数据库会获得越来越多的眼象特征与人体健康对应关系信息，也会不断提高中医眼象健康预测的准确性。同时，由于眼象健康成像仪具有无创、自动化和支持云端大数据等特点，可以方便进入家庭，对个体进行连续跟踪测量，不仅能够通过眼象预测健康，还能够实现个性化人体健康监护，具有广泛的应用前景。

由于时间和个人精力的限制，本章介绍的技术与知识涉及的中医眼象健康分析内涵依然十分有限，主要起抛砖引玉的作用。鉴于人体疾病的复杂性，通过中医眼象特征进行人体健康分析还需要大量实践样本进行验证，期待广大读者一起参与，逐步完善眼象健康成像仪的软硬件功能，不断丰富眼象健康大数据库的内容，提高中医眼象健康分析预测的准确性，以服务健康中国，并造福人民！

（黄国亮）

参 考 文 献

党红蕾，安燕南，杨瑞，等，2016. 利用细胞因子芯片检测阳虚体质与平和体质的分子差异. 世界中医药学会联合会体质研究专业委员会第五届学术年会，随州.

姜林娣，季建林，王吉耀，等，1999. 类风湿性关节炎生命质量量表的编制. 中国行为医学科学，8（1）：9-12.

靳琦，2006. 王琦辨体-辨病-辨证诊疗模式：中医体质理论的临床应用. 北京：中国中医药出版社.

李凌江，郝伟，杨德森，等，1995. 社区人群生活质量研究—Ⅲ：生活质量问卷（QOLI）的编制. 中国心理卫生杂志，9（5）：227-231.

刘歆颖，2007. 三维中医体质模型与中医体质评判计算机自修正系统. 北京：北京中医药大学.

刘歆颖，王琦，2009. 中医体质评判计算机自修正系统. 中国中医药科技，16（3）：131-132.

骆斌，黄山，1993. 肥胖人痰湿体质与人类白细胞抗原关联研究. 北京中医学院学报，5（16）：8-10.

钱彦方，王琦，1993. 轻健胶囊改善单纯性肥胖痰湿体质疗效观察. 中医杂志，（04）：232-234.

王琦，2005. 9种基本中医体质类型的分类及其诊断表述依据. 北京中医药报，28（4）：1-8.

王琦，2009. 中医体质学. 北京：人民卫生出版社.

王琦，2011. 中国人九种体质的发现. 北京：科学出版社.

王琦，董静，吴宏东，等，2008. 痰湿体质的分子生物学特征. 中国工程科学，10（7）：100-103.

王琦，姚实林，董静，等，2008. 阳虚体质者内分泌及免疫功能变化. 中西医结合学报，6（12）：1226-1232.

王琦，于卫东，1989. 中医体质学说的基本原理. 北京中医学院学报，12（1）：8-10.

王琦，朱燕波，2009. 中国一般人群中医体质流行病学调查. 中华中医药杂志，24（1）：7-12.

王琦，朱燕波，薛禾生，等，2006. 中医体质量表的初步编制. 中国临床康复，10（3）：12-14.

王前飞，王前奔，王琦，1993. 中医体质学说对疾病预防的指导作用. 辽宁中医杂志，（3）：15-18.

余涛，赵珊珊，夏瑢，2014. 中医痰湿体质相关血清蛋白质组差异表达的研究. 杭州：中华中医药学会第十二次中医体质年会.

朱燕波，2012. 中医体质分类判定与兼夹体质的综合评价. 中华中医药杂志，27（1）：37-39.

朱燕波，王琦，薛禾生，等，2006. 中医体质量表性能的初步评价. 中国临床康复，10（3）：15-17.

Chen Y，Wu Y，Yao H，et al，2018. miRNA expression profile of saliva in subjects of Yang deficiency constitution and Yin deficiency constitution. Cellular Physiology & Biochemistry，49（5）：2088-2098.

Gellrich M M，2014. The slit lamp-report back to allvar gullstrand. Acta Ophthalmologica，92：15-16.

Gong H Y，Gao J H，Wang Q，2008. Peripheral blood gene expression profile of Chinese adult obesities by gene chip technique. Journal of Clinical Rehabilitative Tissue Engineering Research，12（24）：4797-4800.

Group T W，1998. The WHOQOL group：development of the world health organization quality of life assessment（WHOQOL）：development and general psychometric properties. Social Science & Medicine，46（12）：1569-1585.

Huang H Y，Hu S J，Peng Q H，2013. Research progress and review of traditional chinese medicine eye diagnosis. Chinese Medicine，7：1479-1483.

Li L，Feng J，Yao H，et al，2017. Gene expression signatures for phlegm-dampness constitution of Chinese medicine. Science China Life Sciences，60（1）：105-107.

Li X M，Wang Q F，Schofield B，et al，2009. Modulation of antigen-induced anaphylaxis in mice by a traditional Chinese medicine formula，Guo Min Kang. The American Journal of Chinese Medicine，37（1）：113-125.

Li Y S，Wang Q，Yuan Z J，2011. NMR-based metabonomics studies on serum and urine of yang-deficiency constitution. Chemical Journal of Chinese Universities，32（11）：2521-2527.

Wang J J，2013. Syndrome diagnosis via eyes. China Press of Traditional Chinese Medicine，89-100.

Wang J，Wang Q，Li L，et al，2013. Phlegm-dampness constitution：genomics，susceptibility，adjustment and treatment with traditional Chinese medicine. American Journal of Chinese Medicine，41（2）：253-262.

Wang J，Wang T，2015. Allergic constitution theory of Chinese medicine and its assessment criterion and related studies. Chinese Journal of Integrative Medicine，21（9）：716-720.

Wang Q，Ren X J，Yao S L，et al，2010. Clinical observation on the endocrinal and immune functions in subjects with yin-deficiency constitution. Chinese Journal of Integrative Medicine，16（1）：28-32.

Wang Q，Yao S L，2008. Molecular basis for cold-intolerant yang-deficient constitution of traditional Chinese medicine. American Journal of Chinese Medicine，36（5）：827-834.

Whoqol Group，1998. Development of the world health organization WHOQOL-BREF quality of life assessment. Psychological Medicine，28（3）：551-558.

Witmer M T，Kiss S，2013. Wide-field imaging of the retina. Survey of Ophthalmology，58（2）：143-154.

Wu Y R，Cun Y，Dong J，et al，2010. Polymorphisms in PPARD，PPARG and APM1 associated with four types of traditional Chinese medicine constitutions. Journal of Genetics and Genomics，（7）：371-379.

Xue N，Jiang K，Li Q，et al，2016. Novel shadowless imaging for eyes-like diagnosis in vivo. SPIE，

10024：1002435（1-6）.

Yao S L，Wang Q，Zhang Z Z，et al，2015. Genome-wide association study on susceptibility genes associated with yang-deficiency constitution：a small sample case-control study. Chinese Journal of Integrative Medicine，21（8）：601-609.

Yu R X，Zhao X H，Li L R，et al，2015. Consistency between traditional Chinese medicine constitution-based classification and genetic classification. Journal of Traditional Chinese Medical Sciences，2：248-257.

第28章

小儿神经系统遗传性疾病的临床和预测

第一节　氨基酸代谢病

氨基酸代谢病是指在氨基酸代谢过程中由于酶缺陷造成相关氨基酸无法分解代谢使这种氨基酸及其代谢产物在体内异常堆积并损伤脏器（以肝、脑、肾最常受累）的一类疾病。一种酶缺陷的临床表现主要取决于酶缺陷的程度、摄入蛋白质的量和蓄积物的毒性程度等。典型的氨基酸血症可通过血浆或尿液氨基酸分析进行诊断，而有机酸尿症需依靠尿有机酸分析，两者无法从临床表现上区分。一些氨基酸和有机酸代谢病可表现为慢性神经系统损害，而无急性失代偿发作。而有时当大量摄入蛋白质或感染、外伤等应激反应可诱发急性失代偿发作而危及生命。

一、芳香族氨基酸代谢异常

芳香族氨基酸是指含有芳香环化学结构的氨基酸，它们是体内代谢、蛋白质合成的重要氨基酸，包括苯丙氨酸（phenylalanine）、酪氨酸（tyrosine）和色氨酸（tryptophane）。芳香族氨基酸代谢途径障碍导致的疾病称为芳香族氨基酸代谢异常，常见的有苯丙酮尿症、酪氨酸血症和尿黑酸尿症等。

（一）苯丙酮尿症

见第21章第三节

（二）酪氨酸血症

见第21章第三节

（三）尿黑酸尿症

1.定义　尿黑酸尿症（alkaptonuria，AKU）是一种常染色体隐性遗传性疾病，由尿黑酸双加氧酶（homogentisic acid dioxygenase，HGD）活性缺陷引起，这是酪氨酸降解途径中的第3种酶。1902年Garrod报道了AKU，使人们认识到单一酶缺陷会导致终身疾病。

2.遗传学特征　*HGD*的基因位于染色体3q21—q23，长54kb，由14个外显子组成，最常见的是错义突变。

3.临床表现　*HGD*缺陷会导致尿黑酸（homogentisic acid，HGA）水平升高并聚合形成一种色素，会在全身结缔组织中沉积（褐黄病）。婴儿患者尿布中的尿液颜色变深，数小时后接近黑色。患者在儿童期通常无症状。20～30岁，褐色或蓝色色素沉积逐渐明显，通常先沉积于耳部软骨和巩膜，大关节和脊柱（特别是腰骶部）也有色素沉积。脊柱X线常见多发椎间盘钙化。发生褐黄病性关节炎会导致关节活动度受限，通常造成完全强直，类似于类风湿关节炎或骨关节炎。腋窝和腹股沟区域可见褐色沉着斑。患者的衣物可沾有脏污汗渍。研究表明未经治疗的AKU，关节病较普遍，50%的患者在55岁之前更换了膝、髋或肩关节；心脏瓣膜受累和冠状动脉钙化在50岁以后出现，而另一项研究显示40岁以上患者常见主动脉瓣病变。

4. 辅助检查　血尿中酪氨酸正常。血液、尿液和组织样本中的HGA水平偏高。脊柱X线：腰椎普遍性密度增高，边缘呈唇样变；各椎间隙均明显变窄，并见不同程度真空现象，椎间盘广泛钙化，各锥小关节骨质致密，结构模糊。基因检测HGD基因有异常突变。

5. 诊断　婴儿期患儿新鲜尿液外观正常，若未及时更换尿布，尿布呈黑色，而在碱性溶液中洗涤患儿的布制尿布会使其呈深棕色，这与HGA氧化有关。但患儿发育正常，可能未引起家长足够重视，通常是在成人后的尿常规分析或关节炎检查时才得到诊断（约80%）。20～30岁患者出现耳部软骨和巩膜褐色或蓝色色素沉积，腋窝和腹股沟区域有时可见褐色沉着斑及多发性关节炎、脊柱病变。可通过尿液HGA定量测定和HGD基因突变分析确诊该病。

6. 治疗　AKU尚无获批疗法，一些研究发现，尼替西农因能抑制酪氨酸分解代谢途径中的第二种酶，故可使尿和血液中的HGA水平降低超过95%，成人剂量一般为2mg/d。但对已有严重关节炎的AKU患者该药不能改善髋关节总活动度和其他肌肉骨骼功能指标，故尚不明确在出现肌肉骨骼症状之前提早治疗是否有益。限制饮食中的酪氨酸和苯丙氨酸摄入可减少HGA的排泄，可阻止病情进一步发展，却无法逆转关节病变。HGA氧化形成聚合物可与胶原蛋白结合，维生素C能抑制催化HGA氧化的酶，有一定临床效果。

7. 医学预测　尿黑酸尿症是一种常染色体隐性遗传病，本病患儿婴儿期的新鲜尿液外观正常，尿液静置后呈黑色，此时应警惕本病，行尿液HGA定量测定和HGD基因突变分析可尽快确诊本病。到成年期，患者出现特征性的耳部软骨、巩膜褐色或蓝色色素沉积，腋窝和腹股沟区域可见褐色沉着斑，多发性关节炎累及膝、髋或肩关节，心脏瓣膜和冠状动脉病变，脊柱病变并常见多发椎间盘钙化。一旦确诊需积极治疗，以阻止严重的关节病变及瓣膜病变发生。目前治疗方法包括饮食治疗和药物治疗，包括限制饮食中的酪氨酸和苯丙氨酸摄入、口服尼替西农和维生素C。

二、尿素循环障碍

（一）总论

1. 定义　氨基酸在体内代谢时产生氨，经过鸟氨酸再合成尿素的过程称为鸟氨酸循环（Ornithine cycle），又称尿素循环（urea cycle）。氨是氨基酸代谢的最终产物，当氨在体内浓度很高时对细胞有剧毒，小部分氨可重新合成氨基酸及其他含氮化合物，而绝大部分氨则是通过鸟氨酸循环合成尿素随尿排出，以解除氨的毒性作用。

先天性高氨血症是一种较少见的先天性代谢异常疾病，是由尿素循环所需的6种酶的缺乏或2种跨膜转运载体缺陷导致的高氨血症，该代谢途径中的酶缺乏可引起尿素循环障碍（urea cycle disorder，UCD）。6种酶的缺乏所致的尿素循环障碍，临床上将其分为6种类型：N-乙酰谷氨酸合成酶缺乏症（N-acetylglutamate synthetase deficiency，NAGSD）、氨甲酰磷酸合成酶1缺乏症（carbamoyl phosphate synthetase Ⅰ deficiency，CPSI D）、鸟氨酸氨甲酰基转移酶缺乏症（ornithine transcarbamylase deficiency，OTCD）、精氨酸代琥珀酸合成酶缺乏症（argininosuccinate synthetase deficiency，ASSD）、精氨酸代琥珀酸裂解酶缺乏症（argininosuccinate lyase deficiency，ASLD）、精氨酸酶1缺乏症（arginase 1 deficiency，ARGlD）又称精氨酸血症。此外，转运载体异常亦会导致尿素循环障碍，包括高鸟氨酸血症-高氨血症-同型瓜氨酸尿症综合征（hyperornithinemia hyperammonemia homocitrullinuria-syndrome，HHH）综合征和citrin缺陷病（citrin deficiency，CD）。其中OTCD为X染色体连锁性遗传疾病，其他UCD为常染色体隐性遗传疾病。

2.发病机制　尿素循环将外周（肌肉）和肠道来源的氮（摄入的蛋白质）转化成可被排出体外的水溶性尿素。每次循环中有2mol氮（1mol来自氨，1mol来自天冬氨酸）转化为尿素如图21-2所示。氨中的氮来自循环中的氨基酸类，主要来自谷氨酰胺和丙氨酸。天冬氨酸是合成精氨基琥珀酸的底物。该循环的前4种酶（CPS1、OTC、ASS和ASL）或NAGS（生成辅助因子N-乙酰谷氨酸）缺乏都会导致氨和前体代谢物蓄积。原发性线粒体疾病可能继发性影响尿素循环的活性，因为CPS1、NAGS和OTC都位于线粒体内。而在精氨酸酶缺乏患者中，高氨血症较罕见或通常不严重。

先天性高氨血症是由于血氨增高最终造成神经系统功能损害的疾病。大脑中的氨对神经系统有很强毒性，一般会被合成为谷氨酰胺以达到解毒目的。谷氨酰胺是由1分子的α-酮戊二酸结合2分子的氨所形成的。当血氨浓度明显增高时，谷氨酰胺大量合成，导致大脑中的α-酮戊二酸被大量消耗。作为三羧酸循环的重要中间产物，α-酮戊二酸缺乏会导致三羧酸循环障碍，从而使神经系统能量代谢出现障碍。同时，谷氨酰胺在细胞内累积，使其渗透浓度增高，导致细胞水肿，出现脑水肿，严重时引发抽搐、颅内高压以致脑疝，并最终导致死亡。除了精氨酸酶缺乏外，其他UCD可导致婴儿期发生高氨血症和危及生命的代谢性代偿失调，需要迅速识别并治疗以改善患者结局。代谢性代偿失调存活者通常存在严重的神经系统损伤。

3.临床表现　大多数受累患者在童年早期发病，而部分性酶缺乏患者可能在童年较晚期或成人期才出现症状。受累新生儿通常在出生后24～48小时出现UCD。其临床特征包括嗜睡和喂养困难，随后出现昏睡、呕吐和昏迷。其他特征包括中枢性过度通气、高氨血症和癫痫发作。部分性酶缺乏患者可能出现慢性呕吐、食欲不振伴厌食蛋白类食物或拒食，发育迟缓、癫痫发作性疾病或精神疾病。蛋白质摄入增加或分解代谢增加，如感染、禁食、手术、创伤、疾病、应激如、妊娠等可能促发头痛、呕吐、昏睡、共济失调等症状。精氨酸酶缺乏症表现为更具特异性的症状，例如，痉挛性双瘫、肌张力障碍或共济失调。

4.辅助检查

（1）实验室检查：UCD患者的血浆氨浓度升高＞100～150μmol/L，但是其中部分性酶缺乏患者的血氨水平在代偿期可处于正常水平。对于出现UCD典型临床特征的患者、有家族史的患者或新生儿筛查试验结果异常的患者，应测定血氨水平。如果血氨浓度轻度升高低于该阈值，则应结合临床病程进行解读，并跟踪观察以确保血氨浓度恢复正常。初始检查包括动脉血pH和二氧化碳分压、血清乳酸、血清葡萄糖、计算阴离子间隙的血清电解质。血浆氨浓度升高同时血糖和阴离子间隙正常强烈提示UCD。

（2）影像学检查：急性期影像学检查可出现脑水肿的征象。对于长期存在高氨血症的新生儿期发病患儿，脑部MRI可能表现与缺氧缺血性脑病或肝性脑病相似。

（3）血浆氨基酸/尿乳清酸分析：定量血浆氨基酸分析有助于区分不同的尿素循环障碍性疾病，具体诊断流程见（图28-1）。ASSD和ASLD患者中的瓜氨酸浓度升高；前者缺乏精氨基琥珀酸，而后者浓度升高。CPS Ⅰ D、OTCD或NAGS缺乏症患者中的瓜氨酸水平降低或测不到，精氨酸水平也较低，但谷氨酰胺水平升高。如果血液中检测不到瓜氨酸，通过测定尿乳清酸水平可能区分OTCD与CPS Ⅰ D。OTCD患者的乳清酸浓度可升高至＞1000μmol/mol肌酐（正常值为1～11μmol/mol肌酐），而CPSD患者的乳清酸浓度较低。ARGID患者的精氨酸水平会升高至正常值上限的3～4倍。

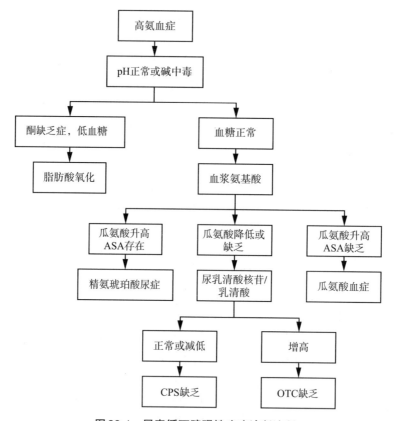

图28-1 尿素循环障碍性疾病诊断流程

ASA.精氨酰琥珀酸；CPS.氨甲酰磷酸酯合成酶；OTC.鸟氨酸转氨酶

（4）酶学分析和基因分析：通过针对组织样本的酶分析可确定特定UCD的诊断，如CPS Ⅰ D、OTCD和NAGSD可选取肝活检，ASSD和ASLD可行皮肤活检对成纤维细胞进行检测，ARGID可选取红细胞检测。由于酶活性检测受干扰因素较多，故对于结果必须谨慎解读。分子基因检测有助于识别特异性酶缺乏症。一旦怀疑UCD，则应尽快开始治疗并同时进行诊断性评估。

（5）新生儿筛查：目前的大多数新生儿筛查项目已纳入通过串联质谱法检测UCD和其他遗传性代谢病的方法。

5.鉴别诊断　新生儿高氨血症的鉴别诊断包括：有机酸血症、脂肪酸氧化缺陷、丙酮酸代谢障碍、HHH、赖氨酸尿性蛋白耐受不良、碳酸酐酶维生素AD、高胰岛素血症-高氨血症、新生儿短暂性高氨血症（THAN）、重度脱水和肝衰竭。根据血氨升高的程度可以对不同的UCD进行区分，尿素循环早期障碍，如OTCD患者，血氨通常＞1000μmol/L；而循环后期的UCD及其他遗传性病因，如ASSD和ASLD患者，血氨通常为200～300μmol/L，血糖、阴离子间隙正常以及呼吸性碱中毒。

6.治疗　UCD的初始治疗包括补充容量、清除氨、限制蛋白和刺激合成代谢。必须密切监测呼吸状态。应避免使用增加蛋白分解代谢药物如糖皮质激素、抑制尿素合成的药物如丙戊酸或具有直接肝毒性的药物。

（1）补充血容量：补充容量的目的是为了最大程度减少蛋白分解代谢、氮负荷及维持肾功能。采用含电解质的10%葡萄糖溶液静脉滴注，因为氨清除药物的钠和氯含量高，故应尽可能减少输注盐溶液。

（2）清除氨：透析和药物可清除过量的氨。血液透析是最快且最有效的方法。在体内氨快速增加的情况下，如难治性急性高氨血症和（或）氨持续高于350～400μmol/L（Grade 1B）推荐采用血液透析。高氨血症的药物治疗包括苯乙酸钠-苯甲酸钠复方制剂（Ammonul）、苯丁酸钠（Buphenyl）或苯丁酸甘油（Ravicti）、精氨酸、瓜氨酸、卡谷氨酸等。初始静脉给Ammonul，之后口服Buphenyl或Ravicti维持治疗。这些药物通过建立一条氮前体排泄替代通路来清除氨。除ARGID即精氨酸血症之外，所有UCD均需补充精氨酸，因为这些酶缺乏会妨碍精氨酸形成，从而造成分解代谢状态。精氨酸也会在阻断环节的上游生成更多的尿素循环中间产物。这些上游中间产物的尿液排泄进一步作为氮清除途径。此外，补充瓜氨酸可能有利于OTCD和CPS I D。如果酶缺乏状态未知，不应予以瓜氨酸，因为在ASS和ASL缺乏症中瓜氨酸水平升高。最后，卡谷氨酸能激活尿素循环中NAGS下游的第1个酶（CPS I），治疗NAGS缺乏症有效。UCD初始治疗过程中的实验室监测内容包括：测定电解质（在苯乙酸钠-苯甲酸钠负荷剂量输注和维持输注过程中）、氨浓度（血液透析过程中每小时1次，一旦建立稳定的口服给药方案则检测频率可降低）和血清氨基酸（每日1次）。

（3）限制蛋白摄入：以最大程度减少蛋白降解或进食来源的氮负荷。推荐的每日蛋白摄入量随年龄、生长速度和临床病程而异。

在患者出院之前，应建立稳定的喂养途径。胃造瘘管是控制蛋白和热量摄入的最可靠方法，该方式可确保在疾病期间能给予额外的液体和药物。此外，家长必须熟知药物、配方奶粉、膳食补充剂、早期高氨血症体征和代谢危象的潜在触发因素。

（4）肝移植：因为UCD相关的死亡风险和神经系统并发症风险较高，故部分UCD患者可能适合进行肝脏移植，如CPS I D或OTCD新生儿、内科治疗无效的患者，以及合并肝硬化的ASLD患者（Grade 2C）。2015年一项有关器官共享联合网络数据库的回顾性研究显示，接受移植的UCD儿童和成人的1年、5年和10年总生存率分别是93%、89%和87%。

7.产前诊断　如果已知存在突变，可通过DNA分析进行产前检查从而筛查所有UCD；有众多同胞时可采用连锁分析，但其敏感性和特异性有限。应在进行产前DNA检测前确认父母的携带状态。如果分子遗传学检测并未提供产前诊断的相关信息，可进行生化检测。可在羊水细胞和绒毛膜绒毛细胞中直接检测ASS和ASL的酶活性。可检测到羊水中的瓜氨酸和精氨基琥珀酸水平升高。可检测到胎儿肝脏中存在CPSⅠ和OTC。由于X染色体随机失活，所以无法预测OTCD女性患者的临床表型。应考虑进行遗传咨询。

8.随访和预后　UCD需要长期测定氨和血浆氨基酸水平。空腹氨水平与每日氨暴露及高氨血症危象的风险和发生率呈正相关。服药的治疗目的是确保患者空腹状态下血氨达到氨水平正常低值、谷氨酰胺水平正常和必需氨基酸水平正常。此外，对于采用苯丁酸或苯丁酸甘油治疗的患者，需要测定药物代谢产物以利于指导药物用法用量的调整。UCD患者的死亡率和并发症发病率很高。患者往往生长不良并具有神经发育障碍。

9.医学预测　UCD中除OTCD为X染色体连锁性遗传疾病外，其他UCD为常染色体隐性遗传疾病。临床上通常分为新生儿起病型和迟发型，对于原因不明的急慢性脑病、精神症状、癫痫和运动障碍的患者应把血氨作为常规筛查项目，对高度怀疑的患者应反复检测。血氨测定是发现尿素循环障碍的关键手段，血尿筛查分析有助于诊断对尿素循环障碍进行分型，必要时需进行酶学诊断或基因分析。高氨血症初期的治疗如低蛋白质饮食、药物治疗等十分重要，并根据需要选择恰当的时机及早进行肝脏移植手术。肝脏移植不仅能够彻底治疗先天性高氨血症，而且可大大改善患者的生活质量，并有利于其生长发育，已成为治疗先天性高氨血症最为有效的手段。然而，在某些情况下高氨血症导致的神经系统损伤即使在进行肝脏移植手术后似乎也并不能得到有效的改善。

（二）氨甲酰基磷酸合成酶Ⅰ缺乏症

1.定义　氨甲酰磷酸合成酶Ⅰ缺乏症（carbamoyl phosphate synthetase I deficiency, CPS1D）是由于先天性氨甲酰磷酸合成酶缺陷引发的以高氨血症为特征的遗传代谢性疾病，为常染色体隐性遗传。据报道该病发病率为1/300 000～1/50 000，各年龄阶段均可发病，以新生儿期发病多见，新生儿期发病者常存在严重高氨血症，临床表现重，病死率极高。

2.遗传学、病因学　常染色体隐性遗传病，CPS1D致病基因CPS1基因位于2q35，包含4500个编码核苷酸及38个外显子和37个内含子。在已报到的222种突变形式，只有约10%的突变重复出现在非血缘关系的患者，主要影响CpG二核苷酸序列，其余突变均为个体化突变。

3.发病机制　尿素循环的功能是将有毒的氨转化为无毒的尿素排出体外，此循环从鸟氨酸开始，通过逐步加入基团而将其转变成精氨酸，最后精氨酸水解成鸟氨酸和尿素，尿素排出体外，而鸟氨酸再进入下一个循环。氨甲酰磷酸合成酶Ⅰ（carbamoyl phosphate synthetase I, CPS1）是氨进入尿素循环第一步反应的关键酶，催化NH_3、CO_2与2分子的ATP合成氨甲酰磷酸，进而与鸟氨酸结合生成瓜氨酸开启尿素循环，当

CPS1缺乏时将导致尿素循环障碍及该循环中下游产物的减少，尤其是瓜氨酸，因此，CPS1D患者血氨浓度常明显增高，血浆瓜氨酸及精氨酸浓度常降低，以瓜氨酸为著。尿素循环是清除体内氨的主要途径，维持血中氨在极低浓度，氨在血液中主要以谷氨酰胺、丙氨酸形式运输，CPS1D因引起血氨增高可导致血浆谷氨酰胺、丙氨酸浓度增高。此外，氨甲酰磷酸合成酶参与嘧啶核苷酸的合成，其中间产物是乳清酸，因此，CPS1D可引起尿乳清酸浓度降低。

4.临床表现 本病的临床表现主要与高氨血症导致的神经功能障碍有关，临床表现的严重程度取决于酶活性缺陷的程度。根据发病年龄、临床表现及酶活力降低的程度分为两个独立表型：新生儿型和迟发型。新生儿型出生时通常表现正常，开奶后喂养困难、呕吐、嗜睡、低肌张力、低体温、抽搐、昏迷及呼吸暂停等，病情进展迅速，病死率高。迟发型见于各年龄阶段，临床表现轻重不等，发病可为间歇性，可因病毒感染或高蛋白质饮食等诱发。神经系统损害可为进行性，如不治疗预后不良。由于该病发病罕见、症状无特异性、临床极易误诊。

5.辅助检查 血气分析提示呼吸性碱中毒或呼吸性碱中毒合并代谢性酸中毒，血氨>500μmol/L。尿筛查提示尿中谷氨酸和谷氨酰胺增高，瓜氨酸和乳清酸检不出。血氨基酸分析提示血中谷氨酸和谷氨酰胺增高，瓜氨酸减低。CPS1D头颅MRI示双侧大脑半球深部白质、部分皮质下白质及双侧尾状核、背侧丘脑、小脑半球广泛异常改变，以脑白质病变为主，晚期会出现脑萎缩。

6.诊断 患儿出生时正常开奶后出现喂养困难、呕吐、嗜睡、低肌张力、低体温、抽搐、昏迷及呼吸暂停等，应考虑本病，实验室检查血氨显著增高，血中谷氨酸和谷氨酰胺增高，瓜氨酸降低；尿乳清酸、瓜氨酸降低。迟发型患者出现神经系统进行性损害，间歇期血氨可正常，失代偿期血氨增高，血尿代谢筛查异常。CPS1D确诊依赖于氨甲酰磷酸合成酶酶学分析及基因诊断。

7.鉴别诊断

（1）N-乙酰谷氨酸合成酶缺乏症（NAGSD）：也存在CPS1D的上述表现，故临床上与CPS1D很难区分，鉴别主要依赖酶学或基因检测。

（2）鸟氨酸氨甲酰基转移酶缺乏症（OTCD）：本病尿乳清酸排泄增加可与CPS1D进行鉴别。

8.治疗 目前的治疗措施主要是降低血氨水平，包括限制或低蛋白质饮食，口服L-精氨酸、苯甲酸钠、苯乙酸钠等药物降氨治疗，血氨显著升高时可选择血液或腹膜透析治疗，病情稳定后可考虑肝移植术。使用N-acetylglutamate（NAG）类似物孤儿药N-氨基甲酰-L-谷氨酸（N-carbamoyl-Lglutamate，NCG）取得了成功的治疗，理论上NAG作为CPS1的变构激活剂，应用于部分CPS1D的患儿可提高其尿素产生，降低血氨，目前国外已经有学者做过类似的临床研究，取得一定的效果，但仍需更多的临床证据证实。为了预防发作应避免感染、发热、过度摄入蛋白质等。

9.预后 新生儿型CPS1D预后较差，病死率高，据CPS1D随访报道来看，目前新生儿型存活的最大年龄为6岁半，存活患儿大都有不同程度精神运动发育迟滞。本病罕见，造成临床医师对此临床认识不足，且往往本病起病急，病情进展迅速，临床症状不典型，常常尚未确诊患儿已经死亡。

10. 医学预测 CPS1D 为常染色体隐性遗传，临床以高氨血症为特征。临床当遇到患儿出生时正常，建立喂养后出现不明原因喂养困难、抽搐及意识障碍等，血气分析提示呼吸性碱中毒，在感染不能完全解释的情况下应尽快完善血氨检查，若血氨水平明显增高＞500μmol/L，应考虑先天性尿素循环障碍。应行头部 MRI 检查评价脑损伤程度，尽早行血、尿代谢筛查及基因分析，当脑 MRI 显示以对称性脑白质病变为主的广泛性脑部病变，尿筛查显示谷氨酸和谷氨酰胺增高、瓜氨酸和乳清酸降低甚至检不出，血氨基酸分析显示谷氨酸和谷氨酰胺增高、瓜氨酸减低时可以临床诊断本病，确诊依赖于酶学分析及基因诊断。对本病早诊断、早治疗，有利于降低病死率、改善预后。治疗包括限制或低蛋白质饮食，口服 L- 精氨酸、苯甲酸钠、苯乙酸钠等药物降氨治疗，血氨显著升高时可选择血液或腹膜透析治疗，病情稳定后可考虑肝移植术。为了预防发作应避免感染、发热、过度摄入蛋白质等。

（三）鸟氨酸氨甲酰基转移酶缺乏症

1. 定义 鸟氨酸氨甲酰基转移酶缺乏症（ornithine transcarbamylase deficiency, OTCD）约占先天性尿素循环障碍的半数，为 X 连锁隐性遗传病。在人群中的发病率为 1/14 000，男性病情常较女性重。该病常见于新生儿或婴儿，而儿童期或成年人起病少见，易误诊，预后差。

2. 遗传学、病因学 OTCD 致病基因 OTC 基因位于 Xp21.1，已在人类 OTC 基因中发现了 341 处突变与疾病相关，OTC 基因 10 个外显子和 9 个内含子都存在突变，而外显子 1 和 2 突变比例较高。42% 致病性突变与急性新生儿高氨血症有关，21% 存在于迟发型病例，37% 存在于女性杂合子。绝大多数新生儿型患者的突变涉及位于蛋白质内部或活性位点的残基，而迟发型患者中的突变大多与远离活性位点或位于蛋白质表面的残基有关，多为外显子突变。然而只有 80% 的患者有 OTC 基因的突变。

3. 发病机制 OTC 是尿素循环关键酶之一，在尿素合成过程中催化鸟氨酸和氨基甲酰磷酸生成瓜氨酸。OTCD 是由于 OTC 缺乏导致尿素合成中断，引起血氨增高。

4. 临床表现 根据起病时间将 OTCD 分为 2 种类型：新生儿急性起病型和新生儿后起病型（迟发型）。食欲缺乏及呕吐是高氨血症最显著的首发表现，病情严重则可出现共济失调、癫痫、情绪不稳定、攻击性行为和智力低下等，甚至出现昏迷。OTCD 临床表现复杂，不仅与原发病类型、酶缺陷程度有关，而且随着血氨浓度的增高，临床症状由兴奋转为抑制状态，病情逐渐加重，血氨＞100μmol/L 可表现为兴奋及行为异常，200μmol/L 左右可出现意识障碍和惊厥，＞400μmol/L 可出现昏迷、呼吸困难，甚至猝死。

5. 辅助检查 除了血氨增高及肝功能异常外，OTCD 患者行血串联质谱分析有特征性的改变，主要表现为高鸟氨酸血症、低瓜氨酸血症。尿气相质谱分析可见尿中高乳清酸。因为尿中乳清酸和尿嘧啶较稳定，因此常被作为诊断 OTCD 的分子标志。OTCD 目前可以进行基因水平的诊断。

6. 诊断 新生儿起病的患儿表现为出生时正常，开奶后出现食欲缺乏及呕吐，病情进行性加重，初期兴奋、逐渐出现意识障碍和惊厥，甚至昏迷等。血氨基酸筛查提示高鸟氨酸血症、低瓜氨酸血症，尿气相质谱分析可见尿中乳清酸增高。基因检测显示均为

OTC 基因突变。

7.治疗　OTCD的治疗以长期饮食疗法为主，低蛋白质饮食是治疗的基础，可用药物建立代谢旁路以排出过多的氨，如精氨酸、苯甲酸钠和苯丁酸钠等。近些年来，肝脏移植开始逐渐被认为是一种可以根治性治疗 *OTC* 缺乏所致高氨血症的方法。

治疗期间应避免应激反应和感染。急性高氨血症昏迷者需行血液透析或腹膜透析和静注降血氨药物，以尽快清除过多的血氨，研究显示，血液净化可迅速降低血氨浓度。虽然通过低蛋白质饮食、药物治疗、血液净化等治疗可暂时有效地控制遗传代谢病所致的严重高氨血症，但高氨血症易复发，因此，对先天性高氨血症患者在病情稳定后可考虑肝移植术。目前肝脏移植手术时机的选择尚无统一的观点。有些专家认为由于高氨血症导致的神经系统损害是不可逆的，即使行肝移植术，术后部分受损的神经系统功能仍不能恢复正常；此外，长期的饮食控制会导致患儿生长缓慢，也不利于肝移植的预后。在目前的临床实践中，主要是根据患者的临床症状及疾病进程决定肝脏移植手术适应证和手术时机，主要包括是否存在药物无反应性的反复血氨升高、是否存在明显的生长迟缓、是否存在因严格饮食限制导致的生活质量下降及是否头颅磁共振提示的疾病进展等情况。Campeau等认为在出生后1年内进行的早期肝移植有着很好的预后。有文献显示尿素循环障碍导致高氨血症的患儿肝移植术后1年、5年生存率分别为93.8%和90.0%，且患儿不需要饮食限制。Kasahara等报道2005年11月至2010年5月期间，124名接受活体肝移植治疗的OTCD患儿术后总体患者和移植物存活率达91.0%。另有报道显示因本病行肝移植后，所有患儿的高氨血症得到纠正，术后生活质量得到提高，部分患儿的神经系统症状得到改善，但与术前的状态密切相关。幼儿进行肝脏移植手术有着很高的风险，比如围术期管理，因此，有学者主张在能较好地控制血氨的前提下，待患儿体重增长到8kg时再行肝移植治疗；若患儿出现急性肝衰竭或药物治疗降血氨效果不佳，应立即行肝脏移植术。

8.医学预测　与其他类型高氨血症为常染色体隐性遗传的遗传方式不同，OTCD为X连锁隐性遗传病，约占先天性尿素循环障碍的50%。临床分为新生儿型和迟发型，新生儿起病的患儿表现为出生时正常，开奶后出现食欲缺乏及呕吐，病情进行性加重，初期兴奋，逐渐出现意识障碍和惊厥，甚至昏迷等。血氨基酸筛查提示高鸟氨酸血症、低瓜氨酸血症，尿气相质谱分析可见尿中乳清酸增高。基因检测显示均为 *OTC* 基因突变。治疗以长期饮食疗法为主，低蛋白质饮食是治疗的基础，可用精氨酸、苯甲酸钠和苯丁酸钠等药物建立代谢旁路以排出过多的氨。近些年来，肝脏移植开始逐渐被认为是一种可以根治性治疗 *OTC* 缺乏所致高氨血症的方法。本病预后不佳，早发现、早诊断可以改善预后。

（四）瓜氨酸血症

见第21章第三节

（五）精氨酰琥珀酸尿症

1.定义　精氨酰琥珀酸尿症（argininosuccinic aciduria，ASA）是尿素循环障碍性疾病较常见的类型之一，属于常染色体隐性遗传病，位居尿素循环障碍性疾病中第二位，仅次于OTC缺陷症，发病率为1/70 000。总患病率为1/35 000，其中1/3在新生儿期起病，新生儿期发病者病死率为24%，晚发者病死率为11%。

2.遗传学、病因学　患者病情轻重与肝脏精氨酰琥珀酸裂解酶（argininosuccinate lyase，ASL）缺陷的程度有关。*ASL*基因位于7号染色体，包含17个外显子，目前已报道多种致病突变，分散在整个基因，但未发现患者基因型和表型的相关性。有报道1例*ASL*纯合突变患儿，ASL残余酶活性仅为正常的1%。另一项研究显示在27例患儿中发现23个不同的突变。在来自10个意大利家庭的12例患者中发现16种突变，除1例外其余患者的ASL残余酶活性均在5%以下。

3.发病机制　ASL是尿素循环中第四步反应酶，正常情况下，精氨酰琥珀酸在ASL作用下裂解为精氨酸和延胡索酸。精氨酰琥珀酸尿症患者肝脏ASL缺陷，精氨酰琥珀酸不能裂解为精氨酸和延胡索酸，体内大量的精氨酰琥珀酸蓄积，引起高氨血症，导致脑病、肝病及多脏器损害。

4.临床表现　本病临床分为新生儿型和迟发型，新生儿型在生后的最初24小时内并不表现出症状，而在之后的数天内出现呕吐、嗜睡、低体温、拒乳表现，若不能及时识别并加以干预，将逐步进展为脑病、昏迷甚至死亡。高氨血症可致广泛性脑损伤，最终致脑软化、脑萎缩。晚发型可于儿童期至成人期发病，常表现为发育迟缓、智力落后、惊厥。部分患者伴有头发干脆或心脏发育异常。该病多隐匿起病，常以逐渐加重的昏睡、拒食、惊厥、中枢神经系统抑制性表现起病，神经系统异常表现多继发于严重的高氨血症。新生儿期高氨血症最常见的诱因为感染，也可表现为反复发作性高氨血症及反复、可逆的急性肝功能障碍和局灶性脑梗死。

5.辅助检查　血氨显著升高，病程初期患儿头颅CT和MRI提示非特异性的弥散性脑水肿，极易与新生儿缺氧缺血性脑病混淆，须结合临床有无新生儿窒息病史。脑MRI病变首先累及岛叶周围白质，然后逐渐蔓延至额叶、顶叶、颞叶，最后是枕叶。皮质受累伴有基底节信号改变也是常见的MRI表现形式。血尿筛查提示血液瓜氨酸显著增高，尿液精氨酰琥珀酸明显增高（此为精氨酰琥珀酸尿症的重要生化标志）。基因分析提示*ASL*基因突变。

6.治疗　精氨酰琥珀酸尿症治疗主要包括两方面，对于急性发作期高氨血症的积极处理，是降低近期死亡和减少远期不良神经系统预后的主要手段，主要包括使用氮清除剂及血液透析治疗。慢性期的治疗主要包括终生的饮食管理以维持血浆中氨浓度$<100\mu mol/L$，或接近正常的血氨浓度。慢性期的治疗方法主要有口服氮清除剂苯丁酸钠和甘油苯，加用左旋肉碱来防止系统性低肉碱血症。急性期治疗具体如下。

（1）静脉氮清除剂治疗：250mg/kg苯甲酸钠和苯乙酸钠，溶解在$25\sim35$ml/kg的10%葡萄糖溶液中，在90分钟内静脉滴注。之后的24小时需600mg/kg负荷量精氨酸、250mg/kg苯甲酸钠和钠乙酸苯酯持续静脉滴注。精氨酸每日维持用量为（115 ± 64）mg/kg，苯甲酸钠每日维持用量为（167 ± 90）mg/kg。有条件的情况下，需动态监测氮清除剂药物浓度以避免其药物毒性。若无法监测药物浓度，可通过监测阴离子间隙以避免阴离子间隙>15mmol/L，或阴离子间隙升高幅度>6mmol/L（提示药物累积、中毒风险较高）。

（2）血液透析治疗：当氮清除剂治疗对快速降低血氨水平效果不佳时需优先考虑血

液透析，当血氨＞350μmol/L，做好透析准备，如果血氨＞500μmol/L，立即进行血液透析；首选连续性动静脉血液透析或连续性静脉血液透析，流速＞40～60ml/min。在透析期间仍需继续维持氮清除剂治疗。

（3）其他治疗：另外，还可以通过静脉滴注葡萄糖溶液迅速降低血氨浓度，以及给予可耐受范围内无蛋白肠内营养及控制颅内压增高，对于控制该疾病的急性发作也有一定效果。

7. 预后　本病相较于其他尿素循环障碍性疾病，更容易出现认知功能损害、肝脏疾病（肝脏增大、肝酶升高甚至肝纤维化）、高血压及肺动脉高压，这些长期并发症与高氨血症的持续时间及严重程度并无明确相关性，故对所有ASA患者均需长期随访上述并发症。只有通过肝移植才能长远纠正肝脏精氨酰琥珀酸裂解酶缺乏，达到所谓的"生物化学层面治愈"，但肝移植并不能改善其他脏器由于缺乏该酶所致的并发症。所以目前肝移植仅推荐用于反复发作的高氨血症或代谢危象且对药物治疗效果欠佳，或者进展为与代谢危象相关的肝硬化患者。有资料显示肝移植治疗尿素循环障碍的远期预后良好，1年、5年、10年生存率分别为93%、89%和87%。

8. 医学预测　ASA是一种常染色体隐性遗传病。对于新生儿早期起病的喂养不耐受、中枢神经系统抑制性表现，在除外了新生儿败血症、新生儿缺氧缺血性脑病外，需要警惕新生儿期起病的先天性代谢性疾病，尤其是尿素循环障碍性疾病，应尽早行血氨、血氨基酸分析和尿有机酸分析等检查以明确诊断。对于发育迟缓、智力落后、惊厥、脆发、顽固性呕吐、肝脏肿大的患儿，如果血氨增高，应注意ASA的可能，需进一步检测血液氨基酸、酯酰肉碱谱和尿有机酸。确诊有赖于肝脏、肾脏组织或红细胞ASL酶活性测定和ASL基因分析。本病新生儿期病死率高，因此警惕早期症状，及时检查血氨，有条件者尽快行血尿代谢筛查，以做出早期诊断。在出现严重高氨血症和脑病之前进行治疗，是改善预后的关键措施。理论上认为由于排出的精氨酰琥珀酸是富氮化合物，与其他尿素合成中的远端代谢酶缺陷病的患者（如CPSID）相比，ASA患者的血氨升高不显著，整体病情及预后相对好些。但多项研究发现，即使在新生儿期已诊断并治疗的患儿仍会出现运动、认知能力缺陷或抽搐，即使病程中代谢物水平控制很好的情况下仍可发生肝病、高血压及认知能力下降。

（六）精氨酸血症

见第21章第三节

（七）高鸟氨酸血症-高氨血症-高同型瓜氨酸尿症

1. 定义　高鸟氨酸血症-高氨血症-高同型瓜氨酸尿症（hyperornithinemia- hyper-ammonemia-homocitrullinuria syndrome，HHH综合征）为常染色体隐性遗传的罕见的尿素循环障碍性疾病，占已报道的尿素循环障碍1%～8%。欧美HHH综合征发病率约为1/350 000，男女比例2:1。

2. 遗传学、病因学　1969年发现了首例患者。1999年确定了编码线粒体鸟氨酸转运蛋白-1（ORNT1）的ORNT1基因，即现在所称的SLC25A15基因。HHH综合征是由于线粒体膜上鸟氨酸转运体*SLC25A15*基因突变导致的高鸟氨酸血症、高氨血症及高同型瓜氨酸尿症。

人类编码鸟氨酸转运蛋白的*SLC25A15*基因位于染色体13q14，全长23kb，包含7个外显子。该蛋白在肝脏表达水平最高，其次为胰腺及成纤维细胞，位于线粒体膜上。自*SLC25A15*基因被克隆以来，至今已报道了35种类型，包括18个错义突变、7个小片段插入、2小片段缺失、4个无义突变及1个大片段缺失，1个微小重排，1个基因内重排。所有突变均发生在编码区，最常见的两个分别为F188del和R179X。前者占到了30%，由于始祖效应，全部在法裔加拿大人中发现，后者占到了15%，在日本及中东地区比较普遍，中国内地和香港地区均有此位点突变。

3.发病机制　鸟氨酸在体内的代谢途径包括：①线粒体内，氨与二氧化碳生成氨甲酰磷酸，然后氨甲酰磷酸的氨甲酰基转移到鸟氨酸上形成瓜氨酸，瓜氨酸通过线粒体膜进入细胞质。②细胞质中，瓜氨酸与天冬氨酸结合生成精氨酸琥珀酸，又在裂解酶作用下形成精氨酸，经精氨酸酶作用，重新生成鸟氨酸和尿素。一旦鸟氨酸转运受阻，不能进入线粒体进行尿素循环代谢，就会导致鸟氨酸滞留血浆，尿素生成障碍，血氨升高；同时线粒体中鸟氨酸含量下降，无法与氨甲酰磷酸充分反应，瓜氨酸生成减少，而累积的氨甲酰磷酸通过旁代谢途径生成乳清酸，亦可与赖氨酸结合形成同型瓜氨酸，从尿液中排出。血氨持续增高，与脑细胞中的谷氨酸结合形成谷氨酰胺，使脑细胞渗透压升高，出现脑水肿的急性期改变。慢性期可有脑皮质萎缩、脑室系统扩大、髓鞘生成不良、海绵样变性等。SLC25A15表达缺陷除了对神经系统的影响，线粒体功能异常还可能加剧肝脏细胞损伤，并阻碍凝血因子的合成，导致炎症和凝血障碍。

4.临床表现　HHH综合征个体差异显著，起病年龄、起病类型和严重程度明显不同。患儿常在婴幼儿早期出现症状，也有儿童期发病，成人发病罕见。急性期表现与其他类型尿素循环障碍类似。部分迟发型的患儿，病情进展缓慢，常因厌食高蛋白质食物、智力运动障碍、呕吐、共济失调或惊厥等神经系统异常引起重视。神经系统的损害呈进行性加重，可见痉挛步态、锥体束征及小脑症状和肌阵挛发作，部分患儿表现为痉挛性截瘫，也有认知障碍的报道。肝功能损伤表现为肝脏增大，肝功能异常。

5.辅助检查

（1）实验室检查：典型表现为血氨、血鸟氨酸及尿同型瓜氨酸升高，血浆谷氨酰胺、尿素循环中间产物和乳清酸增加，偶有有机酸尿症表现。由于部分患儿生化表型的不完全，个别患者在诊断时血氨不高，或经低蛋白质饮食、使用排氨药物后出现假阴性结果。国外已报道的111例患儿生化指标并无典型特征。由于患病新生儿生后第一天血液鸟氨酸水平不升高，串联质谱检测易漏诊。新生儿期的血鸟氨酸及尿同型瓜氨酸可能正常，已报道的111例患儿中仅1例为新生儿筛查发现，若延迟采血时间，鸟氨酸多显著增高。

（2）基因分析：*SLC25A15*基因突变分析与成纤维细胞内线粒体标记的^{14}C-鸟氨酸转运能力的评估是确诊HHH综合征的方法。

（3）影像学检查：头颅CT、MRI检查可见脑部异常，包括轻度脑萎缩、脑白质改变、硬膜下出血、内囊改变、钙化和弥漫性脑水肿。

（4）其他检查：包括双下肢运动诱发电位异常、神经肌电图电传导速度、凝血功能异常及电镜下肝脏超微结构改变。

6.诊断　患者婴儿早期出现精神发育迟滞、惊厥、运动障碍等神经系统症状，部分迟发型的患儿，病情进展缓慢，常有厌食高蛋白质食物及智力运动障碍等表现。血尿筛查提示血氨、血鸟氨酸、谷氨酰胺、尿素循环中间产物和乳清酸增加，尿同型瓜氨酸升高，提示本病。部分患儿生化表型不完全，确诊需要结合基因分析。

7.鉴别诊断　须除外其他尿素循环障碍、有机酸血症、脂肪酸氧化障碍、赖氨酸尿性蛋白质不耐受、高胰岛素血症－高氨血症、丙酮酸羧化酶缺陷及遗传性痉挛性瘫痪等疾病。

8.治疗　遗传代谢病的基本治疗原则是针对疾病所造成的代谢缺陷进行干预，补其所缺、排其所余、禁其所忌，根据个体情况给予饮食干预及对症治疗。HHH综合征急性期治疗原则同其他尿素循环障碍，长期治疗主要为低蛋白质饮食及排氨，可补充精氨酸、苯甲酸钠和苯丁酸钠使血氨维持在正常水平。若治疗无效，血氨显著增高，应立即开始血液透析。早期治疗者代谢稳定，可避免肝脏病变，不易反复出现高氨血症，但对预防或缓解痉挛性瘫痪无明显作用。肝移植是治疗多种尿素循环障碍的根本方法。

9.医学预测　本病为常染色体隐性遗传。患儿常在婴幼儿早期出现症状，急性期表现与其他类型尿素循环障碍类似。部分迟发型的患儿，病情进展缓慢，常因厌食高蛋白质食物、智力运动障碍、呕吐、共济失调或惊厥，锥体束征阳性和痉挛性截瘫等表现。当婴幼儿期出现神经系统症状，临床怀疑有UCD应常规筛查血氨，当血氨升高，应尽快行血尿代谢筛查，当血鸟氨酸及尿同型瓜氨酸升高，血浆谷氨酰胺、尿素循环中间产物和乳清酸增加临床可诊断本病，早期诊断和治疗有助于改善预后，根据个体情况，可采用低蛋白质饮食、药物及肝移植治疗。本病诊断困难，将全球已报道病例的确诊年龄和发病年龄相比较存在诊断延误。

三、支链氨基酸代谢异常

支链氨基酸（branched chain amino acids，BCAAs）是亮氨酸、缬氨酸和异亮氨酸的统称，从化学结构上看具均一个甲基分支，又称为复合支链氨基酸，它们均为体内的必需氨基酸。其中最重要的是亮氨酸，即酮异己酸（Ketoisocaproic acid，KIC）和β-羟基-β甲基丁酸盐（β-hydroxy-βmethylbutyrate，HMB）的前体，可增加肌肉，减少脂肪，并为人体提供营养。支链氨基酸以两种特殊方式促进合成代谢（肌肉增长）：①支链氨基酸刺激胰岛素的产生，胰岛素的主要作用就是允许外周血糖被肌肉吸收并作为能量来源。胰岛素的产生也促进肌肉对氨基酸的吸收。②促进相关激素的释放，如生长激素（GH）、胰岛素样生长因子-1（IGF-1）和胰岛素及有助于维持一个合理的睾酮与皮质醇比例。同时支链氨基酸有助于预防蛋白分解和肌肉丢失。

BCAAs在体内降解过程共22个反应步骤，从转氨基开始到进入三羧酸循环，每一步反应都有酶和辅酶进行催化完成，此过程任一环节受损均可导致代谢障碍，统称为支链氨基酸代谢异常。除了第一步转氨基反应外，支链氨基酸代谢其他环节均为有机酸代谢反应，故常把支链氨基酸代谢异常归属于有机酸血症。目前已经明确的支链氨基酸性疾病（有16种，包括缬氨酸血症、亮氨酸血症、异亮氨酸血症、枫糖尿症、异戊酸血症、戊二酸尿症Ⅱ型、3-甲基巴豆酰辅酶A羧化酶缺陷症、多种羧化酶缺乏症、生物素激酶缺乏症、3-羟基异丁酰辅酶A脱酰酶缺乏症、3-甲基戊烯二酸尿症、乙酰乙酰辅酶

A硫解酶缺乏症、甲基丙二酸半醛氧化酶缺乏症、丙酸血症、甲基丙二酸血症和维生素B_{12}代谢障碍）、3-羟基-3-甲基戊二酸尿症、甲羟戊酸尿症。以下对其中部分疾病进行描述。

（一）枫糖尿症

见第21章第三节

（二）异戊酸血症

1.定义　异戊酸血症（isovaleric acidemia，IVA）是一种常染色体隐性遗传的有机酸代谢病。本病是由于亮氨酸分解代谢途径中异戊酰辅酶A脱氢酶（isovaleryl-coenzyme A dehydrogenase，IVD）的先天性缺陷，导致异戊酸及其代谢产物在体内堆积，引起代谢性酸中毒和神经系统损害。据报道，异戊酸血症在各国的发病率存在差异，其中在我国台湾地区为1/36 5000万，而我国大陆地区发病率尚未见报道，对本病患儿进行基因检测的报道也较少。

2.遗传学、病因学　IVD基因是异戊酰辅酶A脱氢酶的编码基因，定位于染色体15q14—q15，含12个外显子，编码394个氨基酸。编码的前体蛋白在细胞质中合成，通过末端信号肽进入线粒体，加工、组装成同源四聚体发挥功能。每个单体的N端α螺旋（6个）、中间β折叠（7个）和C端α螺旋（5个）围绕形成辅酶黄素腺嘌呤二核苷酸（flavin-adenine dinucleotide，FAD）底物的结合口袋和酶的活性中心。目前已报道的IVD基因致病变异报道有70种，其中错义和无义变异49种、剪切变异12种，其余为小片段缺失与插入等。

3.发病机制　本病由Tanaka等于1966年首次报道，是第一个通过气相色谱-质谱联用技术明确诊断的遗传代谢病。异戊酰辅酶A脱氢酶是亮氨酸分解代谢途径中的一个关键酶，催化异戊酰辅酶A到3-甲基巴豆酰辅酶A的转化。该酶的缺陷将导致上游底物异戊酰辅酶A的累积及其代谢产物3-羟基异戊酸、异戊酰甘氨酸、异戊酰肉碱等异常增多。在本病的急性发作期，患者血浆中异戊酸浓度高于正常值100～400倍。异戊酸及其代谢产物的堆积可导致机体多脏器、多系统的损伤，以血液系统和脑神经系统功能受损为主。

4.临床表现　根据临床表型不同，本病可以分为急性型（经典型）和慢性型（非经典型）。急性型在新生儿2周内急性发病，表现非特异性喂养困难，呕吐，嗜睡和惊厥等。患者可出现低体温和脱水。在急性发作期有特殊的"汗脚"味，这种特殊气味是由于未结合异戊酸所致，患者汗液和耳耵聍中最易闻到。不及时处理可因脑水肿和出血导致昏迷或死亡。慢性型仅表现为非特异性不能耐受空腹或发育落后。新生儿发病型患者在度过早期急性期后临床表现与慢性型类似，即容易在患其他疾病时诱发代谢失代偿，导致疾病急性发作。

近年来国外也报道了应用新生儿筛查发现多例IVD基因常见突变所致的仅有生化指标异常而无临床症状的患者，故可将IVA患者被分类为"代谢严重型"和"代谢轻型"。以往Tanakau总结文献中报道的37例IVA，28例在生后2周内发病，7例在2周至1岁发病，2例在1岁后发病。16例死亡，其余患者中7例有智力落后。以往也有5例IVA在新生儿发作期由于呕吐接受了外科处理，4例幽门切开术，1例被误诊为十二指肠狭窄。

5.辅助检查 急性发作期实验室检查可有阴离子间隙增高所致酸中毒、高氨血症、低或高血糖及低钙血症。由于骨髓抑制血常规可有全血细胞、中性粒细胞和血小板减少。血串联质谱分析：酰基肉碱（C5）浓度及C5/丁酰肉碱C4的值明显高于正常值，不伴有其他酰基肉碱或氨基酸异常，提示异戊酸血症。尿筛查显示尿中异戊酰辅酶A甘氨酸结合体（IVG）和异戊酰辅酶A的氧化产物3-羟基异戊酸（3HIV）增高，且无论缓解期或急性期尿中IVG均可检出，其他氨基酸等均正常。可行基因检测进行分子诊断。

6.诊断 急性型在新生儿2周内出现非特异性喂养困难、呕吐、嗜睡、惊厥、低体温和脱水症状，其汗液和耳耵聍有特殊的"汗足"味应警惕本病；不及时处理可因脑水肿和出血导致昏迷或死亡。慢性型表现为不能耐受空腹或发育落后。血串联质谱分析：酰基肉碱C5浓度及C5/C4的值明显高于正常值；尿筛查：尿中的异戊酰辅酶A的甘氨酸结合体（IVG）和3羟基异戊酸（3HIV）浓度同时增高提示本病，结合临床症状可诊断。基因检测*IVD*基因可见致病突变。

7.鉴别诊断 须与戊二酸尿症Ⅱ型相鉴别，本病IVG增高，但增高程度较低，并伴有其他脂酰甘氨酸轻度增加，可与异戊酸血症进行鉴别。

8.治疗 目前异戊酸血症仍无有效的治疗手段。治疗原则是限制亮氨酸摄入的低蛋白质高热量饮食，如明确诊断后给予患儿低蛋白质饮食1.5g/（kg·d）、辅以无亮氨酸奶粉0.5g/（kg·d）、左旋肉碱100mg/（kg·d）和甘氨酸200mg/（kg·d）等治疗。在不诱发症状发作和不影响生长发育的情况下可适当提高蛋白质摄入量在1.5～2.0g/（kg·d），患儿在确诊后必须严格控制饮食，配合康复训练进行多方面综合治疗，从而最大限度降低对患儿造成的损伤。

9.产前诊断 对高风险家庭进行产前诊断，是预防此类疾病患儿出生的最有效方法。早期建立起来的产前诊断方法包括气相色谱-质谱分析羊水有机酸和稳定性同位素稀释法测定羊水中异戊酰甘氨酸。据报道，这两种分析方法具有很高的灵敏度和准确度，但是这两种方法对实验室和人员分析能力要求较高，在大部分医疗机构难以推广。由于基因检测技术不断发展，尤其是在基因变异水平明确家系的遗传学病因后，胎盘绒毛或羊水基因变异分析方法就得到了广泛的应用。

10.医学预测 IVA为常染色体隐性遗传病。临床分两型，急性型和慢性型，急性型发病的IVA患儿出生时多无异常表现，在新生儿早期（通常在生后1周内）起病，出现拒乳、呕吐、反应差、脱水、嗜睡和四肢肌张力低等症状，当同时伴有呼气和体液"汗脚样"特殊气味时，应警惕本病。实验室检查提示严重的代谢性酸中毒、酮尿、高氨血症和低钙血症时；由于骨髓抑制，血常规可有全血细胞、中性粒细胞和血小板减少；此时应尽快行血尿筛查以明确诊断。血串联质谱分析提示酰基肉碱C5浓度及C5/C4的值明显高于正常值；尿筛查显示尿中的IVG和3HIV浓度同时增高，*IVD*基因突变可协助确诊本病。急性期患儿病情进展迅速，如得不到及时有效治疗，发病后致死、致残率极高。IVA慢性型，表现为非特异性的不能耐受空腹或发育落后。新生儿发病型患者在度过早期急性期后临床表现与慢性型类似，容易在患其他疾病时诱发代谢失代偿，导致疾病急性发作。目前异戊酸血症仍无有效的治疗手段，治疗原则是限制亮氨酸摄入的低蛋白质高热量饮食。在明确家系的遗传学病因后，胎盘绒毛或羊水基因变异分析方法可进行产前诊断。

（三）3-甲基巴豆酰辅酶A羧化酶缺陷症

1.定义　3-甲基巴豆酰辅酶A羧化酶缺乏症（3-methylcrotonyl-coenzyme A carboxylase deficiency，MCCD），也被称为孤立性生物素抵抗性3-甲基巴豆酰甘氨酸尿症（3-methylcrotonyl glycinuria，3-MCG）是一种亮氨酸代谢障碍所致罕见的常染色体隐性遗传性有机酸代谢缺陷病，1970年由Eldjarn等首次报道。是北美、欧洲、澳大利亚地区新生儿筛查中最常见的有机酸尿症，欧美地区报道在新生儿串联质谱筛查中MCCD发病率约为1/36 000，我国有中心报道为1/68 333。

2.遗传学、病因学　3-甲基巴豆酰辅酶A羧化酶（3-methylcrotonyl-coenzyme A carboxylase，MCC）是人体内4种生物素依赖性羧化酶家系之一，*MCCC1* 和 *MCCC2* 基因突变导致MCCD。MCCC1定位3q25—q27，含19个外显子，长度为2580bp，编码725个氨基酸多肽，目前世界上已报道的 *MCCC1* 基因突变66种，c.1155A＞C（p.R385S）为其热点突变。MCCC2定位5q12—q13.1，含17个外显子，长度为2304bp，编码563个氨基酸多肽，共83种突变类型，c.838G＞T为其热点突变。在我国以MCCC1突变更为常见，叶军等报道c.insl680A可能是我国MCCD患儿的热点突变。MCCC1包含共价连接生物素的辅基及碳酸氢盐和ATP的结合位点，MCCC2包含酰基辅酶A酶作用物的结合位点即主要结合甲基巴豆酰辅酶A。

3.发病机制　基因 *MCCC1* 或 *MCCC2* 突变导致亮氨酸代谢途径中MCC缺乏，3-甲基巴豆酰辅酶A不能转化成3-甲基戊烯二酰辅酶A而堆积，导致血中3-羟基异戊酰肉碱（3-hydroxy-isovaleryl carnitine，C5-OH）增高、尿中3-甲基巴豆酰甘氨酸（3-methylcrotonyl glycine，3-MCG）和（或）3-羟基异戊酸（3-hydroxy isovalerate，3-HIVA）等代谢产物增多。

4.临床表现　患者的临床表现差异大，可从无症状到严重的代谢性酸中毒甚至婴儿期死亡；临床上将MCCD分为有症状型，无症状型和母源型三种，大多数患者尤其新生儿筛查发现者临床无症状即良性MCCD。母源型少见，即母亲为MCCD患者，其增高的C5-OH通过母乳或胎盘传输给新生儿，导致新生儿筛查时血C5-OH暂时性增高，患者多无临床症状。Stadler等研究显示少数患者（低于10%）出现症状，发病前生长发育大多正常，一般在生后第14～33个月，也有早至11周或迟至5岁发病。发病症状尚无特异性，主要表现为喂养困难、阵发性呕吐、腹泻、生长发育迟缓、嗜睡、昏睡、昏迷、抽搐、肌张力异常、"雄猫尿"气味，顽固性皮肤损害等。在感染、高蛋白质饮食及其他生理应激时可进展为威胁生命的低血糖及酮症酸中毒等。

5.辅助检查　常规的生化检测难以诊断MCCD，血尿筛查显示患者血C5-OH增高，伴有尿3-MCG、3-HIVA增高，但有些患儿血C5-OH增高，而尿中无异常代谢物或仅有少量3-MCG排出。

6.诊断　生后发育正常，早发病者11周左右出现喂养困难、阵发性呕吐、腹泻、生长发育迟缓及神经系统症状，特殊"雄猫尿"气味，顽固性皮肤损害时应注意本病可能，尤其是在感染、高蛋白质饮食及其他生理应激时进展为威胁生命的低血糖及酮症酸中毒时。典型患者血C5-OH增高，伴有尿3-MCG、3-HIVA增高，基因分析 *MCCC1* 和 *MCCC2* 基因突变有助于明确诊断。

7. 鉴别诊断　血C5-OH增高的有机酸代谢病除MCCD外还包括多种羧化酶缺乏症、3-羟-3-甲基戊二酰辅酶A裂解酶缺乏症、3-甲基戊二酰辅酶A水解酶缺乏症和β-酮硫解酶缺乏症等，主要通过尿GC/MS分析鉴别。

8. 治疗　本病对生物素治疗多无效。无症状患者无须治疗。有症状者需要适当限制蛋白质摄入或限制亮氨酸饮食治疗，其摄入量一般为0.8～1.5g/（kg·d）；高糖饮食；伴继发性肉碱缺乏者可补充L-肉碱100mg/（kg·d）。急性发作期给予葡萄糖、纠酸和维持电解质平衡等治疗。有报道本病补充大剂量酵母片（含生物素），追踪观察半年，皮损基本痊愈，生活正常。

9. 医学预测　MCCD为常染色体隐性遗传病。患者的临床表现差异大，临床上将MCCD分为有症状型、无症状型和母源型三种。新生儿筛查发现者即无症状型和母源型，临床多无症状。有症状型最早11周发病，一般在1～3岁发病。发病症状尚无特异性，类似于Reye综合征。临床上婴儿早期发育正常，开奶后逐渐出现喂养困难、呕吐及神经系统症状并伴有雄猫尿样体味时，应注意本病可能，需要行血尿筛查协助诊断。典型患者血C5-OH增高，伴有尿3-MCG、3-HIVA增高，但有些患儿血中C5-OH增高，而尿中无异常代谢物或仅有少量3-MCG排出。国内尚未建立MCC酶学检测方法，主要通过基因分析可明确诊断此病。有症状者需要适当限制蛋白质摄入或限制亮氨酸饮食治疗、高糖饮食，伴继发性肉碱缺乏者可补充L-肉碱。急性发作期给予葡萄糖、纠酸、维持电解质平衡等治疗。

部分发达国家于20世纪90年代初开展MS/MS技术进行新生儿筛查，统计示MCCD是筛查中较多见的一种有机酸血症，发生率约为1/36 000，多为无症状型即良性MCCD，故一些国家如德国已不将MCCD纳入常规的新生儿筛查项目。症状型、母源型MCCD均少见。

（四）多种羧化酶缺乏症

1. 定义　多种羧化酶缺乏症（multiple carboxylase deficiency，MCD）是一种常染色体隐性遗传性先天代谢性疾病，是由于支链氨基酸代谢过程中全羧化酶合成酶（holocarboxylase synthetase，HLCS）缺陷或其辅酶生物素酶（biotinidase，BT）缺陷所致。HLCS缺乏症的发病率在日本报道约1/100 000；BT缺乏症在全世界范围的发病率约1/60 000，巴西发病率最高，约1/9 000。临床表现复杂多样，可为神经系统、皮肤、呼吸系统、消化系统和免疫系统等多个系统的非特异性损害，容易误诊误治，导致死亡。但若能早期确诊，给予生物素治疗往往预后良好。

2. 遗传学、病因学　*HLCS* 基因位于21q22.1，全长约250kb，由14个外显子组成，其中第6～14外显子包含所有的编码序列，共编码726个氨基酸。*BT* 基因位于3p25，全长约23kb，由4个外显子和3个内含子组成，外显子长度分别为79bp，265bp，150bp和1502bp，共编码543个氨基酸。两种酶相关基因突变145种，大多数为错义突变，还有缺失和插入突变。其中 *HLCS* 基因突变35种，突变频率较高的为p.R508W，p.V550M；*BT* 基因突变110种，突变频率较高的为c.98-104del7ins3和p.R538C。

3.发病机制　正常机体中，HLCS在ATP参与下催化生物素与羧化酶脱辅基蛋白结合，产生有活性的多种羧化酶，而BT可使生物素从生物胞素和降解的羧化酶中分解下来，使生物素被循环利用。MCD是由于HLCS缺陷导致生物素利用障碍或由于辅酶生物素酶缺陷导致内源性生物素缺乏，机体依赖于生物素的4种羧化酶（包括丙酮酸羧化酶、丙酰辅酶A羧化酶、3-甲基巴豆酰辅酶A羧化酶及乙酰辅酶A羧化酶）活性下降，从而引发一系列代谢紊乱和复杂多样的临床表现，如支链氨基酸分解代谢障碍、糖原异生及脂肪酸合成受阻、线粒体能量代谢障碍等，严重者可导致死亡。丙酮酸羧化酶的活性降低造成三羧酸循环和糖异生作用障碍进而形成乳酸性酸中毒；丙酰辅酶A羧化酶的活性降低则导致丙酰辅酶A与草酰乙酸结合生成甲基柠檬酸；3-甲基巴豆酰辅酶A羧化酶缺陷时，3-甲基巴豆酰辅酶A和异戊酰辅酶A二者的旁路代谢产物3-甲基巴豆酰甘氨酸和3-羟基异戊酸均增多。上述有机酸等毒性代谢产物在体内大量堆积，并从尿中排出。

4.临床表现　本病根据酶或辅酶缺陷的不同分为HLCS缺乏症及BT缺乏症2种类型，2种类型MCD临床特点各有不同。

HLCS缺乏症多数于新生儿期或婴儿早期即发病，又称早发型，生后数天至5个月内发病，少数1岁后发病。主要临床表现为反复皮疹、气促、代谢性酸中毒等，部分患儿有神经系统损害，但来诊时常表现为全身多个系统非特异性症状，误诊率较高。皮疹初期表现为脸颊部、肛周潮红，1～3个月后发展至面部、肛周顽固性皮炎、头部脂溢性皮炎，数月后常累及至全身，表现为全身潮红、片状红斑或丘疹伴脱屑，肛周会阴潮红糜烂，易被误诊为难治性湿疹、癞皮病等反复治疗，病程中有喂养困难、反复呕吐、气促等表现，易被误诊为呼吸道感染、肠功能紊乱等，直到出现严重气促、持续性代谢性酸中毒、神志不清等情况又被误诊为喘憋性支气管肺炎、休克、脑炎等。

BT缺乏症又称迟发型，于出生后数月至数年发病，考虑与来自母体的游离生物素仍在起作用有关。本型皮肤黏膜损害以脂溢性湿疹、过敏性皮炎、脱发、结膜炎为多见，少数病例合并角膜炎、角膜溃疡、口角炎、会阴炎等，泛发性脓疱性银屑病样皮疹可能是本病的特征性皮损之一。常因发热、疲劳、高蛋白质饮食等诱发急性发作，其皮肤损害程度通常较早发型轻微，但神经系统损害更为明显，主要表现有肌痉挛、肌张力减退、共济失调、视神经萎缩等，部分患者尚有脊髓、脑白质、锥体外系受累。

5.辅助检查　实验室检查为酮症、持续性代谢性酸中毒、高乳酸血症、轻-中度高氨血症、高尿酸血症、低血糖等代谢紊乱。尿液有机酸GC/MS分析可见3-羟基异戊酸、3-甲基巴豆酰甘氨酸、甲基柠檬酸及3-羟基丙酸等特征性异常代谢产物。血串联质谱（MS/MS）检测血氨基酸和酰基肉碱谱，结果提示3-羟基丁酰肉碱（C4-OH/C2）、3-羟基异戊酰肉碱/丙酰肉碱（C5-OH/C3）、3-羟基异戊酰肉碱/辛酰基肉碱（C5-OH/C8）等显著升高。此外，此型患者细胞免疫和体液免疫功能低下，易合并真菌及细菌感染。干燥滤纸血片测定生物素酶活性明显低下。

6.治疗　本病2种类型早期应用生物素治疗，预后均良好，但若治疗不及时会导致死亡。生物素推荐起始剂量为10～40mg/d。个别HLCS缺乏症患儿生物素需加大量至100mg/d，代谢紊乱才得以纠正，因此应该根据不同个体临床及实验室结果调整用药量。BT缺乏症患儿往往以严重的神经系统损伤起病，早期应用生物素治疗才能阻止神经系统症状的进展，即便如此，部分患儿仍会遗留神经系统后遗症。

7.医学预测 MCD是一种常染色体隐性遗传的先天代谢性疾病。临床上早发型新生儿期起病，临床表现复杂多样，缺乏特异性，因此，临床遇到不明原因代谢性酸中毒、反复出现的皮肤损害（如顽固性尿布皮炎、湿疹、脱发）、不明原因神经系统症状、不明原因代谢紊乱等，尤其有家族史者，均应该考虑到本病可能，尽早做血尿代谢筛查，若3-羟基异戊酸、3-甲基巴豆酰甘氨酸、甲基柠檬酸及3-羟基丙酸异常增高，血C5-OH显著升高同时伴C4-OH/C2、C5-OH/C8增高提示本病，最后患者的确诊需依赖血清或全血生物素酶测定和（或）基因分析。尽早应用生物素治疗本病可改善预后。

（五）3-甲基戊烯二酸尿症

1.定义 3-甲基戊烯二酸尿症（3-methylglutaconic aciduria，3-MGA），为常染色体隐性或X染色体连锁遗传病。本病发病率很低，临床症状形式多样，基因突变复杂。

2.遗传学、病因学 3-MGA按照基因分型分为6种不同类型，即Ⅰ～Ⅵ型，不同程度影响线粒体功能。2013年被Wortzmann等重新分类为由于亮氨酸降解障碍引起的原发性3-MGA及由于缺陷性磷脂重塑、线粒体膜修复或未知原因引起的继发性3-MGA。

（1）Ⅰ型3-MGA是一种罕见的常染色体隐性遗传的有机酸血症。是由于L-亮氨酸在线粒体分解代谢途径中3-甲基戊烯二酰辅酶A水合酶（3-methylglutaconyl-CoA hydratase，3-MGH）活性缺乏导致患者尿液中3-甲基戊烯二酸（3-methylglutaconic acid，3-MGA）和3-甲基戊二酸（3-methylglutaric acid，3-MG）的排泄增多。

（2）Ⅱ型3-MGA（Barth综合征）是一种X染色体连锁遗传病，是由于*TAZ*基因突变导致所编码的Tafazzin蛋白功能异常。Tafazzin蛋白的磷脂酰基转移酶失活导致心磷脂重构，而心磷脂是线粒体内膜及维持呼吸链活性的重要组成部分。

（3）Ⅲ型3-MGA（Costeff综合征）是一种罕见的神经-眼科综合征，是由于*OPA3*基因突变所致。

（4）Ⅳ型3-MGA是一组异质性疾病，患者表现为间歇性的3-MGA，而没有可识别的缺陷。与酪蛋白水解肽酶B同源物（caseinolytic peptidase B homolog，CLPB）变异相关。

（5）Ⅴ型3-MGA发生于加拿大Dariusleut Hutterite种族个体中，是由*DNAJC19*基因突变导致的。该基因编码的蛋白参与其他蛋白向线粒体内的转运。

（6）Ⅵ型3-MGA伴耳聋、脑病及Leigh样综合征（3-methylglutaconic aciduria with deafness，encephalopathy and Leigh-like syndrome，MEGDEL综合征）属于继发性3-MGA，是由*SERAC1*基因突变所致。*SERAC1*是包含16个外显子、58 777个碱基对的mRNA转录产物。*SERAC1*基因存在于所有真核生物中，并且高度保守，特别是其脂肪酶结构域。*SERAC1*基因突变损害了SERAC1在磷脂重塑中的功能，线粒体膜中改变的心磷脂物质分布可能导致线粒体功能障碍，对线粒体功能和细胞内胆固醇的运输产生影响。

3.临床表现

（1）Ⅰ型3-MGA临床罕见，表现多样，通过扩展新生儿筛查诊断的无症状婴儿，或者表现为进行性神经退行性病变的成人。

（2）Ⅱ型3-MGA又称为Barth综合征，临床表现为心肌病（扩张的孤立性心室心肌致密化不全）、中性粒细胞减少、骨骼肌病和生长延迟。

（3）Ⅲ型3-MGA 又称为Costeff综合征，是一种罕见的神经-眼科综合征，伴有早发的视神经萎缩、神经症状、认知障碍及3-MGA。

（4）Ⅳ型3-MGA 是一组异质性疾病，患者表现为间歇性的3-MGA，表现为白内障、中性粒细胞减少、癫痫和3-MGA。

（5）Ⅴ型3-MGA 是发生于加拿大Dariusleut Hutterite种族个体中，以扩张型心肌病合并共济失调及3-MGA为特征的疾病。

（6）Ⅵ型3-MGA伴耳聋、脑病及Leigh 样综合征（MEGDEL 综合征）以精神运动发育迟缓或精神退化、感音神经性耳聋、痉挛或肌张力障碍及3-MGA排泄增加为主要特征，大多数MEGDEL综合征患儿在新生儿期有低血糖症和脓毒血症样表现，感染源多不明确，并常见新生儿持续性黄疸。患儿在婴幼儿期常出现短暂、严重的临床表现，1岁以内的婴儿常因喂养困难、发育落后引起注意；一些患儿因肝功能损害、胆汁淤积，不明原因的肝炎甚至突发性肝衰竭受到重视；少数出现高乳酸血症。1 ～ 2岁时，神经系统发育异常变得更加明显，患儿出现进行性痉挛，肌张力障碍，导致运动功能倒退或丧失。患儿多无智力损害，一些患儿伴进行性耳聋。

4.辅助检查　尿筛查：尿液中出现大量3-MGA、3-MG，而没有3-羟基-3-甲基戊二酸（3-hydroxy-3-methylglutarate，3H3MG）的增加。

5.诊断　3-MGA根据基因型可分为6型，病变累及中枢神经系统、听神经、眼、心肌、肝脏、血液系统、骨骼肌等部位。具有上述临床表现（如Ⅵ型即MEGDEL综合征表现为神经系统损害、肝病、肌张力障碍、感音神经性耳聋及Leigh样脑病）的不同组合结合尿液中3-MGA和3-MG大量增加而没有3H3MG增高，可临床诊断本病，基因分析有助于确诊本病并进行基因分型。

6.治疗　一般治疗包括低蛋白质饮食，亮氨酸总量每日2g及以下，低蛋白质大米及薯类，水果蔬菜不限量。对症治疗包括解痉、抗癫痫、抗胆碱药物等。如对于进展性痉挛状态，可给予巴氯芬、氯硝西泮改善痉挛，必要时可以给予肉毒素治疗；出现癫痫的患者，可以使用左乙拉西坦、氯硝西泮、拉莫三嗪，同时应避免使用影响线粒体功能的药物如丙戊酸；约50%患者因肌张力障碍导致流涎，必要时给予抗胆碱能药物治疗，严重时给予肉毒素对症治疗。对于吸入性肺炎予以对症支持治疗。

7.医学预测　3-MGA为常染色体隐性或X染色体连锁遗传病。3-MGA按照本病根据基因分Ⅰ～Ⅵ型6型，均不同程度影响线粒体功能。除了Ⅱ型3-MGA（Barth综合征）是一种X染色体连锁遗传病，其他型均为常染色体隐性遗传病。Ⅰ型3-MGA表现为进行性神经退行性病变；Ⅱ型3-MGA表现为心肌病、中性粒细胞减少、骨骼肌病和生长延迟。Ⅲ型MGA（Costeff综合征）是一种罕见的神经-眼科综合征。Ⅳ型3-MGA为间歇性的3-MGA，表现为白内障、中性粒细胞减少、癫痫。Ⅴ型3-MGA仅在加拿大Dariusleut Hutterite种族个体中发现，临床表现为扩张型心肌病合并共济失调及3-MGA。Ⅳ型表现为MEGDEL 综合征，主要以进行性神经系统损害、肝病、肌张力障碍、感音神经性聋和Leigh样脑病为特点。新生儿期有低血糖症、感染源不明的脓毒血症样表现及新生儿持续性黄疸。婴幼儿期常因喂养困难、发育落后引起注意；因此，对于不明原因的脑损害、肝损害患儿，需要尽快行血尿代谢筛查以尽快发现代谢性疾病，若尿液中出现大量3-MGA、3-MG，而没有3H3MG的增加需考虑本病，可行基因检测协诊。对于3-MGA，目前尚无有效治疗办法，治疗予以低蛋白质饮食，亮氨酸总量每日2g以下，对症治疗包括解痉、抗癫痫、抗胆碱药物等。本病预后不良。

（六）乙酰乙酰辅酶A硫解酶缺乏症

1.定义　线粒体乙酰乙酰辅酶A硫解酶缺乏症（acetoacetyl-CoA thiolase deficiency，简称T2缺乏症），又名β-酮硫解酶缺乏症，是一种罕见的常染色体隐性遗传病。1971年由Daum等首次报道，至今报道患者不足100例。

2.遗传学、病因学　致病基因*ACAT1*，全长约27kb，包含12个外显子，位于染色体11q22.3。

3.发病机制　T2缺乏症主要参与异亮氨酸和酮体的代谢，在肝内参与酮体生成，肝外组织参与酮体分解，T2缺乏症的发病机制可能主要与其在酮体代谢中的作用而非异亮氨酸代谢中作用相关。

4.临床表现　T2缺乏症患者通常在生后6～24个月首次出现酸中毒发作，通常长期预后良好。本病诱因包括应激、感染、高蛋白质饮食和饥饿等，在24例提到诱发因素的文献中诱发因素最多为感染。临床出现反复呕吐、呼吸深快、嗜睡的周期性酮症酸中毒症状，亦有无临床症状和首次发作时即出现昏迷甚至死亡的患儿。查体可有肝脾大。

5.辅助检查　典型T2缺乏症患者急性期和稳定期的尿气相色谱质谱分析显示：甲基巴豆酰甘氨酸、2-甲基-3-羟基丁酸和2-甲基乙酰乙酸升高；血串联质谱分析显示：3-羟基异戊酰肉碱（C5-OH）和异戊烯酰肉碱（C5：1）升高。神经影像学检查正常或出现双侧基底节病变、脑萎缩等表现，与异常代谢物堆积有关。

6.诊断　本病婴幼儿起病，出现呕吐、气促、意识改变为特征的的反复酮症酸中毒发作，应注意本病，结合尿筛查甲基巴豆酰甘氨酸、2-甲基-3-羟基丁酸和2-甲基乙酰乙酸升高；血串联质谱分析显示C5-OH和C5：1升高可临床诊断本病。进一步可行基因检测确诊。

7.鉴别诊断　T2缺乏症临床上需要与2-甲基-3-羟基丁酸尿症进行鉴别。2-甲基-3-羟基丁酸尿症是一种罕见的X连锁隐性遗传性疾病，是由于2-甲基-3-羟基丁酰辅酶A脱氢酶缺乏导致的。本病主要累及神经系统，患儿在生长发育的最初几个月，往往表现正常或者存在轻微的发育落后，随后出现明显的精神发育迟滞，尿筛查中乙酰乙酸及其还原产物3-羟基丁酸升高，但是无2-甲基乙酰乙酸升高。由于血尿代谢筛查中2-甲基乙酰乙酸极不稳定且易挥发，因此实验室检出阳性率不高，而2-甲基-3-羟基丁酰辅酶A脱氢酶是催化异亮氨酸代谢的倒数第2步，在未检测出2-甲基乙酰乙酸时，T2缺乏症通过血尿筛查分析是无法与2-甲基-3-羟基丁酸尿症相鉴别。不过本病临床上很少发生代谢性酸中毒，这与T2缺乏症不同，临床医师可通过复查血尿筛查及基因分析协助诊断。

8.治疗　急性期治疗主要为抑制机体酮体产生，包含足够葡萄糖和电解质的液体输注，纠正酸中毒，补充肉碱。补充肉碱有助于酰基CoA的排出。长期治疗包括避免饥饿和感染、限制蛋白质饮食和在发生呕吐或发热时的急性处理，饮食进行轻度或中度蛋白质限制，而非低异亮氨酸饮食。通过这些措施，酮症发作可减少或完全避免。

9.遗传咨询及预后　本病虽然罕见，但反复发生代谢性酸中毒的病例临床并不少见。可能有部分患儿误诊。产前测定羊水细胞或绒膜绒毛细胞中线粒体乙酰乙酰基辅酶A硫解酶活性可以进行产前诊断。也可进行新生儿筛查，早期发现及合理干预，多数预后尚好。

10.医学预测　T2缺乏症为常染色体隐性遗传病。临床表现差异较大，最常见的表现为生长发育障碍，间歇发作的严重代谢性酸中毒，酮症伴呕吐、腹泻。在上呼吸道、胃肠道感染或蛋白质摄入过多后病情加重，甚至发生昏迷。通常在1～2岁首次发病，每隔数月发作。临床医师如果发现婴幼儿期患儿出现不明原因的难以纠正的代谢性酸中毒，或不明原因的意识障碍、昏迷、精神运动或语言发育落后应警惕本病，血尿筛查显示异C5-OH及C5：1异常增高可诊断本病，进一步可行基因检测确诊。及时做血尿代谢筛查可早期诊断和治疗，并对其家族中相关成员同时进行筛查。大多数T2缺乏症患者长期预后良好，多数一生中仅有一次酮症酸中毒发作，并且对积极的纠正酸中毒、补液治疗反应良好，对认知发育影响可能性较小。

（七）丙酸血症

1.定义　丙酸血症（propionic acidemia，PA）是一种常染色体隐性遗传性有机酸血症，是由于丙酰辅酶A羧化酶（propionyl-CoA carboxylase，PCC）活性缺陷导致体内丙酸及其代谢产物前体异常蓄积引起。由Hommes等于1968年首次报道。约100 000例新生儿中有1例会发生PA。

2.遗传学、病因学　PCC是由α和β这2个亚单位组成的α6β6多聚体，α和β的编码基因分别为PCCA基因和PCCB基因。PCCA基因定位于染色体13q32.3，包含24个外显子，编码703个氨基酸；PCCB基因定位于染色体3q22.3，包含15个外显子，编码539个氨基酸。文献报道，PCCA基因已经发现81种突变，PCCB基因已经发现86种突变，突变类型在不同种族人群中存在明显差异。

3.发病机制　丙酸是由丙酰辅酶A分解产生的。而丙酰辅酶A是异亮氨酸、缬氨酸、苏氨酸、蛋氨酸、奇数链脂肪酸、胸腺嘧啶、尿嘧啶和胆固醇的中间代谢产物。当体内PCC缺乏时，此代谢阶段受阻，丙酰辅酶A在体内大量堆积，丙酸及其旁路代谢产物3-羟基丙酸、甲基枸橼酸、丙酰甘氨酸、长链酮体等增多，造成神经系统损害、代谢性酸中毒和低血糖等。此外，肠道细菌可能产生大量的丙酰辅酶A。

PCC定位于线粒体，线粒体丙酰辅酶A蓄积也可以抑制氨甲酰磷酸转移酶、甘氨酸裂解酶和ATP合成，引起高氨血症、高甘氨酸血症等生化异常。

4.临床表现　PA患儿的临床症状主要由上述中间代谢产物引起，以神经系统症状为主，多表现为喂养困难、呕吐、嗜睡、昏迷、代谢性酸中毒和高氨血症等。临床上将PA分为新生儿型和迟发型。新生儿型PA于新生儿期哺乳后发病，出现严重代谢失代偿症状，症状重、死亡率高。有机酸血症在代谢危象期间可能发生全血细胞减少，代谢状态正常后，全血细胞减少通常消退。部分迟发型PA患儿长期无临床表现，但急性感染、手术、长时间禁食等应激情况下可以急性起病；另外部分迟发型PA患儿表现为蛋白质不耐受、发育迟缓、肌张力低下、运动障碍或心肌病等，临床表现较为"隐匿"，容易误诊或漏诊。值得注意的是有1/4～1/2的患者伴有心肌病或心脏传导异常（如

QT$_C$间期延长）；其他临床表现包括胰腺炎、视神经萎缩和与甲基丙二酸血症（MMA）患者相似的面部畸形特征（如高额头、宽鼻梁、内眦赘皮褶，长而光滑的人中及三角形口）。

5. 辅助检查　MS/MS检测技术通过检测新生儿足跟血干血斑中的丙酰肉碱（C3）水平，以及C3水平与乙酰肉碱（C2）水平比值（C3/C2）、C3水平与游离肉碱（C0）水平比值（C3/C0）显著升高，旨在使PA早发现、早治疗。尿筛查：可见大量的丙酸、甲基枸橼酸、3-羟基丙酸、甲基巴豆酰甘氨酸和丙酰甘氨酸升高。可行基因检测协助诊断。

6. 诊断　对于原因不明的呕吐、惊厥、酸中毒、肌张力异常、呼吸困难应考虑到本病，行血气分析、血氨、乳酸、血糖、心肌酶及尿有机酸分析，尿中可见大量的丙酸、甲基枸橼酸、3-羟基丙酸、丙酰甘氨酸升高，血浆酰基肉碱分析C3、C3/C2、C3/C0浓度显著升高，血氨基酸分析血中甘氨酸升高，可临床诊断本病。进一步需要行皮肤成纤维细胞或外周血白细胞PCC活性检测或分子学 *PCCA* 或 *PCCB* 基因检测以明确诊断。

7. 鉴别诊断　由于PA与MMA的血脂酰肉碱谱检测均表现为C3水平偏高，故需要对PA与MMA进行鉴别。PA患者的尿液中可以检测到特异性的3-羟基丙酸，而MMA患者尿液中可以检测到特异性的甲基丙二酸，以此可以对PA与MMA进行区分。

8. 治疗　目前PA缺乏特异性的治疗方法，急性期主要是对症治疗。长期治疗以限制天然蛋白质饮食为主，主要是限制缬氨酸、异亮氨酸、苏氨酸和甲硫氨酸的摄入量，即通常膳食中应加入不含上述氨基酸的混合物，以提供最多1.5g/（kg·d）的总蛋白量。奇数链脂肪酸和多不饱和脂肪的摄入也是受限的。同时辅以左卡尼汀提供肉碱，甲硝唑抑制胃肠道细菌、氨甲酰谷氨酸等药物治疗。目前已对少数经过良好膳食控制仍频繁发生严重代谢失代偿、既往有同胞死亡或有心肌病的患者进行了肝移植。肝移植后，这些患者在没有限制蛋白质膳食仍未发生代谢失代偿，并且心肌病是可逆的。

9. 预后　PA的预后不良。严重受累的PA患者可在新生儿期或随后的代谢失代偿发作时死亡。合并有心肌病的患者死亡率高。幸存者常会发生严重的神经发育障碍，癫痫发作或急性基底节梗死等。

10. 遗传咨询　PA作为罕见的遗传代谢病，已纳入国家出生缺陷三级预防范畴，基因检测除了可以明确诊断，还可以在有先证者发病情况下，对家族内尚未发病的症状前患者做出诊断，对于防治PA患者病情发展具有重要意义，同时，还可以在患儿家属二次生育时予以产前指导，通过产前诊断以避免PA患儿的出生。对有家族史的孕妇的胎儿测定所培养的羊水细胞或绒毛膜绒毛细胞的酶活性，或测定羊水中的甲基枸橼酸或丙酰肉碱有助于产前诊断。

11. 医学预测　PA是一种常染色体隐性遗传性有机酸血症。新生儿起病的PA多表现为喂养困难、呕吐、嗜睡、昏迷、代谢性酸中毒和高氨血症等，起病早，症状重，死亡率高。部分迟发型PA患儿长期无临床表现，但在急性感染、手术、长时间禁食等应激情况下可以急性起病；另外，部分迟发型PA患儿表现为蛋白不耐受、发育迟缓、肌张力低下、运动障碍或心肌病等。临床发现患儿喂养困难、出现不明原因的酸中毒及神经系统异常的患儿，应尽快行血尿代谢筛查，当尿液中检测到特异性的3-羟基丙酸，血中的C3浓度升高、C3/C2和C3/C0值增高时，可临床诊断本病，进一步需行酶学分析和

（或）基因分析确诊。治疗主要是限制缬氨酸、异亮氨酸、苏氨酸和甲硫氨酸的摄入量，并辅以左卡尼汀、甲硝唑、氨甲酰谷氨酸等药物治疗，必要时可行肝移植治疗。丙酸血症预后不良，严重受累的PA患者可在新生儿期或随后的代谢失代偿发作时死亡，幸存者多遗留有严重的神经发育障碍，癫痫发作等。

（八）甲基丙二酸血症

见第21章第三节。

（九）3-羟基-3-甲基戊二酸尿症

1.定义　3-羟基-3-甲基戊二酸尿症（3-hydroxy-3-methylglutaric aciduria，HMG）又称3-羟基-3-甲基戊二酰辅酶A裂解酶缺陷症（3-hydroxy-3-methylglutaryl coenzyme A lyase deficiency，HLD），是一种罕见的常染色体隐性遗传病，线粒体3-羟基-3-甲基戊二酰辅酶A（HMG-CoA）裂解酶缺陷所致。自1976年首例报道，HLD发病率＜1/1 000 000，具有人群特异性，在沙特阿拉伯和伊比利亚半岛（葡萄牙和西班牙）发病率相对较高。

2.遗传学、病因学　3-羟基-3-甲基戊二酰辅酶A裂解酶（3-hydroxy-3-methylglutaryl coenzyme A lyase，HMG-CoA裂解酶，简称HL）是由HMGCL基因编码，位于常染色体1q36.1上，基因全长25kb，有9个外显子，编码298个氨基酸。目前已报道40余种致病突变和3个多态性位点，尚未发现基因型与表型的关系。已报道的致病突变主要是错义突变，其次是缺失突变、剪切突变、无义突变和插入突变。其中c.122G＞A，p.R41Q与c.109G＞T，p.E37X分别为沙特阿拉伯和伊比利亚半岛的热点突变。近年来日本、我国大陆和台湾也相继有病例报道，均发现IVS3＋1的点突变，可能为亚洲人的热点突变位点。在mRNA转录过程中，IVS3＋1G＞A和IVS3＋1 delG突变均导致外显子3跳跃，从而导致p.Asn49～p.Gln84位点36个氨基酸缺失，HL的酶活性下降至正常的1.5%。

3.发病机制　HL主要存在于线粒体基质，催化HMG-CoA裂解生成乙酰乙酸和乙酰辅酶A，是亮氨酸代谢和脂肪酸氧化的关键酶。HLD导致亮氨酸代谢和酮体生成障碍，造成多种亮氨酸代谢产物堆积和酮体生成不足，出现反复发作的代谢性酸中毒、高氨血症和非酮症性低血糖。

4.临床表现　HLD多在1岁内发病，常由饥饿或疾病诱发。晚发型在婴幼儿或儿童晚期出现临床症状，少数在成年期发病。急性发作期主要表现为呕吐、肌张力减退、嗜睡和呼吸暂停，严重者出现昏迷，临床表现与Reye综合征相似，易误诊。部分患者可伴巨颅、小头畸形、发育落后，或伴心律失常的扩张性心肌病。

5.辅助检查　急性期实验室检查发现患者存在代谢性酸中毒、低血糖，高氨血症。肝功能指标异常，如凝血功能异常，丙氨酸氨基转移酶或天冬氨酸氨基转移酶升高，胆红素升高等。HLD患者尿有机酸检测可发现3-羟基异戊酸、3-甲基戊二酸、3-甲基戊烯二酸和3-羟基-3-甲基戊二酸等代谢产物的水平升高，部分急性发作期的患者，尿中戊二酸、己二酸、3-甲基巴豆酰甘氨酸水平也升高。HLD患者头颅MRI可呈现颅内异常信号，多为脑白质病变。

6.诊断和鉴别诊断　HLD临床急性发作期常表现为呕吐、嗜睡、肌张力减低、低血糖、代谢性酸中毒、高血氨，尿有机酸检查显示3-羟基异戊酸、3-甲基戊烯二酸、3-甲基戊二酸、3-羟基-3-甲基戊二酸升高，可临床拟诊本病，但这种特征性升高3-羟基-3-甲基戊二酸峰也可以出现在氨甲酰磷酸合成酶缺陷或类Leigh病的患者中。因此，尿有机酸检测分析可以有利于早期筛查HLD，但确诊需要通过直接测定组织中HL的酶活性，或者*HMGCL*基因检测发现致病突变从而在分子水平诊断HLD。

7.治疗　HLD急性发作期主要给予对症治疗，纠正低血糖和代谢性酸中毒。维持治疗需限制蛋白质（低亮氨酸）和限制脂肪饮食，避免疾病或饥饿状态等代谢应激状态，补充肉碱以促进体内有毒代谢产物排泄。

8.医学预测　HLD是一种罕见的常染色体隐性遗传病。本病多在1岁内发病，常由饥饿或疾病诱发。晚发型在婴幼儿或儿童晚期出现临床症状，少数在成年期发病。当患儿出现急性发作表现时，如呕吐、肌张力减退、嗜睡和呼吸暂停，甚至昏迷时，应考虑到氨基酸代谢病的可能，查体要关注是否存在巨颅、小头畸形、发育落后或心律失常、心脏扩大等表现。行血气分析、血生化看是否存在代谢性酸中毒、低血糖，高氨血症，进一步尿有机酸检测若尿中3-羟基异戊酸、3-甲基戊二酸、3-甲基戊烯二酸和3-羟基-3-甲基戊二酸等代谢产物的水平升高可临床诊断本病，确诊需要测定组织中HL的酶活性，或基因检测*HMGCL*是否存在致病性突变。治疗原则是急性期给予对症治疗，维持治疗需限制蛋白质和脂肪摄入，避免疾病或饥饿状态等代谢应激状态，补充肉碱。本病患者存在脑白质病变，建议对病情稳定或缓解期的HLD患儿进行头颅MRI。患儿也可出现心脏结构和功能的异常，定期行心脏彩超监测心脏结构与功能也是十分必要的。HLD患儿病死率约为20%，但部分未出现并发症的患者，起病1年后临床症状可以改善，甚至成年后缓解。

四、赖氨酸代谢异常

赖氨酸是人体的必需氨基酸，在大多数天然食物中含量较高，由食物摄入的赖氨酸除了用于合成蛋白质外，过量部分在经过脱氨作用后进入三羧酸循环、进一步降解提供热量。体内的赖氨酸包括L-赖氨酸和D-赖氨酸。赖氨酸有两条降解途径，酵母氨酸途径是主要的降解途径，它使L-赖氨酸转氨基后再脱羧基转变为戊二酰辅酶A、巴豆酰辅酶A，最后氧化成乙酰辅酶A进入三羧酸循环；L-赖氨酸的次要降解途径是哌可酸途径，同时它也是人体内D-赖氨酸主要的降解途径。它们转变为哌可酸后进一步被氧化成氨基己二酸半醛后参与酵母氨酸途径。赖氨酸、羟赖氨酸和色氨酸的分解代谢，共同经α-酮己二酸进入三羧酸循环，此过程中发生的代谢异常统称为赖氨酸代谢异常，包括戊二酸尿症I型、α-酮己二酸尿症、酵母氨酸尿症和羟赖氨酸尿症，下面对戊二酸尿症I型进行描述。

戊二酸尿症I型

1.定义　戊二酸尿症I型（glutaric aciduria type I，GA-I）又称戊二酰辅酶A脱氢酶（glutaryl-CoA dehydrogenase，GCDH）缺乏症，是一种少见的常染色体隐性遗传病。临床主要表现为大头畸形、进行性肌张力异常和运动障碍。国外最新报道新生儿患病率约为1/100 000，国外报道其患病率从1/40 000到1/100 000不等。

2.遗传学、病因学　1974年Goodman首次报道了GA-I，1994年Greenberg将该病的基因*GCDH*定位于19p13.2。国外已报道患者400余例，*GCDH*基因的突变达110多种，绝大部分为错义突变。在不同种族和地区的GA-I患者可能存在不同的热点突变。在美国宾夕法尼亚州的Amish人中存在热点突变c.1296C＞T。而在高加索人中，R402W突变具有较高的发生频率。目前亚洲人中尚缺乏大样本的研究结果，国内研究报道中推测c.533G＞A和IVS10-2A＞C目前只见于中国人中，我国台湾及香港的报道中推测IVS10-2A＞C可能为中国人的热点突变。

3.发病机制　GA-I由核黄素依赖性GCDH缺乏引起的，该酶是一种线粒体酶，在赖氨酸、羟赖氨酸及色氨酸的分解代谢途径中促使戊二酰辅酶A转换为巴豆酰辅酶A。GCDH缺陷致赖氨酸、羟赖氨酸和色氨酸代谢受阻而致戊二酸、3-羟基戊二酸、戊烯二酸在组织和体液中蓄积，尤其在脑组织中浓度比其他组织中高数倍。研究表明该类代谢累积物在中枢神经系统内源性生成且不易通过血脑屏障而在脑内积聚。异常代谢累积物致神经毒性机制主要集中在兴奋性损伤、能量代谢受损和氧化应激三大方面。此外，胶质细胞活化、血管损伤、炎症因子等亦协同参与神经损伤。具体损伤机制尚存在争议。

4.临床表现　90%的患者在婴幼儿期发病，GA-I在遗传基因及临床方面均表现为明显的异质性，其余约10%的患者仅有轻微症状或无症状。临床可分为婴幼儿型和成人晚发型。

（1）婴幼儿型：患者多于出生后发病，最初表现为出生后头围在短时间内增长迅速，及发育里程碑延迟等，大头畸形为GA-I的常见特征。之后出现肌张力低下、进行性肌张力障碍及震颤等锥体外系的表现。患儿常因轻微感染、饮食不当、免疫接种及外科手术等刺激而诱发急性脑病，临床可表现为头痛、恶心、呕吐、癫痫发作甚至昏迷等，导致急性纹状体损伤和肌张力障碍。同时可有痉挛性瘫痪、惊厥发作、酸中毒和高氨血症等，患者多遗留严重的运动障碍。

（2）成年人晚型：罕有报道，其临床表现多为非特异性的，如头痛、视力下降、运动障碍、认知损害等，症状相对轻微。很容易误诊、漏诊，所以成人确诊的病例非常罕见，目前文献报道的成年GA-I仅有10余例，发病年龄一般小于40岁。

5.辅助检查

（1）血尿代谢筛查：尿筛查显示尿中戊二酸、3-羟基戊二酸水平升高。酮症发作时，戊烯二酸和二羧酸的排泄可能比3-羟基戊二酸的排泄更显著。血酰基肉碱谱显示戊二酰肉碱（glutarylcarnitine，C5DC）的血浆浓度升高，而肉碱水平较低。

（2）脑部MRI：GA-I患者脑部典型表现为脑深部灰质核团基底节及中央白质区对称性异常信号，常伴额颞叶脑萎缩、外侧裂增宽、硬膜下积液或积血。在国外成人报道中，大脑外侧裂增宽出现率最高，其次是双侧基底节区和脑白质病变。基底节区病变DWI图像多表现为高信号，与急性脑梗死DWI高信号相似，但GA-I患者DWI高信号呈双侧对称性病变，且持续时间较长。而脑梗死仅于急性期出现，且多为中老年人。GA-I出现硬膜下积液表现，可能与额颞叶脑萎缩导致桥静脉过度牵扯及血管脆性增加导致轻微创伤后的出血有关。而国内报道成人患者的头颅MRI表现为弥漫性脑萎缩和双侧颞叶前部蛛网膜囊肿。

（3）磁共振波谱检查：显示 N-乙酰天冬氨酸/肌酸（NAA/Cr）值下降，胆碱/肌酸（Cho/Cr）值升高，NAA/Cr值下降提示神经元缺失和神经元功能障碍，Cho/Cr值升高，提示为脱髓鞘病变。

（4）脑组织活检：国内姚生等在GA-I患者中行额叶深部病变脑白质活检病理显示为空泡样的海绵状变性，其空泡结构比较规则，空泡周围的髓鞘也未见到肿胀，与皮质纹状体脊髓变性（CJD）及线粒体脑肌病的海绵状变性不同。

6.诊断　患儿很少在新生儿期发病，多在出生后1年内或之后发生代谢失代偿（伴酮症酸中毒、高氨血症、低血糖和脑病），常伴有感染和发热。此外，可出现肌张力障碍所致的运动障碍，包括口面部的运动障碍，导致喂养困难。血尿代谢筛查显示尿中戊二酸、3-羟基戊二酸升高，血中C5DC升高可临床诊断本病。确诊依赖于检测到白细胞及成纤维细胞中GCDH的活性缺乏或 $GCDH$ 基因发生致病性突变。戊二酸尿症的诊断主要依靠尿有机酸的代谢筛查，但患者尿有机酸水平有时可表现正常，因此，临床怀疑戊二酸尿症时应进行多次尿有机酸代谢筛查协助诊断。

7.治疗　需要饮食控制和药物治疗，尽量避免赖氨酸和色氨酸的摄入，通常在6岁之前，低蛋白质膳食应加入不含色氨酸及赖氨酸的氨基酸混合物。其次辅以维生素 B_2 及左旋肉碱治疗，核黄素是GCDH的辅因子，核黄素的剂量为100～300mg/d；左卡尼汀100～200mg/（kg·d）静脉给药，或100～300mg/（kg·d）分3次口服；同时若出现肌张力障碍可给予巴氯芬缓解肌张力。经过上述治疗大部分患者症状得以改善。该病的治疗效果与治疗时机有关，因此及早诊断和治疗非常重要。

8.医学预测　GA-I是一种少见的常染色体隐性遗传病。临床可分为婴幼儿型和成人晚发型。对于婴幼儿型，当临床遇到大运动发育迟缓、肌张力低下和震颤等婴幼儿，尤其是头围增大者均应注意本病，行血尿筛查，若尿中戊二酸、3-羟基戊二酸升高，血中C5DC升高可考虑本病，确诊可行酶活性测定和基因检测，患者可见GCDH活性降低或 $GCDH$ 基因复合杂合或纯合突变。患者多遗留严重的运动障碍，但通常认知功能是正常的。治疗上需要饮食控制和药物治疗，通常在6岁之前低蛋白质膳食中应加入不含色氨酸及赖氨酸的氨基酸混合物，辅以维生素 B_2 及左旋肉碱治疗。肌张力障碍时给与巴氯芬缓解肌张力。GA-I患儿自然病程会发展为脑萎缩，发育迟缓和锥体束征阳性（亢进的深腱反射、痉挛张力及跖伸肌反应）。神经影像学检查通常显示脑外积液、额颞区萎缩及脑白质弥漫性低密度。通过膳食治疗，这些症状可能会改善。如果初始诊断时用左卡尼汀和低蛋白质膳食治疗，发疾病期间避免了代谢失代偿发作，GAI的儿童可正常发育。

五、含硫氨基酸代谢异常

化学结构中含有硫元素的氨基酸称为含硫氨基酸，主要包括同型半胱氨酸（homocysteine）和甲硫氨酸（methioine），以及这两种氨基酸的代谢衍生物。同型半胱氨酸和甲硫氨酸代谢障碍统称为含硫氨基酸代谢异常。其中16步酶催化反应中的8种酶缺陷病已经明确，大致分为3类。

（一）高甲硫氨酸血症（hypermethioninemia）

为甲硫氨酸腺苷转移酶缺乏所致，属于常染色体隐性遗传病，临床上大多无症状，诊断依靠血中甲硫氨酸增高、尿中同型胱氨酸正常。

（二）同型胱氨酸尿症（homocystinuria）

见第21章第三节。

（三）胱硫醚尿症（cystathinionuria）

为δ-胱硫醚酶和胱硫醚δ-裂解酶缺乏所致，属于常染色体隐性遗传病。多为无症状型，个别患者有精神发育迟滞、痉挛表现，尿中胱硫醚升高可诊断本病。按照对维生素B_6的反应性分为维生素B_6依赖型和非依赖型，前者维生素B_6使用后尿中胱硫醚浓度可正常。

六、非酮症性高甘氨酸血症

高甘氨酸血症是以血中甘氨酸浓度明显升高为主要特征的代谢性疾病，分为伴酮症性高甘氨酸血症和非酮症性高甘氨酸血症。伴酮症性高甘氨酸血症是由于一些有机酸血症引起的继发性高甘氨酸血症。非酮症性高甘氨酸血症为遗传代谢性疾病，下面对本病进行详细描述。

1.定义、发病率　非酮症性高甘氨酸血症（nonketotic hyperglycemia，NKH）为甘氨酸裂解酶系统（glycine cleavage system，GCS）功能异常导致的，为常染色体隐性遗传病，常在新生儿期发病。NKH属罕见遗传代谢病，全世界发病率约1/250 000，芬兰发病率较高，为1/55 000。据不完全统计，我国台湾地区2000～2013年NKH的发病率约为7.2/100 000。但我国大陆地区发病率尚无统计数据。

2.遗传学、病因学　甘氨酸分解主要通过GCS进行，此系统是由P、H、T、L蛋白构成的含有4个多肽的复合物，位于线粒体内层膜，在肝、肾、脑和胎盘中的线粒体表达。甘氨酸首先在P和H蛋白作用下进行脱羧生成CO_2，然后由T蛋白分解其氨基生成NH_3，并将其α碳原子转移至四氢叶酸生成5，10-甲基四氢叶酸，最后由L蛋白将H蛋白还原成二硫化物状态。

GCS遗传缺陷造成NKH，以P蛋白缺陷最为多见。P蛋白仅在脑、肾、肝中表达。其中约80%是由于编码GCS中的P蛋白即甘氨酸脱羧酶（glycine decarboxylase，GLDC）的GLDC基因突变所致。此基因位于9p24.1，含25个外显子。

3.病因及发病机制　甘氨酸是人体内分子结构最简单的生糖氨基酸，在人体合成代谢中具有重要作用。甘氨酸参与合成嘌呤类、谷胱甘肽、肌酸、δ-氨基-γ-酮戊酸、乙醛酸和丝氨酸等物质。它也是人体内含量极多的胶原、弹性蛋白和胶蛋白等结构蛋白的主要组成氨基酸。此外，甘氨酸具有对各种物质的解毒功能，甘氨酸与苯甲酸盐形成马尿酸、与水杨酸盐形成水杨酸尿而随尿排出，与胆碱结合成酸性甘氨胆酸盐排入胆汁。异戊酸血症患儿体内甘氨酸与异戊酸形成大量异戊酰甘氨酸，中链酰基辅酶A脱氢酶缺乏时形成大量苯丙酰甘氨酸，均有助于排出累积在体内的有毒代谢物。甘氨酸与丝氨酸在丝氨酸羟甲基酶的作用下可以相互转换，在饥饿状态下，甘氨酸是生成丙酮酸的重要来源。

甘氨酸在脑内作为兴奋性神经递质通过 N-甲基-D-天冬氨酸型（NMDA）谷氨酸受体、α-氨基-3-羟-5-甲基-4-异噁唑丙酸（AMPA）受体和促代谢性谷氨酸受体等三者发挥作用。其中NMDA型谷氨酸受体与神经系统功能发育关系密切，但当甘氨酸在脑中累积时会造成神经系统发育障碍、脑功能受损。

4.临床表现　NKH根据发病时间临床上分3种类型。新生儿型、非典型性和暂时型。

（1）新生儿型：生后48小时内2/3患儿出现嗜睡、肌张力减低，拒食，常见眼球不自主游动和间隙性眼肌麻痹。腱反射亢进，逐渐出现昏迷、肌阵挛性抽动、呃逆、呼吸暂停等。血中甘氨酸升高，脑脊液中甘氨酸浓度常高出正常水平15～30倍，当脑脊液和血中的甘氨酸比值＞0.08，即可诊断本病。该型约30%患儿在新生儿期死亡，而大部分患儿在1岁内死亡，幸存者多存在严重脑发育障碍。

（2）非典型性：包括出生后6个月发病的婴儿型和2～33岁发病的晚发型，轻度智能低下、进行性痉挛性瘫痪，视神经萎缩为主，也可出现癫痫、舞蹈手足徐动症等。

（3）暂时型：临床表现同新生儿型，但发病2～8周后消失，血浆甘氨酸水平恢复正常，可能与少数新生儿肝和脑的GCS不成熟有关。

5.诊断　诊断标准包括新生儿型临床出现新生儿期神经系统症状，测定血浆和脑脊液甘氨酸浓度增高，脑脊液与血清甘氨酸比值＞0.08，无酮症酸血症，尿中有机酸正常。基因检测GLDC可见致病突变。

6.鉴别诊断　可造成血中甘氨酸浓度增高的疾病有：丙酸血症、甲基丙二酸血症、异戊酸血症和β-酮硫解酶缺乏症。但脑和脑脊液中的甘氨酸水平正常。D-甘油酸血症其血、尿、和脑脊液中甘氨酸都增高，但尿液中排出大量的D-甘油酸可以鉴别且本病极罕见。服用丙戊酸时，会干扰肝脏GCS而导致血中甘氨酸水平升高。正常新生儿、早产儿肾脏转运甘氨酸能力不完善，可引起一过性高甘氨酸尿症。

7.治疗　低或无甘氨酸饮食，可降低血、尿中的甘氨酸含量，但不能改善神经系统发育状况和减少癫痫。地西泮、苯甲酸盐和叶酸对本病有一定效果，地西泮可增强GABA抑制过程，苯甲酸可与甘氨酸结合成马尿酸排出体外。合并使用右美沙芬和苯甲酸盐，较大剂量可改善神经系统发育状况和抑制癫痫发作，但有待进一步验证。

这些药物可改善患儿的症状，使之清醒并恢复自主呼吸。但由于该病本身临床表现多样，而且各种研究中药物剂量不同，所以很难评估这些药物对远期预后的影响。也有研究者认为这些药物虽可有效降低甘氨酸水平从而控制某些神经系统症状，但NKH患儿的脑损伤可能在出生前就已形成，存活患儿依旧有严重的神经系统后遗症。

8.产前诊断　可通过检测绒毛中GCS活性或者羊水中甘氨酸与丝氨酸的比值，判断胎儿是否可能患有NKH。

9.医学预测　非酮症性高甘氨酸血症为罕见的常染色体隐性遗传病。患儿常在新生儿期发病，临床上若见到新生儿出生后48小时内出现嗜睡、肌张力减低，拒食，特别是眼球不自主游动和间隙性眼肌麻痹，应注意本病可能。若病情进展会出现腱反射亢进，逐渐昏迷、肌阵挛性抽动、呃逆、呼吸暂停等。非典型性包括婴儿型和晚发型，存在轻度智能低下、进行性痉挛性瘫痪，视神经萎缩为主，也可出现癫痫、舞蹈手足徐动症等。本病必须同时测定脑脊液和血浆中的甘氨酸含量，并计算其比值来确诊。测定结果显示血浆和脑脊液甘氨酸浓度增高，脑脊液与血清甘氨酸比值＞0.08，无酮症酸血症，尿中有机酸正常。基因检测提示 GLDC 基因可见致病突变。治疗采取低或无甘氨酸饮食，虽可降低血、尿中的甘氨酸含量，但不能改善神经系统发育状况和减少癫痫。地西泮、苯甲酸盐和叶酸对本病有一定效果，但对远期预后的影响尚不明确。本病为罕见病，预后不佳，因此在临床工作中，如果发现新生儿出现反应低下、嗜睡、肌张力减低、呕吐、惊厥、呃逆或呼吸暂停等症状时要考虑遗传代谢性疾病的可能，及早进行血、尿筛查及基因检测等一系列相关检查有利于尽快诊断和治疗。

第二节　遗传性白质脑病

一、总论

遗传性白质脑病（genetic leukoencephalopathy），又称脑白质营养不良（leukodystrophy）。是累及中枢神经系统白质的一组进展性遗传病。根据其病理改变可以分为三类：异常髓鞘化，髓鞘化低下和海绵状变性。异常髓鞘化是指髓鞘形成异常，髓鞘化低下是指髓鞘生成减少，海绵状变性是指髓鞘囊性变性。其病理的基本特点是中枢白质的髓鞘发育异常或弥漫性损害。本组疾病共同的临床特点包括智力运动倒退、视听损害、惊厥少见或在病程晚期方才出现。常见的遗传性白质脑病病理分类及遗传缺陷见（表28-1）。还有一些神经遗传病，除了脑白质受累外，还可以累及肌肉、骨骼、眼、肝肾等器官，需要与遗传性白质脑病进行鉴别，具体见表28-2。

表28-1　常见的遗传性白质脑病病理分类及遗传缺陷

	脑白质病理改变	疾病名称	受累蛋白和（或）基因（染色体定位）
1	异常髓鞘化	肾上腺脑白质营养不良（X-ALD）	肾上腺脑白质营养不良蛋白（ALDP），ABCD1（Xq28）
		球形细胞脑白质营养不良（GLD）	半乳糖脑苷脂-β-半乳糖苷酶（GALC），GALC（14q21—q31）
		异染性脑白质营养不良（MLD）	芳香硫酯酶A（ASA），ARSA（22q13.31）
			SAP-B蛋白，PSAP（10q22.1）
2	髓鞘化低下	佩梅病（PMD）	蛋白脂蛋白1，PLP1（Xq22）
		佩梅样病（PMLD）	缝隙连接蛋白a12，JGA12（1q41）
		亚历山大病（AD）	胶质细胞纤维酸性蛋白，GFAP（11q13）
		白质消融性白质脑病（VWM）	真核细胞翻译启动因子2B，EIF2B1（Chr.12），EIF2B2（14q24），EIF2B3（1p34.1），EIF2B4（2p23.3），EIF2B5（3q27）
3	髓鞘囊性变性	Canavan病（CD）	天冬氨酸酰基转移酶；ASPA（17pter-p13）
		伴皮质下囊肿的巨脑性白质脑病（MLC）	MLC1（22q13.33）GlialCAM（11q24.2）

SAP-B，神经鞘脂激活蛋白B

表28-2 遗传性白质脑病的鉴别诊断（累及白质的神经遗传病）

	累及白质部位	临床或影像特点	疾病名称
1	伴皮质下白质（U型纤维）受累	头围增大	1. 亚历山大病 2. Canavan病 3. 伴皮质下囊肿的巨脑性白质脑病
		头围正常或头围小	1. 白质消融性白质脑病（少数可有头围增大） 2. 佩梅病 3. 佩梅样病 4. 半乳糖血症 5. Kearns-Sayre综合征
2	皮质下白质（U型纤维）不受累	伴丘脑和（或）基底节受累	1. Krabbe病（球形脑白质营养不良） 2. X连锁肾上腺脑白质营养不良 3. 枫糖尿症 4. Leigh综合征、MELAS
		不伴丘脑和（或）基底节受累	1. 异染性脑白质营养不良 2. 黏多糖病 3. 眼脑肾综合征（Lowe综合征）
3	深部白质受累	伴肢体肌肉萎缩，无力	先天性肌营养不良

MELAS，线粒体脑病乳酸酸中毒率中样发作

还有一些患儿由于围生期缺氧、早产、炎症性脱髓鞘等造成获得性脑白质异常需要与遗传性白质脑病相鉴别，如缺氧缺血性脑损伤、脑室旁白质软化（periventricular leukomalacia，PVL）、急性播散性脑脊髓膜炎（ADEM）acute disseminated和多发性硬化（MS）multple sclerosis。这些患儿常有生后窒息史、疫苗接种史、感染史等，影像学上脑白质病灶多不对称可与遗传性白质脑病进行鉴别。

二、X连锁肾上腺脑白质营养不良

见本章第三节 过氧化物酶体病中三（一）。

三、异染性脑白质营养不良

（一）定义

异染性脑白质营养不良（metachromatic leukodystrophy，MLD））又称异染性白质脑病。是一种较常见的常染色体隐性遗传性脑白质营养不良，是常见的溶酶体病之一。因病理检查时脑白质中异常沉积的脑硫脂颗粒和蓝色的染料作用后变为红色的异染性颗粒而得名。在北欧和北美，MLD患病率为1/100 000～1/40 000。中国尚无该病统计发病率的报道。

（二）遗传学、病因学

由于芳基硫酸酯酶A（arylsulphatase A，ARSA）缺陷或神经鞘脂激活蛋白B

（sphingolipid activator protein B，SAP-B，saposin B）即脑硫脂激活蛋白的缺陷，使溶酶体内脑硫脂水解受阻，而沉积在中枢神经系统的白质、周围神经及肾、胆囊、肝等内脏组织，引起脑白质、周围神经脱髓鞘。

*ARSA*基因定位于22q13.31，共包含8个外显子，编码507个氨基酸。人类基因突变数据库（Human Gene Mutation Database，HGMD）已发现217种*ARSA*突变，其中多数是单发的，包括错义变异、缺失移码变异、剪切位点变异等，它们分布在第1～3和第8外显子内，大部分为错义变异。欧美报道最常见的热点致病突变有8种，分别是R84Q、S96F、459＋1G＞A、I179S、A212V、1204＋1G＞A、P462L和1401del111bp。晚期婴儿型患儿最常见的变异为c.465＋1G＞A青少年型或成人型最常见的为c.1283C＞T。日本人报道P.99G＞R最常见，中国人因报道样本数少尚未得出热点突变谱。除了*ARSA*基因突变，也有报道*PSAP*基因突变导致SAP-B蛋白缺陷引起MLD，但非常少见。

*ARSA*基因突变使ARSA合成速度、稳定性降低，进而使其催化活性减弱。*SAP-B*基因突变导致其结构改变，使其稳定性降低、功能几乎完全丧失。两者均可导致溶酶体内脑硫脂水解障碍，产生神经组织脱髓鞘病变。

（三）病理生理

病变可累及脑白质、周围神经、肾脏集合管、肝管、胆囊、视网膜节细胞及小脑、脑干、基底节的一些神经核，以脑白质和肾脏集合管受累最重。大脑外观可有轻度萎缩，脑白质呈灰暗色，与灰质分界较清楚，其余脏器肉眼无异常。光镜下脑白质和周围神经有脱髓鞘现象，并见大量吞噬细胞；石蜡切片可见过碘酸－席夫染色阳性物质；冰冻切片用碱性染料甲苯胺蓝染色时，可见不显示紫蓝色而呈棕红色的异染物质（脑硫脂），MLD即由此得名。电镜下异染物质主要沉积在少突胶质细胞、星形细胞、施万细胞及肾脏集合管内皮细胞，呈人字形或蜂窝状板层结构。

（四）临床表现

临床表现为共济失调、智力下降、四肢瘫痪、周围神经病、癫痫及精神症状等。MLD通常按发病年龄及病情的严重程度分以下三型：晚婴型、青少年型、成人型。

1.晚婴型　最常见，占50%～60%，病情也最重，患儿出生时正常，有一段正常生长发育过程，多在于6月龄至2岁起病，14～16个月出现进行性行走困难、膝过伸，走路跌倒，随后出现双下肢轻瘫，查体肌张力降低、腱反射减弱；经数月至1年后出现双下肢强直，锥体束征阳性，可有麻痹性斜视或眼震颤，但视力正常。随着病情的进展出现失用性肌萎缩、四肢痉挛性瘫痪、有听源性肌阵挛或全身性强直阵挛性癫痫发作，对外界反应逐渐减少，视力减退，约1/3患儿有视神经萎缩、失语等。疾病后期患儿呈去皮质强直体位，发作性肌阵挛和抽搐。病情常进行性发展，一般在5岁前死亡。

2.青少年型　发病年龄于3～16岁起病，占20%～30%。初期为共济失调，查体可见马蹄内翻足，智力低下、感情淡漠。晚期出现痴呆、部分性癫痫发作、视神经萎缩、四肢瘫痪等。年龄小者以周围神经受累较重，年龄大者以学习、行为障碍为主。病情进展可以缓慢或迅速。最终患儿可失明，但常可维持听力。

3. 成人型　17岁及以上发病，占10%～20%。常以精神症状首发，运动障碍和姿势异常出现较晚，易误诊为精神分裂症，可伴有周围神经受累，也可仅有周围神经受累。

周围神经病见于MLD所有亚型，可能为起病特征，尤其是在晚期婴儿型中。本病常见胆囊受累，表现为胆囊增生性息肉，并发胆囊癌发生风险很可能增加。

研究发现，晚发型MLD中，包括青少年后期及成年期起病的MLD，基因型与表型相关。携带ARSA P426L纯合突变的患者一般表现为进行性步态障碍（痉挛性下肢轻瘫或小脑性共济失调），而智能障碍在后期表现明显。而携带ARSA I179S复合杂合突变的患者表现为精神分裂症样行为异常、社交障碍和智力下降，但少见运动障碍。

（五）辅助检查

1. 影像学检查

（1）脑CT：可在病灶部位发现低密度影。

（2）脑MRI：表现为脑室周围及皮质下白质广泛的对称性的改变，在T_1WI为低信号、T_2WI为高信号，通常自双侧额叶向后发展，注入造影剂后，病灶无强化。在症状早期即有很明显的改变，但无U形纤维及小脑受累。后期可累及小脑及U形纤维，并有脑室扩大和脑皮质萎缩。

（3）单光子发射计算机体层摄影术（single photon emission computed tomography，SPECT）：在脑MRI有异常表现前1年即可发现病灶部位脑血流量降低，因此可用于早期诊断。

（4）磁共振波谱（magnetic resonance spectroscopy，MRS）：可以反映MLD脑内异常病理及生化改变，MRS能够在MLD脑组织结构改变之前发现生化代谢的异常，敏感性较好，对于MLD的早期诊断有积极的意义。

（5）超声检查：本病也可累及患者的肾、胆囊、肝等，胆囊超声的异常可作为本病辅助的临床诊断，与其他类型的脑白质营养不良相鉴别。

2. 酶活性测定　检测血白细胞及皮肤成纤维细胞中ARSA活性降低至正常人的5%～10%可确诊本病，杂合子中度下降。但是，当ARSA活性正常而影像学检查又支持MLD时，可能是由于SAP-B蛋白缺乏所致。此外，健康人中约1%可出现ARSA活性明显降低至MLD患者水平，而无临床表现及影像学异常，称为ARSA假性缺乏（ARSA pseudodeficiency，ARSA-PD）。

3. 基因突变检测　*ARSA*基因和*SAP-B*基因突变检测多用于鉴别携带者及产前诊断，并可鉴别患者基因型为基因治疗提供依据。基因检测联合ARSA活性、SAP-B蛋白测定可以确保产前诊断。

4. 尿脑硫脂测定　尿沉渣发现大量异染颗粒升高10～100倍可初步诊断，并可作为鉴别ARSA-PD的辅助方法。

5. 末梢神经活检　对于影像学支持，但临床表现和生化检查不符合的患者，可考虑腓神经活检，如果找到许旺细胞（Schwann cell）中的脑硫脂贮积物，即可明确诊断。

6. 其他检查　MLD患者脑脊液蛋白多数大于1.0g/L，周围神经传导速度减慢，脑干诱发电位潜伏期延长，脑电图示弥漫性慢波。杂合子尽管无临床症状，但可有神经电生理的改变。脑组织、肾脏、肝管、胆囊活检，电镜下发现异染性呈特异性的人字形和蜂窝状结构物质（脑硫脂），可确诊本病。

（六）诊断

对于晚婴型患儿，出现进行性运动倒退，智力降低，癫痫等症状，头颅MRI显示脑室旁白质对称性病变，典型者可呈"豹纹状"白质改变，同时伴有脑室进行性扩大和轻度脑萎缩。外周血白细胞中芳基硫酯酶A活性降低，周围神经传导速度减慢和诱发电位延迟，即可诊断本病。组织病理在中枢和周围神经系统（腓肠神经）发现球形异染颗粒，即可做出遗传学诊断。对于青少年，年龄较小者周围神经受累明显，年龄较大者以学习、行为障碍为主，病情进展可急可缓；而成人多以精神症状为首发。*ARSA*基因和*SAP-B*基因突变有助于明确诊断。

（七）鉴别诊断

本病需要与以下疾病相鉴别：假性异染性脑白质营养不良、Tay-Sachs病、Sandhoff病（神经节苷脂沉积症Ⅱ型）、亚历山大病、佩梅病、肾上腺脑白质营养不良、Zellweger综合征、Canavan病和Krabbe病。

（八）治疗

目前尚无根治MLD的方法。造血干细胞（hematopoietic stem cell，HSC）移植可减缓部分患者的疾病进展。初步证据显示，基因治疗、HSC移植联合基因治疗以及酶替代疗法具有前景。

1.酶替代治疗　现已证明补充的*ARSA*不能通过血脑屏障，酶降解抑制剂可以抑制ARSA降解，促进残余*ARSA*的功能，曾作为酶替代治疗的辅助治疗，但未见明显效果。

2.骨髓移植　骨髓移植（Bone marrow transplantation，BMT）可纠正MLD患者的代谢异常。但对于已出现神经系统症状的患儿，BMT并不能改善已有的脑白质病变，故目前多认为BMT宜应用于晚婴型的症状前或青少年型的早期患者。

3.基因治疗　MLD为单基因遗传病，成功的基因治疗（gene therapy，GT）将使本病得到根本治疗。使用慢病毒载体将功能性*ARSA*基因转入自体HSC，随后将基因校正的HSC回输至患儿体内。近10年来，国外学者就MLD的GT方法进行了大量探索，并取得了令人可喜的结果。研究显示第一批接受基因治疗的9例儿童在1.5～4.5年时的结局，其中8例患儿未起病或疾病停止进展。尽管GT在临床应用之前尚有许多理论和技术性问题需要解决，但它仍是未来的发展方向。

4.支持治疗　保证充足的营养、物理治疗和减轻痉挛等。

（九）医学预测

MLD是*ARSA*基因突变引起的常染色体隐性遗传性溶酶体贮积病。少数患者的变异型MLD由编码*SAP-B*的基因（*PSAP*）突变引起。对于婴幼儿，当出现肢体无力、步态异常、肢体共济失调等表现时，需行头颅MRI检查，以明确脑白质是否存在病变。对于有MLD家族史的患者更需谨慎，若头颅MRI检查提示双侧大脑半球白质对称性病变，在排除了围生期缺血缺氧、早产、炎性脱髓鞘、中毒等非遗传性的脑白质病变后，需要进行体检和肌电图检查以确定周围神经是否存在损伤，因为部分婴儿晚期型MLD患者周围神经改变伴随或先于中枢神经系统的改变，而成为该型的首发症状。对于青少年或者成人，当出现进行性运动倒退、马蹄内翻足、智力倒退、精神行为异常等，应注意本病，需进一步行影像学检查及周围神经检查协助诊断，确诊需进行ARSA酶活性测定和基因分析。基因检测可见 *ARSA* 基因突变，极少数可见 *PSAP* 基因突变。通过先证者和产前诊断可诊断无症状的患者，由于ARSA-PD的存在，产前诊断需结合ARSA酶活性检测和基因突变检查进行。目前主要是对症治疗，基因治疗、HSC移植联合基因治疗以及酶替代疗法具有应用前景。MLD病情进展较快，预后不良。

四、白质消融性白质脑病

（一）定义

白质消融性白质脑病（vanishing white matter leukoencephalopathy，VWM）亦称儿童共济失调伴中枢神经系统髓鞘化低下（childhood ataxia with central nervous system hypomyelination，CACH）。是一种常染色体隐性遗传病，本病20世纪90年代才被发现，但发病率与MLD相当，也是常见的遗传性白质脑病的类型之一。值得注意的是，本病是人类遗传性疾病中第一个确定为mRNA翻译启动异常导致的疾病。

（二）遗传学、病因学

VWM致病基因位于染色体3q27和14q24，为真核细胞翻译启动因子2B（eukaryotic translation initiation factor 2B，eIF2B）五个亚单位eIF2Bα-ε的相应编码基因（*EIF2B1-5*）的突变所致。*EIF2B* 有5个亚单位，任一亚单位的基因突变均可导致发病。国外 *EIF2B* 5突变最为常见，国外报道占65%，国内仅为38%；而国内 *EIF2B3* 突变比例高达31%，明显高于白种人的4%；其中c.1037T＞C位点为中国患儿创始者突变；*EIF2B* 1、*EIF2B* 2、*EIF2B* 4突变比例相当。

（三）临床表现

VWM是一个具有临床异质性的常染色体隐性遗传性脑白质病，可于新生儿期至成年期起病，以婴幼儿期及儿童期起病多见。本病根据发病年龄及临床特征可分为5型，具体如下：

1.先天型　妊娠后期出现胎动减少、羊水少，生后出现喂养困难、肌张力低、呕吐、白内障，可有小头，逐渐出现反应差、难治性惊厥，呼吸暂停发作及昏迷。此外，可有肝脾大、肾发育不良、胰腺炎及卵巢发育不良等。进行性加重，多于1岁内死亡。

2.婴儿型　1岁内发病，表现为肌张力低、继之出现惊厥、肢体痉挛、呼吸急促、呕吐、视力丧失、嗜睡及头围不增，病情进展较快，多在2岁前死亡。

3.早期儿童型　1～5岁发病，发病前运动智力发育正常或轻度落后，起病表现为共济失调，逐渐出现肢体痉挛、构音障碍、惊厥，晚期出现视神经萎缩，吞咽困难，头围正常，智力受累相对较轻。特征性表现是患儿在发热时或头部受到轻微外伤后会导致病情发作性加重，甚至昏迷，外周神经多不受累，病程长短个体差异大。可在起病后1～5年死亡，也可存活多年。

4.晚期儿童型/少年型　5～15岁发病。表现为慢性进行性双侧痉挛性瘫痪，智力相对正常，进展慢，甚至可出现运动功能逐渐恢复，可存活数年。少数患者在病程中可因突然加重导致死亡。

5.成人型　表现为与认知水平受损相关的行为异常，可有一过性视神经炎、偏瘫或严重头痛。

VWM典型表现是进行性运动倒退或发作性加重。婴儿型和早期儿童型多以运动倒退起病，先天型起病者多宫内发育迟缓、羊水少、胎动少或者宫缩少，出生后则表现为易激惹、嗜睡或者惊厥等脑病症状；青少年型和成人型VWM患者则多表现为认知或精神障碍。

（四）辅助检查

1.脑脊液　典型特征为甘氨酸明显升高。

2.动态脑电图　醒睡各期各导联可见中高幅尖波、尖慢波发放。

3.头颅CT　提示双侧大脑白质弥漫性对称性低密度影，侧脑室对称性扩张。

4.脑MRI　具有特征性，起病时脑MRI表现明显重于临床症状为本病的特征之一。典型表现为大脑白质在T_1、T_2及FLAIR像上呈弥漫对称的异常信号，始于侧脑室周围白质及其边缘的深层白质，逐渐扩展至外周的深层白质和皮质下白质，最终全部大脑白质受累，白质信号逐渐变为与脑脊液相同的信号并出现白质囊性病变。因此中央白质表现为弥漫受累时，皮质下白质可以仅表现为部分受累。T_1WI和FLAIR像可见脑脊液样白质中有线样残存正常白质。脑白质病变可见于所有患者，甚至是无症状的患者。小脑也可受累，表现为白质异常信号或轻到重度小脑萎缩，主要累及蚓部，但通常不发生液化。除上述表现外，可出现脊髓受累及全身性脊髓萎缩，部分学者认为可出现多条脑神经和脊神经的强化。

5.基因检测　*EIF2B1-5*任一基因突变即可确诊。

（五）诊断

根据典型临床表现和MRI表现可进行临床诊断，基因诊断可以确诊。VWM临床诊断主要依据头颅MRI，诊断标准是根据早期儿童型患儿的头颅MRI特点制定的，表现为弥漫对称性大脑白质受累，而皮质下白质、胼胝体外层及内囊通常不受累。而婴儿型患儿的头颅MRI通常不典型。

（六）鉴别诊断

需要与球形细胞脑白质营养不良、X连锁肾上腺脑白质营养不良、线粒体脑肌病等疾病相鉴别。

（七）治疗

目前无有效治疗方法，主要是支持对症处理，50%患儿会发生癫痫，需进行抗癫痫治疗。避免感染及头部外伤。

(八)预后及预防

VWM疾病严重程度及预后与发病年龄有关，越早发病预后越差。先天型和婴儿型常在2岁前死亡，而成年型表现较轻且无特异性，常被忽视，成年型表现为精神异常伴随有行为问题、痴呆等。2018年Hamilton等对VWM患者（0～54岁起病）自然病程随访研究发现，1岁前起病者病情进展最迅速，通常于数月内死亡，4岁后起病的患儿病情进展和运动倒退相对缓慢，总体中位生存时间为38年，生存中位病程为24年。

(九)产前诊断

如能明确先症者的的基因突变，可通过基因突变的检测进行产前诊断。

(十)医学预测

VWM是一种常染色体隐性遗传病，是常见的遗传性白质脑病的类型之一。据发病年龄及临床特征可分为五型，分别是先天型、婴儿型、早期儿童型、晚期儿童型、成人型。以婴幼儿期及儿童期起病多见。患者以运动障碍起病，运动功能倒退是最典型的症状，感冒发热后的运动倒退更值得警惕。还有运动障碍重于智力障碍、神经影像学改变显著重于临床表现，是本病的临床特点。脑MRI具有特征性，可见弥漫性大脑白质广泛受累，累及中央区及皮质下白质，异常白质在T_1、T_2及FLAIR像上逐渐演变为与脑脊液相同的信号，脑MRI对诊断非常重要。但临床诊断还需除外其他遗传性及获得性脑白质病，并找到相应的致病突变基因方可确诊。基因型和临床表型之间的关系尚不明确。有文献报道，非保守区域氨基酸基因突变的患者发病年龄较晚、临床表现较轻、进展慢、生存时间长。如常见的*EIF2B5*基因c.338 G＞A突变不管是杂合子还是纯合子临床症状都较轻，而c.584G＞A与先天型VWM有关，临床进展迅速。EIF2B-ε单位的P.Arg113His突变多见于合并有卵巢功能障碍的成年女性VWM患者，但个体差异性仍然很大，有携带该突变者4岁即发病的报道。VWM疾病严重程度及预后与发病年龄有关，越早发病预后越差。

五、佩-梅病

(一)定义

佩-梅病（Pelizaeus-Merzbacher disease，PMD）是一种罕见的弥漫性脑白质髓鞘形成障碍的X连锁隐性遗传病，属于蛋白脂蛋白1（proteolipid protein 1，PLP1）相关的遗传性髓鞘形成障碍疾病谱中的一种。

1885年，Pelizaeus率先报道了有5例男性患儿的家系，主要表现为眼球震颤、四肢麻痹、共济失调、发育迟缓等。Merzbacher于1910年再次对Pelizaeus所报道的家系进行研究，此时受累的患者有14例，有2例女性患者，结果发现，此病具有X连锁隐性遗传特征且在脑组织活检中发现白质髓鞘缺失，故将此病命名为PMD。PMD是严重的致死、致残性神经遗传病，患者寿命均较短，严重者仅能存活至几岁，甚至出生后即死亡。其发病率在美国为1/500 000 ~ 1/200 000。

（二）遗传学、病因学、发病机制

PMD的致病基因*PLP1*位于Xq22.2，基因全长约17kb，含7个外显子，编码含276个氨基酸的PLP1蛋白和其剪切异构体DM20。PLP1是中枢神经系统髓鞘的主要成分，约占整个髓鞘蛋白的50%。PLP1主要在少突胶质细胞中表达，其主要功能是组成并稳定髓鞘，同时对少突胶质细胞前体细胞的发育起重要作用。*PLP1*基因缺陷包括*PLP1*基因重复突变（可使PLP1蛋白表达过度）、*PLP1*基因点突变（表达下降或细胞内分布异常）及PLP1缺失，可使少突胶质细胞发育受阻、使髓鞘功能异常，从而导致髓鞘形成异常和（或）少突胶质细胞死亡，使得广泛白质区域髓鞘缺乏或减少。截至2018年1月7日人类基因组库统计的*PLP1*基因突变为337种，包括重复突变、点突变与缺失突变等，以重复突变最为常见，占50% ~ 70%，点突变占10% ~ 25%，而缺失突变仅占2%左右。*PLP1*基因不同突变类型通过不同的细胞与分子机制导致了临床表型的差异。

（三）病理

本病病理表现为髓鞘区与髓鞘发育不良区域交错，呈虎斑样外观，镜下可见嗜苏丹样物质沉积于半卵圆中心、脑干和小脑内。与其他遗传性脑白质营养不良脱髓鞘改变不同的是，本病特征性病理改变为神经髓鞘不能正常形成。

（四）临床表现

PMD婴幼儿起病为主，典型临床表现为眼球震颤、肌张力低下、共济失调及进行性运动功能障碍。在自然病程中，患儿病初发育迟缓，然后出现智力运动倒退，运动障碍比智力障碍更显著。PMD属于PLP1相关性髓鞘形成障碍性疾病中的一种，PLP1相关疾病按发病年龄及临床表现可分为六型：先天型PMD（connatal PMD），经典型PMD（classic PMD），中间型（transitional form），无PLP1综合征（PLP1 null syndrome），复杂型痉挛性截瘫（complicated spastic paraplegia）2型和单纯型痉挛性截瘫（uncomplicated spastic paraplegia）2型。

1.先天型PMD　新生儿期起病，生后即发现钟摆样眼球震颤、肌张力低下、吞咽无力、喘鸣，可伴癫痫；语言表达严重受累，但有可能理解语言，可有非语言交流，不能行走，大多数患者在婴幼儿期死亡。

2.经典型PMD　最常见，多在1 ~ 5岁起病，出生后2个月内发现眼球震颤，起初肌张力低下，可获得上肢随意运动和行走能力，随病程进展，眼震逐渐消失，继而出现运动发育障碍、痉挛性截瘫、共济失调、步态不稳伴/或不伴肌张力障碍、手足徐动症、认知障碍，多在30 ~ 70岁死亡。

3.中间型　临床表现介于先天型和经典型之间。

4.无PLP1综合征　所占比例少，本病特征是周围神经病变，在其他各型中少见，无眼球震颤，1岁内发育多无异常，5岁以内起病，主要表现为轻度四肢痉挛性瘫痪、共济失调、轻至中度认知功能受损，可获得一定语言功能，部分患儿可伴有轻微周围神经症状，比经典型PMD有更好的行走能力，多于青春期后出现倒退，其倒退速度较快，寿命多在50～70岁。

5.复杂型痉挛性截瘫2型 在1岁内发育多无异常，5岁以内起病，主要表现为眼球震颤，共济失调，下肢进行性无力和痉挛，自主神经功能紊乱（如膀胱痉挛），无或轻微认知功能受损，语言功能多存在，寿命多在40～70岁。

6.单纯型痉挛性截瘫2型 1岁内发育多无异常，发病年龄通常为5岁以内，也可以30～40岁，临床表现最轻。主要表现为逐渐出现的下肢进行性无力和痉挛，自主神经功能紊乱，但无眼球震颤和认知功能受损，寿命多正常。

（五）辅助检查

1.脑MRI 本病头部显示髓鞘化异常，髓鞘形成明显落后于同龄儿，类似新生儿样脑改变。T_1WI脑白质改变常不明显，主要表现为脑白质T_2WI和FLAIR像弥漫性高信号。此外，正常3个月婴儿的内囊后肢、胼胝体压部和视放射区已经有髓鞘形成，而本病早期这些部位异常提示本病。随着病情进一步地进展，脑白质容积缩小，表现为胼胝体变薄，脑室扩大和皮质内陷。痉挛性截瘫患儿脑白质异常程度较PMD轻，其头颅MRI显示T_2和FLAIR像为片状高信号。

2.磁共振波谱分析（MRS） 本病髓鞘形成障碍，胆碱复合物（choline，Cho）为细胞膜磷脂代谢的重要组成成分，故Cho水平不高。而脑白质脱髓鞘疾病细胞膜分解破坏，Cho水平会增高。*PLP1*基因突变类型不同，波谱的*N*-乙酰天冬氨酸（N-acetylaspartate，NAA）峰也有所差别，其中无PLP1综合征中下降。相反，在有*PLP1*基因重复突变患儿中NAA水平会增高。

3.基因检测 由于*PLP1*基因以重复突变最为常见，故在临床诊断为PMD患者基因检测策略中应首先选用多重连接探针扩增技术（multiplex ligation-dependent probe amplification，MLPA）进行*PLP1*基因重复/缺失突变检测，结果正常者应用DNA直接测序方法进行点突变的检测。

（六）诊断

本病为X连锁隐性遗传病，男性患儿以眼球震颤起病，主要表现为眼球震颤，肌张力低下、共济失调及进行性运动功能障碍，脑MRI示T_2像脑白质弥漫性高信号呈新生儿脑白质时，要考虑本病的可能，进一步需行*PLP1*基因检查以确诊。

（七）治疗

PMD目前尚无满意的治疗方法。妊娠妇女如果是*PLP1*基因携带者，可进行遗传咨询和产前诊断。现已有应用干细胞治疗PMD，但仍有关键问题未得到解决。

（八）医学预测

PMD是一种罕见的弥漫性脑白质髓鞘形成障碍性X连锁隐性遗传病，属于PLP1相关的遗传性髓鞘形成障碍疾病谱中的一种。PLP1相关疾病按发病年龄及临床表现可分为六型：先天型PMD、经典型PMD、中间型、无PLP1综合征、复杂型痉挛性截瘫和单纯型痉挛性截瘫。多以男性婴幼儿起病，以眼球震颤起病，主要表现为眼球震颤，肌张力低下、共济失调及进行性运动功能障碍，脑MRI示T_2像脑白质弥漫性高信号呈新生儿脑白质改变，*PLP1*基因突变可确诊。PMD是严重的致死、致残性神经遗传病，患者寿命均较短，严重者仅能存活至几岁，甚至生后即死亡。PMD目前主要是对症治疗，其他治疗效果不确切。

六、佩-梅样病

（一）定义

佩-梅样病（Pelizaeus-Merzbacher-like disease，PMLD）是一种少见的常染色体隐性遗传性弥漫性脑白质髓鞘形成障碍性疾病，其临床表现和PMD患者相似，故得名PMLD。

（二）遗传学、病因学及发病机制

2004年由Uhlenberg等确定PMLD的致病基因是缝隙连接蛋白α12（gapjunction protein alpha 12，GJA12）基因，又称*GJC2*基因，还有其他基因可以引起PMLD的临床表现，因此，将GJA12/GJC2导致的PMLD叫作PMLD1。

*GJA12*基因长约9.9kb，包括2个外显子，编码区位于第2外显子，基因编码产物为缝隙连接蛋白47（gap junction protein 47，connexin 46.6，Cx47），*GJA12*基因突变可导致严重神经系统病变。

PMLD发病机制尚不清楚，目前认为PMLD相关的*GJA12*基因突变，可能导致Cx47表达变化，干扰了星形胶质细胞与少突胶质细胞之间的偶联。

（三）诊断及鉴别诊断

PMLD与PMD临床表现相似，脑MRI表现与PMD基本一样，难以区分，但PMLD患者出现惊厥概率大。PMLD是常染色体隐性遗传，男女发病无显著差别为常染色体隐性遗传，但PMD是X连锁隐性遗传，男性多见，且更严重。根据一般的影像学及生化检查很难将此两种疾病分开，目前只能依赖基因突变分析进行确诊，如果*PLP1*基因检查无异常，应该进一步查*GJA12/GJC2*基因检测，尤其对于临床表现为经典型PMD的女性患儿。

（四）治疗

无特效治疗方法，可对症支持治疗，未来干细胞移植有希望治疗PMD和PMLD。提高生活质量、延长生存期。

（五）预后

无法治愈，多在婴儿期或儿童期死亡，少数患者可活到成年。

（六）医学预测

PMLD是一种少见的常染色体隐性遗传病，导致弥漫性脑白质髓鞘形成障碍。其临床表现和PMD 患者相似，脑MRI表现与PMD 基本一样，两种难以区分，但PMLD 患者出现惊厥概率大。诊断需要行基因检测协助诊断，若 *GJA12* 发现致病性突变，可确诊本病。目前有特殊治疗，仅为对症治疗。

七、亚历山大病

（一）定义

亚历山大病（Alexander disease）是一种少见的非家族性白质脑病，多为散发，无家族史。主要累及婴幼儿，为常染色体显性遗传，外显率接近100%，可见于不同种族。1949年，由W.Stewart Alexander首次描述了本病，典型病例表现为以额叶为主的白质异常和巨脑。本病罕见，其真实发病率和患病率尚未知。自首次报道后，共发现了550余例亚历山大病患者。2005年德国的一项研究报道亚历山大病占所有脑白质营养不良的1.6%。

（二）病因、遗传学及发病机制

亚历山大病的致病基因 *GFAP* 位于17q2.1，由9个外显子和8个内含子组成。文献中已报道了超过75种 *GFAP* 致病变异。致病变异最常见于外显子1、4和6。迄今最大型的报道分析了215例遗传学确诊的亚历山大病患者，发现50%以上的患者存在累及4个GFAP肽序列（R79、R88、R239和R416）之一的致病变异。R79致病变异的患者可能临床症状较轻，部分新生儿期发病的患者可存活至2～20岁。而R239致病变异，尤其是R239H和R239C病情较严重。Waisman中心的网站提供了亚历山大病相关GFAP致病变异的更新列表。

（三）病理

本病的组织学特征为胶质增生、活动性脱髓鞘和神经轴突变性。脑组织病理显示弥散性大量的罗森塔纤维（Rosenthal fibers，RF）。RF是星形细胞胞质或突起中的均质透明的嗜酸性小体，是一种变性的胶质纤维，为胶质原纤维酸性蛋白（glial fibrillary acidic protein，GFAP）变异而来，这些星形胶质细胞胞质内包涵体是亚历山大病的标志物。研究者发现RF中存在GFAP，进而发现亚历山大病是由GFAP的编码基因发生致病突变所致。*GFAP* 基因的致病变异会产生功能获得性表型，阻断GFAP二聚化，导致细胞骨架塌陷和异常蛋白聚集；或毒性物质的堆积可破坏纤维丝装配。此外，本病脱髓鞘在不同临床类型中的程度不同，婴儿型髓鞘脱失严重，青少年型或成年型仅有轻度散在的脱髓鞘。

（四）临床表现

临床分四种类型：新生儿型、婴儿型、少年型和成年型。表现为非特异性神经系统症状和体征。

1.新生儿型　本型少见，出生后1个月起病，病情进展迅速，出生后2年内发展至严重残疾或死亡。惊厥早期出现，发作频繁，难以控制。严重智力运动发育迟缓不伴有显著痉挛或共济失调，导水管狭窄致脑积水伴颅压增高。严重脑白质异常，额叶为重，基底节和小脑受累，增强扫描显示脑室旁病理性增强。脑脊液蛋白升高。

2. 婴儿型　目前为最常见类型，占80%。出生后1～2年发病，病程多数在2～3年，罕见病例可以存活到十几岁。典型症状为发育迟缓、巨脑畸形且前额突出和癫痫，接下来出现精神运动性迟滞、痉挛和四肢瘫。婴儿通常对外界没有反应，不会笑，头围渐进性增大，出生后6～18个月头围通常超过正常的98%，头失去控制，偶尔患儿出生时就有巨脑畸形，可因室管膜下出现RF使导水管狭窄继发脑积水。

3. 少年型　比婴儿型少见。约占14%，发病年龄4～10岁，多数可存活至20～30岁。不同之处在于主要为脑干受累的症状，如假性球麻痹（吞咽困难、饮水呛咳和构音不清）、眼睑下垂、眼球震颤和面瘫，也可出现全身痉挛、无力，不出现巨头，智能可以不受损或表现为缓慢进行性下降。病程早期可被误诊为脑干局部病变如肿瘤。

4. 成年型　本型罕见，其临床表现类似多发性硬化或少年型亚历山大病，但发病年龄较晚，以刚成年的患者居多。

此外，2011年Prust等提出新型分型标准，将Alexander病分为Ⅰ型和Ⅱ型，其中Ⅰ型发病较早，通常在4岁以前，临床表现多为发育迟缓、巨脑、癫痫发作及脑白质病变，典型神经影像学特征。这类患者多数预后不良；Ⅱ型可以发生在任何年龄，通常多表现为构音障碍、软腭阵挛、共济失调及步态异常等，通常无神经认知缺陷或无发育缺陷。影像学主要表现为幕下病变，且以脑桥、延髓、小脑等部位多见。

研究显示，Alexander病Ⅱ型发病率低于Ⅰ型，并且由于Ⅱ型表现较为复杂多样，易造成误诊和漏诊。这可能与基因等检测技术的限制有关。

（五）辅助检查

1. 脑MRI　Alexander病MRI的特征可因发病年龄而异。婴儿型幕上脑白质对称性受累常见，青少年型和成人型没有如此明确的脑白质改变倾向。通常存在明显的幕下结构萎缩，最显著的累及延髓，但也累及脑干其他部位、小脑和颈髓。

2. 脑MRS　显示全脑异常。婴儿型白质、基底节和皮质灰质可见肌醇峰值升高（提示胶质细胞增多及胶质增生），但成人型未见肌醇升高。所有患者基底节胆碱均增加（提示少突胶质细胞细胞膜被破坏和脱髓鞘），部分患者的白质和灰质中胆碱也增高。N-乙酰天冬氨酰谷氨酸（N-acetylaspartylglutamate，NAAG）在额叶白质中降低最显著（降低可能对应神经轴突脱失），但小脑白质、皮质和皮质下灰质内峰值也降低。额叶白质、顶叶白质和基底节中乳酸升高（乳酸可能是浸润的巨噬细胞无氧代谢或病变的星形胶质细胞非氧化糖酵解的副产物），提示细胞死亡是基础病变过程。

3. 基因检测　可行GFAP基因突变检测。目前发现婴儿型和少年型的基因突变均为新发突变，成人型发现有受累的父母。

（六）诊断

2001年基于脑MRI提出了儿童亚历山大病的诊断标准，有临床表现同时脑MRI符合以下5条标准中4条即可确认为亚历山大病。①以额叶为主的广泛脑白质异常；②脑室周缘在T_1加权像呈高信号而在T_2加权像呈低信号；③基底节和丘脑异常，信号强度增高及肿胀、萎缩、T_2像信号改变之一即可；④脑干异常，特别累及了中脑和延髓；⑤一个或多个结构（包括脑室内壁、脑室周缘，额叶白质、视交叉、穹窿、基底节、丘脑、齿状核和脑干）的增强扫描出现造影剂强化。

（七）鉴别诊断

1.肾上腺脑白质营养不良　本病为X连锁隐性遗传病，男孩脑MRI多见脑白质对称性异常信号，以顶枕区受累明显，进展期增强扫描出现对比强化。以额叶脑白质病变为主的肾上腺脑白质营养不良需要与Alexander病进行鉴别。但本病可有肾上腺皮质功能低下，皮肤黏膜色素沉着，可行基因检测协助诊断。

2. Canavan病　为常染色体隐性遗传的白质脑病。临床起病通常在婴儿早期，表现为大头畸形、肌张力低下和视神经萎缩。随着病情进展出现肌张力过高、癫痫发作和进行性神经功能退化。脑MRI有弥漫性脑白质变性，但与亚历山大病不同的是白质病变不以额叶改变为主，且没有对比增强。

3.伴皮质下囊肿的巨脑性白质脑病　为常染色体隐性遗传疾病，患者在1岁前表现为大头畸形，此后出现轻度发育迟滞、共济失调、痉挛状态和癫痫发作。认知功能相对正常。脑MRI显示弥散性幕上白质异常、水肿和囊性脑病变，脑部囊肿主要位于额顶叶交界区和颞前皮质下白质。而Alexander病的囊肿主要位于深部额叶白质，可以此为鉴别点。

4.异染性脑白质营养不良　是一种常染色体隐性遗传性溶酶体贮积病，可分为晚期婴儿型、早期和晚期青少年型，以及成人型。随着疾病进展，患者出现延髓症状、痉挛状态、四肢轻瘫和视神经萎缩。脑MRI显示本病弥漫性对称性脑白质异常信号，以额叶为主，但与亚历山大病不同，额叶病灶没有增强对比强化。

5.经典型先天性肌营养不良（merosin蛋白缺失型）　脑MRI可出现双侧大脑半球脱髓鞘，枕叶白质相对正常。不同的是本病血清CK出现不同程度的增高，肌电图呈肌源性损害，可以与亚历山大病进行鉴别。

6.多发性硬化（MS）　成人型Alexander病须与本病鉴别。MS患者常有步态异常、共济失调、视觉改变和自主神经功能障碍，病程为复发-缓解型，MRI上病变通常位于脑室周围，呈非对称性；而Alexander病以额叶白质对称性异常信号为特点，增强扫描可见对比强化。

7.有机酸血症　新生儿型发病于出生后数日内，表现为呕吐、喂养困难、癫痫发作、肌张力过低和嗜睡，如异戊酸血症和枫糖尿病。而Ⅰ型戊二酸血症和L-2-羟基戊二酸尿症可表现为头部生长加快。在年龄较大的儿童或青少年中，受累患儿可出现智力功能减退、共济失调或其他神经系统定位体征。本类疾病不同年龄段临床表现不同，但脑MRI均可见白质和基底节异常，需要与Alexander病进行鉴别。患儿可行血尿代谢筛查及基因检测协助诊断。

（八）治疗

目前对任何一型Alexander病，都无特效治疗。主要是对症治疗如加强营养、抗感染和抗癫痫及康复锻炼，对于伴梗阻性脑积水的新生儿型和婴儿型患者，可能需要脑室腹腔分流术等治疗。

（九）医学预测

Alexander病为少见病，属于常染色体显性遗传，多为散发，无家族史。本病主要累及婴幼儿。新生儿起病者，出现难以控制的惊厥、严重的脑积水及运动智力发育迟缓时应注意本病新生儿型的可能。当婴儿出现发育迟缓、巨脑畸形伴前额突出、癫痫和脑积水，需注意本病婴儿型。少年儿童或成年人出现脑干受累症状，智能相对不受累，除外脑干肿瘤后需注意本病少年型和成年型。若脑MRI出现与相应症状相符的脑白质和（或）脑室周围、基底节、丘脑及脑干异常，符合诊断标准，可进行临床诊断。*GFAP*基因突变导致本病，基因检测阳性有助于早期预测本病。本病无特效治疗方法，一般均为对症治疗。本病的临床和影像学进展有个体差异，许多患儿的存活期比公布的预期寿命长数十年。在对症治疗和多学科综合团队的帮助下，患者可能有机会追求学业和工作上的发展。

八、伴皮质下囊肿的巨脑性白质脑病

（一）定义

伴皮质下囊肿的巨脑性白质脑病（megalencephalic leukoencephalopathy with subcortical cysts，MLC），是一种常染色体隐性遗传或显性遗传性单基因遗传病。1995年由荷兰儿科医师Van der Knaap首先报道。目前国内外尚无MLC发病率的报道，仅报道过本病多见于土耳其人和亚洲印度的阿加沃族群。

（二）病因学、遗传学及发病机制

目前发现本病有两个致病基因*MLC1*和*GlialCAM*，国内外MLC患儿中，*MLC1*突变占75%，包括插入、缺失、错义、无义、剪接位点突变；*GlialCAM*突变占20%；另有5%患儿致病基因不明。

*MLC1*位于22q13.33，含有12个外显子，编码含有377个氨基酸的MLC1蛋白。蛋白有8次跨膜功能域，与离子通道、转运子有轻度同源性。蛋白主要分布在血管周及软膜下与血管及软脑膜接触的星形胶质细胞的终足处。*GlialCAM*位于11q24.2，包含7个外显子，编码含有417个氨基酸的GlialCAM蛋白，GlialCAM蛋白含有1次跨膜功能域，为一种免疫球蛋白样的细胞黏附分子。其分布同MLC1，其功能可能参与星形胶质细胞胞膜处水与离子的转运。目前认为MLC发生的最基本机制是由于MLC1/GlialCAM突变后可导致星形胶质细胞水与离子的稳态失衡，尤其是在细胞周围渗透压发生改变时无法正确地启动各种水、离子通道或转运子，导致细胞容量调节受损，尤其是在低渗状态下，出现脑白质肿胀和空泡化。

（三）临床表现

根据临床表现和病程特点，目前将MLC分为经典型（classic phenotype）和改善型（improving phenotype）。

1.经典型 婴儿期出现巨颅，见于所有患儿，1岁以后头围增长速度逐渐正常。早期发育多正常或轻度落后，大多数患儿可独立行走，儿童早期运动功能逐渐倒退，伴有小脑共济失调及肢体痉挛，10岁左右丧失独立行走的能力需依靠轮椅。逐渐出现构音障碍，最后出现失语，部分患儿晚期出现锥体外系症状，肌张力不全、手足徐动。大多数患儿有癫痫发作，但容易控制。晚期患儿出现进展缓慢的智力倒退，但相较于运动障碍要轻得多。本病的特征性表现是部分患儿轻微脑外伤后可能出现一过性惊厥、意识障碍、急性运动障碍，然后会逐渐恢复。

2.改善型 患儿临床表现与脑MRI在1岁内与经典型类似，但1岁之后症状逐渐改善，甚至有些患儿的临床症状可消失，头颅MRI可恢复正常。

（四）辅助检查

1.脑MRI 表现为大脑白质弥散性长 T_1 长 T_2 信号伴轻度肿胀，外囊受累明显；小脑白质常有轻度异常信号但没有肿胀，但中央白质如胼胝体、内囊、脑干区结构相对正常。皮质下囊肿通常见于双颞叶前区和额顶交界区。灰质通常不受累。可出现颅骨增厚，可能与长期服用抗癫痫药物有关。随着病情逐渐进展，脑白质肿胀消失，出现脑萎缩，但皮质下囊肿体积、数量逐渐增多。

2.基因检测 基因突变检测*MLC1*或*GlialCAM*可见致病性突变可确诊。

3.病理检查 病理特点为髓鞘外层中存在很多空泡。

（五）鉴别诊断

诊断本病须与亚历山大病、Canavan病及其他巨脑症相鉴别。

（六）治疗

目前无满意治疗方法，主要是对症支持治疗及康复训练，避免脑外伤等。

（七）医学预测

MLC是一种少见的常染色体隐性遗传病。本病婴儿期出现巨颅，早期发育正常或轻度落后，儿童早期出现运动功能倒退，应注意本病，需行脑MRI协助诊断。头部MRI显示弥漫性脑白质异常信号，中央区白质结构相对完整，双侧颞前区或额顶交界区出现皮质下囊肿，可临床诊断本病。*MLC1*或*GlialCAM*基因出现致病性突变可确诊本病，基因检测有助于早期诊断及治疗。MLC目前尚无有效治疗方法，只能对症处理及康复训练，因此，对临床及基因确诊的MLC家系提供遗传咨询及产前分子诊断显得尤为重要。曹彬彬等分别通过羊膜腔穿刺（孕21周，胎儿1）和绒毛穿刺（孕12周，胎儿2）采集羊水及绒毛标本检测胎儿基因组DNA是否具有与先证者相同的*MLC1*基因突变类型。为了保证产前诊断结果的可靠性，他们利用Y染色体性别决定区及3个X染色体微卫星标记（AR、DXS6807和DXS6797）进行单体型分析，从而有效地排除了胎儿基因组中存在的母体细胞的污染。最后他们对基因诊断明确的MLC家庭提供了准确的产前分子诊断。

九、Canavan病

（一）定义

Canavan病又称为天冬氨酸酰基转移酶（Aspartate acyltransferase，ASPA）缺乏症，是一种常染色体隐性遗传病，好发于德系犹太人，根据德系犹太人的携带率估算其患病率为1/14 000 ～ 1/6 000，而本病少见于非德系犹太人。本病婴儿期起病，临床表现为进行性运动发育迟缓、大头并逐渐出现瘫痪。

（二）病因学、遗传学及发病机制

本病是由于*ASPA*基因异常导致该酶功能缺陷。*ASPA*基因定位于17pter—p13。在德系犹太人病例中，约98%的致病等位基因存在p.Glu285Ala或p.Tyr231X这两种突变；而p.Ala305Glu和c.433-2A＞G这二种突变在等位基因中的出现率只占1%左右。此外，本病很少出现*ASPA*全基因缺失或部分缺失。

N-乙酰天冬氨酸（NAA）是天冬氨酸衍生物，由大脑所合成并在脑中有较高的浓度，虽类似谷氨酸，但其功能尚不明了。当*ASPA*基因异常导致该酶功能缺陷，使*N*-乙酰基不能从N-乙酰天冬氨酸中裂解出来，使脑部尤其白质中的NAA积聚导致细胞外NAA的浓度增高至1000倍左右，NAA无法降解可产生强大的渗透力，造成大脑皮质严重慢性水肿，白质中水含量明显增加，其成分类同血浆滤出液，患者血浆和脑脊液中NAA升高，从尿中可有大量NAA排出。研究发现*N*-乙酰天冬氨酸合成酶缺乏（使NAA合成减少）纠正了Canavan病模型小鼠的髓磷脂和神经元表型。这些结果强烈支持NAA升高是主要发病机制。

动物模型显示表达*ASPA*缺陷导致少突胶质细胞成熟障碍、髓鞘形成显著减少和神经胶质增生标志物胶质原纤维酸性蛋白（glial fibrillary acidic protein，*GFAP*）水平增高。此外，星形胶质细胞会摄取NAA，造成明显的胞质内空泡化，并导致大头畸形。

（三）病理

严重的大脑水肿在早期即可影响皮质较深层次及白质的表浅层次。随疾病进展，海绵改变可达脑干、小脑和脊髓，侵犯神经长索，又可影响皮质下核团；以后神经元丧失更为明显，见于大脑、小脑，在萎缩的皮质中可有空泡发展并散布。在皮质深层可见空泡，常为神经元和小血管所包绕。在进展期，可有严重的髓鞘破坏和胶质化。ASPA缺乏症通常不累及外周神经。

（四）临床表现

本病临床可分为婴儿型和幼年型。通常始于婴儿期，但进展速度差异很大，并且基因型或残余的酶活性与临床表现不相关。

1.婴儿型　患儿一般出生后发育正常，3个月起病，出现嗜睡和精神萎靡、哭声和吮吸无力，突出的特征表现为肌张力减低、大头和竖头困难。大头通常在正常高限或以上。3 ～ 6个月时，大头畸形已十分明显，随后肌张力过低进展至痉挛型表现、反射亢进、足底伸肌反应和强直性伸肌痉挛。噪声可诱发伸肌痉挛，但患儿没有听觉过敏。到6月龄时，患儿基本停止发育，但有可能获得短暂的凝视功能。6～18个月出现视力降低甚至眼盲，这与视神经萎缩相关。1岁以后患儿一般出现癫痫发作，以全面强直阵挛性发作最为常见。终末期患儿胃食管反流常导致喂养困难和体重不增，随后出现吞咽困难需要鼻饲和去大脑强直姿势，患儿大多在10岁内死亡。

2.幼年型　5岁以后起病，其特点为进行性小脑功能障碍、痴呆、视力丧失、视神经萎缩和强直，15岁之前死亡。

（五）辅助检查

1.头颅影像　头颅CT和脑MRI弥漫性对称性白质变性，主要在大脑，小脑和脑干较少受累。MRI显示白质在T_1相上呈低信号，在T_2相上呈高信号，以后头部脑白质为著。疾病早期常见深部白质和脑干弥散受限，提示存在细胞毒性脑水肿。而对于幼年型患者脑MRI则显示不明显的白质病变及基底节信号强度增高。MRS显示NAA显著增多具有重要诊断价值。

2.血尿代谢筛查　用GC/MS方法测定尿中NAA含量是目前最可靠的临床诊断方法，本病尿中NAA显著增多，为正常人的数百倍。偶有ASPA缺乏症患者的尿NAA排泄水平较低，但仍是正常值的5～10倍。在本病婴儿中，血浆和脑脊液的NAA水平也升高，但尿NAA升高足以支持诊断。

3.基因检测　ASPA基因异常导致该酶功能缺陷。该基因定位于17pter—p13，已经被克隆，在受累患者中85%可有点突变。

4.酶学检测　检测皮肤成纤维细胞中ASPA活性是否缺乏。该检测用于证实生化诊断和排除假阳性患者，尤其是尿中NAA的升高程度低于本病常见升高程度的患者。由于正常的成纤维细胞此酶也可缺乏，故可靠性不如脑NAA检测。

5.其他检查　脑电图开始正常，以后有异常表现。与大多数脑白质营养不良不同是本病脑脊液蛋白水平通常正常。

（六）诊断

婴儿期患儿出现肌张力减低、头部控制差和大头畸形应注意本病，头部MRI出现弥漫性对称性脑白质异常信号，MRS可见NAA明显升高，尿中NAA水平升高和（或）基因检测发现ASPA双等位基因致病性突变，可确诊本病。

（七）鉴别诊断

本病需要与婴儿期进行性白质脑病如Krabbe病、异染性脑白质营养不良、白质消融性脑病、早发型肾上腺脑白质营养不良症、亚历山大病和急性脱髓鞘性脑脊髓炎和多发性硬化进行鉴别。

（八）治疗

本病目前无有效治疗方法，主要是控制惊厥发作，并给予支持治疗，目的是维持营养状况、预防癫痫发作、尽量减少肢体挛缩。遗传咨询和产前诊断已成为可能。目前正在研究疗法包括基因转移，酶替带治疗，补充醋酸、三庚酸甘油脂及锂盐等。

（九）医学预测

本病为常染色体隐性遗传病，好发于德系犹太人。大多数患儿婴儿期起病，临床医师当发现患儿婴儿期出现肌张力减低、大头和竖头困难时应注意本病的可能，需行脑MRI协助诊断，若脑MRI显示弥漫性对称的脑白质变性，需要高度怀疑本病。进一步可行MRS检查，若显示NAA显著增多，同时尿中NAA排出量增加及皮肤成纤维细胞中ASPA酶活性缺乏可诊断本病。基因检测ASPA基因发生致病性突变，可预测本病。本病有产前诊断的可能，未来分析母亲血液循环中的胎儿游离DNA会变得更普及，可以通过基因突变分析来预测本病。本病目前无有效治疗手段，主要以对症支持治疗为主。

十、球形细胞脑白质营养不良

（一）定义

球形细胞脑白质营养不良（globoid cell leukodystrophy，GLD）又名Krabbe病，是一种罕见的常染色体隐性遗传病，属于溶酶体贮积病的一种。其基本代谢缺陷是半乳糖脑苷脂酶（galactose cerebrosidase，GALC）的缺乏，致使半乳糖脑苷脂蓄积于脑内。

（二）病因及发病机制

GALC基因也称为半乳糖神经酰胺酶基因，位于染色体14q31。GALC基因致病性突变目前已超过70种，包括许多小缺失和插入突变。比较常见的是30kb的缺失，在北欧地区婴儿型患者中占45%；在墨西哥婴儿型中占35%；在青少年和成人组中约占50%。点突变通常预示着较不严重的表型，如G809A突变在晚发型患者中约占50%。

本病的发病机制是由于GALC基因发生致病性突变导致GALC缺乏使鞘氨醇半乳糖苷（半乳糖苷鞘氨醇）和半乳糖脑苷脂（半乳糖神经酰胺）不能被降解，导致它们在周围和中枢神经系统中蓄积。半乳糖脑苷脂是髓鞘的重要成分，由于酶的缺乏而髓鞘不能代谢更新，脑白质出现大量含有半乳糖脑苷脂沉积物的球形细胞，髓磷脂减少，神经系统出现广泛的脱髓鞘改变。

（三）临床表现

临床可分为婴儿型和晚发型，晚发型又分为晚婴组、少年组、青年及成年组。其中约90%的患者属于婴儿型，其他类型的患者约占10%。所有患者周围神经均受累，但婴儿型以中枢神经系统病变症状为主。

1.婴儿型　患儿常在2～5个月起病，开始有肌张力减低，易激惹，发育迟缓或倒退，对声、光、触等刺激敏感（到后期出现强直性伸肌痉挛），可有视神经萎缩和小头畸形，阵发性非感染性发热（可能是丘脑受累）。逐渐出现肌张力增高，腱反射亢进，病理反射阳性；末梢神经受累时，则腱反射减低或消失；智力很快减退，常有癫痫发作；可有脑积水；肝、脾不大。病程进展较快，最后呈去大脑强直状态，对外界反应完全消失，常在2岁以内因感染或球麻痹而死亡。

2.晚婴组　6个月~3岁起病，易激惹、精神运动倒退、共济失调、视神经萎缩，大多在起病后2年内死亡。

3.少年组　多在3~8岁起病，主要表现为偏瘫、共济失调、视神经萎缩，以后出现痴呆、癫痫发作。患者逐渐出现严重失能且在诊断后2~7年时死亡。

4.青年及成年组　8岁以后起病，病初表现为手灵活性丧失，动作笨拙，肢体烧灼样感觉异常及肢体无力；或远端感觉丧失和肌肉萎缩伴脊柱侧凸；伴或不伴智力倒退。

（四）辅助检查

1.实验室检查　脑脊液蛋白增高。蛋白电泳可见白蛋白和α_2-球蛋白增高，β_1-和γ-球蛋白减低。晚发型脑脊液多为正常或只有轻度蛋白增多。

2.神经影像学　婴儿型患者，脑MRI显示深部脑白质如室周脑白质/半卵圆中心（尤其是顶枕区）、丘脑、齿状核和小脑白质弥漫性对称性受累，早期可见脑部对称性白质病变，晚期可见灰质和白质同时萎缩，脑室扩大。青少年和成人组的脑MRI表现为顶枕区或皮质脊髓束萎缩和T_2信号增强，而齿状核和小脑不受累。

3.神经电生理学检查　在婴儿型大多数患者运动和感觉神经传导速度均有明显延缓，在晚发型患者中20%有上述改变。有症状的儿童常有脑干听觉诱发电位、视觉诱发电位和脑电图异常。

4.酶学检查　患者的血白细胞和培养的成纤维细胞GALC酶活性显著下降，为正常值的0~5%，有助于诊断。但携带者的酶活性变化程度较大。

5.基因检测　GALC基因突变分析，有助于本病诊断。当确定先证者的基因突变之后，可用于检测患者家族中的携带者、产前诊断及植入前的遗传学诊断。

6.病理检查　显示周围神经脱髓鞘和过碘酸-希夫阳性多核球样细胞。电子显微镜显示施万细胞和组织细胞中含有曲线层状包涵体。中枢神经系统病理可见球样细胞、髓鞘脱失和少突胶质细胞大量消失。婴儿型髓鞘形成减少，晚发型表现为节段性脱髓鞘。

（五）诊断

当患者存在中枢和外周神经系统症状，脑MRI提示脑白质对称性脑白质病变需考虑本病，GALC酶活性测定及基因分析可确诊本病正常值的5%以下，杂合子的酶活性在正常与患者数值之间。

（六）治疗

无特异性治疗方法，主要是支持疗法和对症治疗如抗癫痫、康复锻炼等。目前有证据显示造血干细胞移植（hematopoietic stem cell transplantation，HSCT）在症状出现前进行移植对婴儿型可产生益处。随着造血干细胞技术的不断发展，如精确人类白细胞抗原（human leukocyte antigen，HLA）分型、供体T淋巴细胞清除和脐带血等技术，HSCT治疗本病具有发展前景。但是，使用该项技术虽然趋于越来越安全，但患者术前要进行清髓性化疗以抑制骨髓、减少排异反应，故其长期益处还不能明确。

（七）医学预测

GLD又名Krabbe病，是一种罕见的常染色体隐性遗传性溶酶体贮积病。本病临床分为婴儿型和晚发型，晚发型包括晚婴组、少年组和青年及成年组。婴儿型常在6个月前发病，表现为易激惹、发育迟缓或倒退、对声光触觉刺激敏感，肢体痉挛、轴向张力过低、反射消失、视神经萎缩和小头畸形。最终会出现抽搐和强直性伸肌痉挛。患者通常迅速退行至去大脑状态，并在2岁前死亡。晚发型中的青少年组通常表现为无力、技能丧失和视力丧失。成年组最初可表现为手灵活性丧失，四肢烧灼样感觉异常，无力，或周围运动感觉神经病。因此，当患儿出现中枢和外周神经系统临床症状时，需要行脑MRI检查，若发现婴儿脑室周围脑白质/半卵圆中心（尤其是顶枕区）、丘脑、齿状核和小脑白质弥漫性对称性受累者，应注意本病的婴儿型；若青少年和成人脑MRI发现顶枕区或皮质脊髓束萎缩和T_2信号增强，而齿状核和小脑不受累者，应注意本病的晚发型。有条件者可尽快行酶学和基因检查以明确诊断。一旦确定先证者，需要对其家族成员进行筛查，确定携带者，进行产前诊断，对症状前的患儿可行HSCT治疗。对于有神经系统损伤的患者积极行康复及对症治疗。

第三节　过氧化物酶体病

一、总论

过氧化物酶体（peroxisome）又称微体（microbody），是1954年由J.Rhodin首次在鼠肾小管上皮细胞中发现的。过氧化物酶体是直径大小不一，介于$0.05 \sim 0.5\mu m$的亚细胞器，普遍存在于真核生物的各类细胞中，尤其在肝细胞和肾细胞中数量特别多。不过成熟红细胞中没有过氧化物酶体，但是在红细胞发育早期膜形成时存在过氧化物酶体。过氧化物酶体含有丰富的酶类，约40余种，主要是氧化酶、过氧化氢酶和过氧化物酶。氧化酶可作用于无用的底物，在氧化底物的同时，将氧还原成过氧化氢。过氧化物酶体的标志酶是过氧化氢酶，它的作用主要是将过氧化氢（hydrogen peroxide，H_2O_2）水解。过氧化氢是氧化酶催化的氧化还原反应中产生的细胞毒性物质，氧化酶和过氧化氢酶都存在于过氧化物酶体中，从而对细胞起保护作用。此外，动物组织中有25%～50%脂肪酸是在过氧化物酶体中氧化的，其余的则在线粒体中氧化，其主要功能是催化脂肪酸的β氧化，将极长链脂肪酸（very long chain fatty acid，VLCFA）分解为短链脂肪酸。除了VLCFA的β氧化，过氧化物酶体在细胞代谢中还催化哌啶酸、植烷酸、降植烷酸和二羧酸的氧化分解，以及胆汁酸和缩醛磷脂这两种细胞膜和髓磷脂的重要成分的生物合成。

近年来发现许多遗传代谢疾病与过氧化物酶体缺陷有关，称之为过氧化物酶体病（peroxisomal disorders）。患有过氧化物酶体病时，血浆、成纤维细胞、羊水细胞中的VLCFA增高。主要有各型肾上腺脑白质营养不良（adrenoleukodystrophies），脑肝肾综合征（Zellweger病），婴儿型Refsum病，肢近端型点状软骨发育不良（rhizomelic chondrodysplasia punctata，RCDP）等。其总发病率为1/25 000万，除X-连锁肾上腺脑白质营养不良外，其他均为常染色体隐性遗传；大多可以通过生化检查确诊；几乎均累及神经系统。过氧化物酶体病分为两大类，第一类为过氧化物酶体形成障碍，导致多种过氧化物酶体酶缺陷；第二类单一过氧化物酶体酶缺陷，过氧化物酶体结构正常。上述两类疾病均为单一基因突变导致的单一蛋白缺陷所致，但前者使多个过氧化物酶体的代谢通路受阻。下面将分别进行描述。

二、过氧化物酶体形成障碍性疾病

组装过氧化物酶体的基因是 *PEX* 基因，编码过氧化物酶体蛋白（peroxins），这些蛋白对过氧化物酶体膜蛋白组装成过氧化物酶体、过氧化物酶体基质的转运十分有意义。过氧化物酶体基质转运分别经过过氧化物酶体靶序列1和过氧化物酶体靶序列2介导的通路进行。其中 *PEX7* 基因突变导致过氧化物酶体靶序列2介导的通路异常，引起肢近端型点状软骨发育不良（RCDP）。其他 *PEX* 基因突变导致过氧化物酶体靶序列1介导的通路异常，引起Zellweger谱系疾病（Zellweger spectrum disorders，ZSD）。

过氧化物酶体形成障碍性疾病有以下临床特点：①精神运动发育落后；②畸形；③肌张力低；④肝大；⑤惊厥；⑥色素视网膜变性/视网膜电流缺乏；⑦感觉神经性耳聋；⑧肾囊肿；⑨异常的点状钙化；⑩肾上腺功能不全。

（一）Zellweger谱系疾病

1964年Bowen等首先报道Zellweger综合征（Zellweger syndrome，ZWS），此后相继报道了新生儿肾上腺脑白质营养不良（neonatal adrenoleukodystrophy，NALD）和婴儿型植烷酸血症（infantile Refsum disease，IRD）。这些疾病临床表现重叠、并具有相似的生化缺陷，故称为Zellweger谱系疾病（Zellweger spectrum disorder，ZSD）。

1. Zellweger综合征（ZWS）

（1）定义：又称脑肝肾综合征，是过氧化物酶体生物合成性疾病的原型，是婴儿早期最常见的过氧化物酶体疾病。以颅面畸形和严重神经系统异常为临床特点，发病率1/100 000～1/50 000例活产婴儿。

（2）病因学、遗传学：本病为常染色体隐性遗传病，婴儿常见 *PEX1* 或 *PEX6* 基因突变，这两种基因编码ATP酶，该酶的作用是将蛋白从细胞质溶胶转运至过氧化物酶体。有报道ZWS是由1号染色体母体单亲同二体所致单亲二体型的结果。

（3）临床表现：本病临床表现眼部、脑、肝、肾、肾上腺、骨骼等多个部位受累。患儿存在多发先天畸形，头面部畸形包括耳垂畸形、前额突出、大囟门、枕平坦、内眦赘皮、颅缝明显分离、眼斜向上、鼻梁低且宽、高腭弓等。眼部异常包括白内障，青光眼、角膜混浊、Brushfield斑，视神经发育不良、色素视网膜病。神经系统神经元移行障碍，表现为大脑半球巨脑回、多小脑回畸形。新生儿期表现为普遍性肌无力，拥抱反射消失，常合并惊厥和呼吸暂停。患者多生长发育不良、肝大和黄疸，某些病例伴有出血，蛋白尿，低血糖。病理检查可见大小不等的肾皮质囊肿。可有肾上腺功能不全的表现。骨骼异常包括足畸形、拇指转位，有50%患者有软骨钙化（特别是髂骨）。这些异常在出生时已存在，出生后精神运动无明显发育，预后差，平均寿命12.5周，最长可存活至12个月。

（4）神经影像学：脑MRI检查病变累及皮质和白质，皮质病变表现为小脑回畸形和巨脑回畸形，白质病变提示髓鞘形成受损，所有患儿的尾侧丘脑沟存在生发层溶解性囊肿。

（5）生化异常：由于VLCFA β-氧化、植烷酸氧化和缩醛磷脂合成的不足导致血浆VLCFA浓度升高，血浆和成纤维细胞中的植烷酸、降植烷酸和哌啶酸浓度升高；红细胞的缩醛磷脂浓度降低。

（6）病理：Zellweger综合征肝肾活检组织中，过氧化物酶体几乎缺失。过氧化氢酶及过氧化物酶体β氧化酶散落在细胞质中，而不是包裹在过氧化物酶体颗粒中，这些酶在细胞质中很快降解。

（7）治疗：尚无有效治疗方法，目前只能对症治疗。正在研究的治疗方法包括口服二十二碳六烯酸（docosahexaenoic acid，DHA）乙酯治疗使DHA浓度正常化。但其是否确实有益仍存在很大争议。另外一种可能的方法是用4-苯丁酸钠处理过氧化物酶体生物合成性疾病患者离体培养的成纤维细胞，药物诱导过氧化物酶体增殖，但目前尚未见到接受上述处理的患者生化得到改善。

2.新生儿肾上腺脑白质营养不良症（NALD） 本病为过氧化物酶体生物合成性疾病，是由Ulrich等于1978年报道的。其与X连锁肾上腺脑白质营养不良（X-ALD）不同，而是与ZWS相似，但严重程度较轻。

（1）遗传学、病因学：本病为常染色体隐性遗传病。大多数患者的PEX1或PEX6基因发生突变，这两种基因编码将蛋白转运至过氧化物酶体所需的ATP酶。

（2）临床表现：NALD在出生时发病，表现为新生儿期肌张力低下，喂养困难，肝大伴小结节样肝硬化，有出血倾向，维生素K治疗有效。患儿颅面外观畸形，如面中部发育不全，但不及ZWS明显。没有肾小囊肿和点状软骨发育不良。很少出现肾上腺功能减退的临床表现，但通常存在肾上腺皮质萎缩，对ACTH刺激的应答减弱。

（3）神经影像学：脑MRI表现为脑白质重度减少，也可见大脑皮质异位和多小脑回畸形。

（4）生化异常：本病与ZWS的生化异常相同，血浆VLCFA浓度升高，植烷酸、降植烷酸和哌啶酸浓度升高。红细胞的缩醛磷脂浓度降低。

（5）病理：本病过氧化物酶体的数目减少。

3.婴儿型Refsum病（IRD）

（1）定义：IRD又称婴儿植烷酸血症，是第3种过氧化物酶体生物合成性疾病，其多种过氧化物酶体功能缺失。临床严重程度不及ZWS和NALD。

（2）遗传学：IRD为常染色体隐性遗传病。常见PEX1或PEX6基因发生突变。

（3）临床特点：IRD通常在16月龄时发病，表现为重度发育迟缓。临床无畸形或仅有轻度畸形特征，如鼻梁扁平、内眦赘皮和耳位低。患儿通常有肌张力过低、视神经和视神经盘异常、色素性视网膜炎和感觉神经性听力丧失。4～6个月色素视网膜变性逐渐明显，常在1岁内听力丧失，几乎所有患者的视网膜电流图异常。部分婴儿存在胃肠道异常，包括呕吐、腹泻和吸收不良大多数具有肝大伴肝硬化。随着年龄的增长，肾上腺功能异常。神经功能恶化速度不及ZWS或NALD。大多数患儿能行走，但存在共济失调。许多可存活至青春期，但极少活到成人期。

（4）生化异常：IRD的生化异常与ZWS和NALD相似，但程度轻。

（5）病理：婴儿植烷酸血症的过氧化物酶体的数目也减少。

（6）治疗：对症支持治疗，给予维生素K治疗凝血酶功能障碍，鼻饲提供足够的营养，抗惊厥治疗和康复治疗。纠正生化的异常包括口服乙醚酯、胆酸与去氧胆酸、二十二碳六烯酸及限制极长链脂肪酸和植烷酸的摄入。使极长链脂肪酸、缩醛磷脂和植烷酸在正常范围。

4.不太严重的表型　临床上也可见某些过氧化物酶体生物合成性疾病患者存活至成年期，据报道最长活到40岁。大多数为*PEX1*基因突变，尤其是G843D突变。临床表现为视网膜病变、感觉神经性听力障碍、中至重度精神运动性迟滞和出生后生长障碍。常由于无颅面部畸形或仅有轻度畸形而延误诊断。

（二）I型肢近端型点状软骨发育不全（rhizomelic I chondrodysplasia punctata，RCDP1）

1.定义　本病是过氧化物酶体生物合成性疾病中较罕见的一种。与ZWS、NALD和IRD不同，在RCDP1中受影响的过氧化物酶体酶更少，包括DHAP-AT、ADHAPS和PAHX，前两种参与缩醛磷脂的合成，后一种酶是植烷酸α-氧化中的关键酶；此外，本病也无法转运过氧化物酶体硫解酶。

2.遗传学、病因学　本病为常染色体隐性遗传病，由*PEX7*基因突变引起，此基因位于染色体6p22—q24。该基因编码2型过氧化物酶体靶向信号受体，受体功能是协助细胞质溶胶蛋白定向进入过氧化物酶体。

3.临床特点　本病童年期早期发病，表现为严重精神发育迟滞和畸形面容，重度患者表现为不能坐和言语及非言语交流缺乏。其独有的临床特征为累及近端长骨造成的重度身材矮小、四肢近端短，常见关节挛缩。约2/3患儿存在先天性白内障约1/4的患者存在皮肤鱼鳞病。自然病史不确定，早期死亡。

4.放射影像学

（1）检查X线片：肢体近端短，肱骨和股骨干骺端呈杯口状，骨化异常，伴骨骺及骨骺外的钙化。骨骺点状钙化见于膝、髋、肘和肩。脊柱侧位X线片显示椎体存在不常见的冠状裂，代表胚胎期的骨发育停滞。

（2）脑MRI：新生儿可表现为巨脑回-多小脑回畸形、由椎管狭窄引起的脑干和脊髓压迫及脊髓栓系。重度患者可表现为脑室增大、蛛网膜下腔增大、幕上髓磷脂异常和进行性小脑萎缩。临床和脑MRI异常的严重程度与缩醛磷脂水平相关，但与植烷酸水平无关。

（3）脑MRS：外观正常的脑白质中流动性脂质和肌醇水平升高、胆碱减少及存在醋酸盐，符合缩醛磷脂生物合成缺乏的代谢异常。

5.生化检查　①由于缩醛磷脂合成障碍，造成缩醛磷脂显著降低。②植烷酸氧化缺陷，使血浆植烷酸增高；但降植烷酸水平正常。③VLCFAs正常，是由于虽然3-氧代酰基-辅酶A硫解酶异常，但其前体的形式仍具有催化活性的缘故。

成纤维细胞中显示缩醛磷脂合成不足和植烷酸氧化不足。

6.基因检测　*PEX7*基因可见致病性突变，可用于确诊和评估基因型-表型相关性。

7.诊断　肢体短，智力低下和早期死亡的临床表现，结合缩醛磷脂显著降低，植烷酸增高，VLCFAs正常可确诊。

8.治疗　主要是对症治疗，包括整形、白内障摘除。

9.医学预测　本病为染色体隐性遗传病。儿童早期起病，以肢体短，智力低下和早期死亡为临床特征，可见白内障和皮肤鱼鳞病。关节X线片可见膝、髋、肘和肩等部位骨骺点状钙化。生化异常表现为缩醛磷脂降低，血浆植烷酸增高，但降植烷酸水平正常，VLCFAs正常。基因检测显示*PEX7*基因致病性突变，可用于确诊和评估基因型-表型相关性。本病目前无有效治疗，仅对症治疗。对于先证者，可进行遗传咨询，进行产前诊断，防止患儿出生。

三、单一过氧化物酶体酶缺陷疾病

（一）X-连锁肾上腺脑白质营养不良

1.定义　X-连锁肾上腺脑白质营养不良（X-linked adrenoleukodystrophy，X-ALD）是由三磷酸腺苷结合盒转运子亚家族D成员1（adenosine triphosphate-binding cassette D1，ABCD1）基因突变引起的遗传性疾病。临床表现差异较大，以肾上腺皮质功能减退和神经系统异常为主要表现。男性X-ALD患者都在儿童时期发生肾上腺皮质功能不全、脑白质病变和成年期进行性脊髓病及周围神经病变。本病发病率低，临床较少见，患者性别比例差异明显，95%为男性，5%为女性杂合子，总体发病率1/168 000。

2.遗传学、病因学　X-ALD致病基因*ABCD1*是由10个外显子和9个内含子组成，定位于Xq28，呈X连锁隐性遗传，编码肾上腺脑白质营养不良蛋白（ALD protein，ALDP），ALDP位于过氧化物酶上，ALDP是一种半转运蛋白，能与相关蛋白结合成同型二聚体，能将饱和的长链脂肪酸（very long chain fatty acids，VLCFA）进行β氧化。*ABCD1*基因突变使得ALDP功能异常，导致饱和的VLCFA不能被转运至溶酶体内氧化降解，进而影响细胞膜的结构稳定性和功能，引起神经细胞氧化磷酸化信号通路下调，氧化应激反应和蛋白质的氧化损伤，导致星形胶质细胞和少突胶质细胞死亡出现渐进性炎性脱髓鞘病变。细胞和血浆过量的VLCFA使肾上腺皮质细胞由ACTH刺激皮质醇的释放能力下降，出现肾上腺皮质功能不足。

目前已证实*ABCD1*基因突变是导致ALD发病的唯一基因，已确定2642个基因突变点，其中错义突变占61%，无义突变占10%，编码框偏移突变17%，其他类型突变占14%。

3.临床表现　X-ALD的主要临床表现包括脑白质脱髓鞘、脊髓退行性变和肾上腺皮质功能减退。脑白质脱髓鞘临床表现为认知减退、行为异常、视力障碍和听力障碍及癫痫发作。脊髓退行性变表现为脊髓功能障碍，痉挛性下肢瘫痪，括约肌功能及性功能障碍。肾上腺皮质功能减退表现为疲乏、非特异性肠道症状、呕吐、皮肤色素沉着。这一系列表型，包括ALD和肾上腺脊髓神经病（adrenomyeloneuropathy，AMN），各种表型的发病年龄和临床表现的严重程度有所不同。这些疾病统称为ALD/AMN复合症（ALD/AMN complex）。

根据Moser等研究，可将X-ALD分为以下几种类型：①脑型ALD包括儿童脑型、青少年脑型及成人脑型。脑型是进展快及最具破坏力的表型，最常见于儿童期，儿童脑型约占ALD的35%，通常在4～8岁起病，高峰发病年龄为7岁，很少在3岁前发病，发病主要表现为认知能力、注意力和推理缺陷。青少年脑型发病平均年龄在12岁，最初导致学习能力下降。早期临床症状常被误诊为注意力缺陷及多动症，可能导致ALD延误诊断。随着疾病的进展，神经系统缺陷变得明显，其中包括退缩或过度活跃的行为、听觉障碍、视力下降，偏瘫或痉挛性四肢瘫痪，小脑性共济失调和癫痫发作等，约20%的男孩会出现癫痫发作，但很少以癫痫发作为首发症状。同时，绝大多数有肾上腺皮质功能减退的表现，如皮肤黑。②肾上腺脊髓神经病型：AMN的发病通常见于20～40岁（平均28岁）的成年男性，该型占ALD/AMN复合症的40%～45%。表现为痉挛性下身轻瘫、括约肌控制异常、神经源性膀胱和性功能障碍。③单纯艾迪生病：临床仅表现为肾上腺皮质功能减退，约占ALD患者中的10%。在男性2岁至成年期发病，但通常出现于7.5岁前。大多数表现为单纯肾上腺皮质功能减退表型的患者到中年时出现脊髓病。④女性杂合子：女性携带者常在成年期出现症状。受累者通常表现为AMN样表型，包括外周神经病变和脊髓病，常伴步态异常和大便失禁，有时伴轻度痉挛性下肢轻瘫。一般不出现肾上腺皮质功能减退症和脑功能障碍。症状的发生率存在年龄差异，40岁以下女性中不足20%，而60岁以上女性中则近90%。⑤无症状及症状前期型：通过家族史及基因分析确诊的无症状的患者。

4.辅助检查

（1）神经影像学

1）脑CT。表现为局限于脑白质的低密度蝶形病灶。

2）脑MRI。具有特征性改变，MRI的表现可以领先或与X-ALD症状同时出现，并随着病情的发展而发展。表现为对称性位于双侧顶枕区白质长T_1长T_2信号，周边呈指状，胼胝体压部早期受累，呈"蝶翼状"，为X-ALD所特有的影像学表现。X-ALD的一个显著特点是病变由后向前进展，逐一累及枕、顶、颞、额叶；可累及脑干皮质脊髓束；皮质下U形纤维免于受累。X-ALD在脑白质病变发生早期就出现局部脑灌注下降，之后出现血脑屏障的渗漏，因此，MRI灌注成像（DWI）在疾病早期出现脑白质异常信号，此后MRI增强才出现脑白质强化。增强扫描病灶周边强化，提示处于活动期；晚期增强后无强化，多伴有脑萎缩。X-ALD的不同阶段在头部MRI上表现不同，可借此作为治疗转归和判断预后的指标。比如，结合脑部MRI显示的钆增强强度、脑白质中的相对脑血容量可能帮助预测造血干细胞移植（hemopoietic stem cell transplantation，HCT）后的临床结局。对于AMN患者颈胸部的MRI有助于发现脊髓上段的病灶。

3）MRS。表现为Cho波峰显著增高，NAA波峰降低或消失，Lac波峰增高，对X-ALD的早期诊断有重要帮助，可以先通过MRI发现中枢神经系统的脱髓鞘病变，在MRI表现正常区代谢产物已有改变，MRI和MRS表现可以直接反映病变的严重程度。

（2）内分泌功能检测：对于肾上腺皮质功能不全患者，24小时尿17-羟类固醇和17-酮类固醇排出减少，游离皮质醇（UFC）水平降低；血浆促肾上腺皮质激素（ACTH）水平升高；促肾上腺皮质激素兴奋试验呈低反应或无反应。

（3）血浆、皮肤成纤维细胞VLCFA测定：几乎所有男性患者及80%女性携带者，采用气相色谱法检查血浆、红细胞和培养的皮肤成纤维细胞中的VLCFA异常升高，是诊断本病的特异方法。血浆二十六酸（C26：0）水平、二十四酸（C24：0）与二十二

（C22：0）的比值（C24：0/ C22：0）、C26：0与C22：0的比值（C26：0/ C22：0）均有不同程度增高。但是 VLCFA 的升高水平与病情的严重程度无关。检测培养的羊膜细胞和绒毛膜细胞中 VLCFA，可作为产前诊断。

（4）病理检查：脑组织、周围神经、肾上腺、直肠黏膜等处的病理检查发现细胞内含有板层状结构的胞质包涵体可确诊本病。

（5）基因检测：*ABCD1*基因突变。在VLCFA处于临界水平或表现不典型的情况下，基因检测尤其重要。仅85%的女性患者血浆 VLCFA 水平升高，因此在女性中进行基因检测是必要的。有时，当VLCFA水平正常时，难以证实新的序列变异体是致病性的。在这种情况下，生成表达潜在致病性等位基因的克隆细胞系，进行生化分析则会有帮助，这也是标准检测的重要辅助措施。

（6）新生儿筛查：X-ALD新生儿筛查已于2016年被纳入到美国推荐统一筛查系列（United States Recommended Uniform Screening Panel，RUSP）。新生儿筛查采用二十六酸（C26：0）-溶血磷脂酰胆碱（lysophosphatidylcholine，LPC）高通量串联质谱分析。X-ALD新生儿筛查也可检测过氧化物酶体发生障碍性疾病及*ABCD1*基因缺陷女性携带者。

5.诊断　本病根据发病年龄、脑白质脱髓鞘、脊髓退行性变和肾上腺皮质功能减退等临床表现结合血浆 VLCFA 浓度、磁共振脑白质病变、基因检测等可进行诊断。对X-ALD进行实验室检查时，首先测定VLCFA水平。几乎所有ALD/AMN复合症男性患者的血浆 VLCFA 浓度均增高。如果VLCFA水平升高，进行确诊性基因检测。此外，应在诊断时进行肾上腺功能检测，并每年重复评估1次影像学检查提供脑白质病变的特征性表现。

6.治疗　目前本病治疗无特效方法，只对无症状或疾病早期患者有效。针对具体的表型，有不同的治疗选择。

（1）造血干细胞移植（HCT）：是早期脑性X-ALD男孩的首选治疗，会阻止疾病的进展。但是，HCT不能改善晚期神经系统病变患者的临床结局。对于无HCT匹配亲缘供者的脑性X-ALD患者，或许可选择基因治疗。采用Lenti-D转染的自体CD34$^+$细胞移植，Lenti-D是一种含制成的*ABCD1*互补DNA的慢病毒载体。效果可能与采用传统异基因HCT相当，但可能没有前者安全。

（2）罗伦佐油（Lorenzo油）：是一种包含油酸和芥酸混合物的组合，与限制脂肪酸饮食可使VLCFA水平正常化，延缓神经症状的出现。但是，根据现有的有限证据，膳食干预措施罗伦佐油似乎不能有效防止或减缓ALD/AMN的进展，目前建议不常规采用这项干预措施。

（3）对症治疗：如存在肾上腺功能减退，予以皮质类固醇替代治疗。激素替代治疗只能缓解患者部分症状，但对神经系统损害是无效的。对单纯AMN患者应用的是支持性治疗，类似于其他类型脊髓病的治疗方法。目前，预防X-ALD慢性脊髓病发作或减缓其进展的唯一治疗选择是对症治疗。

7.预后　X-ALD是一种进展性疾病，预后取决于表型。

（1）儿童期脑性X-ALD：本型患儿病情进展速度各异，与脑部炎症程度和脑部MRI 显示的对比增强程度相关。如不治疗，病情快速进展较常见，6个月至2年就会完全失能，诊断后的5～10年死亡。对于在疾病早期成功进行HCT的男孩，预后一般良好，5年生存率大于90%。但HCT并不能治愈本病，患儿在成年期可能出现脊髓病症状。

（2）肾上腺脊髓神经病（AMN）：脊髓病的进展历经数年至数十年。大多数患者在50岁前丧失行走能力。到50岁时几乎普遍存在神经源性膀胱。目前，尚无减缓或防止AMN进展的治疗措施。60%以上的AMN患者发生脑部受累，且疾病进展更快速。脑部受累常伴严重的认知和行为障碍，继而进展为完全失能和早期死亡。

（3）单纯艾迪生病：单纯性肾上腺皮质功能减退症，大多数表现为该表型的患者到中年时出现进行性脊髓病。

（4）女性携带者：几乎90%的女性携带者在60岁之前出现脊髓病的症状。女性的疾病进展速度慢于男性。本型肾上腺皮质功能减退症和脑部受累非常罕见。

8.医学预测　X-ALD是X连锁隐性遗传病，患者大多是男性，但女性携带者也可能在50～60岁出现症状。临床表型多样，儿童脑型及青少年脑型多见，其临床以进行性听力和视力下降、肢体活动障碍及智力减退为主要表现，同时伴皮肤色素沉着。影像学检查表现为脑白质对称性的额、顶、枕叶的脱髓鞘改变累及胼胝体，从后头部向前头部进展。头颅MR诊断具有重要临床价值，但并不具特异性，需结合血清或成纤维细胞VLCFA，明显升高者提示本病，而正常者可做基因检测进一步确诊。此外，基因检测有助于发现无症状和女性杂合子患者，对预后有指导意义。

早期发现并诊断本病，定期进行病情评估及治疗对预后至关重要。血浆VLCFA、培养的绒毛膜细胞和羊水细胞的检测、以及基因突变分析的检测对遗传咨询和治疗至关重要。最适合接受HCT的患者是处于病程早期的、有神经系统异常且MRI显示中枢神经系统受累证据的男孩。但HCT并不能治愈该病，在成年期可能出现脊髓病症状。早期诊断和治疗可以预防明显的X-ALD，并且显著降低严重儿童脑型的发生率。

大规模进行新生儿筛查可早期发现无症状的X-ALD的患者，临床对儿童期出现认知能力、注意力缺陷和学习障碍的患儿，应常规行脑MRI，以便早期发现脑白质病灶。对有X-ALD家族史的患儿行家系筛查以期早期发现无症状患儿，从而早期诊断和治疗本病，获得更好的临床结局。

（二）Refsum病

1.定义　Refsum病又称遗传性运动感觉性神经病Ⅳ型及遗传性共济失调性多发性神经炎样病。是由于植烷酰辅酶A羟化酶（phytacyl CoA hydroxylase，PAHX）缺乏导致体内植烷酸不能被降解，故又称为植烷酸血症。与其他过氧化物酶体疾病的不同的是饮食治疗对该病有效。

2.遗传学及发病机制　Refsum病是一种常染色体隐性遗传病。本病主要由编码PAHX的基因（PHYH）突变引起，该基因位于染色体10pter—p11.2。PAHX是一种过氧化物酶体酶，它催化植烷酸α-氧化的第1步。植烷酸是由叶绿素成分叶绿醇衍生的一种支链脂肪酸，存在于人类的饮食中。正常情况下，代谢时先活化为植烷酰辅酶A，然后被α-氧化成降植烷酸。由于PAHX缺乏活性，患者无法降解植烷酸。目前还不能确定植烷酸对神经元和其他组织的毒性机制。

此外，还有 *PEX7* 基因突变可导致本病，其位于染色体6q22—q24。该基因突变通常引起RCDP1，但偶尔会导致Refsum病。*PEX7* 基因编码2型过氧化物酶体靶向信号受体，该受体协助引导某些过氧化物酶体蛋白从细胞质溶胶进入过氧化物酶体。

3.临床特点 通常青春期起病，偶尔成人期发病。病程初期出现视网膜色素变性所致视力下降及嗅觉丧失。部分患者通常在10～15岁之后出现感音神经性聋、共济失调、多发性周围神经病、鱼鳞病和心脏传导缺陷，但患者认知功能正常。临床病程不一。急性疾病、禁食、体重快速减轻、外科手术或妊娠可能导致病情加重。

4.辅助检查

（1）脑脊液检查：脑脊液蛋白浓度升高（100～600mg/dl），但不伴细胞增加。

（2）肌电图：提示神经传导速度减慢。

（3）周围神经活检：可见周围神经肥厚型改变，电子显微镜显示洋葱头样结构形成和次晶体包涵体。

（4）生化异常：植烷酸血浆浓度通常大于200μmol/L，正常值通常小于15μmol/L。

（5）酶学分析：成纤维细胞的PAHX活性降低。

（6）基因分析：可见 *PAHX* 的基因和 *PEX7* 基因发生致病性突变。

5.治疗 避免摄入含叶绿醇的食物，如来自反刍动物的肉类或脂肪、含动物脂肪的烘烤食品以及乳制品。治疗目标是将植烷酸的饮食摄取量减少至低于10mg/d，并避免体重快速减轻或禁食导致的脂肪分解。允许食用游离叶绿醇含量低的绿色蔬菜。对于Refsum病急性发病的患者需要血浆置换以有效地除去与脂蛋白有关的植烷酸，但血浆置换无法有效清除脂肪和神经组织的植烷酸。血浆置换可使该病停止进展，如有必要可连续进行，该治疗可使鱼鳞病、感觉性神经病和共济失调大致以该顺序消退，但这样并不能完全逆转神经系统异常，对视网膜色素变性、听力障碍或嗅觉丧失可能无效。

6.医学预测 Refsum病为常染色体隐性遗传病。患儿通常青春期起病，偶尔成人期发病。病程初期视力下降及嗅觉丧失。部分患者通常在10～15岁之后出现感音神经性聋、共济失调、多发性周围神经病、鱼鳞病和心脏传导缺陷，但患者认知功能正常。临床病程不一。急性疾病、禁食、体重快速减轻、外科手术或妊娠可能导致病情加重。脑脊液检查显示脑脊液蛋白浓度升高（100～600mg/dl），但不伴细胞增加。植烷酸血浆浓度通常大于200μmol/L。成纤维细胞的PAHX活性降低。*PAYH* 基因和 *PEX7* 基因发生致病性突变。本病预后不佳，早期诊断可改善预后，一旦确诊可通过饮食管理、运动等使运动获得改善。

（三）其他单一过氧化物酶体酶缺乏性疾病

1.酰基辅酶A氧化酶（acyl-CoA oxidase，ACOX）缺乏 ACOX缺乏，也称假NALD。是由编码过氧化物酶体酶ACOX的基因发生突变所致，这种酶催化过氧化物酶体中VLCFA β-氧化的第1步。重要的是，另一种ACOX催化降植烷酸和二羟基及三羟基胆甾烷酸氧化的第1步。该基因位于染色体17q25。ACOX缺乏患者表现出各种各样的临床症状，包括新生儿肌张力过低（92%）、癫痫发作（91%）、动作能力丧失（83%）、视觉系统障碍（78%）、听力障碍（77%）、肝大（50%）和外观畸形（50%）、生长迟滞（38%）。所有患者均存在脑白质异常。所有患者都有精神运动性发育迟滞，患儿可获得有限的运动技能，如独坐、独站数秒，自主控制手部活动，可以运用少数词汇并理解其意思。平均死亡年龄为5岁，年龄最大的存活至10岁。生化异常包括VLCFA血浆浓度升高，降植烷酸和胆汁酸中间体水平正常。可行酶学分析和基因检测进行确诊。

2. D-双功能蛋白（D-bifunctional protein，DBP）缺乏　DBP缺乏是由编码过氧化物酶体酶DBP的基因发生突变所致，DBP催化VLCFA、降植烷酸、二羟基胆甾烷酸和三羟基胆甾烷酸β-氧化的第2步和第3步。该基因位于染色体5q2。表型表达范围差异大。一些个体类似于ZWS，而其他个体的受累程度较轻。据报道，DBP缺乏患者的生存期短于ACOX缺乏患者。该病生化异常包括VLCFA、降植烷酸、胆汁酸中间体及二羟基与三羟基胆甾烷酸的血浆浓度升高。目前可以行基因检测进行分子诊断。

3. 2型和3型RCDP　RCDP2和RCDP3的临床特点与RCDP1相似，RCDP1生化异常表现为缩醛磷脂合成和植烷酸氧化两者均不足，与RCDP1不同的是RCDP2和RCDP3生化异常仅为缩醛磷脂合成不足，患者生存期可能会显著受限。其中RCDP2更常见，由位于1号染色体上编码磷酸二羟丙酮酰基转移酶（dihydroxy-acetone phosphate acyltransferase，DHAP-AT）的GNPAT基因突变导致。而RCDP3则是由染色体2q31上编码烷基磷酸二羟丙酮合酶（alkyldihydroxyacetone phosphate synthase，ADHAPS）的ADHAPS基因突变导致。在这两种疾病中，红细胞缩醛磷脂浓度降低，而血浆植烷酸浓度正常。

4. α-甲基酰基-辅酶A消旋酶（alpha-methylacyl-CoA racemase，AMACR）缺乏　AMACR缺乏目前为止仅有4例报道，2例表现为成年发病型感觉运动神经病，1例患者在幼年出现暴发性肝衰竭，其临床体征和症状有明显差异。因此，仍需更多病例报道来确认其表型特征。

5. 假ZWS　假ZWS的临床表现与ZWS相似。唯一报道的病例最后确认是由D-双功能酶缺乏引起的。

6. 假IRD　假IRD具有IRD的临床特点。一项报告显示，植烷酸和哌啶酸的氧化严重减少，而VLCFA的氧化和缩醛磷脂合成仅部分减少。植烷酸和哌啶酸的血浆浓度明显增加，而VLCFA轻度增高，缩醛磷脂轻度减少。

第四节　线粒体病

一、总论

（一）定义

线粒体病（mitochondrial disease）是由于遗传基因突变引起线粒体酶功能缺陷导致线粒体的功能异常的一组多系统疾病。线粒体是细胞内产生能量的细胞器，除了红细胞外，它存在于人体内的每一个细胞中。线粒体的主要功能是提供细胞所需要的能量，即三磷酸腺苷（ATP）。线粒体疾病往往是由于线粒体DNA的突变造成的，从而影响线粒体的功能。广义的线粒体疾病还包括由细胞核编码的线粒体蛋白的突变而造成的功能异常。

线粒体疾病或功能障碍是一个能源生产的问题，但是不同的组织器官需要的能量是不同的。所以当线粒体功能障碍时，有的病看起来是严重而致命的，像大面积停电如Leigh综合征；而有的病只是"掉电"可能是严重的，但不是致命的。

（二）线粒体DNA的遗传学特征

线粒体DNA（mitochondrial DNA，mtDNA）是线粒体中的遗传物质，它的遗传方式是母系遗传，即胚胎会携带来自母亲和父亲的核DNA（nuclear DNA，nDNA）和母亲的mtDNA。线粒体基因组是裸露的DNA双链分子，主要呈环状。mtDNA虽然能合成蛋白质，但其种类十分有限，迄今已知mtDNA编码的RNA和多肽有线粒体核糖体中2种rRNA（12S及16S）、22种tRNA和13种多肽（每种约含50个氨基酸残基）。组成线粒体各部分的蛋白质，绝大多数都是由nDNA编码并在细胞质核糖体上合成后再运送到线粒体各自的功能位点上。正因如此，线粒体的遗传系统仍然要依赖于细胞核的遗传系统，因此线粒体被称为半自主性细胞器。mtDNA可自我复制，其复制也是以半保留方式进行的。用同位素标记证明，mtDNA复制的时间主要在细胞周期的S期和G_2期，DNA先复制，随后线粒体分裂。其复制仍受细胞核的控制，复制所需要的DNA聚合酶是由nDNA编码，在细胞质核糖体上合成的。

与nDNA相比，mtDNA所有的基因都位于一个单一的环状DNA分子上，遗传物质既不为核膜所包被，也不为蛋白质所压缩。基因组没有包含很多非编码区域（如调控区域或内含子）。一些密码子与通用密码子不同，相反，与一些紫色非硫细菌相似。一些碱基为两个不同基因的一部分（重叠基因），即某碱基既作为一个基因的末尾，同时又作为下一个基因的开始。mtDNA比nDNA存活时间长得多，而且遗传自母亲，因此用来确认家庭关系十分理想。

线粒体具有以下遗传特点。①母系遗传：人身体所有细胞（除红细胞）内都有线粒体，但只有女性的mtDNA能随其卵子遗传给后代。mtDNA是承载线粒体遗传密码的物质，男性的线粒体只伴随其生活一生，然后终结，不能遗传给后代。mtDNA结构类型是反映母系脉络的重要指标。②异胞质性：线粒体基因在正常情况下具有同质性，即全部mtDNA拷贝在编码区是相同的。异胞质性是指单一细胞含有不同的线粒体基因，即野生型和突变型mtDNA可存在同一细胞中。但在细胞分裂过程中，线粒体及mtDNA随机分配到子细胞中，所以最终可能达到胞同质性。例如，那些分裂旺盛的细胞如血细胞有排斥突变mtDNA的趋势，朝着具有全部正常型mtDNA的方向发展，而分裂不旺盛的细胞如肌肉组织则会逐渐累积突变型的mtDNA，朝着全部突变型的mtDNA方向发展，使表型发生改变。③阈效应：是指当一个细胞线粒体产生的能量下降到使细胞发挥功能所需能量的最低水平以下时，才能表现出突变型mtDNA的表型。由于组织器官对能量的依赖程度不同如脑、心、骨骼肌是高能量需求组织，所以它们的线粒体功能异常发生的阈值较低，因此对线粒体代谢障碍更为敏感。

（三）线粒体病的病因

线粒体的主要功能是负责氧化磷酸化，以ATP的形式产生能量。根据遗传缺陷本类疾病的病因包括呼吸链蛋白缺陷、呼吸链辅助蛋白缺陷、线粒体RNA翻译缺陷、线粒体内膜脂质环境破坏、mtDNA减少和线粒体动力学障碍。线粒体基因和核基因均为氧化磷酸化途径提供蛋白质。氧化磷酸化由位于线粒体内膜的呼吸链完成，呼吸链包括5种膜内复合体和2种可移动电子载体包括辅酶Q10和细胞色素c。

（四）线粒体病的分类

在线粒体病中，能量需求高的组织即脑、心、骨骼肌优先受累，骨骼肌受累称为线粒体肌病，脑和骨骼肌均受累则称之为线粒体脑肌病。

（五）流行病学

根据1984～1999年瑞典西部儿科健康记录，线粒体脑肌病在学龄前儿童的发病率为1/11 000。16岁以下儿童的时点患病率为1/21 000。婴儿期发病患者的中位生存期为12岁。而根据英格兰东北部有症状线粒体病成人致病性mtDNA突变的估计患病率为1/5 000，致病性nDNA突变的估计患病率为1/35 000。约38%的mtDNA突变的成人有Leber遗传性视神经病。

（六）线粒体病的临床特征

线粒体病临床表现多样，肌病可以是主要特征或次要特征。轻型仅表现为轻度运动不耐受，重型则表现为致命性婴儿期脑肌病或多系统疾病。线粒体肌病的临床表型分类如下。

1.单纯性肌病　包括mtDNA或nDNA突变所致。nDNA突变所致辅酶Q10（CoQ10）缺乏可表现为孤立的近端肌无力，其他临床表现包括脑肌病、小脑性共济失调、肾病综合征和多系统疾病。补充CoQ10有效。在婴儿期和儿童期严重mtDNA丢失患者中，已报道了TK2基因突变所致mtDNA丢失以肌病为主的快速进展性表现。TK2基因突变所致DNA丢失患者也可表现为缓慢进展性全身性肌病，主要累及中轴肌和近端肌肉，但也累及呼吸、面部和眼部肌肉。

2.慢性进行性眼外肌麻痹和Kearns-Sayre综合征　慢性进行性眼外肌麻痹（chronic progressive external ophthalmoplegia，CPEO）和Kearns-Sayre综合征（Kearns-Sayre syndrome，KSS）可以呈散发性、母系遗传、常染色体显性遗传或常染色体隐性遗传。CPEO患者通常在30～40岁发生缓慢进展性眼外肌轻瘫伴双侧上睑下垂，但这些表现也可出现于任何年龄。KSS是指CPEO合并色素性视网膜病，通常20岁前发病。其他异常表现包括身材矮小、小脑性共济失调、脑脊液蛋白增加（＞100mg/dl）、心脏传导缺陷、贫血、糖尿病、耳聋及认知缺陷/精神发育迟滞。KSS通常比单纯性CPEO更严重，将进展成完全眼肌麻痹。CPEO或KSS患者均可出现近端肌病。患者常因相关缺陷在三十多岁前死亡。

3.婴儿期和儿童期脑肌病　婴儿期与儿童期早期出现的线粒体病具有多种不同表现，但常见肌病。最严重形式的婴儿期或儿童期严重脑肌病在出生时表现为肌张力明显减退、需要通气支持的呼吸肌无力及喂养困难。受累婴儿一般在1岁前死亡，所以称为"致命性婴儿期线粒体病"。患儿可能伴有脑、心、肝或肾受累，原因通常是由TK2或SUCLA2基因突变所致的mtDNA耗竭综合征（mitochondrial DNA depletion syndrome，

MDS），MDS 是由于 nDNA 突变所致的 mtDNA 维持缺陷。一些儿童伴有广泛性近端肾小管功能障碍（即 Fanconi 综合征）所致的严重肾衰竭，且有复合物Ⅲ缺陷辅酶 Q10 缺乏也可导致婴儿期快速致命性脑肌病伴肾病综合征。*TK2* 基因或 *SUCLA2* 基因突变也可出现儿童期起病的、类似于肌营养不良的表型，其血清肌酸激酶水平持续升高需要与 Duchenne 型肌营养不良进行鉴别。

4. 多系统疾病伴肌病　表现为多器官系统受累的线粒体病临床综合征包括以下 11 类，其中 Leigh 综合征和 MELAS 最常见。

（1）Barth 综合征：临床表现为 X 连锁心肌病、线粒体肌病和周期性中性粒细胞减少。

（2）生长迟滞、氨基酸尿症、胆汁淤积、铁过载、乳酸酸中毒和早期死亡（growth retardation，amino aciduria，cholestasis，iron overload，lactic acidosis，and early death，GRACILE）。

（3）Leber 遗传性视神经病（Leber hereditary optic neuropathy，LHON）：本病是一种母系遗传的双侧亚急性视神经病变，90% 是由 mtDNA 的 *ND1* 基因核苷酸 G3460A、*ND4* 基因 G11778A 和 *ND6* 基因 T14484C 错义突变导致的，*ND1*、*ND4* 和 *ND6* 基因编码电子传递链复合物Ⅰ、Ⅲ和Ⅳ的亚单位，发病机制可能是基因突变导致复合物Ⅰ依赖性 ATP 合成严重受损。本病起病年龄通常在青少年晚期，起初为视物模糊和中央视力丧失，从单眼到双眼出现进行性视力丧失，患者发生视力丧失的年龄范围为 8 ～ 60 岁，单眼受累到双眼受累的间隔时间平均为 1.8 个月，但个别病例报道视力丧失进展缓慢、结局良好。本病通常造成严重的永久性视力丧失，主要累及男性。在环境因素中，吸烟是视力丧失的独立危险因素，大量饮酒也增加了视觉丧失的可能。本病偶尔伴有其他神经系统症状，如震颤和多发性硬化样疾病。

（4）Leigh 综合征（亚急性坏死性脑脊髓病）：见本章第二节。

（5）母系遗传性耳聋和糖尿病（maternally inherited deafness and diabetes，MIDD）：本病是由 mtDNA 的 tRNA 基因核苷酸 A3243G 点突变导致的，80% 的 MELAS 病例也存在此突变。本病平均发病年龄 30 ～ 40 岁，临床特征均有糖尿病与听力损失，为感音神经性耳聋和胰岛素分泌缺陷，其他异常包括黄斑视网膜营养不良、肌病（通常累及肢体近端，可能伴发运动诱发性痛性痉挛和无力）、心脏疾病、妊娠期糖尿病、局灶节段性肾小球硬化性肾脏疾患、身材矮小和胃肠道疾病等。

（6）线粒体脑肌病伴乳酸酸中毒和脑卒中样发作（mitochondrial encephalomyopathy with lactic acidosis and stroke-like episodes，MELAS）：见本章第三节。

（7）线粒体神经胃肠型脑病（mitochondrial neurogastrointestinal encephalopathy，MNGIE）：本病是常染色体隐性遗传，由编码胸苷磷酸化酶的 *TYMP* 基因（也称 ECGF1 基因）突变导致的一种 nDNA 疾病。该突变会引起 mtDNA 继发性减少和（或）多重缺失。此外，*RRM2B* 基因致病性突变也可有 MNGIE 的表型，约 1/5 存在显著的胃肠道症状。本病发病年龄介于几岁至四十几岁，约 2/3 患者在 20 岁之前发病。胃肠道症状包括早饱、恶心、吞咽困难、胃食管反流、餐后呕吐、发作性腹痛、腹部膨隆和腹泻；神经系统症状包括感觉异常、疼痛、远端肢体无力、上睑下垂、不伴复视的眼肌麻痹或眼肌瘫痪；以胃肠动力障碍与假性梗阻等内脏线粒体肌病为特征，进行性加重导致恶病质。

神经病变以脱髓鞘为主，也可同时累及轴突，脑MRI表现为脑白质脱髓鞘，肌电图表现为多发性神经病。

（8）肌阵挛性癫痫伴碎红纤维（myoclonic epilepsy with ragged red fibers，MERRF）：80%以上的MERRF患者中，编码tRNA（Lys）的线粒体 *MT-TK* 基因核苷酸A8344G发生点突变。本病在儿童期起病，患儿在早期发育正常，以肌阵挛为首发症状伴全面性癫痫、共济失调和肌病表现，也可累及视神经、听神经、周围神经、心肌等。

（9）神经病变、共济失调和视网膜色素变性（neuropathy, ataxia, and retinitis pigmentosa，NARP）：本病由线粒体ATP酶6基因核苷酸T8993G点突变引起。该基因还与母系遗传的Leigh综合征相关，但Leigh综合征具有更高的T8993G组织突变负荷。本病在儿童晚期或成人期发病，临床表现为发育延迟、感觉性多发性神经病、共济失调、色素性视网膜病、肌无力、癫痫和痴呆等。

（10）Pearson综合征：本病由mtDNA缺失所致，通常缺失大小2～10kb。血液中mtDNA缺失的比例比其他组织中要更高。本病为先天性多系统疾病，以铁粒幼细胞贫血与胰腺功能障碍为临床特征。临床可见严重贫血、骨髓中有环形铁粒幼细胞、中性粒细胞减少、血小板减少及胰腺外分泌功能不全。在婴儿期发病可致死亡，存活超过婴儿期的患者会出现KSS的症状体征。

（11）CoQ10缺乏：CoQ10作为线粒体呼吸链内膜中的脂质载体，传递电子；它作为脂溶性抗氧化剂，参与DNA复制和修复所需的嘧啶合成，并调节细胞膜功能。临床上CoQ10缺乏包括原发性和继发性，原发性为CoQ10生物合成障碍，继发性是指线粒体呼吸链疾病导致的CoQ10水平降低。目前主要有5种临床表型，包括小脑性共济失调型、婴儿期重度多系统疾病型、肾病型、单纯性肌病型和脑肌病型。但还存在其他表型。本病补充CoQ10有效。

（七）线粒体病的评估和诊断

线粒体病累及多个系统和器官，临床表现多样。如果怀疑线粒体病，需要对患者的临床表现进行评估，具体包括是否存在脑部、骨骼肌、内分泌、胃肠道症状，是否具有眼部、周围神经（如听神经等）、心脏、肾脏、皮肤和血液系统病变，以及代谢性酸中毒和身材矮小。临床医师可以根据临床症状和体征，有针对性选择以下实验室化验和其他各项检查。

1. 实验室检查　这些化验包括全血细胞计数，血清肌酸激酶（正常、轻度升高或仅在生理应激期才升高）、尿酸、血清转氨酶、血清白蛋白、血清乳酸和丙酮酸（乳酸水平升高，还需要考虑一些干扰因素，比如采血使用了止血带、先天性代谢病、毒素暴露、组织缺血和硫胺素缺乏等；若血清乳酸升高，进一步检测乳酸/丙酮酸值）、血清氨基酸类（检查丙氨酸是否升高）、血清酰基肉碱（游离肉碱水平低和酰基/游离肉碱值升高提示脂肪酸氧化受损）、血清和尿3-甲基戊烯二酸、尿有机酸定量或定性检查（检查三羧酸循环中间体、甲基丙二酸和二羧酸是否升高）。如患者有神经系统症状时，可采集脑脊液检测乳酸、丙酮酸、氨基酸类和5-甲基四氢叶酸（脑叶酸缺乏是指脑脊液中5-甲基四氢叶酸水平低下而外周叶酸状态正常的状况，数种线粒体病可出现脑叶酸缺乏）。

2.其他检查　包括空腹血糖和糖化血红蛋白，肾功能检查，心电图，影像学检查，肌电图，肌肉活检，超声心动图，眼科检查，听力检查，甲状腺和甲状旁腺检查，对脑病或癫痫发作患者进行脑电图检查。

（1）影像学检查：疾病早期头部MRI可检出非特异性髓鞘形成延迟，mtDNA缺失疾病脑MRI表现为大脑和（或）小脑萎缩伴双侧深部灰质病变，Leigh综合征显示特征性的深部灰质对称性病变，MELAS脑MRI可见脑卒中样病变。脑MRS可以检测出脑组织中乳酸升高，有助于本病的诊断。

（2）运动试验：对于仅表现为运动不耐受和乏力的患者可进行运动试验。阳性者表现为运动后血浆乳酸水平升高，有助于线粒体病的诊断。

（3）肌电图：神经传导表现为正常、轴突性多发性神经病或脱髓鞘性多发性神经病。肌电图正常、或表现为短期的小幅多相性运动单元电位伴早期募集符合肌病表现，极少数情况下出现正锐波和纤颤电位，或表现为募集减少和大幅多相性运动单元电位的轻度神经源性改变。对于CPEO，可以通过重复刺激技术和（或）单纤维肌电图评估是否存在神经肌肉接头障碍与重症肌无力眼肌型进行鉴别。

（4）肌肉活检：若DNA检测不能确诊，建议行肌肉活检。如果观察到碎红纤维，可诊断线粒体病。肌肉活检有助于排除免疫介导的肌病；对于临床仅有肌肉病变而缺乏其他多系统症状时，肌肉活检尤其重要。开放性肌肉活检优于经皮活检术，建议选择股外侧肌进行。但是肌肉活检为侵入性检查，具有疼痛、出血、感染、神经损伤和取样误差的风险，所以对于造血细胞表达突变的患者，如MELAS中mtDNA突变3243A＞G，外周血基因检测更好。

（5）组织化学检查：对冰冻肌肉组织进行与线粒体病相关的基本组织化学染色和反应，包括以下7种。

1）苏木精-伊红（HE）染色。线粒体病出现较多嗜碱肌纤维。

2）改良Gomori三色染色。线粒体病的典型特征为Gomori三色染色显示肌膜下与肌纤维间有线粒体聚集，在蓝色肌纤维背景中线粒体呈现为亮红色团块，称为"碎红纤维"。这是由于能量耗竭而出现线粒体代偿性增殖的结果。但需要排除其他疾病或生理状态导致的线粒体增殖，如继发性线粒体功能障碍、包涵体肌炎、肌张力减退及规律剧烈运动等。

3）烟酰胺腺嘌呤二核苷酸脱氢酶（nicotinamide adenine dinucleotide dehydrogenase，NADH染色）。NADH染色呈深染提示线粒体代谢异常。

4）细胞色素c氧化酶（cytochrome c oxidase，COX）染色。COX活性反映的是复合体Ⅳ，由mtDNA和nDNA编码。其中，mtDNA编码COX Ⅰ、COX Ⅱ、COX Ⅲ这3种催化亚单位。

5）琥珀酸脱氢酶（succinate dehydrogenase，SDH）染色。SDH染色反映的是复合体Ⅱ活性，完全由nDNA编码。SDH染色下，肌膜下线粒体增殖的肌纤维被称为"碎蓝纤维"。此外，某些疾病如MELAS，当血管周围的平滑肌和内皮细胞出现线粒体增殖时，会显示小血管壁深染，表现为"SDH强反应性血管"（strongly SDH reactive blood vessels，SSVs）。

6）过碘酸-希夫（periodic acid Schiff，PAS）染色。PAS染色显示糖原堆积。

7）油红O染色。油红O染色显示脂滴增加可见于某些线粒体缺陷，包括辅酶Q10缺乏、KSS和CPEO。

碎蓝纤维或碎红纤维中的COX活性有差异，以下三种情况，通常提示遗传缺陷：①正常纤维与COX阴性碎蓝/碎红肌纤维混合的镶嵌现象最能提示mtDNA缺陷，并且通常会影响线粒体蛋白合成。②正常纤维与COX阳性碎蓝/碎红纤维混合的镶嵌现象提示mtDNA缺陷，例如，线粒体细胞色素b DNA突变、mtDNA的tRNA突变所致的MELAS及mtDNA编码的复合体Ⅰ亚单位的突变；但并不累及复合体Ⅳ的3种COX亚单位。③弥漫性COX阴性纤维不伴任何碎红或碎蓝纤维，提示在基因组间信号传导或辅助蛋白发生的nDNA缺陷。

5岁以下儿童中常没有碎红或碎蓝纤维。碎红纤维比例会随年龄而增高，根据专家提议，30岁以下患者若出现任何碎红纤维都应考虑到线粒体病的可能性，碎红纤维≥2%应作为主要诊断标准。对于COX阴性纤维，50岁以下成人中碎红纤维＞2%是主要诊断标准，而50岁以上成人中碎红纤维＞5%是主要诊断标准。

（6）生化分析：可使用肌肉组织、肝组织、培养的成纤维细胞或颊黏膜拭子获取的细胞进行生化检查。通过电泳法分离出的各种呼吸链复合体仍能保持完整并具有催化活性，因此，通过检测呼吸链复合体酶活性可以测定受累组织的呼吸链功能。对于儿童，单个复合体异常更常见，所以单个呼吸链复合体的功能分析有助于诊断。

（7）分子遗传学检查：基因检测是诊断线粒体病的金标准。对mtDNA测序，大规模平行测序和（或）新一代测序（next generation sequencing，NGS）优于其他方法，可检出低至1%水平的异质性。NGS技术用来检测线粒体基因组的缺失和重复。通过对一组核基因的NGS panel进行MDS分析是首选检查。利用核基因的NGS panel检测若得不出诊断，应考虑行全外显子组测序。实时定量PCR能最好地检测受累组织中平均每个细胞的mtDNA拷贝数。对于高度怀疑有线粒体病但血液基因检测结果阴性的患者，推荐检测受累组织如肌肉活检。建议对发育迟缓的婴儿和年幼儿童进行神经遗传学评估，行染色体核型分析和脆性X染色体综合征检查。

上述化验和检查，应根据患者年龄、临床表型和推定遗传模式而制定，具体如下：①母系遗传综合征（如LHON、MELAS、MERRF、MIDD或NARP）典型表型的患者，初始检查应包括适当的mtDNA检测，如确诊则不需做肌肉活检或详尽的代谢评估。②nDNA疾病（已确定某个基因或相关基因联系，如常染色体CPEO或MNGIE）典型特征的患者，初始检查应包括分子遗传检查，以确认是否有致病性核突变。③线粒体病非特异性临床表现，首先基本的实验室检查，再行额外检查排除鉴别诊断中的其他病。④应先进行基因检测，后进行侵入性检查（如肌肉活检）。⑤若基因检测不能确诊或需要排除鉴别诊断中的其他疾病，则建议行肌肉活检。⑥对于复杂的神经系统或多系统受累的儿童，通常需进行上述全面的线粒体评估。

（八）线粒体病的治疗

1.支持治疗　目前线粒体病患者以支持治疗为主。线粒体病累及全身多个器官和系统，严重者出现呼吸衰竭、心肌病和传导功能障碍可导致猝死发作，所以对患者病情需要进行全面的评估，如是否存在眼肌麻痹、上睑下垂、白内障、听力损失、糖尿病、胃肠动力障碍、营养不良、肾上腺衰竭及神经系统症状（包括构音障碍、吞咽困难、肌无力、痉挛、共济失调、认知功能障碍）。根据具体情况到眼科、耳鼻喉科、呼吸内科、心内科、消化科、内分泌科、神经科及康复科等相应科室进行适当地支持治疗。

2.有氧运动　对于能够参加体育锻炼的线粒体病患者，常规进行中度水平的有氧运动及规律的轻度抗阻力训练。因为有氧运动可以增加线粒体的体积，防止肌肉萎缩，减少运动不耐受；而抗阻力训练可以通过激活野生型卫星细胞，改变再生肌纤维中变异型和野生型线粒体DNA的比例（称为基因转移）。有氧运动方法包括：步行、跑步、骑自行车和游泳。

3.药物治疗　目前尚无已证实的能有效治疗原发性线粒体病的药物疗法，但有少量证据认为药物治疗有一定效果。如对NARP、KSS、Leigh综合征和线粒体脑病患者大剂量补充亚叶酸0.5～8.0mg/（kg·d），少数病例临床有改善。而对核黄素转运蛋白缺乏症患者补充维生素B$_2$可改善临床表现，推荐剂量为儿童10～50mg/（kg·d）、成人最大剂量1500mg/d。线粒体病由于呼吸链功能异常导致氧化应激增加、活性氧类水平升高，而抗氧化剂则通过清除活性氧类使临床症状得到改善，这些药物包括CoQ10、艾地苯醌、维生素E和二氢硫辛酸。艾地苯醌是CoQ10的一种合成类似物，2015年欧洲药品局批准艾地苯醌用于治疗LHON成人和青少年患者的视力受损。线粒体病患者的肉碱、肌酸和叶酸水平均降低，目前机制不详。虽然尚无证据表明补充这些物质会有临床疗效，但这些药物副作用较小，对大多数线粒体病患者临床建议采用CoQ10、肌酸和左卡尼汀联合治疗。推荐剂量成人和青少年的CoQ10 400mg/d、肌酸4～10g/d（分3次口服）和左卡尼汀990mg/d（分3次口服）。由于大剂量肌酸会导致痛性痉挛，因此，建议对于成人从小剂量开始即肌酸4.5g/d、分3次口服，如能耐受则逐渐上调肌酸剂量，直至最大量10g/d；对于婴幼儿，肌酸剂量为0.08～0.35g/（kg·d）。补充左卡尼汀对原发性系统性卡尼汀缺乏症患者几乎均有效，建议对青少年和成人患者，剂量为1000mg/d，晨起口服；儿童剂量为100～200mg/（kg·d），分4次口服。

4. CoQ10缺乏症的治疗　CoQ10缺乏分为原发性和继发性，对于婴儿型脑肌病患者CoQ10治疗可挽救生命，大剂量口服CoQ10可改善部分患者的肌功能，在神经系统受累前应用CoQ10可预防神经系统损害发生。但是仍有一部分患者在应用CoQ10期间，神经系统损害仅部分可逆或病情持续进展。CoQ10剂量建议婴儿和儿童5～30mg/（kg·d）、分3次口服，青少年300～1500mg/d，成人最高剂量2400mg/d。

5. MNGIE的治疗　MNGIE患者血浆毒性底物胸苷蓄积，病例报告显示持续腹膜透析和血小板输注可暂时降低循环中毒性胸苷水平，改善消化道、自主神经和神经系统功能。目前同种异体造血干细胞移植（HSCT）正处于研究阶段，虽然此项治疗可恢复胸苷磷酸化酶的活性，纠正生化异常，但死亡率高。此外，有学者提出原位肝移植可以提供胸苷磷酸化酶，但仍需进一步研究确定。

6.线粒体病避免使用的药物　原发性线粒体病患者应尽量避免使用某些药物，比如丙戊酸及其衍生物、巴比妥类、氯霉素和四环素类抗生素，因为上述药物可能会对呼吸链功能产生抑制作用；此外，氨基糖苷类抗生素具有耳毒性，可导致前庭功能障碍和听神经损伤，会增加听力损失的风险；而二甲双胍则可产生乳酸酸中毒，尤其在线粒体病患者存在心肌病的而未被发现的情况下，可能会增加诱发乳酸酸中毒的风险。

7.基因治疗　目前尚在研究阶段，这些技术包括：①采用病毒载体输入野生型*ND4*基因的腺相关病毒载体治疗LHON；②通过锻炼提高肌肉中野生型*DNA*与突变型*DNA*的比值从而改变异质性水平；③利用生殖技术将来自健康供体卵母细胞的mtDNA替代突变的卵母细胞mtDNA或使用线粒体靶向的核酸酶选择性去除或纠正突变的mtDNA等。但这些治疗均处在实验室研究阶段，尤其是在受精卵着床之前对胚胎进行处理因伦理问题而存在争议。

（九）医学预测

线粒体病的遗传模式可能包括：母系遗传、常染色体显性遗传、常染色体隐性遗传或X连锁遗传。由于不同组织中线粒体突变的水平不一，线粒体病的临床表现可能十分复杂。对于患儿父母，尤其在育龄期，建议行遗传咨询协助制订生育计划，对有基因异常的胎儿及时终止妊娠。

二、Leigh综合征

（一）定义

Leigh综合征（Leigh syndrome，LS）又称亚急性坏死性脑脊髓病，是由丙酮酸脱氢酶复合物异常和nDNA或mtDNA突变引起的呼吸链功能障碍导致的一种儿童时期常见的线粒体脑肌病。多在婴幼儿期发病，是一种致命性的、进行性神经系统变性病，估计活产儿发病率为1/40 000。LS是由多个基因导致的单基因病，据报道引起本病的致病性基因已经超过85种。

（二）遗传学、病因学

线粒体呼吸链5种酶复合物（Ⅰ、Ⅱ、Ⅲ、Ⅳ和Ⅴ）、丙酮酸脱氢酶复合物（pyruvate dehydrogenase complex，PDHC）缺陷及线粒体转运RNA突变等均可引起LS综合征。据报道mtDNA突变所致LS综合征约占10%，nDNA突变导致LS综合征约占90%，这些基因缺陷可以是散发的，也可以是遗传的，如呼吸链复合物Ⅳ即细胞色素c氧化酶（COX）缺陷是常染色体隐性遗传，丙酮酸脱氢酶$E_1\alpha$缺陷是X连锁遗传，而呼吸链复合物Ⅴ即ATP酶缺陷是母系遗传。其中COX缺陷最多见，约占20%，其次是丙酮酸脱氢酶$E_1\alpha$亚单位（PDHA1）缺陷，约占10%。

mtDNA包括T8993G、T8993C、A8344G、A3243G、G1644T、T9176G、9537insC、T10158C、T10191C、T12706C、A13084T、G13513A和G14459A突变。复合物Ⅴ相关基因*MTATP6*突变类型T8993C（L156P、L156R）；复合物Ⅰ相关基因*ND3*突变类型T10191C（S45P），基因*ND5*突变类型G13513A（D393N），基因*ND6*突变类型G14459A（A72V）等。

核基因包括复合物Ⅳ相关基因*SURF1*，突变类型622delA（终止密码子提前），653-654delCT（终止密码子提前）；PDHC相关基因*PDHA1*，突变类型C214T（R27C）等。迄今报道最多的可以引起LS综合征的核基因异常是*SURF1*基因，其主要参与细胞色素c氧化酶的组装。

（三）发病机制

LS综合征是由于各种原因引起的线粒体氧化磷酸化缺陷导致ATP产生减少所致的早发性进展性神经变性病。因此，组织和器官能量需求越高，受损就越重，如中枢神经系统、骨骼肌和心脏。

（四）病理

神经病理显示中枢神经系统病灶多位于基底节、脑干、丘脑、小脑、脊髓和视神经。病灶呈对称性分布，脑干背侧和壳核几乎均受累，乳头体极少累及。病变为多发性对称性不完全坏死，呈海绵样变性和微囊。病灶中有毛细血管增生，有时伴有扩张。神经肌肉活检可见脱髓鞘样改变，少数可见破碎样红纤维和线粒体包涵体，肌膜下或肌束间可见大量线粒体增生，少数病例免疫组化染色可见COX缺乏。

（五）临床表现

LS综合征男性多于女性，临床表现复杂，临床上根据起病年龄分为新生儿型、经典婴儿型、少年型及成人型。

1.新生儿型　最初多表现为吸吮、吞咽障碍及呼吸困难，随后逐渐出现脑干功能失调，表现为异常眼运动、面肌无力及严重运动发育落后，常早期死亡。

2.经典婴儿型　常于1岁以内、2岁以前发病，发病前的精神运动发育多正常，发病后早期进展迅速，感染、疫苗接种及高碳水化合物饮食可使症状加重，表现为进行性加重的精神运动发育落后、无力、共济失调、喂养及吞咽困难、呕吐、体重增长慢、警觉性降低、不能注视、肌阵挛或全身性惊厥，伴呼吸节律改变、眼球运动障碍及其他颅神经征是本型的特征。

3.少年型　本型少见，常在儿童期隐匿起病，逐渐出现轻度痉挛性截瘫、共济失调、运动不耐受、眼震、视觉受损及帕金森样表现，身高、体重常低于正常。眼睑下垂具有晨轻暮重的特点，需要与重症肌无力相鉴别。随疾病进展，50%以上患者至少有3个系统受累，最常受累的系统为运动系统、视觉及消化系统。本型常经过一段较长时间的静止期后，在10余岁时突然出现急性或亚急性恶化，迅速进展至昏迷及严重呼吸抑制，最终死亡，临床上容易误诊。

4.成人型　本型罕见，表现为进行性视力降低、色盲、痉挛性瘫痪、抽搐及痴呆。

此外，LS最早发病时间也可在产前，表现为宫内窘迫、小头畸形、宫内生长迟缓等。方方等报道LS首发症状可归纳分为3种，即运动异常、眼部症状和癫痫发作，并具有一定年龄依赖的特点，即1岁之内起病常以发育落后、发育倒退和癫痫发作为首发症状，2岁以后发病则以眼睑下垂、眼外肌麻痹、锥体外系症状和共济失调为主。

LS骨骼畸形并不多见，包括前额大、小下颌、肋骨凹陷、鸡胸和漏斗胸。除了遗传因素不排除由于肌肉无力导致胸部畸形的可能。多毛症是*SURF1*基因变异常见的特征。本病可合并周围神经受累，包括周围性面神经麻痹。LS由于脑干及肌肉受累，约2/3的患者最终可导致呼吸肌无力而出现呼吸衰竭，尤其是在感染之后，这是导致死亡的一个重要原因。

（六）辅助检查

1.生化检查 血、尿和脑脊液乳酸、丙酮酸浓度明显增高，以脑脊液乳酸和丙酮酸增高为著。血氨基酸分析可见丙氨酸增高，血气分析可见代谢性酸中毒，阴离子间隙增大。部分病例见血氨增高、低血糖、心肌酶谱异常及肉碱缺乏。

2.脑MRI 显示T_2和液体衰减反转恢复（FLAIR）序列图像呈双侧对称性基底节区和（或）脑干病灶，尤以壳核为著，被称为Leigh样影像学改变。脑白质也可受累，有时仅有脑白质受累，类似脑白质营养不良，受累白质呈多发囊性变是LS的特点。其他受累部位有丘脑、延髓和小脑。部分患儿在起病初期双侧病变可有不对称性。急性期病变弥散加权成像（DWI）呈高信号，提示水分子弥散受限，为细胞毒性水肿，可伴有髓鞘化延迟或脑萎缩等。LS的脑MRI表现随着病程的进展具有进展性、可逆性的特点。

3.酶学分析 应用皮肤成纤维细胞、淋巴细胞和神经细胞培养，可行线粒体呼吸链酶学分析。

4.基因分析 临床上可直接检测血淋巴细胞及皮肤成纤维细胞的mtDNA突变，如对mtDNA8993、8344、3243位点进行点突变检测来诊断母系遗传的LS，以及与线粒体相关的*nDNA*进行突变检测。

（七）诊断

如果患儿具有上述临床和影像学特点，血和（或）脑脊液乳酸水平增高，应考虑本病可能，进一步行mtDNA和与线粒体病相关的*nDNA*检测以明确本病。

（八）鉴别诊断

以LS起病的疾病包括线粒体脂肪酸β氧化异常、生物素酶缺乏症、丙酸尿症、先天性高乳酸血症。可通过尿有机酸、血液酯酰肉碱谱、脂肪酸、生物素测定进行鉴别。Wernicke样脑病影像学与LS相似，应予以鉴别。Wernicke脑病是由于维生素B_1缺乏所致，多发生在慢性胃肠疾患、手术后患者和妊娠期妇女，精神症状明显，与LS不同的是影像学下丘脑和乳头体受累较常见。

（九）治疗

目前没有确切治疗方法，只能进行对症治疗和营养支持。部分PDHC缺陷的患儿，大剂量服用维生素B_1、丙酮酸酯、生酮饮食有一定效果。生酮饮食、中链脂肪酸支持可为大脑提供酮体供能，限制碳水化合物可减少丙酮酸生成，进而减少乳酸的生成，故患儿一经诊断，即应开始生酮饮食，补充中链脂肪酸。对于电子传递障碍的患儿辅酶Q10、左旋肉碱、碳酸氢钠、二氯乙酸、维生素B_2、维生素B_6、维生素C和维生素K有效，注意剂量和疗效的个体差异很大。同时患者有心、肾、肝的合并症，应针对合并症治疗。此外，研究还显示血浆置换及丙种球蛋白的序贯治疗使临床症状得到改善。另外，低氧疗法、mTOR信号转导通路抑制剂、腺病毒相关载体（Adenovirus Associated Virus，AAV）介导的基因疗法仍处于试验及动物研究阶段，尚未用于临床。

（十）预后

本病预后差，1岁以内发病多在2岁左右死亡；2岁以后晚发者一般进展缓慢，可以生存至10岁以上或成人期。

杨艳玲教授等回顾性分析65例患者，病死率为38.4%，死因均为急性或进行性的呼吸衰竭，其中60%死于2岁之前；K.Sofou等基于130例患者的多中心回顾性研究观察到与此相近的病死率（39%），死亡病例年龄中位数为2.4岁，主要死因为呼吸相关的并发症。部分青少年或成年发病的患者病情可稳定数年，随着疾病进展出现脑干损伤后病情恶化，最后因中枢性呼吸衰竭而死亡。

（十一）医学预测

LS是一种由多种不同基因缺陷导致的线粒体氧化磷酸化障碍所引起的单基因遗传性神经退行性疾病，是婴儿和儿童时期最常见的一种线粒体疾病。1岁之内起病者常以发育落后、发育倒退和癫痫发作为首发症状，2岁以后发病者则以眼睑下垂、眼外肌麻痹、锥体外系症状和共济失调为主。其影像学特征是基底节、丘脑、脑干和脊髓的对称性病变，呈母系遗传、常染色体隐性遗传或X-连锁遗传，具有不同临床表现和遗传异质性，易造成漏诊或误诊。临床上影像学表现为双侧基底节区对称性病变的可见于很多疾病，主要包括代谢性疾病如肝豆状核变性、婴幼儿维生素B_1缺乏，感染性疾病如EB病毒性脑炎，中毒性疾病如CO中毒、变质甘蔗中毒，血管性疾病如脑梗死、缺血缺氧性脑病后遗改变，需要与LS进行鉴别。若具有上述特征性影像学表现，且可排除其他代谢性疾病、感染、中毒及血管性疾病，应注意考虑LS诊断的可能，详细询问病史，并尽可能完善血或脑脊液乳酸、基因检测、肌肉活检等相关检验检查。

LS的预后与发病年龄有很大关系，LS发病越早、预后越差、婴幼儿期死亡率极高，常见的死亡原因是中枢性呼吸衰竭。因此早期诊断及治疗有利于改善预后。对于LS患儿应争取病因诊断，尽快完善基因检测，对病情监测、指导治疗、改善预后有重要意义，也可为相关家系的遗传咨询提供帮助。mtDNA变异为母系遗传，均应进行母系家系成员的研究，以发现携带者，并进行优生优育的健康教育。无论母亲是否发现有变异，再次妊娠应进行产前诊断。

三、MELAS

（一）定义

线粒体脑肌病伴乳酸酸中毒和卒中样发作（mitochondrial myopathy, encephalopathy, lactic acidosis and stroke like episodes, MELAS）是由于线粒体结构和（或）功能异常导致的以脑和肌肉损害为主的多系统疾病。

（二）遗传学、病因学

MELAS致病基因位于mtDNA或nDNA，MELAS患者约80%的由mtDNA3243A＞G突变引起，其次是mtDNA13513G＞A突变，其他mtDNA或nDNA突变所致相对少见。

（三）发病机制

MELAS由于是线粒体能量代谢障碍，导致肌肉无氧代谢大大增加、乳酸大量堆积，使血中乳酸增高，尤其在急性发作和骨骼肌呼吸链酶复合体I和IV活性缺乏时增高明显，所以患者出现运动不耐受及肌无力的表现。同时这也是MELAS癫痫症状的致病原因之一。血中CK升高，提示线粒体病很易并发心肌损伤。心脏是体内对能量需求较大的器官，因此，线粒体结构和功能的异常很容易引起心脏受累，严重者心脏可以出现肥厚性和扩张性心肌病表现，即线粒体心肌病。mtDNA突变，可导致线粒体基质内呼吸链中的不同蛋白质表达异常，进而造成大分子蛋白质或酶的异常堆积，电镜下表现为形态各异的类结晶包涵体特征，而脂滴、糖原颗粒在线粒体功能异常时不能被线粒体充分利用造成堆积而出现异常增多。脑内线粒体氧化磷酸化功能缺乏，导致全脑广泛的能量代谢异常，神经细胞变性坏死或神经元生长缓慢、数量减少，影像学上出现脑卒中样表现。

（四）临床表现

患者婴儿期无症状，早期的精神运动发育正常，多数患者有身材矮小，多毛。发病年龄从幼年到老年，发病高峰在10～30岁，随着年龄增长逐渐出现多系统症状，主要累及中枢神经系统、肌肉等高耗能器官，其他系统包括眼部、肾脏、内分泌腺和心脏等。最常见的是复发-缓解病程伴脑卒中样发作，导致神经功能障碍和痴呆进行性加重。常见症状如下。

1.卒中样发作 可以出现在所有患者的任何发病阶段，主要表现为头痛、恶心、呕吐、癫痫发作、偏盲或皮质盲、精神症状、失语和轻偏瘫等。卒中样发作后数天症状逐渐缓解，部分患者可以完全恢复。在感染、疲劳及精神刺激等诱因下可反复发作导致神经系统功能障碍累积叠加，逐渐留下残疾。

2.癫痫 出现在90%的患者，最常见的发作形式为单纯部分性发作伴或不伴继发全面性发作。部分患者出现多种类型的癫痫持续状态。

3.认知与精神障碍 有70%～90%的患者出现此症状。认知障碍表现为记忆力和理解力减退伴语言不利及视觉空间障碍，精神症状主要表现为幻听、幻视、偏执和躁狂等。随着卒中样发作反复发生，认知和精神障碍出现阶梯性加重。卒中缓解期认知和精神障碍也存在缓慢进展。

4.头痛 54%～91%的患者出现此症状。患者以典型偏头痛或无视觉先兆的普通型偏头痛为主，常出现在卒中样发作期。

5.运动不耐受和（或）肌无力 可以是MELAS的首发症状，约4/5的患者有此症状，尤其是儿童患者，常伴随心率加快和呼吸急促。少数患者出现四肢近端无力，个别患者出现眼睑下垂、眼外肌瘫痪，偶见呼吸肌受累。

6.感音神经性耳聋 75%的患者有此症状。隐袭性起病，也可以是MELAS的首发症状，临床多表现为双侧高频听力受损，并有进行性加重的趋势。

7.周围神经病 20%～50%的患者有此症状，男性患者及年长者更易出现，表现为长度依赖性感觉或感觉运动性神经病，即对称性手套、袜套形感觉缺失，远端重于近端，下肢较重，可伴无力。肢体远端的感觉异常以深感觉受累为主，出现感觉性共济失调，伴随腱反射消失。

8.胃肠道功能紊乱　60%的患者有此症状，主要表现为食欲缺乏、腹胀及便秘，严重者合并假性肠梗阻，出现反复发作的呕吐和腹痛症状。

9.其他表现　在MELAS中发现很多儿童或青少年患者可见体毛增多。部分患者出现身材矮小、生长发育迟滞、1型或2型糖尿病。少数患者伴有甲状腺激素、甲状旁腺激素、生长激素等激素水平下降，扩张性或肥厚性心肌病、Wolff-Parkinson-White综合征和心脏传导阻滞，局灶性节段性肾小球硬化、Toni-Debre-Fanconi综合征，视网膜色素变性和视神经萎缩。

10.叠加综合征　MELAS可与其他线粒体病同时存在，如肌阵挛癫痫伴碎红纤维、Kearns-Sayre综合征和LS等与之叠加。

（五）辅助检查

1.实验室检查　静息空腹状态下，血和脑脊液乳酸升高≥2mmol/L。用新鲜活检组织或培养的皮肤成纤维细胞测定线粒体酶复合体活性，可见线粒体呼吸链复合体Ⅰ活性降低，对肌肉活检阴性患者特别具有诊断价值。

2.影像学检查　在头部MRI卒中样发作急性期，由于乳酸血症导致血管舒张，病变区呈高灌注和血管源性水肿，表现为不按脑血管供血区域分布的长T_1长T_2信号，位于颞叶、顶叶、枕叶皮质及皮质下，呈脑回样改变，以皮质病灶为主，脑白质损伤较少见。由于病变未损害血脑屏障，MRI增强扫描后病变区无强化。动态MRI检查可见病灶具有游走性、多变性的特点，例如，复查时原来的病灶可以完全消失，再次发病后病灶可位于另一侧脑组织。

MELAS的梗死样病变在MRI上的分布通常不会跟随血管区域，并且病理学也不会发现脑血管的病变。随着病情的进展，病变周围会出现胶质细胞增生和小血管增多，而大血管一般不受累。MRA上病变区可见血管增粗增生，病变供血血管及大动脉未见狭窄或闭塞，并且病灶跨越特定动脉血供分布区，此点有助于与脑梗死相鉴别。亚急性期和慢性期，由于能量供应不足导致细胞毒性水肿，出现皮质萎缩和多发性软化灶，病变区可见皮质信号不均匀，呈分层样改变，在T_1像上最明显，提示皮质夹层样坏死。脑萎缩随病程的进展而逐渐加重，特别是出现脑部症状后更为明显。

3.基因检测　编码亮氨酸tRNA的3243A＞G突变阳性率约为80%。由于mtDNA突变在不同组织之间存在异质性，A3243G点突变阴性仍不能排除MELAS综合征的诊断，需结合临床表现和肌肉病理检查。在肌肉活检前，另外一种选择是通过新一代测序（next generation sequencing，NGS）进行全外显子组测序（WES）分析。

4.肌肉活检　在改良Gomori三色染色可见破碎红纤维（RRF），在SDH染色可见破碎蓝染肌纤维和深染的小血管（SSVs），在COX染色示缺失纤维，是诊断MELAS综合征的关键，均是线粒体功能异常的特异性指标。不过，Koga等研究表明RRF在MELAS中的阳性率较低，且在切片、染色等过程中易受多个环节、多种因素影响，因而易造成漏诊。这提示我们病理检查阴性时并不能排除MELAS的诊断。

（六）诊断

Hirano于1992年提出MELAS综合征临床诊断标准：①40岁以前发作的卒中；②以惊厥和（或）痴呆为特征的脑病；③乳酸酸中毒和（或）骨骼肌破碎样红纤维。早期发育正常、反复头痛发作或反复呕吐更支持诊断。但目前偶有发现40岁以后首次发病的晚发成年型MELAS病例。MELAS患者初期可仅表现为癫痫、糖尿病、耳聋、心肌病、肾脏病、肌病等单一器官受累的症状和体征，需要随访观察是否发展为MELAS。

临床医师根据MELAS的临床特点和影像学特征可以先拟诊，基因检测发现mtDNA或nDNA基因致病变异和（或）肌肉活检发现线粒体肌病的典型病理改变即可诊断本病。

（七）鉴别诊断

1.血管性脑梗死　MELAS以卒中样发作为临床表现的需要与本病相鉴别，血管性梗死大多发生在中老年人，多具有高血压、糖尿病、心律失常和瓣膜性心脏病等危险因素；而儿童或青少年脑梗死常由血管炎引起。临床表现为偏瘫、偏盲、偏身感觉障碍、共济失调和意识障碍等。血管性脑梗死影像学特征表现为受累病变常位于同一血管支配区，在梗死后常出现血流的过度灌注，亚急性期增强扫描常显示有明显的脑回样强化，脑MRA或CT血管造影常可见大血管狭窄或闭塞；而MELAS的脑部病灶不按血管区分布且病灶对应的脑动脉无狭窄或闭塞可与之鉴别。

2.病毒性脑炎　以癫痫、头痛和意识障碍为发病特点的MELAS常被误诊为病毒性脑炎。单纯疱疹病毒脑炎是中枢神经系统最常见的病毒感染性疾病，急性起病，有头痛、发热和脑膜刺激征等前驱症状，常累及大脑颞叶、额叶和边缘系统，呈对称性，且很少跨叶；脑MRI上病灶表现为稍长T_1及稍长T_2信号，发病早期DWI显示明显的高信号影，随着时间的延长，DWI信号减弱。脑脊液检查无法鉴别MELAS与病毒性脑炎，确诊须依赖于病原学检查。单纯疱疹病毒脑炎患者治愈后不会复发；而MELAS有反复发作和缓解的特点。因此，通过动态观察病程，可有助于鉴别诊断。

3.自身免疫性脑炎　可以表现为认知障碍、精神或行为异常和癫痫发作，通常以亚急性起病，病情逐渐加重，病程中病情也可暂时缓解，需要与MELAS进行鉴别。自身免疫性脑炎典型的影像学表现为双侧海马和杏仁体等边缘系统受累，脑脊液中可检测出特异性自身免疫性抗体，其中以受体脑炎最为常见。本病的影像学特征及特异性抗体检测有助于与MELAS进行鉴别。

（八）治疗

1.一般治疗　在日常生活中要避免饥饿导致的能量缺乏，避免精神刺激、过度劳累、熬夜、感染导致的能量消耗增加。在消化功能异常、腹泻或感冒不能正常进食的情况下需要及时静脉补充液体和能量。在一日三餐之间适当增加蛋白质的摄入，保证充足的睡眠。在非饥饿状态进行轻到中量的有氧锻炼可以增加肌肉力量。生酮饮食对难治性癫痫可能有效。发生糖尿病的患者需要及时加用降糖药物和胰岛素，耳聋的患者及时植入人工耳蜗或佩戴助听器可以改善听力。

2.急性期治疗　MELAS的患者急性脑卒中样发作与线粒体细胞病和线粒体血管病共同发生有关，脑部神经细胞线粒体能量缺乏，以及脑部小动脉和毛细血管的内皮肌和平滑肌细胞内线粒体能量耗竭致使血管舒张功能受损。精氨酸和瓜氨酸均是一氧化氮的前体，在体内通过代谢产生一氧化氮可进一步使血管舒张。此外，精氨酸也可能对有氧工作能力和肌肉代谢有积极作用。因此，目前认为脑卒中样发作急性期应尽早静脉输注盐酸精氨酸0.5g/kg的负荷剂量，此后3～5天持续输注精氨酸0.5g/（kg·d），并联合静脉滴注生理盐水和含葡萄糖的液体；在急性期过后，继续口服精氨酸0.15～0.3g/（kg·d），一日分3次服用。对病灶大、水肿重的患者可短期使用糖皮质激素及甘油果糖等脱水药物。也可短期使用依达拉奉、α-硫辛酸等自由基清除剂。在卒中样发作期伴有癫痫发作者首选左乙拉西坦、拉莫三嗪和苯二氮类药物。

3.基础药物治疗　待病情平稳，可长期给予核黄素、辅酶Q10、艾地苯醌、维生素E、硫辛酸、维生素C、谷胱甘肽、左旋肉碱、天冬氨酸、维生素B$_1$、亚叶酸、牛磺酸等改善线粒体功能进行辅助治疗。其中辅酶Q10和艾地苯醌的最大剂量均为10mg/（kg·d），L-精氨酸的剂量为0.15～0.50g/（kg·d），牛磺酸为9g/d。

4.对症治疗　多奈哌齐、加兰他敏及美金刚对认知与精神障碍部分有效。精神异常可以使用奥氮平。焦虑抑郁障碍可使用选择性5-羟色胺再摄取抑制剂或三环类抗抑郁药。偏头痛应用辅酶Q10、艾地苯醌有效，氟桂利嗪可预防偏头痛的发作。

5.尽量避免使用的药物　对有明显呼吸肌受累的患者尽量避免使用苯二氮类药物；表现为偏头痛的患者避免使用曲普坦类止痛药物；避免使用降低线粒体蛋白合成及减少线粒体的数量的苯巴比妥、氯霉素；避免使用降低肉碱水平及降低呼吸链酶复合体活性的阿霉素、丙戊酸钠及导致乳酸酸中毒的双胍类药物及利奈唑胺等。

（九）医学预测

MELAS是较常见的线粒体疾病。其致病基因位于mtDNA或nDNA，基因突变热点仍是3243A＞G突变为最常见。临床表现以癫痫为最常见，以头痛、卒中发作及视力障碍为核心症状，因此临床上遇见青少年卒中发作并有癫痫者，要考虑MELAS的可能。对于颅脑影像学显示主要为不对称性顶枕颞叶病灶的患者，要与MELAS相鉴别。肌肉病理的SDH染色发现SSVs现象可能是病理诊断的相对金标准。MELAS临床表现复杂，死亡率较高，单纯的酶学、乳酸测定缺乏特异性。影像学虽然有其特征表现，但影像学改变出现较晚。骨骼肌活检敏感性相对较低，且为有创检查，症状较轻者不能配合。而基因突变检测是诊断MELAS最敏感、最可靠的方法之一，可作为早期诊断标准。并可用于产前诊断和无症状家庭成员的筛查和遗传咨询。当MELAS的基因变异位于nDNA时，遵从孟德尔遗传规律；当MELAS的基因变异位于mtDNA时，遵从母系遗传规律。由于含有不同突变负荷的线粒体在女性生殖细胞内的分布是随机的，因此，产前诊断胎儿携带变异mtDNA的比率存在很大难度。一般认为，对于母亲携带突变比例较低者，可以通过母孕中早期的产前诊断评估胎儿的突变比例，并结合突变比例与疾病的相关性，给予一定的咨询建议作为参考；也可以通过植入前诊断，挑选未见突变或突变比例很低的胚胎植入；对于母亲携带率较高或纯质性突变者，可以通过供卵的方式进行生育或线粒体移植的体外生殖方式防止突变的线粒体传递。线粒体移植即将携带mtDNA突变的卵细胞或受精卵的细胞核，移植到去除细胞核的捐赠卵细胞内，从而保留了来自双亲的细胞核遗传物质，而来自母亲突变的mtDNA被去除。

第五节　脆性X综合征

一、定义

脆性X染色体综合征（fragile X syndrome，FXS）以往称为脆性X染色体精神发育迟滞综合征、X染色体连锁精神发育迟滞及大睾丸症，以及Martin-Bell综合征。本病在Xq27处有脆性部位的X染色体称为脆性X染色体（fragile X，fra X），本病在男性中的发病率为1/1500～1/1000，仅次于先天愚型。在所有男性智力低下患者中占10%～20%。

二、遗传学、病因学

由于X染色体上的脆性X精神发育迟滞1（fragile X mental retardation 1，FMR1）基因发生改变会导致FXS特征性临床表现。正常情况下，该基因由≤40个胞嘧啶-鸟嘌呤-鸟嘌呤（CGG）重复序列组成。前突变基因由61～200个CGG重复序列组成，而全突变包含有超过200个重复序列。CGG重复序列的延长会导致过度甲基化、转录受损和脆性X精神发育迟滞蛋白（FMRP）的生成减少。

而腺嘌呤-鸟嘌呤-鸟嘌呤（AGG）三核苷酸片段插入的频率是预测扩增至全突变的因素之一。AGG片段插入在可变区充当该区域的稳定剂，插入过少会使该区域不稳定，增加扩增的可能性。Nolin等研究显示，53%的全突变扩增发生于无AGG序列插入的母体等位基因，43%发生于有1个AGG的母体等位基因，仅4%发生于有2个AGG的母体等位基因。

三、发病机制

发病的分子机制为在X脆性部位发现了致病基因FMR1，它含有（CGG）n三核苷酸重复序列，后者在正常人约为30个拷贝，而在正常男性传递者和女性携带者增多到150～500bp，称为小插入，相邻的胞嘧啶（C）-磷酸（p）-鸟嘌呤（G）（CpG岛）未被甲基化，这种前突变（premutation）无或只有轻微症状。女性携带者的CGG区不稳定，在向受累后代传递过程中扩增，以致在男性患者和脆性部位高表达的女性达到1000～3000bp，相邻的CpG岛也被甲基化。这种全突变（full mutation）可关闭相邻基因的表达，从而出现临床症状。由前突变转化为完全突变只发生母亲向后代传递过程中。根据对脆性部位DNA序列的了解，现已可用限制性内切酶片段长度多态性（restriction fragment length polymorphism，RFLP）连锁分析、DNA杂交分析、聚合酶链反应（PCR）扩增等方法来检出致病基因。

四、临床表现

根据FMR1基因5′端非翻译区的CGG重复序列异常扩增临床可导致三种表型：

FXS、原发性卵巢功能不全和脆性X相关震颤/共济失调综合征（fragile X-associated tremor/ataxia syndrome，FXTAS）。以下分别介绍。

（一）FXS

正常人群CGG重复次数为6～54次，当重复次数超过200次时，则被称为基因全突变，FXS为基因全突变，多为儿童起病，主要表现为智能发育迟滞、自闭症及癫痫，许多患儿的外祖父60岁左右出现震颤及共济失调的症状。FXS会引起多种躯体、行为和认知异常，这些异常随患者的年龄、性别和CGG延长的程度的不同而异。全突变的男性均有FXS的表现，但是体格、认知及行为特征差异很大。以下详细介绍FXS的临床特征。

1.典型的身体特征　包括面部瘦长且前额和下巴突出、大耳及睾丸增大，但这些特征要到青春期或成年期才变得明显。婴儿和年幼男孩的身体特征不明显，但部分颅面部和结缔组织表现可能出现较早，可能包括大头畸形、斜视、面中部发育不全、拱状腭、二尖瓣脱垂、关节过度伸展、肌张力过低、皮肤软及软性扁平足。

2.智力和行为障碍　患儿一般存在中度智力障碍，表达性言语障碍比接收性言语功能障碍更严重。行为障碍包括多动、注意力不集中、避免对视、刻板运动（例如，摆手、咬手）、过度觉醒、社交焦虑、不寻常的言语模式。以往曾认为由于女性有2条X染色体，因此女性携带者不会发病，但由于2条X染色体中有一条失活，女性杂合子中约1/3可有轻度智力低下。与全突变男孩相比，全突变女孩的病情通常较轻，且50%的女孩认知功能正常。但女孩也有可能出现全面的认知、行为和体格表现异常。

3.孤独行为　18%～67%的FXS男性符合孤独症谱系障碍标准。与单纯FXS男孩相比，FXS合并孤独症男孩的认知能力、社交、学业成绩、语言能力、适应性行为障碍都更严重，且更可能出现癫痫发作。

4.癫痫发作　10%～20%的FXS男孩会有癫痫发作。癫痫发作的风险在儿童期最高（发病率高峰为6个月至4岁，平均发病年龄为2岁）。其中大多为单纯性部分癫痫发作或复杂性部分性癫痫发作，包括伴中央颞区棘波的良性儿童癫痫，也有其他类型。这类癫痫发作比较容易控制且常在儿童期自发缓解。

（二）原发性卵巢功能不全

原发性卵巢功能不全为前突变，这类女性通常40岁之前闭经，50岁以后发生FXTAS的概率为8%～16%。

（三）FXTAS

FXTAS患者CGG重复次数通常为55～200次，又被称为前突变。FXTAS多在55岁以后发病，男性多见，病情逐渐进展，以意向性震颤、小脑性共济失调步态、帕金森症候群、认知功能减退、周围神经病及自主神经功能障碍为主要临床表现。该病临床较少见，且极易误诊。

五、辅助检查

1.脑电图　出现局灶性癫痫波。

2.脑MRI　大头畸形与结构异常有关。*FMR1*基因全突变患者会出现全脑体积增大，以及尾状核、第四脑室和海马体积相对增大，而小脑蚓部体积相对减小。另外，FXS男孩还有侧脑室体积缩小。尾状核的体积与*FMR1*基因的甲基化状态有关，其和侧脑室体积均与IQ有关。FXTAS影像学上以颅脑MRI的T2像出现小脑中脚对称性T2高信号为特征性表现。

3.基因检测　检测患者和其家庭成员的*FMR1*基因突变。FXS的诊断基于分子分析，可同时采用Southern印迹分析和PCR进行诊断。

六、诊断

在缺乏FXS家族史的情况下，根据特殊的面部和身体特征、临床存在认知、发育或行为问题需要考虑本病，确诊方法为分子检测。

七、鉴别诊断

（一）孤独症谱系障碍

孤独症可以合并癫痫和智力低下，但是没有FXS的特殊面部和身体特征。

（二）注意缺陷多动障碍（attention deficit hyperactivity disorder，ADHD）

ADHD合并智力低下时需要考虑FXS，但ADHD不伴FXS的特殊面部和身体特征。而智力正常的ADHD儿童存在FXS可能性不大。

（三）智力障碍或发育迟滞的其他原因

1.脆性XE综合征　本病极其罕见，见于*FMR2*基因（靠近*FMR1*基因）存在CCG重复序列扩增的男孩，其特征为轻度智力障碍但无体格特征。

2.Klinefelter综合征　又称先天性曲细精管发育不全综合征，是一种较常见的性染色体畸变的遗传病。临床表现为男性乳房发育、小睾丸、无精子及尿中促性腺激素增高等。本病患者性染色体比正常男性多了1条X染色体，患本病的男孩可能有特殊的学习障碍，尤其是表达性语言障碍。青春期以后本病患儿通常为小睾丸。这可与FXS进行鉴别。

3.小儿巨脑畸形综合征　又称Sotos综合征，为常染色体显性遗传，70%～90%存在5q35区域*NSDT*基因变异，约10%为NSDT基因微缺失。新生儿期即有身体发育显著增长，儿童期骨骼生长发育过快，头颅巨大，学习障碍、行为问题和先天性心脏病。通过染色体和基因进行鉴别。

4. Prader-Willi综合征（PWS）　又称肌张力低下-智能障碍-性腺发育滞后-肥胖综合征、俗称小胖威利综合征，是一种罕见的遗传性疾病。该综合征是由于印记基因功能缺陷所致，染色体15q11.2—q13区域缺失、平衡易位或该区域内相关基因突变等都可致病。新生儿期主要特征为严重肌张力低下、喂养困难、外生殖器发育不良。婴幼儿期后食欲亢进、肥胖、学习障碍及脾气暴躁，部分FXS男孩有类似PWS的表型，但其无该综合征的分子遗传异常。

八、治疗

FXS儿童和青少年需要个体化管理，具体取决于患儿认知和行为症状。干预措施包括个体化的教育计划、言语和语言疗法、技能训练、行为疗法和药物治疗。

Lejeune认为叶酸缺乏是FXS智力低下的原因，他用大剂量叶酸治疗患者获得了良好的效果，但其他作者未能证实叶酸的疗效。

目前许多试验性疗法作用于在FXS临床表现中发挥作用的生化通路。这些药物包括：代谢型谷氨酸受体5（metabotropic glutamate receptor 5，mGluR5）拮抗剂（动物模型显示可改善动物的行为和认知功能），锂剂（可能纠正FXS患者体内树突状蛋白过度合成），米诺环素（可改善FXS患者的语言、注意力、社交、焦虑和行为问题），γ-氨基丁酸（gamma-aminobutyric acid，GABA）受体激动剂和乙酰左旋肉碱等。GABA是中枢神经系统主要的抑制性神经递质，FXS时GABA系统是被抑制的。一项针对GABA受体激动剂arbaclofen的Ⅱ期试验显示该药改善了FXS患者的社会功能和行为，但没有改善易激惹。后来两项Ⅲ期试验显示相较于安慰剂组接受arbaclofen治疗的FXS青少年和成人未见行为改善，但5～11岁FXS儿童患者的FXS异常行为评估量表-社区版（Aberrant Behaviour Checklist-Community Edition，ABC-C）评分显著改善。乙酰左旋肉碱（L-acetylcarnitine，LAC）是肉碱的乙酰化形式，能够抑制FXS相关脆性位点FRAXA的表达。两项小型随机试验探究了LAC对FXS患者心理、学习、行为（如多动）和社会化问题的疗效，基本发现LAC与安慰剂的差异无统计学意义。从现有的证据来看，目前这些试验性疗法临床意义不大。

其他治疗有用可乐定（clonidine）、普萘洛尔者，该类药物可减轻多动症表现。

九、预后

FXS患者的期望寿命正常。成人男性患者的智商（intelligence quotient，IQ）通常处于中度智力障碍范围，携带完全甲基化全突变的成人男性患者的平均智商约为40。*FMR1*基因不完全甲基化男性的智商水平可能处于临界值或正常低值。全突变成人女性的智商通常正常或处于轻度智力障碍范围。

十、产前诊断

对存在FXS家族史的个体，应当孕前或产前进行*FMR1*基因的筛查。也应对未确诊的存在智力障碍家族史的女性提供携带者筛查，但尽可能直接检测先证者。如果妊娠女性有前突变或全突变，应对可能受累胎儿的产前诊断。

十一、医学预测

FXS以往称为脆性X染色体精神发育迟滞综合征、X染色体连锁精神发育迟滞及大睾丸症，以及Martin-Bell综合征。本病在Xq27处有脆性部位。临床上，当患儿在精神发育迟滞的基础上存在下列身体特征包括大头畸形、斜视、面中部发育不全、拱状腭、二尖瓣脱垂、关节过度伸展、肌张力过低、皮肤软及软性扁平足时，临床医师需注意本病。虽然在临床表现上前突变表型通常比FXS临床表现要轻，但前突变携带者更常见，因此更容易被儿科医师发现。

*FMR1*基因异常风险增加的个体包括：①有智力障碍、发育迟滞或孤独症的男性或女性，或有FXS或未确诊的智力障碍家族史的男性或女性；②前突变或全突变母亲的胎儿；③促卵泡激素水平升高的年轻女性，尤其是有卵巢早衰（POF）、FXS或有未确诊的智力障碍的男性或女性亲戚的年轻女性；④晚发型意向性震颤或共济失调的个体，尤其是有运动障碍、FXS或未确诊的智力障碍家族史的患者。通过分子诊断筛选出FXS患儿，进行早期诊断和治疗，对女性携带者在孕期进行产前诊断，预防患儿的出生，从而尽量减小家庭负担和社会负担。

第六节 Rett综合征

一、定义

Rett综合征（Rett syndrome，RTT）是一种严重影响儿童精神运动发育的神经遗传病，为女性智力低下最常见的病因之一，在女孩中发病率约为1/10 000，15岁以下女童患病率为1/8500。根据临床表现，RTT分为典型和不典型病例，典型RTT表现为生后早期智力运动发育正常，6 ~ 18个月出现认知及运动功能的倒退，语言及社会交往能力下降，头围增长缓慢，丧失已获得的手功能，出现手的刻板动作；不典型RTT又分为先天型、早发惊厥型及保留语言型（preserved speech variants，PSV）等。

二、遗传学、病因学

RTT主要的致病基因为甲基化CpG结合蛋白2（methyl-CpG-binding protein2，*MeCP2*）基因，在部分早发惊厥型及先天型不典型RTT患儿中发现有细胞周期蛋白依赖激酶样5（cyclin-dependent kinase-like 5，CDKL5）基因及FOXGl（forkhead box protein G1）基因突变。

*MeCP2*基因定位于Xq28，含4个外显子，根据剪切部位的不同分别编码含486个氨基酸的MeCP2A和498个氨基酸的MeCP2B两种蛋白质。MeCP2是丰富的染色质结合蛋白，含两个主要的功能区：甲基化CpG结合区（methyl-CpG-binding domain，MBD）和转录抑制区（transcriptional repression domain，TRD）。另外，在TRD内有一个核定位信号，在C端有一个WW域。MeCP2通过上述功能域，特异性地与含甲基化*CpG*的基因结合，抑制下游靶基因转录。MeCP2在神经发育过程中起重要作用，在神经发育一定阶段抑制其调控靶基因的转录，推测该基因的突变可能导致了其调控基因的过度表达，在脑内形成"噪声"，导致了脑功能障碍，影响了其后的神经发育，特别是突触的发育。

*CDKL5*基因位于Xp22，共20个外显子，编码核蛋白CDKL5，由1030个氨基酸组成。CDKL5属于丝氨酸/苏氨酸蛋白激酶家族，具有磷酸化功能，可以直接或间接使MECP2磷酸化，磷酸化的MeCP2与甲基化DNA的亲和力降低。推测CDKL5与

MeCP2通过共同的分子通路，在神经细胞成熟和突触生长中发挥作用，但目前CDKL5与MeCP2之间的确切联系及CDKL5突变的致病机制尚不清楚。另外，CDKL5基因突变也见于婴儿痉挛症、孤独症伴惊厥、智力低下等疾病。

FOXG1基因位于14q12，共5个外显子，无内含子，基因在端脑结构的发育及形成过程中发挥重要作用，该基因编码一种转录抑制蛋白，其表达局限于胎儿及成人的脑和睾丸，在脑发育过程中，限定可以形成端脑的区域，如端脑神经上皮、视网膜鼻侧半以及视神经表达。FOXG1突变及其基因周围的异常均可引起发育性脑功能障碍。该基因的缺失、突变或失活与先天性RTT变异型的发生相关。

RTT呈X连锁显性遗传，但临床上以女孩发病为主，且多为散发病例。家族性病例罕见，不足1%，此部分患儿多由母亲携带致病基因或父母生殖细胞嵌合体所致。

张晓英等报道在我国RTT患儿中86.9%是由MECP2基因突变所致，其中典型RTT患儿MECP2基因突变筛出率为89.5%（308/344），非典型RTT患儿中的检出率为72.1%（44/61）；有8个热点突变，依次为P.R168X、P.T158M、P.R270X、P.R255X、P.R306C、P.R294X、P.R133C及P.R106W，占突变基因的67.0%（236/352）。点突变多位于TRD及核定位信号区（nuclear localization signal，NLS）。MeCP2大片段缺失占5.9%（21/355），缺失主要位于第4或第3和第4外显子，这可能与MeCP2基因3′端到TRD之间存在一个高度重复序列区有关，这一易缺失区域（deletion prone region，DPR）易于发生断裂，产生缺失突变。

随着二代测序技术的广泛应用，特别是全外显子组测序技术被用于寻找临床诊断智力低下、自闭症和脑病的遗传因素。近年来，临床表型符合Rett综合征或Rett样综合征，但MECP2、CDKL5或FOXG1基因突变阴性的患者接受了全外显子组测序，结果显示了69个不同的基因。其中许多基因参与表观遗传基因调控、染色质形成、神经递质作用或RNA转录/翻译。遗传数据还可以调查个体患者的个体遗传背景，这可以改变遗传疾病的严重程度。

三、发病机制

MECP2为我国RTT的主要致病基因，占RTT患儿的86.9%。其中94.4%RTT患儿突变的MECP2位于父亲来源的X染色体上，可能是RTT以女性发病为主的内在分子机制。中国RTT家族性病例罕见，母亲致病基因携带率仅为0.34%，X染色体非随机失活对RTT的表型有一定影响。X染色体失活（X chromosome inactivation，XCI）是一种表观遗传修饰，是指女性有两条X染色体，男性只有一条X染色体，为了实现男女X染色体上基因剂量的补偿，女性的一条X染色体发生失活。通常来自父亲与来自母亲的X染色体呈随机失活，但在某些特殊情况下，会优先失活来自父亲或来自母亲的X染色体，称之为X染色体非随机失活，XCI对其表型调节具有重要作用。

四、神经病理及神经放射学

患儿存在大脑和小脑的普遍脑萎缩，普遍的大脑皮层锥形细胞树突数目减少，树突、突触形成不良。全脑神经元细胞虽然体积减小，但并无活动性神经变性及神经元数目减少。前脑胆碱能神经元数目减少，而大脑皮质胆碱能神经元主要集中在前脑。基底节神经元细胞内黑色素减少，有细胞死亡的现象，未见到神经变性的表现。单光子衍射CT（SPECT）示2～3岁患儿的脑血流灌注类型相当于2～3个月的正常婴儿，病理结果显示脑异常的程度与死亡时症状的严重性密切相关。

五、临床表现

（一）典型RTT

临床表现具有一定的阶段性，并与年龄相关，临床共分为4期：

1. Ⅰ期（发育停滞期） 自6～18个月发病时起，持续数月。表现为发育停滞，头部生长迟缓，对玩耍及周围的环境无兴趣，肌张力低下。

2. Ⅱ期（快速倒退期） 自1～3岁时起，持续数周至数月。表现为发育迅速倒退伴激惹现象，手部失用与刻板动作包括书写、洗手、拍手、拍打、咬手、绞手及搓手，惊厥，孤独症表现，语言丧失，失眠，自虐。

3. Ⅲ期（假性静止期） 自2～10岁时起，持续数月至数年，表现为严重的智力倒退或明显的智力低下，孤独症表现改善。惊厥，典型的手的刻板动作，明显的共济失调，躯体失用，反射增强，肢体僵硬，醒觉时呼吸暂停，食欲好但体重减轻，早期的脊柱侧弯，咬牙。

4. Ⅳ期（运动恶化期） 10岁以上，持续数年，表现为上、下运动神经元受累的体征，进行性脊柱侧弯，肌肉失用，肌体僵硬，双足萎缩，失去独立行走的能力，生长迟缓，不能理解和运用语言，眼对眼的交流恢复，惊厥频率下降。

但是实际临床通过随访发现部分患儿病情发展并不遵循上述规律，临床医师应予以注意。

（二）非典型RTT

可根据临床特点，分为语言保留型、先天型和早发惊厥型。

1. 语言保留型 通常1～3岁才出现发育倒退，手技能倒退较轻，语言功能倒退后还可再恢复，平均恢复年龄在5岁，可能发生轻度智力障碍，孤独症样行为常见，癫痫和自主神经功能紊乱少见。

2. 先天型 出生后即显著发育异常，严重精神运动发育迟滞，不能走，典型Rett综合征样自主神经功能紊乱，手足厥冷细小等。

3. 早发惊厥型 早期出现惊厥发作，5月龄前出现婴儿痉挛、顽固性肌阵挛癫痫，惊厥在发育倒退之前出现。

六、辅助检查

1. 脑电图 与患儿所处的分期有一定关系。Ⅰ期脑电图可以正常，Ⅱ期脑电图背景慢化，睡眠纺锤波、顶尖波逐渐消失。可见中央、顶区局灶性棘波、尖波；Ⅲ期背景进一步慢化为δ波，睡眠早期有全导棘慢波，Ⅲ期痫样放电达97%；Ⅳ期脑电图有改善，有少量的痫样放电和频发的额、中央区的θ活动，Ⅳ期痫样放电达60%。

2. 脑MRI 示脑白质减少，脑发育不良。

3.基因检测　*MECP2*突变点和突变类型不同、X染色体失活模式不同，以及某些尚不清楚的遗传修饰因素均可能导致RTT的临床表型多样性。目前，近95%的经典型RTT患者、30%的变异型RTT患者均可检测到*MECP2*突变。*CDKL5*基因、*FOXG1*基因也与RTT相关。此外，全外显子测序可以同时研究大量与RTT样症状相关的基因，为更广泛的患者群体提供基因研究，并显著减少研究的反应时间和成本。

七、诊断

2010年国际RTT临床研究学会提出了修订版诊断标准。

1.主要标准　①部分或完全丧失已获得的目的性手部技能；②部分或完全丧失已获得的语言功能；③步态异常，运动功能障碍（肌张力障碍性）或完全丧失；④手部刻板运动，如绞手、挤手、拍手等。

2.支持标准　①清醒期呼吸异常；②清醒期磨牙；③睡眠节律紊乱；④肌张力异常；⑤周围血管舒缩障碍；⑥脊柱侧凸或后凸；⑦生长发育迟缓；⑧手足厥冷细小；⑨不合时宜的发笑或者尖叫；⑩痛觉敏感性下降；⑪强烈的眼神对视。

3.典型RTT排除标准　①围生期或出生后获得性脑损伤，神经代谢性疾病或严重感染导致的获得性神经病变；②出生后前6个月具有严重的精神运动发育异常。为减少漏诊，此标准强调如患儿有出生后头围增长减速表现就应该疑诊RTT。

4.典型RTT诊断标准　①在一段发育倒退后出现一定能力的恢复或稳定期；②满足所有的主要标准及排除标准；③支持标准在典型RTT中常见，但不是必须。

5.非典型RTT诊断标准　①在一段发育倒退后出现一定能力的恢复或稳定期；②至少满足4条主要标准中的2条；③满足11条支持标准中的5条。

八、鉴别诊断

本病需要与有孤独症表现的疾病、发育倒退伴惊厥的疾病和小脑症状的疾病相鉴别，如孤独症、结节性硬化、神经元蜡样质脂褐质沉积病、Angelman综合征，脊髓小脑变性和脑性瘫痪等。

（一）孤独症

孤独症可以在婴儿早期起病，保留已获得的技能，智力不均衡、形象-空间感知及操作能力优于语言，体格发育大致正常，刻板动作复杂多样，10岁内步态及大体运动无异常。部分患儿有语言丧失，如果存在，常有独特的语言表达，明显缺少动词。避免与他人的眼对眼的交流，刻板的仪式性动作（会坚持用同一种方式做事以至于形成一种仪式，如：上床睡觉前必须看某一本固定的书；会要求物品放在固定的位置；会坚持出门必须走同一条道路；还会长时间只穿固定的衣服或只吃少数几种食物）。物品的使用常较熟练，但方式奇特（如反复排列物品），有感觉上的自我刺激（对各种感觉刺激可能非常感兴趣，如：会反复听下水道的流水声，反复看厕所马桶中水的旋转，把纸片放在耳边敲打，或反复摸光滑的表面）。在青春后期及成人发生惊厥者占25%。与RTT不同的是，孤独症患儿咬牙、过度通气、屏气不常见，也没有无舞蹈样动作和肌张力低下。

（二）结节性硬化

结节性硬化最常见的症状是癫痫、智力低下，有时偶可见到偏瘫或其他限局性神经异常症状。80%～90%患儿有癫痫，婴儿时期常表现为婴儿痉挛症，幼儿期及之后可表现为复杂部分性发作或其他限局性发作，也可为全身强直-阵挛发作或Lennox综合征。约有60%患儿智力低下，程度轻重不等，智力低下常与癫痫同时存在，也有部分患儿只有惊厥而无智力低下。神经系统结节数目多少不定，常位于侧脑室底室管膜下，颅脑X线片可见有钙化影，但钙化需要时间，所以婴儿不常见到，但脑CT早期即可发现密度增高呈油滴状小结节，脑MRI可显示肿瘤与脑室关系。结节病理组织学属错构瘤，脑皮质也可见有结节，平均直径1～2cm，数目多少不等，结节可引起颅压高、行为改变及难控制的惊厥。部分病例还可见脑皮质缺损区，可能与在新皮质形成时神经元移行受阻有关，皮质缺如部位的深部本病常可见岛状灰质异位症或髓鞘脱失区。本病有癫痫和智力低下，应注意与RTT进行鉴别，但本病有特征性的侧脑室室管膜下、皮质结节及钙化灶、颜面皮脂腺瘤有助于鉴别。

（三）神经元蜡样质脂褐质沉积病

本病是神经元细胞及其他细胞溶酶体内脂褐质沉积，导致神经细胞的气球样肿胀，以及大脑皮质及视网膜为主的神经细胞脱失。最初依据发病年龄和临床特征本病可分为婴儿型、晚发婴儿型、青少年型及成年型。本病婴儿型需要与RTT鉴别。婴儿型患儿出生时正常，出生后6～24个月出现发育延迟、痉挛及脑发育迟缓，2岁以后出现失明、痉挛，紧接着出现智力语言减退、运动功能丧失和发育障碍。脑MRI显示病程早期出现丘脑的低信号，2岁以后出现脑室周围的白质与丘脑的改变。RTT有生后运动语言倒退，但没有视力下降、失明等临床表现，而本病也没有RTT所具有的手部刻板动作和自主神经症状。

（四）Angelman综合征

Angelman综合征（Angelman syndrome，AS）是由于15q11.2—q13区间母源印记基因缺失或下调，即单亲二体（2条染色体都来自父本），印迹中心缺陷和 *UBE3A* 基因突变导致的神经系统疾病。患儿常面带笑容，缺乏语言能力、多动，且智能低下。在临床特征上，根据症状和体征出现的频率不同进行分类。

1.均出现（100%） ①发育迟滞；②运动或平衡障碍，如步态共济失调和（或）肢体震颤，程度不重；③独特的行为，明显的兴奋动作，易激惹，如经常大笑、常伴拍手或舞动动作；④语言损害。无或极少量词汇，非语言交往能力强于语言能力。

2.常见症状（超过80%） ①头围增长落后，小头畸形（＜2岁）；②癫痫发作（＜3岁）常3岁前起病，病情可随年龄增长缓解但持续存在于整个童年时期；③异常特征性EEG，特征性脑电图可先于癫痫发作出现。

3.相关症状（20%～80%） 平枕、吐舌、凸颚、喂养困难或肌张力低、嘴大牙稀、流涎、咀嚼及口动，斜视、色素减退（与家人相比头发和眼睛颜色浅，仅见于缺失型）、下肢过度活动，下肢深反射亢进、热敏感增强、异常睡眠觉醒周期、迷恋水、肥胖、脊柱侧凸、便秘等。

AS发育史和实验室检查包括：①围生期及出生史正常，头围正常，无明显出生缺陷，新生儿和婴儿期可能存在喂养困难；②6～12个月龄出现明显发育延迟，肢体运动不稳和（或）笑明显增多，有时肌张力低下；③发育延迟但有进步（无技能丧失）；④代谢、血及生化检查正常；⑤脑MRI或脑CT正常或有轻度皮质萎缩或髓鞘发育不良。因AS患儿均有发育迟滞且多伴肌张力低下、深反射亢进，且临床表现多样，故临床上容易误诊或漏诊。本病有发育倒退需要与RTT进行鉴别。但本病具有特征性的大笑伴拍手、皮肤五官改变有助于与之鉴别。

九、治疗

由于RTT的病因和发病机制不明确，故无特异性治疗。目前主要靠加强护理及对症处理。这些问题包括生长障碍和营养问题、癫痫、呼吸功能障碍、心脏异常、脊柱侧凸、睡眠障碍和运动功能障碍。

1.营养　应密切监测躯体生长状况。应提供含有推荐膳食摄入量的维生素和矿物质的高热量均衡膳食。

2.胃肠功能障碍　对于有进食困难、嗳气、呕吐或易激惹病史的患者，应评估是否存在可能的胃食管反流疾病或胃排空延迟。便秘是最常见的问题，可选择方案包括每日使用溶解于约200ml水、果汁或牛奶中的聚乙二醇3350（17g），逐步增加或减少剂量至患者耐受，或者一日一次氢氧化镁，一次0.5～1.0ml/kg，逐步减少剂量至患者耐受。最近的研究显示小鼠模型和患者大脑和外周组织中存在脂质代谢紊乱，而通过饮食和药物干预都会改变脂质代谢，实践也证明部分患儿使用左旋肉碱后可以明显改善睡眠、能量水平、交流能力及便秘的情况。

3.骨折　患儿常表现为低骨密度，可能导致骨折。对于不明原因地哭泣和（或）尖叫的患者，应进行骨折评估。

4.癫痫　区分非痫性行为事件与真正的癫痫发作，以及发现未被认出的癫痫发作，必要时行视频脑电图监测。根据发作类型选择合适的抗癫痫药物。

5.呼吸暂停　针对觉醒期间呼吸暂停，据报道纳曲酮和枸橼酸镁可减轻呼吸障碍的严重程度。但这两种药物仅对少数女孩有益。睡眠期间呼吸暂停为非特异性，需要对睡眠呼吸暂停进行评估决定进一步治疗。

6.心脏异常　应常规对患儿行心电图检查，如果QTc间期大于0.45毫秒，需儿童心内科就诊并每年监测心电图。同时避免使用与QTc间期延长有关的药物，如三环类抗抑郁药和红霉素。部分病例可使用β受体阻滞剂如普萘洛尔进行治疗。

7.脊柱侧凸　至少每6个月进行1次脊柱的体格评估，若存在脊柱侧凸，推荐患儿到骨科就诊。支具可用于稳定躯干，通过康复可延长患者可走动时间和维持关节活动度及正常坐立。

8.运动障碍　理疗、技能训练和沟通治疗的综合方案。理疗可以提升患者的走动和平衡能力，预防或延缓挛缩的发生，以及控制畸形。技能训练的目标是提高患者有目的地使用手部的能力。手部刻板动作常可通过约束肘或手部来减少。使用夹板抑制重复性手部活动使社会化活动及与环境的互动增加。

9.生殖问题　RTT女孩会经历青春期和月经，而且可能妊娠。关于生育控制和生理卫生学方面的问题和选择，应与RTT女性的家长或监护人讨论。

10.其他治疗 音乐治疗可能促进患者保持集中和注意力，并提高互动。水疗可能提高运动和平衡能力。骑马可促进平衡和保护性反应，这些能帮助患者保持活动度并避免跌倒。大剂量维生素B_6及镁对有孤独症表现的患儿有较好的疗效，溴隐亭及纳洛酮使部分患儿症状有所好转。

十、医学预测

RTT为X连锁显性遗传，临床上以女孩发病为主，且多为散发病例，是女性智力低下最常见的病因之一。本病患儿出生时头围正常，生后头围增长减慢，6个月后出现发育迟滞或倒退，并对玩耍及周围的环境无兴趣，肌张力低下，临床有此表现者就应疑诊RTT。典型患儿出生后6个月内正常，6～18个月起病，主要表现为语言倒退、手部失用及刻板样动作，有严重的精神运动发育迟滞及倒退。不典型RTT必须有发育倒退，并注意除外其他神经变性疾病。大多数RTT患者为女性，但仍有少数男性患儿具有典型RTT表现。2013年邹小兵等报道RTT误诊率超过80%，且平均确诊年龄为5岁。对患者以及携带者的早期诊断对其预后、生育、临床风险的预测有重要意义。对疑似患儿应尽早进行脑电图、头颅MRI、染色体、智测及自闭症诊断观察量表（autism diagnostic observation schedule，ADOS）评定及基因检测。确诊后给予运动、言语和作业治疗及生物反馈等综合康复治疗。对携带RTT基因的受孕妇女，应进行胎盘绒毛、羊水细胞基因分析等产前诊断，并确定是否继续妊娠。

（王桂芬　许无恨）

参 考 文 献

曹彬彬，闫慧芳，谢涵，2017. 两个伴皮层下囊肿的巨脑性白质脑病家系的产前诊断. 中国围产医学杂志，20（3）：177.

关函洲，丁圆，李东晓，等，2017. 高鸟氨酸血症-高氨血症-高同型瓜氨酸尿症综合征三例诊疗研究. 中华儿科杂志，55（6）：428.

梅世月，白楠，胡爽，等，2018. 异戊酸血症家系基因变异二例分析及其中一例产前诊断. 中华围产医学杂志，21（1）：31.

孙玉闯，黄一宁，朱慧，等，2019. GFAP基因新突变致罕见表现的亚历山大病临床及基因突变分析. 中国现代神经疾病杂志，19（3）：199.

杨坤芳，陈育才，2018. 异染性脑白质营养不良. 国际儿科学杂志，45（10）：752.

叶军，宫丽霏，韩连书，等，2014. 新生儿筛查疑诊3-甲基巴豆酰辅酶A羧化酶缺乏症患儿的随访及基因分析. 中华儿科杂志，52（6）：409.

张晓英，赵滢，包新华，等，2014. 中国人群Rett综合征的遗传特点与机制研究. 中华医学遗传学杂志，31（1）：1.

Ali EZ，Khalid MK，Yunus ZM，et al，2016. Carbamoyl phosphate synthetase 1（CPS1）deficiency: clinical，biochemical，and molecular characterization in Malaysian patients. Eur J Pediatr，175（3）：339.

Allou L，Julia S，Amsallem D，et al，2017. Rett - like phenotypes: Expanding the genetic heterogeneity to the KCNA2 gene and first familial case of CDKL5 - related disease. Clinical Genetics，91（3）：431.

Ariaudo C，Daidola G，Ferrero B，et al，2015. Mitochondrial neurogastrointestinal encephalomyopathy treated with peritoneal dialysis and bone marrow transplantation. J Nephrol, 28（1）：125.

Ban TT, Wu Y, Zhang SB, et al, 2016. Clinical research of 4 patients with type Ⅱ Alexander disease andliteraturereview. Zhongguo Shi Yong Lin Chuang Er Ke Za Zhi, 31（9）：700.

Berry-Kravis E, Hagerman R, Visootsak J, et al, 2017. Arbaclofen in fragile X syndrome：results of phase 3 trials. J Neurodev Disord, 9：3.

Boucher AA, Miller W, Shanley R, et al, 2015. Long-term outcomes after allogeneic hematopoietic stem cell transplantation for metachromatic leukodystrophy：the largest single-institution cohort report. Orphanet J Rare Dis, 10：94.

Carlson LM, Vora NL, 2017. Prenatal Diagnosis：Screening and Diagnostic Tools. Obstet Gynecol Clin North Am, 44（2）：245.

Chiu CF, Lin JL, Lin JJ, et al, 2016. Nonketotic hyperglycinemia of infants in Taiwan. Pediatr Neonatol, 57（5）：420.

Chuquilin M, Govindarajan R, Peck D, et al, 2016. Response to immunotherapy in a patient with adult onset Leigh syndrome and T9176C mtDNA mutation. Mol Genet Metab Rep, 8：28.

Craven L, Alston CL, Taylor RW, et al, 2017. Recent advances in mitochondrial disease. Annu Rev Genomics Hum Genet, 18：257.

Di Meo I, Marchet S, Lamperti C, et al, 2017. AAV9-based gene therapy partially ameliorates the clinical phenotype of a mouse model of Leigh syndrome. Gene Ther, 24（10）：661.

Díez-Fernández C, Gallego J, Häberle J, et al, 2015. The study of carbamoylphosphate synthetase 1 deficiency sheds light on the mechanism for switching on/off the urea cycle. J Genet Genomics, 42（5）：249.

Eichler F, Duncan C, Musolino PL, et al, 2017. Hematopoietic Stem Cell Gene Therapy for Cerebral Adrenoleukodystrophy. N Engl J Med, 377（17）：1630.

El-Hattab AW, Emrick LT, Hsu JW, et al, 2016. Impaired nitric oxide production in children with MELAS syndrome and the effect of arginine and citrulline supplementation. Mol Genet Metab, 117（4）：407.

Eluvathingal Muttikkal TJ, Montealegre DR, Matsumoto JA, 2018. Enhancement of multiple cranial and spinal nerves in vanishing white matter：expanding the differential diagnosis. Pediatr Radiol, 48（3）：437.

Feuer WJ, Schiffman JC, Davis JL, et al, 2016. Gene Therapy for Leber Hereditary Optic Neuropathy：Initial Results. Ophthalmology, 123（3）：558.

Gorman GS, Schaefer AM, Ng Y, et al, 2015. Prevalence of nuclear and mitochondrial DNA mutations related to adult mitochondrial disease. Ann Neurol, 77（5）：753.

Groeschel S, Kühl JS, Bley AE, et al, 2016. Long-term Outcome of Allogeneic Hematopoietic Stem Cell Transplantation in Patients With Juvenile Metachromatic Leukodystrophy Compared With Nontransplanted Control Patients. JAMA Neurol, 73（9）：1133.

Gross C, Hoffmann A, Bassell GJ, Berry-Kravis EM, 2015. Therapeutic Strategies in Fragile X Syndrome：From Bench to Bedside and Back. Neurotherapeutics, 12（3）：584.

Halter JP, Michael W, Schüpbach M, et al, 2015. Allogeneic haematopoietic stem cell transplantation for mitochondrial neurogastrointestinal encephalomyopathy. Brain, 138（Pt 10）：2847.

Hamilton EMC, van der Lei HDW, Vermeulen G, et al, 2018. Natural History of Vanishing White Matter. Ann Neurol, 84（2）：274.

Henriksen MW, Ravn K, Paus B, et al, 2018. De novo mutations in SCN1A are associated with classic Rett syndrome：A case report. Medical Genetics, 19（1）：184.

Hoffjan S，Ibisler A，Tschentscher A，et al，2016．WDR45 mutations in Rett（-like）syndrome and developmental delay：Case report and an appraisal of the literature．Molecular and Cellular Probes，30（1）：44．

Huisman S，Mulder PA，Redeker E，et al，2017．Phenotypes and genotypes in individuals with SMC1A variants．American Journal of Human Genetics，173（8）：2108．

Jain I H，Zazzeron L，Goli R，et al，2016．Hypoxia as a therapy for mitochondrial disease．Science，352（6281）：54．

Jo A，Ham S，Lee GH，et al，2015．Efficient Mitochondrial Genome Editing by CRISPR/Cas9．Biomed Res Int，2015：305716．

Kaufmann WE，Kidd SA，Andrews HF，et al，2017．Autism Spectrum Disorder in Fragile X Syndrome：Cooccurring Conditions and Current Treatment．Pediatrics，139（Suppl 3）：S194．

Kemper AR，Brosco J，Comeau AM，et al，2017．Newborn screening for X-linked adrenoleukodystrophy：evidence summary and advisory committee recommendation．Genet Med，19（1）：121．

Koenig MK，Emrick L，Karaa A，et al，2016．Recommendations for the Management of Strokelike Episodes in Patients With Mitochondrial Encephalomyopathy，Lactic Acidosis，and Strokelike Episodes．JAMA Neurol，73（5）：591．

Kraya T，Deschauer M，Joshi PR，et al，2018．Prevalence of headache in patients with mitochondrial disease：a cross-sectional study．Headache，58（1）：45．

Kyle SM，Vashi N，& Justice MJ，2018．Rett syndrome：A neurological disorder with metabolic components．Open Biology，8（2）：pii：170216．

Lake NJ，Compton AG，Rahman S，et al，2016．Leigh syndrome：One disorder，more than 75 monogenic causes．Ann Neurol，79（2）：190．

Lee BH，Kim YM，Heo SH，et al，2013．High prevalence of neonatal presentation in Korean patients with citrullinemia type 1，and their shared mutations．Mol Genet Metab，108（1）：18．

Lee HN，Eom S，Kim SH，et al，2016．Epilepsy characteristics and clinical outcome in patients with mitochondrial encephalomyopathy，lactic acidosis，and stroke-like episodes（MELAS）．Pediatr Neurol，64：59．

Lee JS，Yoo Y，Lim BC，et al，2016．SATB2 - associated syndrome presenting with Rett - like phenotypes．Clinical Genetics，89（6）：728．

Liu YH，Zhou H，Wang HB，et al，2016．MRI features in familial adult onset Alexander diease：case report．BMC Neurol，16（1）：211．

Lopes F，Barbosa M，Ameur A，et al，2016．Identification of novel genetic causes of Rett syndrome - like phenotypes．Journal of Medical Genetics，53（3）：190．

Lucariello M，Vidal E，Vidal S，et al，2016．Whole exome sequencing of Rett syndrome - like patients reveals the mutational diversity of the clinical phenotype．Human Genetics，135（12）：1343．

MacFarland S，Hartung H，2015．Pancytopenia in a patient with methylmalonic acidemia．Blood，125（11）：1840．

Maier H，Wang-Eckhardt L，Hartmann D，et al，2015．N-Acetylaspartate Synthase Deficiency Corrects the Myelin Phenotype in a Canavan Disease Mouse Model But Docs Not Affect Survival Time．J Neurosci，35（43）：14501．

Martinelli D，Diodato D，Ponzi E，et al，2015．The hyperornithinemia -hyperammonemia-homocitrullinuria syndrome．orphanet J Rare Dis，10：29．

Matalon R，Delgado L，Michals-Matalon K．Canavan Disease．In：GeneReviews，Adam MP，Ardinger

HH, Pagon RA, et al, 2019.（Eds）, University of Washington, Seattle（WA）. https://www.ncbi.nlm.nih.gov/books/NBK1234/（Accessed on July 29, 2019）.

McKinney AM, Benson J, Nascene DR, et al, 2016. Childhood Cerebral Adrenoleukodystrophy: MR Perfusion Measurements and Their Use in Predicting Clinical Outcome after Hematopoietic Stem Cell Transplantation. AJNR Am J Neuroradiol, 37（9）: 1713.

Merrill ST, Nelson GR, Longo N, Bonkowsky JL, 2016. Cytotoxic edema and diffusion restriction as an early pathoradiologic marker in canavan disease: case report and review of the literature. Orphanet J Rare Dis, 11（1）: 169.

Milan AM, Hughes AT, Davison AS, et al, 2017. The effect of nitisinone on homogentisic acid and tyrosine: a two-year survey of patients attending the National Alkaptonuria Centre, Liverpool. Ann Clin Biochem, 54（3）: 323.

Miller WP, Mantovani LF, Muzic J, et al, 2016. Intensity of MRI Gadolinium Enhancement in Cerebral Adrenoleukodystrophy: A Biomarker for Inflammation and Predictor of Outcome following Transplantation in Higher Risk Patients. AJNR Am J Neuroradiol, 37（2）: 367.

Nagamani SC, Erez A, Lee B, 2012. Argininosuccinate lyase deficiency. Genet Med,, 14（5）: 501.

Nolin SL, Glicksman A, Ersalesi N, et al, 2015. Fragile X full mutation expansions are inhibited by one or more AGG interruptions in premutation carriers. Genet Med, 17（5）: 358.

Oláhová M1, Thompson K1, Hardy SA1, 2017. Pathogenic variants in HTRA2 cause an early-onset mitochondrial syndrome associated with 3-methylglutaconic aciduria. J Inherit Metab Dis, 40（1）: 121.

Ormazabal A, Casado M, Molero-Luis M, et al, 2015. Can folic acid have a role in mitochondrial disorders? Drug Discov Today, 20（11）: 1349.

Orsini JJ, Escolar ML, Wasserstein MP, et al. Krabbe disease. GeneReviews. www.ncbi.nlm.nih.gov/books/NBK1238/（Accessed on January 13, 2020）.

Parikh S, Goldstein A, Koenig MK, et al, 2015. Diagnosis and management of mitochondrial disease: a consensus statement from the Mitochondrial Medicine Society. Genet Med, 17（9）: 689.

Rahman J, Noronha A, Thiele I, et al, 2017. Leigh map: A novel computational diagnostic resource for mitochondrial disease. Ann Neurol, 81（1）: 9.

Ranganath LR, Timmis OG, Gallagher JA, 2015. Progress in Alkaptonuria--are we near to an effective therapy? J Inherit Metab Dis, 38（5）: 787.

Raymond GV, Moser AB, Fatemi, A. X-linked adrenoleukodystrophy. In GeneReviews（Last updated February 15, 2018）. Available at: https://www.ncbi.nlm.nih.gov/books/NBK1315/（Accessed on June 20, 2018）.

Rueda JR, Guillén V, Ballesteros J, et al, 2015. L-acetylcarnitine for treating fragile X syndrome. Cochrane Database Syst Rev, 19（5）: CD010012.

Sáez M A, Fernández - Rodríguez J, Moutinho C, et al, 2016. Mutations in JMJD1C are involved in Rett syndrome and intellectual disability. Genetics in Medicine, 18（4）: 378.

Sakamoto O, Arai-Ichinoi N, Mi tsubuchi H, et al, 2015. Phenotypic variability and newly identified mutations of the IVD gene in Japanese patients with isovaleric acidemia. Tohoku J Exp Med, 236（2）: 103.

Sarret C, Boespflug-Tanguy O, Rodriguez D, 2016. Atypical clinical and radiological course of a patient with Canavan disease. Metab Brain Dis, 31（2）: 475.

Schackmann MJ, Ofman R, van Geel BM, et al, 2016. Pathogenicity of novel ABCD1 variants: The need for biochemical testing in the era of advanced genetics. Mol Genet Metab, 118（2）: 123.

Sessa M，Lorioli L，Fumagalli F，et al，2016. Lentiviral haemopoietic stem-cell gene therapy in early-onset metachromatic leukodystrophy: an ad-hoc analysis of a non-randomised, open-label, phase 1/2 trial. Lancet, 388（10043）: 476.

Sivadasan A，Muthusamy K，Patil AK，et al，2016. Pearls & Oy-sters: Mitochondrial neurogastrointestinal encephalomyopathy: Diagnosis and response to peritoneal dialysis. Neurology, 86（14）: e147.

Sohn J，Bannerman P，Guo F，et al，2017. Suppressing N-Acetyl-l-Aspartate Synthesis Prevents Loss of Neurons in a Murine Model of Canavan Leukodystrophy. J Neurosci, 37（2）: 413.

Tarquinio D C，Hou W，Berg A，et al，2017. Longitudinal course of epilepsy in Rett syndrome and related disorders. Brain, 140（2）: 306.

van Geel BM，Poll-The BT，Verrips A，et al，2015. Hematopoietic cell transplantation does not prevent myelopathy in X-linked adrenoleukodystrophy: a retrospective study. J Inherit Metab Dis, 38（2）: 359.

van Rappard DF，Bugiani M，Boelens JJ，et al，2016. Gallbladder and the risk of polyps and carcinoma in metachromatic leukodystrophy. Neurology, 87（1）: 103.

Vidal S，Brandi N，Pacheco P，et al，2017. The utility of next generation sequencing for molecular diagnostics in Rett syndrome. Scientific Reports, 7（1）: 12288.

Wan X，Pei H，Zhao MJ，et al，2016. Efficacy and Safety of rAAV2-ND4 Treatment for Leber's Hereditary Optic Neuropathy. Sci Rep, 6: 21587.

Wheeler A，Raspa M，Hagerman R，et al，2017. Implications of the FMR1 Premutation for Children, Adolescents, Adults, and Their Families. Pediatrics, 139（Suppl 3）: S172.

Woody AL，Hsieh DT，Mclver HK，et al，2015. Infantile onset vanishing white matter disease associated with a novel ElF2B5 variant, remarkablylong life span, severe epilepsy, and Hypopituitarism. Am J Med Genet A, 167（4）: 826.

Yang L，Yang J，Zhang T，et al，2015. Identifcation of eight novel mutations and transcript analysis of two splicing mutations in Chinese newborns with MCC deficiency. Clin Genet, 88（5）: 484.

Yoo Y，Jung J，Lee YN，et al，2017. GABBR2 mutations determine phenotype in rett syndrome and epileptic encephalopathy. Annals of Neurology, 82（3）: 466.

Yu L，Rayhill SC，Hsu EK，et al，2015. Liver Transplantation for Urea Cycle Disorders: Analysis of the United Network for Organ Sharing Database. Transplant Proc, 47（8）: 2413.

Yu L，Rayhill SC，Hsu EK，et al，2015. Liver transplantation for urea cycle disorders: analysis of the united network for organ sharing database. Transplant Proc, 47（8）: 2413.

Yu-Wai-Man P，2016. Genetic manipulation for inherited neurodegenerative diseases: myth or reality? Br J Ophthalmol, 100（10）: 1322.

Yuge K，Iwama K，Yonee C，et al，2018. A novel STXBP1 mutation causes typical Rett syndrome in a Japanese girl. Brain and Development, 40（6）: 493.

Zaki OK，Priya DCG，Ali SA，et al，2017. Genotype-phenotype correlation in patients with isovaleric acidaemia: comparative structural modelling and computational analysis of novel variants. Hum Mol Genet, 26（16）: 3105.

Zhang H，Dai L，Chen N，et al，2015. Fifteen novel EIF2B1-5 mutations identified in Chinese children with leukoencephalopathy with vanishing white matter and a long term follow-up. PLoS One, 10（3）: e0118001.

Zhang Z，Zhao DH，Liu J，et al，2016. Clinical features of mitochondrial encephalomyopathy, lactic acidosis and strokelike episodes: an analysis of 190 cases. Chin J Neurol, 49（3）: 237.